CASOS CLÍNICOS
EM FISIOTERAPIA ORTOPÉDICA

Jason Brumitt, PT, PhD, SCS, ATC, CSCS
Assistant Professor
School of Physical Therapy
College of Health Professions
Pacific University
Hillsboro, Oregon

Erin E. Jobst, PT, PhD
Associate Professor
School of Physical Therapy
College of Health Professions
Pacific University
Hillsboro, Oregon

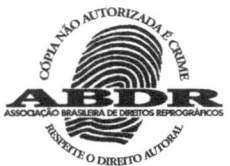

B893c   Brumitt, Jason.
            Casos clínicos em fisioterapia ortopédica / Jason Brumitt
         e Erin E. Jobst; tradução: Denise Regina de Sales, Geraldo de
         Alencar Serra ; revisão técnica: Silviane Vezzani. – Porto
         Alegre : AMGH, 2015.
            xvi, 500 p. : il. ; 23 cm

            ISBN 978-85-8055-421-2

            1. Ortopedia. 2. Fisioterapia - Tratamento. I. Título.

                                             CDU 616-089.23:615.8

Catalogação na publicação: Poliana Sanchez de Araujo – CRB 10/2094

CASOS CLÍNICOS
EM FISIOTERAPIA ORTOPÉDICA

BRUMITT • JOBST

Tradução:
Denise Regina de Sales
Geraldo de Alencar Serra

Revisão técnica:
Silviane Vezzani
Fisioterapeuta. Diretora acadêmica do Programa de Atualização em Fisioterapia (PROFISIO)/Fisioterapia Esportiva e Traumato-ortopédica do Sistema de Educação Continuada a Distância (SECAD).
Especialista em Ciência do Movimento pela Universidade Federal do Rio Grande do Sul (UFRGS).
Fisioterapeuta esportiva pela Sociedade Nacional de Fisioterapia Esportiva (SONAFE).

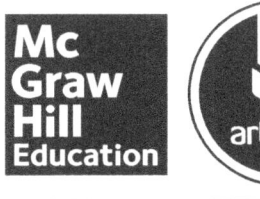
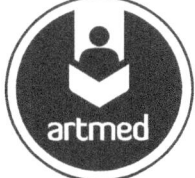

AMGH Editora Ltda.
2015

Obra originalmente publicada sob o título *Case files in physical therapy orthopedics*, 1/e
ISBN 0071763775 / 9780071763776
Original edition copyright ©2013, The McGraw-Hill Global Education Holdings, LLC., New York, New York 10020. All rights reserved.
Portuguese translation copyright ©2015, AMGH Editora Ltda., a Grupo A Educação S.A. Company. All rights reserved.

Gerente editorial: *Letícia Bispo de Lima*
Colaboraram nesta edição
Editora: *Dieimi Lopes Deitos*
Preparação de originais: *Ana Claudia Regert Nunes*
Leitura final: *Aline Branchi*
Arte sobre capa original: *Márcio Monticelli*
Editoração: *Armazém Digital Editoração Eletrônica – Roberto Carlos Moreira Vieira*

> **NOTA**
> A fisioterapia é uma ciência em constante evolução. À medida que novas pesquisas e a experiência clínica ampliam o nosso conhecimento, são necessárias modificações no tratamento e na farmacoterapia. Os autores desta obra consultaram as fontes consideradas confiáveis, em um esforço para oferecer informações completas e, geralmente, de acordo com os padrões aceitos à época da publicação. Entretanto, tendo em vista a possibilidade de falha humana ou de alterações nas ciências médicas, os leitores devem confirmar estas informações com outras fontes. Por exemplo, e em particular, os leitores são aconselhados a conferir a bula de qualquer medicamento que pretendam administrar, para se certificar de que a informação contida neste livro está correta e de que não houve alteração na dose recomendada nem nas contraindicações para o seu uso. Essa recomendação é particularmente importante em relação a medicamentos novos ou raramente usados.

Reservados todos os direitos de publicação, em língua portuguesa, à
AMGH EDITORA LTDA., uma parceria entre GRUPO A EDUCAÇÃO S.A.
e MCGRAW-HILL EDUCATION
Av. Jerônimo de Ornelas, 670 – Santana
90040-340 – Porto Alegre – RS
Fone: (51) 3027-7000 Fax: (51) 3027-7070

É proibida a duplicação ou reprodução deste volume, no todo ou em parte, sob quaisquer formas ou por quaisquer meios (eletrônico, mecânico, gravação, fotocópia, distribuição na Web e outros), sem permissão expressa da Editora.

Unidade São Paulo
Av. Embaixador Macedo Soares, 10.735 – Pavilhão 5 –
Cond. Espace Center – Vila Anastácio
05095-035 – São Paulo – SP
Fone: (11) 3665-1100 Fax: (11) 3667-1333

SAC 0800 703-3444

IMPRESSO NO BRASIL
PRINTED IN BRAZIL
Impresso sob demanda na Meta Brasil a pedido do Grupo A Educação.

AUTORES

Barbara J. Hoogenboom, EdD, PT, SCS, ATC
Associate Professor
Clinical Doctorate of Physical Therapy Program
Grand Valley State University
Grand Rapids, Michigan

Carl DeRosa, PT, PhD, FAPTA
Fellow, American Physical Therapy Association
Professor, Physical Therapy
Northern Arizona University
Flagstaff, Arizona

Caryn Gehrke, PT, DPT
Wise Physical Therapy and Sports Medicine
Grove City, Pennsylvania

Casey A. Unverzagt, PT, DPT, OCS, SCS
Wise Physical Therapy and Sports Medicine
Slippery Rock, Pennsylvania

Christy Schuckman, PT, ATC
Cincinnati Reds Physical Therapist
Staff Physical Therapist Beacon Orthopedics
Cincinnati, Ohio

Danny J. McMillian, PT, DSc, OCS, CSCS
Clinical Associate Professor
School of Physical Therapy
University of Puget Sound
Tacoma, Washington

David S. Bailie, MD
The Orthopaedic Clinic, (TOCA)
Scottsdale, Arizona

Douglas Lauchlan, MSc, BSc, MCSP, FHEA
Senior Lecturer in Physiotherapy
Department of Psychology and Allied Health Sciences
School of Health & Life Sciences
Glasgow Caledonian University
Scotland, United Kingdom

Ellen Shanley, PhD, PT, OCS, CSCS
Adjunct Assistant Professor
Clemson Bioengineering Department
Clemson University
Clemson, South Carolina
Adjunct Assistant Professor
Department of Physical Therapy
Arnold School of Public Health
University of South Carolina
Columbia, South Carolina

Erik P. Meira, PT, SCS, CSCS
Clinic Director
Black Diamond Physical Therapy
Portland, Oregon

Jake Bleacher, PT, MSPT, OCS, Cert SMT, MTC, CSCS
The Ohio State University Sports Medicine Center and Rehabilitation Services at Care Point in Gahana
Ohio State's Wexner Medical Center
Staff Physical Therapist
Gahanna, Ohio

Jandra Mueller, PT, DPT
Physical Therapist
Fysiotherapie Hawaii, Inc.
Honolulu, Hawaii

Janice K. Loudon, PT, PhD, SCS, ATC
Associate Professor
Division of Physical Therapy
Duke University Medical Center
Durham, North Carolina

Jason Brumitt, PT, PhD, SCS, ATC, CSCS
Assistant Professor
School of Physical Therapy
College of Health Professions
Pacific University
Hillsboro, Oregon

Johanna Gabbard, PT, DPT, OCS, FAAOMPT
Adjunct Professor
US Army-Baylor University
Doctoral Program in Physical Therapy
Army Medical Department Center and School
Fort Sam Houston, Texas

AUTORES **vii**

Jolene Bennett, PT, OCS, Cert MDT, ATC
Spectrum Health Rehabilitation Services
Grand Rapids, Michigan

Kristi A. Greene, MPT, OCS
Senior Physical Therapist
Kaiser Permanente Medical Center
Vallejo, California

Kyle Botten, PT, DPT, CSCS
Wise Physical Therapy and Sports Medicine
Grove City, Pennsylvania

Lane Bailey, PT, DPT, CSCS
Physical Therapist and Clinical Research Assistant
Proaxis Therapy
Greenville, South Carolina

Laura Stanley, PT, DPT
Physical Therapist
Proaxis Therapy
Greenville, South Carolina

Laurie Griffin, PT, DPT, OCS
Howard Head Sports Medicine
Vail, Colorado

Luke T. O'Brien, PT, Grad. Cert. Sports Physiotherapy, SCS, PES
Howard Head Sports Medicine
Vail, Colorado

Mark V. Paterno, PT, PhD, MBA, SCS, ATC
Coordinator of Orthopaedic and Sports Physical Therapy
Associate Professor
Sports Medicine Biodynamics Center
Division of Occupational Therapy and Physical Therapy
Cincinnati Children's Hospital Medical Center
Cincinnati, Ohio

Matt Mymern, PT, DPT, SCS, CSC
Howard Head Sports Medicine
Vail, Colorado

Melissa Murray, PT, DPT
Physical Therapist
Pediatric Therapy Services
Gresham, Oregon
Consonus Health Services
Newberg, Oregon

Michael D. Rosenthal, PT, DSc, SCS, ECS, ATC, CSCS
Director of Physical and Occupational Therapy
Naval Medical Center
San Diego, California

Michael D. Ross, PT, DHSc, OCS
Assistant Professor
Department of Physical Therapy
University of Scranton
Scranton, Pennsylvania

Paul E. Westgard, PT, DPT, OCS, SCS, CSCS
Howard Head Sports Medicine
Vail, Colorado

Paul Reuteman, DPT, OCS, ATC
Clinical Associate Professor
Program of Physical Therapy
University of Wisconsin–La Crosse
La Crosse, Wisconsin
Staff Physical Therapist
Faculty, Sports Physical Therapy Residency Program
Gundersen Lutheran Sports Medicine
Onalaska, Wisconsin

R. Barry Dale, PhD, PT, DPT, ATC, SCS, OCS, CSCS
UC Foundation Associate Professor
University of Tennessee at Chattanooga
Chattanooga, Tennessee

Robert C. Manske, DPT, SCS, MEd, ATC, CSC
Associate Professor
Department of Physical Therapy
Wichita State University
Physiotherapy Associates Wichita
Wichita, Kansas

Shane A. Vath, PT, DSc, SCS
Physical Therapy Department
Naval Hospital Camp Lejeune
Camp Lejeune, North Carolina

Shelly Coffman, PT, DPT, OCS, FAAOMPT, CSCS
Clinical Director
360° Sports Medicine and Spine Therapy
Portland, Oregon

Ted Weber, PT, DPT, OCS
Axis Sports Medicine
Eagle, Colorado

Thomas J. Olson, PT, DPT, SCS
Howard Head Sports Medicine
Vail, Colorado

Todd S. Ellenbecker, DPT, MS, SCS, OCS, CSCS
Clinic Director
Physiotherapy Associates, Scottsdale Sports Clinic
National Director of Clinic Research
Physiotherapy Associates
Director of Sports Medicine ATP World Tour
Scottsdale, Arizona

AGRADECIMENTOS

Primeiramente, gostaria de agradecer a Erin Jobst por me dar a oportunidade de organizar este *Casos clínicos em fisioterapia ortopédica*. Sua visão e liderança ajudaram a criar um livro especial, que será valioso para estudantes de fisioterapia, ou como referência clínica para fisioterapeutas experientes. Sou extremamente afortunado por trabalhar e continuar aprendendo com ela!

Quero também agradecer a cada autor, pois sem vocês este livro não seria possível. Vocês compartilharam seu conhecimento, experiência e tempo para definir padrões de prática baseados em evidências que beneficiarão nossos pacientes e aprimorarão nossa profissão.

Finalmente, gostaria de agradecer minha esposa, Renee, por apoiar meus objetivos e buscas profissionais. Para meus filhos, Rex, Halsey e Stone – vocês são demasiadamente jovens para compreender isso agora, mas, quando ficarem mais velhos, espero que percebam que podem realizar qualquer coisa. Sonhem grande!

Jason Brumitt

APRESENTAÇÃO À SÉRIE

À medida que a fisioterapia continua evoluindo e avançando como uma profissão de saúde, também aumenta o rigor para a educação do fisioterapeuta iniciante. Os estudantes devem dominar disciplinas básicas fundamentais e integrar com compreensão de novas pesquisas em todas as áreas da fisioterapia. A prática baseada em evidências é a utilização das melhores evidências atuais em conjunto com a experiência clínica e os valores e circunstâncias específicos do paciente na tomada de decisão relativa a avaliação e tratamento.

A prática baseada em evidências enfatiza a educação e a prática clínica da fisioterapia. Contudo, a tarefa que representa o maior desafio para os estudantes é fazer a transição do conhecimento didático, baseado na sala de aula, para sua aplicação no diagnóstico fisioterápico e em intervenções apropriadas baseadas em evidências. Instrutores que tenham experiência e conhecimento em todas as abordagens diagnósticas e terapêuticas devem orientar os estudantes "à beira do leito", e os estudantes devem suplementar esse treinamento pela leitura independente autodirigida. Ao mesmo tempo que não há substituto para a educação clínica, é raro que *rounds* em clínicas cubram o escopo de cada situação em fisioterapia. Além disso, nem sempre é possível que instrutores clínicos tenham o tempo necessário para guiar os estudantes por meio da aplicação dos testes, medidas e intervenções baseadas em evidências.

Assim, uma alternativa eficaz é ensinar usando estudos de casos clínicos com abordagem estruturada ao diagnóstico e tratamento. Ao tempo em que a série *Casos clínicos em fisioterapia* foi escrita, não havia livros de fisioterapia que contivessem estudos de casos com referências da literatura atual para dar suporte aos exames e tratamentos apresentados. Ao ensinar, organizei situações de casos baseados em experiências pessoais de tratamento de pacientes, em experiências compartilhadas por meus colegas, e pesquisas em livros e *sites* da *web* para encontrar estudos de caso que ilustrassem um conceito em particular. Há dois problemas com esta abordagem. Em primeiro lugar, nem minha experiência nem a de meus colegas cobre a vasta diversidade de diagnósticos de pacientes, exames e intervenções. Em segundo, organizar um cenário de caso que não é baseado em experiência ou conhecimento pessoal da assistência ao paciente consome uma quantidade de tempo enorme. Em minha experiência, estudos de casos detalhados que incorporem a aplicação das melhores evidências são difíceis de organizar rapidamente na sala de aula. O objetivo duplo da série *Casos clínicos em fisioterapia* é oferecer recursos que contenham múltiplos estudos de casos da vida real dentro de uma área específica da fisioterapia, que minimizem a necessidade dos educadores de criar seus próprios cenários, e maximizar a capacidade dos estudantes de implementar evidências à assistência de pacientes individuais.

Os casos dentro de cada livro na série *Casos clínicos em fisioterapia* estão organizados para que o leitor siga a ordem sequencial ou escolha ao acaso cenários baseados em seu interesse atual. Uma lista de casos por ordem numérica e por ordem alfabética da condição de saúde é incluída na Seção III, para possibilitar que o leitor reveja seu conhecimento em uma área específica. Algumas vezes, um caso pode incluir uma explicação mais abreviada de uma condição de saúde específica ou teste clínico que foi fornecida em outro caso. Nesta situação, o leitor será encaminhado ao caso com a explicação mais detalhada.

Cada caso segue um formato organizado e bem pensado usando terminologia familiar nos moldes tanto da Classificação Internacional de Funcionalidade, Incapacidade e Saúde (CIF) da Organização Mundial da Saúde[1] como do *Guide to physical therapist practice*[2] da American Physical Therapy Association. Para limitar a redundância e extensão de cada caso, intencionalmente não apresentamos o molde do CIF ou os Padrões de Prática Preferidos do *Guide* dentro de cada caso. Entretanto, os títulos de sessões e a terminologia utilizada em cada caso foram escolhidos para guiar o leitor através da avaliação, estabelecimento de metas e processo de intervenção, e como o raciocínio clínico pode ser usado para ampliar as atividades e participação de um indivíduo.

Cada caso inicia com o encontro com o paciente, seguida por uma série de questões abertas. A discussão subsequente ao caso é organizada em sete tópicos:

1. **Definições-chave** fornece terminologia pertinente à compreensão do caso pelo leitor. **Objetivos** lista os objetivos comportamentais de instrução e/ou terminais que resumem o conhecimento, habilidades ou atitudes que o leitor deve ser capaz de demonstrar após a leitura do caso. **Considerações sobre a Fisioterapia** fornece um resumo do plano fisioterápico de assistência, metas, intervenções, precauções e complicações potenciais para o manejo de fisioterapia do indivíduo apresentado no caso.
2. **Visão Geral da Patologia** apresenta uma explicação abreviada do diagnóstico médico. A intenção deste tópico *não* é ser completo. Etiologia, patogênese, fatores de risco, epidemiologia e tratamento médico da condição são apresentados em detalhe suficiente para fornecer fundamentação e contexto ao leitor.
3. **Manejo da Fisioterapia do Paciente** resume o papel do fisioterapeuta na assistência ao paciente. Este tópico mostra como o papel do fisioterapeuta se amplia e/ou se sobrepõe ao de outros profissionais de saúde envolvidos no tratamento do paciente, assim como encaminhamentos que o fisioterapeuta deve fazer.
4. **Exame, Avaliação e Diagnóstico** guia o leitor sobre como organizar e interpretar informações colhidas de prontuários (em casos de pacientes internados), compreender reações adversas a fármacos que possam afetar a apresentação do paciente, e estruturar a avaliação subjetiva e o exame físico. Nem toda ferramenta de avaliação e teste especial que poderia ser feito com o paciente é incluído. Para cada medida de resultado ou teste especial apresentado são discutidas a confiabilidade disponível, validade, sensibilidade e especificidade. Quando disponível, uma diferença mínima clinicamente importante (MCID) para uma medida de resultado é apresentada, porque ajuda o terapeuta a determinar "o nível mínimo de mudança necessário em resposta a uma intervenção antes que o resultado seja considerado válido em termos da função ou qualidade de vida de um paciente/cliente".[3]
5. **Plano de Atendimento e Intervenções** explica algumas intervenções de fisioterapia para a condição do paciente. A vantagem deste tópico e do anterior é que cada caso *não* apresenta exaustivamente cada medida de resultado, teste especial ou intervenção terapêutica que *poderia* ser realizado. Em vez disso, somente medidas de resultado

ou técnicas de exame e intervenções selecionadas são escolhidas. Isso é feito para simular uma interação com paciente da vida real em que o fisioterapeuta usa o raciocínio clínico para determinar os testes e intervenções *mais apropriados* a utilizar com aquele paciente durante aquele episódio de assistência. Para cada intervenção escolhida, é apresentada a evidência que apoia seu uso em indivíduos com o mesmo diagnóstico (ou diagnóstico semelhante, se não existe evidência para dar suporte ao uso em determinada população de pacientes). Para sermos concisos, diretrizes padronizadas para exercícios aeróbicos e de resistência não foram incluídas. Em vez disso, o leitor é referido às diretrizes publicadas pelo American College of Sports Medicine,[4] Goodman e Fuller,[5] e Paz e West.[6] Para casos específicos nos quais houve desvio das diretrizes padronizadas, diretrizes específicas são incluídas.

6. **Recomendações Clínicas Baseadas em Evidências** inclui um mínimo de três recomendações clínicas para ferramentas diagnósticas e/ou intervenções terapêuticas para a condição do paciente. Para melhorar a qualidade da recomendação além da experiência clínica pessoal do autor, cada recomendação é avaliada pelo uso da Strength of Recommendation Taxonomy (SORT) (Taxonomia da Força de Recomendação).[7] Há mais de cem sistemas de classificação de evidências usados para avaliar a qualidade de estudos individuais e a força de recomendações baseadas em um corpo de evidências.[8] O sistema SORT tem sido usado por várias publicações médicas, incluindo o *American Family Physician*, o *Journal of the American Board of Family Practice*, o *Journal of Family Practice* e o *Sports Health*. O sistema SORT foi escolhido por duas razões: ele é simples e suas graduações são baseadas em resultados orientados para o paciente. O sistema SORT tem apenas três níveis de evidências: A, B e C. As recomendações do grau A são baseadas em evidências consistentes, de boa qualidade, orientadas para o paciente (p.ex., revisões sistemáticas, metanálise de estudos de alta qualidade, experimentos controlados randomizados de alta qualidade, estudos de coorte diagnósticos de alta qualidade). As recomendações de grau B são baseadas em evidências orientadas para paciente inconsistentes ou de qualidade limitada (p.ex., revisão sistemática ou metanálise de estudos de qualidade inferior, ou estudos com achados inconsistentes). As recomendações de grau C baseiam-se em consenso, evidências orientadas para doença, prática usual, opinião de especialistas, ou séries de casos (p.ex., diretrizes de consenso, evidências orientadas para doença usando somente resultados intermediários ou fisiológicos). O autor de cada caso atribuiu uma nota baseada nas diretrizes SORT para cada recomendação ou conclusão. O grau para cada declaração foi revisado, e às vezes alterado, pelos organizadores. Frases-chave de cada recomendação clínica estão em negrito dentro do caso para capacitar o leitor a localizar facilmente onde a evidência citada estava apresentada.

7. **Perguntas para Revisão** incluem duas a quatro perguntas de múltipla escolha que reforçam o conteúdo ou elaboram e introduzem conceitos novos, mas correlacionados ao caso do paciente. Quando apropriado, explicações detalhadas sobre respostas incorretas também são fornecidas.

Minha esperança é que esses estudos de casos da vida real sejam um novo recurso para facilitar a incorporação de evidências à prática cotidiana da fisioterapia em vários cenários e populações de pacientes. Com o movimento persistente para assistência à saúde baseada em evidências a fim de promover qualidade e efetividade,[9] casos clínicos com recomendações baseadas em evidências são um benefício adicional em seu aperfeiçoamento. Espero que educadores em fisioterapia, estudantes ingressando na fisioterapia, fisioterapeutas praticantes e profissionais se preparando para certificação em áreas de especialidade clínica considerem estes livros úteis como tradutores do conhecimento baseado em sala de aula ao realizarem avaliações e intervenções baseadas em experiências.

Erin E. Jobst

1. World Health Organization. International Classification of Functioning, Disability and Health (ICF). Available at: http://www.who.int/classifications/icf/en/. Accessed August 7, 2012.
2. American Physical Therapy Association. *Guide to Physical Therapist Practice (Guide)*. Alexandria, VA:APTA; 1999.
3. Jewell DV. *Guide to Evidence-Based Physical Therapy Practice*. Sudbury, MA: Jones and Barlett; 2008.
4. *ACSM's Guidelines for Exercise Testing and Prescription*. 8th ed. Wolters Kluwer/Lippincott Williams & Wilkins; 2010.
5. Goodman CC, Fuller KS. *Pathology: Implications for the Physical Therapist*. 3rd ed. Philadelphia, PA: W.B. Saunders Company; 2009.
6. Paz JC, West MP. *Acute Care Handbook for Physical Therapists*. 3rd ed. St. Louis, MO: Saunders Elsevier; 2009.
7. Ebell MH, Siwek J, Weiss BD, et al. Strength of Recommendation Taxonomy (SORT): a patient centered approach to grading evidence in the medical literature. *Am Fam Physician*. 2004; 69:548-556.
8. Systems to rate the strength of scientific evidence. Summary, evidence report/technology assessment: number 47. AHRQ publication no. 02-E015, March 2002. Available at: http://www.ahrq.gov/clinic/ epcsums/strengthsum.htm. Accessed August 7, 2012.
9. Agency for Healthcare Research and Quality. Available at: www.ahrq.gov/clinic/epc/. Accessed August 7, 2012.

SUMÁRIO

SEÇÃO I
Introdução 1

SEÇÃO II
Trinta e quatro cenários de casos 3

SEÇÃO III
Lista de casos 483

Lista de casos por número 485
Lista por condição médica (alfabética) 486
Índice 487

SEÇÃO I

Introdução

Encontram-se à disposição dos fisioterapeutas numerosas opções de tratamento passivo e ativo que podem ser administradas, praticadas ou prescritas para pacientes com lesão musculoesquelética. Entretanto, nessa época de prática profissional baseada em evidências, é preciso justificar o uso da intervenção a partir dos melhores resultados de pesquisas, da experiência clínica dos próprios fisioterapeutas (seleção da intervenção segundo uma sólida análise clínica) e dos valores individuais do paciente. O propósito deste livro é mostrar como os princípios da prática baseada em evidências servem de guia para o exame, a avaliação e o tratamento de pacientes que sofrem algum tipo de disfunção ortopédica.

Os textos contêm 34 casos de ortopedia escolhidos em uma seleção internacional feita por alguns dos melhores fisioterapeutas, pesquisadores, educadores e médicos. Os casos abrangem grande variedade de diagnósticos, incluindo condições pediátricas, lesões esportivas, condições crônicas e dores nas costas. Cada caso apresenta os melhores padrões médicos, sustentados por sólida pesquisa disponível, para controle de condições musculoesqueléticas ortopédicas comuns. Alguns deles podem desafiar as noções de fisioterapeutas experientes a respeito da adequação de suas estratégias e práticas atuais. Em um texto, discute-se, por exemplo, se a imobilização articular na articulação glenoumeral é indicada ou necessária para indivíduos com capsulite adesiva e se órteses personalizadas são eficazes para pessoas com fascite plantar. Embora a profissão de fisioterapeuta tenha avançado (e continue a avançar) no campo do controle médico das condições ortopédicas, ainda há condições, como as dores nas costas, que desafiam e frustram tanto os fisioterapeutas quanto os pacientes. Em alguns casos, dados recentes têm ajudado a orientar o tratamento, frequentemente com excelentes resultados. Carl DeRosa (PT, PhD), por exemplo, demonstra como o uso de uma regra de predição clínica pode orientar a escolha do tratamento de adultos com dores agudas nas costas (Caso 14). Em outras condições musculoesqueléticas da coluna, numerosas estratégias de controle de pacientes/clientes têm sido defendidas com resultados inconclusivos ou inconsistentes. Para ilustrar esse ponto, os Casos 15 a 18 apresentam o cenário de um paciente com núcleo pulposo herniado na coluna lombar. Cada um desses quatro casos ilustra uma abordagem específica de diagnóstico e tratamento (tração mecânica, McKenzie ou Terapia de Diagnóstico Mecânico, técnica de energia muscular e Ola Grimsby) e dispõe de um nível próprio de sustentação na literatura. Lado a lado, eles mostram a estudantes e profissionais como um mesmo paciente pode ser tratado de modo bem diferente por fisioterapeutas empenhados em implementar os princípios da prática baseada em evidências. Embora a popularidade e os relatos de sucesso dessas abordagens forneçam aos fisioterapeutas um ponto de partida, eles devem analisar de modo crítico a literatura de revisão de trabalhos da área para determinar a melhor abordagem ou combinação de abordagens para cada condição.

Espera-se que os casos apresentados aqui ajudem a incrementar a habilidade de estudantes, fisioterapeutas recém-formados e até de fisioterapeutas experientes no exame, na avaliação e no tratamento de pacientes. Há a esperança de que esses casos possam inspirar reflexões sobre a prática clínica, incitar o surgimento de novas questões e estimular os fisioterapeutas a buscar continuamente novos conhecimentos.

SEÇÃO II

Trinta e quatro casos clínicos

Impacto subacromial

Christy Schuckman

CASO 1

Um homem destro com 18 anos de idade, segundo prescrição de um ortopedista, procura uma clínica de fisioterapia para avaliação e tratamento de impacto subacromial no ombro direito. Diz ter começado a sentir dores no ombro, há umas quatro semanas, e atribui essa condição ao fato de ter jogado tênis três vezes na semana anterior depois de um inverno inteiro sem praticar esse esporte. A dor no ombro aumenta quando ele estende o braço para a frente, tenta levar a mão às costas, levanta qualquer tipo de peso com o braço direito ou joga tênis. Além disso, o paciente relata que não consegue enfiar o cinto na presilha na parte de trás, nem enfiar a camisa dentro da calça nas costas, embora fizesse esses movimentos antes sem nenhuma dificuldade. A única posição que alivia a dor nas costas é deixar o braço na lateral do corpo. O médico receitou-lhe medicamentos anti-inflamatórios não esteroides, e isso ajudou a reduzir a intensidade da dor. O raio X (tirado pelo médico no consultório) das articulações glenoumeral e acromioclavicular deu negativo para anormalidades ósseas e déficits estruturais. Além disso, não há nada notável na história médica do paciente.

▶ De acordo com o diagnóstico do paciente, que fatores podem ter contribuído para essa condição?
▶ Que sinais podem estar associados a esse diagnóstico no exame?
▶ Quais são as intervenções de fisioterapia mais apropriadas?
▶ Que possíveis complicações podem limitar a eficácia da fisioterapia?

DEFINIÇÕES-CHAVE

DISCINESIA ESCAPULAR: alterações visíveis na posição escapular e nos padrões de movimento.

SÍNDROME DO IMPACTO SUBACROMIAL: compressão, aprisionamento ou irritação mecânica dos tendões do manguito rotador sob o arco coracoacromial.

Objetivos

1. Descrever a síndrome do impacto subacromial.
2. Identificar possíveis causas da síndrome do impacto subacromial.
3. Discutir sinais e sintomas da síndrome do impacto subacromial de acordo com os achados do exame.
4. Prescrever exercícios apropriados para a amplitude do movimento articular e para a flexibilidade muscular do indivíduo com síndrome do impacto subacromial.
5. Prescrever exercícios de resistência apropriados para uma pessoa com síndrome do impacto subacromial.

Considerações sobre a fisioterapia (FT)

Considerações sobre a FT no tratamento de indivíduos com diagnóstico de síndrome do impacto subacromial:

- ▶ **Cuidados/objetivos do plano geral de fisioterapia**: reduzir a dor; aumentar a amplitude de movimento da articulação glenoumeral; aumentar a flexibilidade muscular; aumentar a força do manguito rotador e dos músculos escapulares; melhorar o funcionamento em atividades de vida diárias (AVDs).
- ▶ **Intervenções de fisioterapia**: explicar ao paciente a anatomia do ombro e a patologia mecânica do diagnóstico; prescrever modalidades terapêuticas necessárias à redução da dor, terapia manual para reduzir a dor e melhorar o movimento articular e a flexibilidade muscular, exercícios para a amplitude de movimento e flexibilidade, exercícios de resistência para aumentar a força e a resistência muscular e exercícios proprioceptivos para promover o controle articular e muscular.
- ▶ **Precauções durante a fisioterapia**: monitorar os sinais vitais; abordar precauções ou contraindicações relativas aos exercícios de acordo com condições preexistentes.
- ▶ **Complicações que interferem na fisioterapia**: falta de comprometimento do paciente com o programa de exercícios.

Visão geral da patologia

A dor no ombro afeta 16 a 21% da população adulta dos Estados Unidos, cedendo lugar apenas para a dor nas costas, em termos de prevalência total de condições musculoesqueléticas.[1-4] A síndrome do impacto subacromial (SISA) é responsável por 44 a 60% de todas as condições causadoras de dor no ombro.[3,5,6] A síndrome do impacto envolve degeneração e/ou compressão mecânica das estruturas do tecido mole.[3] No caso da SISA, o manguito rotador, a cabeça longa do bíceps e a bolsa subacromial ficam comprimidos entre o acrômio, o ligamento coracoacromial e a cabeça do úmero.[3,7,8]

A **etiologia da SISA é multifatorial** – causada por mecanismos extrínsecos e/ou intrínsecos. Os mecanismos extrínsecos de compressão incluem fatores anatômicos, fatores biomecânicos ou uma combinação dos dois.[9] As variações anatômicas que podem estreitar o espaço subacromial incluem variações da forma do acrômio[9-13] e da orientação da curvatura, ou do ângulo do acrômio,[9,14-17] e mudanças ósseas na articulação acromioclavicular (AC) ou no ligamento coracoacromial.[9,13,18,19] Osteófitos nas articulações subacromial e AC são outro fator anatômico que pode contribuir para o impacto do manguito rotador.[9] Os fatores mecânicos que levam à síndrome do impacto subacromial incluem anormalidades na cinemática escapular e umeral, anormalidades de postura, fraqueza do manguito rotador e dos músculos escapulares e redução da flexibilidade dos tecidos do peitoral menor ou da parte posterior do ombro.[9] Os mecanismos intrínsecos da tendinopatia do manguito rotador capazes de levar à SISA são resultados de degeneração do tendão em função do processo normal de envelhecimento,[9,20-23] problemas de vascularização,[9,24-28] biologia alterada[9,20,29-31] e propriedades mecânicas inferiores resultantes de danos de cargas elásticas ou de cisalhamento.[9,32-35] Foi observado que pacientes com tendinopatia do manguito rotador apresentam redução do conteúdo total de colágeno, aumento da proporção das fibras de colágeno do tipo III e maior morte celular nos tendões em comparação com tendões normais.[9,31,36,37] Esses fatores podem contribuir para o afilamento e enfraquecimento dos tendões do manguito rotador, levando ao impacto.[9,38,39] As opções de tratamento não cirúrgico da SISA incluem fisioterapia, medicação oral e injeções. Embora sejam necessárias outras pesquisas, há estudos que demonstram redução da dor e melhora da função a partir de programas de reabilitação não cirúrgica com SISA.[40] Quando as intervenções não cirúrgicas são ineficazes na eliminação dos sintomas, indica-se a descompressão cirúrgica do espaço subacromial.[3]

Manejo da fisioterapia do paciente

Há uma série de intervenções fisioterapêuticas para casos de SISA de acordo com a apresentação do paciente. Essas intervenções podem incluir modalidades terapeuticas, terapia manual, exercício terapêutico (que abrange treinamento de alongamento e resistência), educação postural e fornecimento de instruções ao paciente sobre o modo de prevenção de problemas recorrentes no futuro.[3,9,40] Em alguns casos, o paciente não se beneficia das intervenções de fisioterapia e precisa ser encaminhado a um médico ortopedista para uma consulta cirúrgica. O procedimento padrão consiste em prescrever fisioterapia de três a seis semanas (6 a 12 visitas) antes de considerar a consulta cirúrgica.[3]

Exame, avaliação e diagnóstico

Ao examinar um indivíduo com SISA, é importante iniciar com uma avaliação abrangente do paciente. A história do paciente, com frequência, contém descrições de trabalho ou atividade esportiva de levantamento de peso repetitivo, envolvendo movimentos que agravam a dor no ombro.[3] Pode ser que o paciente se queixe de dor no aspecto anterior do ombro quando faz movimentos que reduzem o tamanho do espaço subacromial, causando impacto da bolsa subacromial, da cabeça longa do bíceps ou dos tendões do manguito rotador. As limitações funcionais do paciente devem ser discutidas, uma vez que, em geral, essas são as razões primárias que levam à busca de tratamento. Além de mudanças nas mensurações objetivas, melhorias em tarefas funcionais (p. ex., conseguir passar o cinto pela fivela de trás ou enfiar a camisa na parte de trás das calças) podem ser usadas para documentar avanços na fisioterapia. Deve-se perguntar também sobre a história médica prévia, as medicações atuais e as imagens diagnósticas já realizadas.

Uma avaliação objetiva e abrangente começa pelo exame da coluna cervical para eliminar, da etiologia da dor no ombro, sintomas reflexos oriundos do pescoço. A inexistência de restrições na amplitude de movimento cervical ativa e a ausência de problemas no exame neurológico do quadrante superior (testes dos dermátomos, miótomos e reflexos do tendão profundo de C5-C8) ajudam a eliminar um suposto envolvimento da coluna cervical.[3,41] Na Tabela 1.1, há um resumo do exame objetivo de um paciente com suspeita de SISA.

O fisioterapeuta deve observar com atenção a postura do paciente de pé nas visões posterior e lateral. A partir da visão posterior, observe atrofias nos músculos do manguito rotador nas fossas infraespinal e supraespinal. Compare a altura dos ombros e identifique a presença de escápula alada quando o paciente deixa os braços nas laterais. Em função do aumento da atividade do trapézio superior e de redução da força do serrátil anterior, pode haver elevação do ombro envolvido e escápula alada.[42] A partir da visão lateral, avalie a presença de cifose torácica excessiva e protração do ombro.[43] Os pacientes com SISA, com frequência, apresentam aumento da cifose torácica e redução da mobilidade torácica, e isso pode alterar os padrões de movimento.[42,44] O ombro afetado pela SISA costuma ficar em uma posição protraída devido ao aumento da cifose torácica e à rigidez do músculo peitoral menor.[45] Essas duas anormalidades posturais contribuem para redução do espaço subacromial e para o impacto dos tecidos subjacentes.[9,45]

Durante a movimentação do ombro, na amplitude ativa, os pacientes com SISA podem apresentar **discinesia escapular**. Essa condição refere-se a alterações visíveis na posição escapular e nos padrões do movimento.[46] A discinesia do ombro pode ser causada por encurtamento adaptativo do músculo peitoral menor,[42,43,47,48] rigidez posterior do ombro,[9,49] redução da força da escápula e do manguito rotador[9,45] e aumento da cifose torácica.[9,42,44,50] Geralmente, o ombro afetado apresenta redução da inclinação posterior escapular, diminuição da rotação superior e aumento da rotação interna da escápula.[9,42] Com isso, o aspecto anterior do acrômio não consegue se afastar da cabeça do úmero durante a flexão do ombro, contribuindo para a redução do espaço acromial e para impacto do manguito rotador.[9,42] Um método para identificar a discinesia escapular é o teste específico (Teste de Discinesia Escapular, Fig. 1.1).[46]

O paciente faz cinco repetições de flexão ativa bilateral do ombro com pesos, seguidas de abdução ativa bilateral do ombro com pesos, enquanto o fisioterapeuta observa todos os movimentos a partir das visões posterior e superior.[46] O resultado será positivo para discinesia escapular no ombro se o paciente apresentar escápula alada, disritmia ou ambos.[3,46,51]

A avaliação da força muscular, durante a parte objetiva do exame, ajuda a identificar posteriormente os fatores que contribuíram para a SISA. A fraqueza do serrátil anterior e dos trapézios inferior e médio pode levar a uma alteração da cinemática escapular em pacientes com SISA.[3,9,42,52] Os músculos serrátil e trapézio estabilizam a escápula e produzem rotações superior e externa e/ou a inclinação posterior da escápula, para pos-

Tabela 1.1 RESUMO DO EXAME OBJETIVO DO PACIENTE COM SUSPEITA DE SISA		
Teste	Posição e movimentação do paciente	Descobertas positivas
Observação da postura	Visão posterior de pé Visão lateral de pé	Visão posterior: atrofia do infraespinal e do supraespinal; escápula alada Visão lateral: cifose torácica, ombro protraído
Amplitude de movimento ativa	1. Flexão do ombro de pé 2. Abdução do ombro de pé 3. Rotação externa (RE) de pé com o cotovelo a 90° 4. Rotação interna (RI) de pé: peça ao paciente para colocar o polegar atrás das costas, medir o polegar em relação ao processo espinal	Arco doloroso no movimento de flexão (60 a 120°) do ombro Dor no final da amplitude da flexão e/ou abdução do ombro Redução da RI do lado afetado, como demonstrado pela incapacidade de tocar o processo espinal como se faz com o ombro não afetado
Amplitude de movimento passiva	1. Flexão do ombro em supino 2. Abdução do ombro em supino 3. Abdução do ombro 90° em supino com RE 4. Abudção do ombro 90° em supino com RI	Redução da RI no lado afetado
Teste muscular manual: 1. Redondo menor e infraespinal 2. Subescapular 3. Supraespinal 4. Serrátil anterior 5. Trapézio médio 6. Trapézio inferior	O fisioterapeuta aplica força na direção oposta à ação do músculo 1. De pé, com RE, braço na lateral e cotovelo em 90° 2. De pé, com RI, braço na lateral e cotovelo em 90° 3. De pé, com abdução horizontal do ombro em 40° anterior ao plano frontal 4. Sentado, ombro em 120° de flexão 5. Em prono, ombro em 90° de abdução horizontal com RE 6. Em prono, com braço paralelo ao corpo e ombro em 145° de abdução horizontal	Qualquer um dos músculos testados pode ser classificado como fraco, mas é mais comum que haja fraqueza no supraespinal (principalmente devido à dor) e nos escapulares (serrátil anterior, trapézio médio e trapézio inferior)

sibilitar que a cabeça do úmero libere o acrômio durante a elevação do ombro.[9,53] Os pacientes com SISA reclamam com frequência de aumento da dor e redução da força no momento da flexão do ombro. Isso se deve à fraqueza escapular e à alteração cinemática no ombro afetado, o que leva ao impacto do manguito rotador no espaço subacromial. Em um estudo realizado por Tate et al.,[54] o reposicionamento manual da escápula (usando o Teste de Reposição da Escápula) resultou menos dor durante o teste de impacto e aumento da força em atletas com resultado positivo neste último teste. O Teste de Reposição da Escápula envolve a inclinação posterior, a rotação externa e a retração da escápula manualmente, a fim de possibilitar a mecânica escapular normal, ocorrida na elevação do ombro, para prevenir o impacto do manguito rotador (Fig. 1.2).

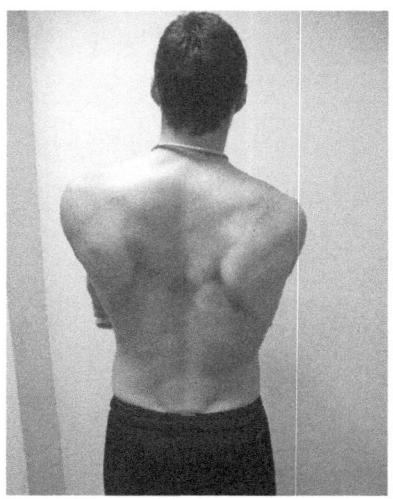

Figura 1.1 Teste de Discinesia Escapular. O paciente faz 5 repetições de flexão do ombro com pesos nas mãos, enquanto o fisioterapeuta acompanha o movimento escapular do paciente. Observe a presença clara de escápula alada à direita.

Além do teste de força dos estabilizadores escapulares, também devem ser realizados os testes manuais dos músculos supraespinal, redondo menor, infraespinal e subescapular. Com frequência, esses músculos apresentam fraqueza, e o teste de força pode provocar aumento da dor em pacientes com SISA.[3]

Os testes especiais do ombro (Tab. 1.2) devem ser feitos no final do exame musculoesquelético. Os testes de impacto que podem ajudar a confirmar o diagnóstico de SISA são o Teste de Neer, o Teste de Hawkins e o Teste da Lata Vazia. Tate et al.[3] registraram que os pacientes com SISA apresentam as seguintes características: (1) resultado positivo

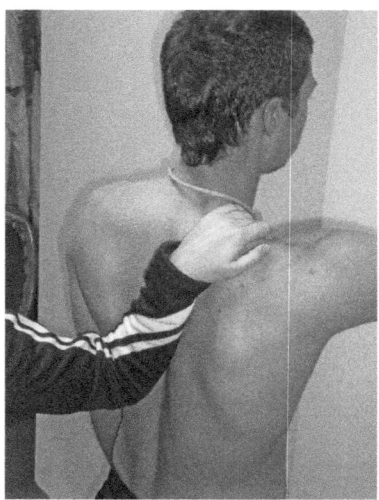

Figura 1.2 Fisioterapeuta realizando o Teste de Reposição da Escápula.

Tabela 1.2 TESTES ESPECIAIS ASSOCIADOS COM A SÍNDROME DE IMPINGIDELA[57]

Teste especial	Posição do paciente	Descobertas
Teste de impacto de Neer	Paciente sentado ou de pé: o fisioterapeuta flexiona passivamente o ombro do paciente para a frente, enquanto estabiliza a escápula com a outra mão	Teste positivo: dor na flexão total forçada é sinal positivo de impacto do supraespinal
Teste de impacto de Hawkins	Paciente sentado ou de pé: o fisioterapeuta flexiona passivamente o ombro do paciente a 90° e faz a rotação interna do ombro com o cotovelo flexionado a 90°	Teste positivo: dor é um sinal positivo de tendinite/impacto do supraespinal
Teste da lata vazia	Paciente sentado ou de pé: o paciente flexiona o ombro a 90° no plano escapular, com rotação interna completa (polegar para baixo) e resiste à pressão para baixo exercida pelo fisioterapeuta sobre o seu punho	Teste positivo: dor e/ou fraqueza muscular é um sinal positivo de tendinite/impacto
Teste de discinesia escapular	Paciente de pé: o paciente faz 5 repetições de flexão de ombro, segurando um peso (2,3 kg para pessoas com peso > 68 kg; 1,4 para < 68 kg)[3]	Os pacientes são classificados em três categorias: movimento escapular normal, anormalidades sutis ou anormalidades óbvias. As anormalidades são definidas como alada ou disritmia[3]
Teste de reposição escapular	Paciente de pé: o fisioterapeuta aplica uma força moderada à escápula do paciente para encorajar a inclinação posterior e a rotação externa da escápula	O reposicionamento manual da escápula reduz a dor e aumenta a força de elevação do ombro em pacientes com impacto

no teste de Neer, de Hawkins ou da Lata Vazia; (2) dor no arco de movimento do ombro; (3) dor ou fraqueza na rotação externa do ombro com resistência e braço na lateral. Kelly et al. descobriram que o teste de Hawkins é o mais preciso no diagnóstico de qualquer grau da SISA. Um estudo feito por Calis et al.[56] revelou que o Teste de Hawkins é o mais sensível para diagnosticar o impacto do ombro, seguido pelo de Neer. Testes especiais adicionais devem ser feitos para eliminar suspeitas de rupturas do lábio glenoidal, do manguito rotador e de instabilidade do ombro.

Plano de atendimento e intervenções

Nas intervenções de fisioterapia para pacientes com SISA, devem ser considerados déficits e limitações identificados no exame objetivo. Os **exercícios terapêuticos** tem se mostrado positivo no tratamento de desequilíbrios musculares e na restauração de padrões de movimento normais.[3,40,58] As técnicas de fisioterapia ajudam na redução da dor, no aumento da amplitude de movimento e na melhora da função nesses pacientes.[3]

Vários estudos têm avaliado a eficácia dos programas de exercícios terapêuticos em casos de SISA. Tate et al.[3] avaliaram uma intervenção de três fases, com duração de seis a oito semanas, para pacientes com SISA. O plano incluía fortalecimento progressivo, alongamento manual, manipulações com e sem *thrust* para o ombro e a coluna, fornecimento de instruções ao paciente, modificação de atividades e programa de exercício diário, realizado em casa, para alongamento e fortalecimento, conforme a Tabela 1.3. Oito dos dez sujeitos relataram resultados bem-sucedidos com base na melhora sintomática e funcional após a conclusão do programa de tratamento. As medições feitas para definir o êxito incluíram: as três perguntas da subescala de dor da Penn Shoulder Scale; o questionário DASH (Disabilities of the Arm, Shoulder and Hand) sobre problemas no braço, no ombro e na mão; e a pergunta do GRC (Global Rating of Change – Classificação Geral de Alterações), o que oportunizou aos sujeitos avaliar as mudanças percebidas na condição do ombro desde o início do programa de fortalecimento.[3]

Bernhardsson et al.[58] demonstraram que um programa de fortalecimento, com treinamento excêntrico e duração de 12 semanas, reduziu a dor e melhorou a função de pacientes com SISA. O regime de exercícios teve como alvo os músculos supraespinal e infraespinal, enfatizando a fase excêntrica do fortalecimento desses dois músculos, juntamente com exercícios de estabilização escapular para promover padrões de movimento corretos.[58]

Os estudos de Tate et al.[3] e Bernhardsson et al.[58] focaram programas e tipos de exercícios específicos para o tratamento da SISA. Uma revisão sistemática recente, de 2010, avaliou oito estudos em que foram usados vários tipos de exercícios de fortalecimento e de alongamento, de terapias manuais e de modalidades no tratamento da SISA.[40]

Concluiu-se que há poucos indícios de sustentação do uso do exercício no tratamento da SISA para aliviar a dor e melhorar a função.[40] Assim como em qualquer outro diagnóstico, a estratégia de exercícios e tratamento deve focar a melhoria dos déficits

Tabela 1.3 EXEMPLO DE PROGRAMAS DE TRATAMENTO DA SISA	
Técnica de tratamento	**Especificidade do tratamento**
Controle motor/fortalecimento	Fase 1: fortalecimento do manguito rotador com o úmero na posição neutra Fase 2: acréscimo de exercícios de flexão do ombro; foco no fortalecimento mais agressivo do serrátil anterior (Fig. 1.3) e do trapézio Fase 3: estágio mais elevado de fortalecimento e treinamento da resistência com variados níveis de flexão do ombro; incorporação do fortalecimento do tronco
Terapia manual	Técnicas manuais de alongamento com foco na melhora da flexibilidade posterior do ombro e da cápsula glenoumeral inferior Técnicas de manipulação, com e sem *thrust*, direcionadas à coluna torácica para melhorar a extensão torácica
Autoalongamentos	Alongamentos realizados de forma independente pelo paciente para aumentar a mobilidade da cápsula glenoumeral e a flexibilidade dos músculos peitorais e torácicos
Programa de exercícios em casa	Combinação seletiva de exercícios de fortalecimento e de autoalongamentos realizados uma vez ao dia, em casa, com as mesmas repetições e resistência usadas na clínica

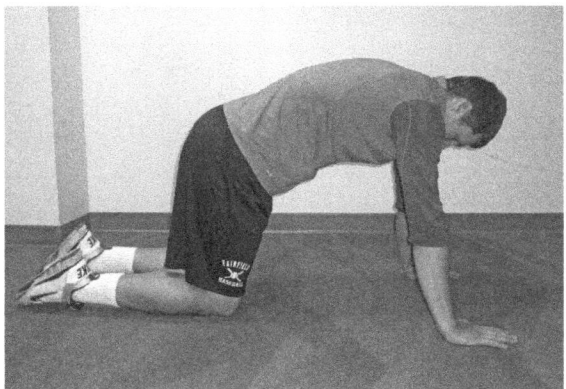

Figura 1.3 Exercício de fortalecimento do serrátil anterior em quatro apoios: apoio com mobilização da escápula. O paciente passa da posição de apoio com os braços flexionados à posição de braços estendidos (ilustrada nesta foto).

objetivos e funcionais do paciente. Para o paciente com SISA deste estudo de caso, após duas semanas de tratamento, o fisioterapeuta deve reavaliar a intensidade da dor quando o sujeito eleva o braço em várias direções e ergue objetos; considera-se como progresso a recuperação da capacidade de enfiar o cinto nas presilhas e de ajeitar a camisa para dentro das calças nas costas. Caso os sintomas permaneçam inalterados, pode haver necessidade de mudar a estratégia de tratamento e o foco dos exercícios.

Recomendações clínicas baseadas em evidências

SORT: Força da Taxonomia da Recomendação (do inglês, *Strength of Recommendation Taxonomy*)

A: Dados consistentes e de boa qualidade orientados para o paciente;
B: Dados inconsistentes ou e qualidade limitada orientados para o paciente;
C: Dados consensuados, prática mais utilizada, opinião de especialistas ou série de casos orientados a doença.

1. Fatores intrínsecos e extrínsecos que contribuem para o desenvolvimento da síndrome do impacto subacromial (SISA). **Grau A**
2. Pacientes com SISA podem apresentar discinesia escapular. **Grau B**
3. Exercícios de fisioterapia ajudam a tratar desequilíbrios musculares, restaurar os padrões de movimento normais e reduzir a dor em pacientes com SISA. **Grau B**

PERGUNTAS PARA REVISÃO

1.1 Um fisioterapeuta avalia um paciente não hospitalizado que sofre de síndrome do impacto subacromial (SISA) no ombro direito. Ao observar a amplitude de movimento ativa do paciente, o fisioterapeuta nota alterações no movimento escapular direito. Em qual destes músculos é mais provável aparecer a fraqueza responsável por essa discinesia escapular?

A. Supraespinal, infraespinal e redondo menor
B. Supraespinal, serrátil anterior e trapézio inferior
C. Serrátil anterior, trapézio inferior e trapézio médio
D. Trapézio médio, peitoral menor e bíceps braquial

1.2 A SISA envolve degeneração e/ou compressão mecânica de qual das seguintes estruturas de tecido mole?

A. Manguito rotador
B. Cabeça longa do bíceps
C. Bolsa subacromial
D. Todas as anteriores

RESPOSTAS

1.1 **C.** Fraqueza nos músculos serrátil anterior, trapézio inferior e trapézio médio pode levar a alterações na cinemática escapular em pacientes com SISA.[25,26,27,42,46] Os músculos serrátil anterior e trapézio estabilizam a escápula e fazem com que as rotações superior e externa e/ou a inclinação posterior da escápula possibilitem que a cabeça do úmero libere o acrômio durante a elevação do ombro.[31,42]

1.2 **D.** A síndrome do impacto envolve degeneração e/ou compressão mecânica das estruturas do tecido mole.[46] Em caso de SISA, o manguito rotador, a cabeça longa do bíceps e a bolsa subacromial ficam comprimidas entre o acrômio, o ligamento coracoacromial e a cabeça do úmero.[28,33,46]

REFERÊNCIAS

1. Picavet HS, Schouten JS. Musculoskeletal pain in the Netherlands: prevalences, consequences and risk groups, the DMC(3)-study. *Pain.* 2003;102:167-178.
2. Pope DP, Croft PR, Pritchard CM, Silman AJ. Prevalence of shoulder pain in the community: the influence of case definition. *Ann Rheum Dis.* 1997;56:308-312.
3. Tate AR, McClure PW, Kareha S, Irwin D. Effect of the scapula reposition test on shoulder impingement symptoms and elevation strength in overhead athletes. *J Orthop Sports Phys Ther.* 2008;38:4-11.
4. Urwin M, Symmons D, Allison T, et al. Estimating the burden of musculoskeletal disorders in the community: the comparative prevalence of symptoms at different anatomical sites, and the relation to social deprivation. *Ann Rheum Dis.* 1998;57:649-655.
5. van der Widnt DA, Koes BW, de Jong BA, Bouter LM. Shoulder disorders in general practice: incidence, patient characteristics, and management. *Ann Rheum Dis.* 1995;54:959-964.
6. Vecchio PC, Kavanagh RT, Hazleman BL, King RH. Community survey of shoulder disorders in the elderly to assess the natural history and effects of treatment. *Ann Rheum Dis.* 1995;54:152-154.
7. Ludewig PM, Reynolds JF. The association of scapular kinematics and glenohumeral joint pathologies. *J Orthop Sports Phys Ther.* 2009;39:90-104.
8. Neer CS II. Impingement lesions. *Clin Orthop Relat Res.* 1983;173:70-77.

9. Seitz AL, McClure PW, Finucane S, Boardman ND III, Michener LA. Mechanisms of rotator cuff tendinopathy: intrinsic, extrinsic, or both? *Clin Biomech.* 2011;26:1-12.
10. Bigliani LU, Ticker JB, Flatow EL, Soslowsky LJ, Mow VC. The relationship of acromial architecture to rotator cuff disease. *Clin Sports Med.* 1991;10:823-838.
11. Epstein RE, Schweitzer ME, Frieman BG, Fenlin JM Jr, Mitchell DG. Hooked acromion: prevalence on MR images of painful shoulder. *Radiology.* 1993;187:479-481.
12. Gill TJ, McIrvin E, Kocher MS, Homa K, Mair SD, Hawkins RJ. The relative importance of acromial morphology and age with respect to rotator cuff pathology. *J Shoulder Elbow Surg.* 2002;11: 327-330.
13. Ogawa K, Yoshida A, Inokuchi W, Naniwa T. Acromial spur: relationship to aging and morphologic changes in the rotator cuff. *J Shoulder Elbow Surg.* 2005;14:591-598.
14. Aoki M, Ishii S, Usui M. The slope of the acromion and rotator cuff impingement. *Orthop Trans.* 1986;10:228.
15. Edelson JG. The 'hooked' acromion revisited. *J Bone Joint Surg Br.* 1995;77:284-287.
16. Toivonen D, Tuite MJ, Orwin JF. Acromial structure and tears of the rotator cuff. *J Shoulder Elbow Surg.* 1995;4:376-383.
17. Vaz S, Soyer J, Pries P, Clarac JP. Subacromial impingement: influence of coracoacromial arch geometry on shoulder function. *Joint Bone Spine.* 2000;67:305-309.
18. Farley TE, Neumann CH, Steinbach LS, Petersen SA. The coracoacromial arch: MR evaluation and correlation with rotator cuff pathology. *Skeletal Radiol.* 1994;23:641-645.
19. Nicholson GP, Goodman DA, Flatow EL, Bigliani LU. The acromion: morphologic condition and age-related changes. A study of 420 scapulas. *J Shoulder Elbow Surg.*1996;5:1-11.
20. Iannotti JP, Zlatkin MB, Esterhai JL, Kressel HY, Dalinka MK, Spindler KP. Magnetic resonance imaging of the shoulder. Sensitivity, specificity, and predictive value. *J Bone Joint Surg Am.* 1991;73: 17-29.
21. Milgrom C, Schaffler M, Gilbert S, van Holsbeeck M. Rotator-cuff changes in asymptomatic adults. The effect of age, hand dominance and gender. *J Bone Joint Surg Br.* 1995;77:296-298.
22. Sher JS, Uribe JW, Posada A, Murphy BJ, Zlatkin MB. Abnormal findings on magnetic resonance images of asymptomatic shoulders. *J Bone Joint Surg Am.* 1995;77:10-15.
23. Tempelhof S, Rupp S, Seil R. Age-related prevalence of rotator cuff tears in asymptomatic shoulders. *J Shoulder Elbow Surg.* 1999;8:296-299.
24. Biberthaler P, Wiedemann E, Nerlich A, et al. Microcirculation associated with degenerative rotator cuff lesions. In vivo assessment with orthogonal polarization spectral imaging during arthroscopy of the shoulder. *J Bone Joint Surg Am.* 2003;85-A:475-480.
25. Brooks CH, Revell WJ, Heatley FW. A quantitative histological study of the vascularity of the rotator cuff tendon. *J Bone Joint Surg Br.* 1992;74:151-153.
26. Fukuda H, Hamada K, Yamanaka K. Pathology and pathogenesis of bursal-side rotator cuff tears viewed from en bloc histologic sections. *Clin Orthop Relat Res.* 1990;254:75-80.
27. Goodmurphy CW, Osborn J, Akesson EJ, Johnson S, Stanescu V, Regan WD. An immunocytochemical analysis of torn rotator cuff tendon taken at the time of repair. *J Shoulder Elbow Surg.* 2003;12:368-374.
28. Rudzki JR, Adler RS, Warren RF, et al. Contrast-enhanced ultrasound characterization of the vascularity of the rotator cuff tendon: age-and activity-related changes in the intact asymptomatic rotator cuff. *J Shoulder Elbow Surg.* 2008;17:96S-100S.
29. Kumagai J, Sarkar K, Uhthoff HK. The collagen types in the attachment zone of rotator cuff tendons in the elderly: an immunohistochemical study. *J Rheumatol.* 1994;21:2096-2100.

30. Riley GP, Harrall RL, Constant CR, Chard MD, Cawston TE, Hazleman BL. Glycosaminoglycans of human rotator cuff tendons: changes with age and in chronic rotator cuff tendinitis. *Ann Rheum Dis*. 1994;53:367-376.
31. Riley GP, Harrall RL, Constant CR, Chard MD, Cawston TE, Hazleman BL. Tendon degeneration and chronic shoulder pain: changes in the collagen composition of the human rotator cuff tendons in rotator cuff tendinitis. *Ann Rheum Dis*. 1994;53:359-366.
32. Bey MJ, Song HK, Wehrli FW, Soslowsky LJ. Intratendinous strain fields of the intact supraspinatus tendon: the effect of glenohumeral joint position and tendon region. *J Orthop Res*. 2002;20:869-874.
33. Herbert LJ, Moffet H, McFadyen BJ, Dionne CE. Scapular behavior in shoulder impingement syndrome. *Arch Phys Med Rehabil*. 2002;83:60-69.
34. Hung CJ, Jan MH, Lin YF, Wang TQ, Lin JJ. Scapular kinematics and impairment features for classifying patients with subacromial impingement syndrome. *Man Ther*. 2010;15:547-551.
35. Reilly P, Amis AA, Wallace AL, Emery RJ. Mechanical failures in the initiation and propagation of tears of the rotator cuff. Quantification of strains of the supraspinatus tendon in vivo. *J Bone Joint Surg Br*. 2003;84:594-599.
36. Tuoheti Y, Itoi E, Pradhan RL, et al. Apoptosis in the supraspinatus tendon with stage II subacromial impingement. *J Shouler Elbow Surg*. 2005;14:535-541.
37. Yuan J, Murrell GA, Wei AQ, Wang MX. Apoptosis in rotator cuff tendinopathy. *J Orthop Res*. 2002;20:1372-1379.
38. Lake SP, Miller KS, Elliott DM, Soslowsky JL. Effect of fiber distribution and realignment on the nonlinear and inhomogeneous mechanical properties of human supraspinatus tendon under longitudinal tensile loading. *J Orthop Res*. 2009;27:1596-1602.
39. Cholewinski JJ, Kusz DJ, Wojciechowski P, Cielinski LS, Zoladz MP. Ultrasound measurement of rotator cuff thickness and acromio-humeral distance in the diagnosis of subacromial impingement syndrome of the shoulder. *Knee Surg Sports Traumatol Arthrosc*. 2007;16:408-414.
40. Kelly SM, Wrightson PA, Meads CA. Clinical outcomes of exercise in the management of subacromial impingement syndrome: a systemic review. *Clin Rehabil*. 2010;24:99-109.
41. Wainner RS, Fritz JM, Irrgang JJ, Boninger ML, Delitto A, Allison S. Reliability and diagnostic accuracy of the clinical examination and patient self-report measures for cervical radiculopathy. *Spine*. 2003;28:52-62.
42. Ludewig PM, Cook TM. Alterations in shoulder kinematics and associated muscle activity in people with symptoms of shoulder impingement. *Phys Ther*. 2000;80:276-291.
43. Kendall FP, Provance PG, McCreary EK. *Muscles, Testing and Function: With Posture and Pain*. 4th ed. Baltimore: Lippincott, Williams and Wilkins; 1993.
44. Kebaetse M, McClure P, Pratt NA. Thoracic position effect on shoulder range of motion, strength, and three-dimensional scapular kinematics. *Arch Phys Med Rehabil*. 1999;80:945-950.
45. Borstad JD, Ludewig PM. The effect of long versus short pectoralis minor resting length on scapular kinematics in healthy individuals. *J Orthop Sports Phys Ther*. 2005;35:227-238.
46. McClure P, Tate AR, Kareha S, Irwin D, Zlupko E. A clinical method for identifying scapular dyskinesis, part 1: reliability. *J Athl Train*. 2009;44:160-164.
47. Borstad JD. Resting position variables at the shoulder: evidence to support a posture--impairment association. *Phys Ther*. 2006;86:549-557.
48. Huang CY, Wang VM, Pawluk RJ, et al. Inhomogeneous mechanical behavior of the human supraspinatus tendon under uniaxial loading. *J Orthop Res*. 2005;23:924-930.

49. Borich MR, Bright JM, Lorello DJ, Cieminski CJ, Buisman T, Ludewig PM. Scapular angular positioning at end range internal rotation in cases of glenohumeral internal rotation deficit. *J Orthop Sports Phys Ther*. 2006;36:926-934.
50. Wang CH, McClure P, Pratt NE, Nobilini R. Stretching and strengthening exercises: their effect on three-dimensional scapular kinematics. *Arch Phys Med Rehabil*. 1999;80:923-929.
51. Tate AR, McClure P, Kareha S, Irwin D, Barbe MF. A clinical method for identifying scapular dyskinesis, part 2: validity. *J Athl Train*. 2009;44:165-173.
52. Lewis JS, Wright C, Green A. Subacromial impingement syndrome: the effect of changing posture on shoulder range of movement. *J Orthop Sports Phys Ther*. 2005;35:72-87.
53. McQuade KJ, Dawson J, Smidt GL. Scapulothoracic muscle fatigue associated with alterations in scapulohumeral rhythm kinematics during maximum resistive shoulder elevation. *J Ortho Sports Phys Ther*. 1998;28:74-80.
54. Tate AR, McClure PW, Kareha S, Irwin D. Effect of the Scapula Reposition Test on shoulder impingement symptoms and elevation strength in overhead athletes. *J Orthop Sports Phys Ther*. 2008;38:4-11.
55. Kelly SM, Brittle N, Allen GM. The value of physical tests for subacromial impingement syndrome: a study of diagnostic accuracy. *Clin Rehabil*. 2010;24:149-158.
56. Calis M, Akgun K, Birtane M, Karacan I, Calis H, Tuzun F. Diagnostic values of clinical diagnostic tests in subacromial impingement syndrome. *Ann Rheum Dis*. 2000;59:44-47.
57. Magee DJ. *Orthopedic Physical Assessment*. 3rd ed. Philadelphia: WB Saunders Co; 1997.
58. Bernhardsson S, Klintberg IH, Wendt GK. Evaluation of an exercise concept focusing on eccentric strength training of the rotator cuff for patients with subacromial impingement syndrome. *Clin Rehabil*. 2011;25:69-78.

Ruptura do lábio glenoidal

Lane Bailay
Ellen Shanley

CASO 2

Uma jogadora de vôlei de elite com 16 anos de idade estava participando de um torneio regional quando sofreu uma lesão no membro superior esquerdo, seu lado dominante, ao dar uma "cortada". A atleta continuou jogando, apesar da dor no ombro esquerdo, da sensação de que o ombro "saía do lugar" e da diminuição da potência da batida. Logo depois do torneio, consultou o médico da família, que pediu exames de raio X. O resultado foi negativo para luxação do ombro e patologia óssea. A história médica da atleta mostrava dor vaga no ombro esquerdo ao longo da última temporada e um transtorno alimentar, que se encontrava sob os cuidados de um psiquiatra esportivo. Três dias após a lesão, ela procurou o atendimento de um fisioterapeuta, levando o diagnóstico de "ruptura SLAP" (**S**uperior **L**abrum **A**nterior **P**osterior – lesão do lábio glenoidal superior, de anterior a posterior). Você deve avaliar e tratar a atleta para que ela volte com segurança às atividades do voleibol.

▶ Quais são os exames prioritários?
▶ Que testes-chave devem ser feitos para identificar a patologia e os danos específicos?
▶ Quais são as intervenções de fisioterapia mais apropriadas?
▶ Que precauções devem ser tomadas durante a fisioterapia?
▶ Que possíveis complicações têm potencial para interferir no progresso da atleta na fisioterapia?

DEFINIÇÕES-CHAVE

COMPLEXO LABIO GLENOIDAL-BÍCEPS: região de inserção da cabeça longa do tendão do bíceps no lábio glenoidal superior.

CONCAVIDADE-COMPRESSÃO: mecanismo estabilizador em que a compressão promovida pelos músculos do manguito rotador é aplicada à cabeça umeral convexa e à fossa glenoidal côncava, gerando resistência às forças de translação.

INSTABILIDADE NO OMBRO: condição clínica em que ocorre excesso de translação da cabeça umeral, resultando potencial subluxação ou luxação.

Objetivos

1. Compreender a anatomia funcional da articulação glenoumeral e do complexo lábio glenoidal-bíceps.
2. Fazer perguntas relevantes sobre a história médica da paciente, a fim de elucidar o prognóstico e o plano de tratamento e atendimento.
3. Identificar descobertas críticas feitas no exame e que devem ser avaliadas antes do tratamento da paciente.
4. Identificar ferramentas de avaliação física confiáveis e válidas para ajudar no diagnóstico e prognóstico da paciente.
5. Promover intervenções apropriadas que permitam, à atleta, voltar com segurança ao esporte.
6. Determinar, por meio de testes funcionais de retorno ao esporte, quando a atleta estará preparada para voltar às competições de voleibol.

Considerações sobre a fisioterapia

Considerações sobre a FT no tratamento do atleta com ruptura do labio glenoidal:

- ▶ **Cuidados/objetivos do plano geral de fisioterapia:** proteger a paciente de possíveis lesões subsequentes; identificar fonte(s) anatômica(s) de patologia; melhorar o equilíbrio muscular e a flexibilidade, a fim de restaurar a estabilidade no ombro.
- ▶ **Intervenções de fisioterapia:** instruir a paciente a respeito da anatomia local, da patomecânica e das modificações de atividades; prescrever modalidades terapêuticas para controlar a dor, terapia manual e alongamento seletivo para melhorar áreas de hipomobilidade identificadas; aumentar a estabilidade articular por meio do reforço do manguito rotador e dos músculos periescapulares.
- ▶ **Precauções durante a fisioterapia:** evitar atividade agressiva com elevação dos braços acima da cabeça e risco de estresse excessivo sobre o labio nas fases iniciais da fisioterapia; promover a progressão cuidadosa, partindo da posição neutra até a elevação completa dos braços à medida que a força e os sintomas permitirem.
- ▶ **Complicações que interferem na fisioterapia:** componentes da história médica atual e do passado da paciente (p. ex., transtorno da alimentação, dieta/má nutrição) que possam afetar o plano de tratamento e o prognóstico geral; dificuldade em estabelecer uma linha de comunicação cooperativa com a paciente e com os outros profissionais da saúde envolvidos no atendimento.

Visão geral da patologia

A articulação glenoumeral é altamente móvel, permitindo extensas amplitudes de movimento no ombro. Como resultado disso, a estabilidade natural da articulação fica reduzida por falta de congruência óssea. A estabilidade glenoumeral depende de um equilíbrio crucial entre as restrições passivas e ativas. As restrições passivas incluem a congruência óssea entre a fossa glenoidal e a cabeça do úmero e as contribuições das estruturas capsulares-ligamentares. Os músculos do manguito rotador incrementam a estabilidade articular pela contração muscular, comprimindo a cápsula, que força a cabeça do úmero a comprimir-se junto à glenoide. Essa ação promove o aumento da estabilidade dinâmica da articulação. A posição escapular é um fator extrínseco, que afeta a estabilidade do ombro pelo posicionamento da fossa glenoidal para obtenção de máxima congruência durante movimentos dinâmicos. Danos na posição escapular têm sido associados a indivíduos com déficits posturais e patologia no ombro. A fossa glenoidal cobre aproximadamente 20 a 30% da cabeça do úmero[1] e serve de soquete para a articulação glenoumeral. O labio glenoidal fibrocartilaginoso aumenta a congruência articular, ampliando a profundidade do soquete em até 50%.[2,3] O labio liga-se às extremidades periféricas da fossa glenoidal em forma de pera e atua no sentido de melhorar a estabilidade articular, fornecendo um "amortecedor" lateral que mantém a cabeça do úmero centralizada na fossa glenoidal. O labio glenoidal também melhora a estabilidade do ombro, aumentando a compressão da concavidade em até 10%[4] e mantendo uma pressão intra-articular negativa. A fina camada do líquido sinovial, contido entre as superfícies articulares, produz uma pressão negativa no interior da cápsula articular inclusa. Essa pressão negativa atua como um vácuo resistente a forças de distração do úmero, mantendo, portanto, a artrocinemática normal. Defeitos no labio glenoidal podem permitir trocas de fluidos entre a articulação e os tecidos adjacentes, resultando perda da pressão intra-articular negativa e da estabilidade articular.

É importante ainda que o labio seja um local de ligação entre a cápsula articular glenoumeral e os ligamentos que estabilizam a articulação glenoumeral particularmente em amplitudes de movimento extremas. Os ligamentos glenoumerais são bandas fibrosas intrínsecas à cápsula articular, resistentes às forças de translação que se opõem a suas posições anatômicas. Os tendões do manguito rotador juntam-se à cápsula articular glenoumeral antes de sua inserção no úmero. Essa união dos tecidos musculares com a cápsula inerte aumenta a estabilidade, tencionando a cápsula articular durante a contração e fazendo com que a cabeça do úmero se aproxime da fossa glenoidal. Os músculos do manguito rotador mantêm um equilíbrio delicado entre os acoplamentos anteroposterior e superior-inferior responsáveis pelo alinhamento articular apropriado. Os déficits em qualquer uma dessas relações têm potencial para prejudicar a integridade da estabilidade articular glenoumeral.

Lesões no labio superior que se estendem da região anterior à posterior, na inserção proximal do bíceps, foram descritas pela primeira vez por Andrews et al.[5] em 1985 e, mais tarde, por Snyder et al.[6], que nomearam o termo SLAP para descrevê-las. Pesquisas sugerem que a incidência[7] e a prevalência[8] de lesões SLAP é maior entre indivíduos ativos, em particular entre aqueles que realizam atividades com elevação do braço acima da cabeça.[9,10] O impacto mecânico das lesões SLAP tem sido estudado em modelos de cadáveres com aumento significativo na translação da cabeça do úmero em comparação a outros, cujos labios estavam intactos. Foram propostos vários mecanismos que poderiam contribuir para a alta incidência de lesão no labro superior: sobrecarga de tração do bíceps durante a fase de desaceleração do arremesso;[5] forças de cisalhamento exercidas sobre o complexo labio glenoidal-bíceps no ponto máximo da fase de posicionamento final do arremesso;[12] rigidez (*maximal coaching*) posterior do ombro;[13] e cisalhamento por compressão causado por queda sobre a mão estendida.[14] As lesões SLAP podem causar dor e perda do bom funcionamento com potencial para incapacitação significativa e redução do desempenho.

Há quatro tipos básicos de lesões SLAP de acordo com diferenças na variação anatômica.[6] Classificações adicionais têm sido propostas.[15,16] Entretanto, as lesões SLAP dos tipos I a IV, estabelecidas por Snyder et al.,[6] são as mais usadas na literatura. A lesão SLAP tipo I refere-se ao desgaste da borda interna do labio glenoidal superior. Essas lesões são consideradas de natureza degenerativa em função da redução de suprimento sanguíneo associada com o aumento da idade.[17] As rupturas do tipo II são as mais comuns e clinicamente significativas, respondendo pela maioria das lesões SLAP observadas em atletas que dependem do movimento de elevação do braço acima da cabeça.[18-21] Ocorrem quando o labio superior solta-se da inserção no bíceps, no tubérculo glenoidal superior. Essas rupturas podem ser divididas em anterior e posterior em relação à cabeça longa do tendão do bíceps ou em uma combinação de ambas.[22] Como resultado da força de tração aplicada pelo bíceps (p. ex., na desaceleração durante atividades de arremesso), essas lesões costumam causar a elevação do labio, que se afasta da fossa glenoidal. As lesões concomitantes de instabilidade do ombro e a patologia do manguito rotador também podem estar presentes, juntamente com as SLAP, exigindo um exame físico abrangente. As rupturas de alça de balde no labio superior são categorizadas como lesões SLAP de tipo III que se estendem da parte anterior para a posterior na face da fossa glenoidal.[17] Essas lesões não provocam a elevação superior do labio para fora da fossa glenoidal isoladamente; entretanto, pode ocorrer entrelaçamento e "travamento" articular quando a lesão é grave. As lesões SLAP do tipo IV também são classificadas como de alça de balde. Esses defeitos estendem-se pelo tendão do bíceps, resultando uma ligação proximal rompida. As lesões do tipo III e IV, com frequência, são resultado de episódios de instabilidade traumática.[23,24] As categorias adicionais têm sido expandidas no intuito de incluir lesões associadas, com presença de instabilidade no ombro,[15] corpos soltos e danos articulares.[25] Para ver outros detalhes relativos a variedades de lesões SLAP livres o leitor é encorajado a procurar recursos mais aprofundados.[15,16]

Estima-se que, no voleibol, o atleta de alto nível execute 40 mil cortadas em uma única temporada.[26] Considerando esse significativo volume de estresse repetitivo, não é de se surpreender que 62% dos atletas relatem dores no ombro na zona da batida (ou seja, no arco de movimento que o esportista usa para bater na bola).[27] Além disso, lesões no ombro por excesso de uso em atividades do voleibol resultam uma média de 6,5 semanas de perda de tempo de treinamento e/ou competição.[28] Esses fatores sugerem a necessidade de tratar déficits funcionais e restaurar a mecânica adequada, a fim de garantir o retorno seguro ao esporte. Funcionalmente, o início ideal da cortada com o braço acima da cabeça origina-se no tronco, responsável pela maior parte da força transmitida para a bola. Em seguida, essas forças são potencializadas pela cadeia cinética até a mão. Portanto, o membro superior depende de uma força muscular do centro (CORE) suficiente para gerar as forças necessárias à produção do desempenho desejado. A escápula serve de "funil" para a transferência eficiente dessa energia cinética do tronco ao membro superior e é responsável pelo fornecimento de uma base estável de sustentação, de modo que a mão possa ficar bem posicionada no espaço no momento do impacto.[29]

Há bastante similaridade biomecânica entre os vários esportes cujos atletas fazem movimentos de elevação do braço acima da cabeça, como o voleibol e o beisebol. No entanto, no voleibol, o ponto de contato do movimento da cortada é bem mais elevado do que o ponto de liberação do arremessador no beisebol, resultando uma maior abdução máxima glenoumeral para o primeiro esportista.[30] Na fase de aceleração da cortada, o tronco se estica, fazendo a elevação e a rotação externa da articulação do ombro, que gera tensão elevada na cápsula articular inferior.[30] O ligamento glenoumeral inferior fica muito estressado nesta posição elevada, o que aumenta o potencial de lesões por avulsão da cápsula como resultado de microtraumas repetitivos.[30]

Ná prática, os atletas do voleibol têm demonstrado redução da força de rotação externa do braço dominante na batida em comparação com o braço oposto.[27] Trinta por cento desses atletas também apresentam atrofia muscular infraespinal no exame físico.[27] A patologia do nervo supraescapular (ou seja, cistos paralabrais, neuropraxia) tem sido apontada como razão dessas assimetrias em função da tensão neural repetitiva e/ou da compressão do cisto espinoglenoide.[31] Entretanto, estudos adicionais são necessários para validar essas suposições. É vital que haja força de rotação externa suficiente para a fase de desaceleração do arremesso e da cortada com o braço estendido acima da cabeça. Acredita-se que a redução da força dos rotadores externos provoca o aumento da prevalência de lesões no ombro nesses jogadores. As intervenções terapêuticas devem focar o tratamento desses déficits antes do retorno ao jogo.

Manejo da fisioterapia do paciente

O tratamento conservador da dor no ombro deve ser personalizado de acordo com os sintomas individuais, o quadro clínico e os objetivos funcionais. As intervenções terapêuticas que têm se mostrado benéficas no tratamento não operatório de indivíduos com lesões SLAP incluem exercícios de estabilização escapular, fortalecimento do manguito rotador e alongamento da cápsula posteroinferior.[8] Dependendo da extensão da inflamação do tecido mole e articular, a paciente também pode se valer de medicamentos anti-inflamatórios não esteroides (AINE) e/ou injeções intra-articulares de glicocorticoides prescritos pelo médico. Com frequência, é difícil prever e determinar quais são os pacientes que respondem positivamente ao atendimento conservador. A indicação de intervenção cirúrgica inclui os casos em que os sintomas, a força, a estabilidade articular e o funcionamento do ombro não melhoram o resultado das intervenções de fisioterapia. A decisão de usar o tratamento operatório geralmente é tomada em comum acordo com equipe de ortopedia; entretanto, a decisão final costuma ser do paciente e do médico responsável.

Exame, avaliação e diagnóstico

A história médica completa da paciente é a base do exame clínico e fornece informações valiosas sobre o mecanismo da lesão, as prováveis incapacidades e o prognóstico de reabilitação. Os pacientes com lesões SLAP costumam reclamar de dor difusa no ombro, instabilidade e "cliques" ou "estalidos" exacerbados quando a atividade exige a elevação do braço acima da cabeça.[23] Compreender a prevalência desse tipo de lesão é particularmente útil na hora de avaliar um paciente com suspeita de lesão SLAP, pois indivíduos ativos[24] e atletas que dependem de movimentos de elevação do braço acima da cabeça[32] podem apresentar elevadas taxas de lesão. Com base no mecanismo da lesão, o fisioterapeuta também tem condições de perceber com maior clareza o envolvimento do tecido patológico específico. Por exemplo, a queda sobre a mão estendida (QSME) costuma ser uma lesão por tração do complexo lábio glenoidal-bíceps resultante de uma subluxação umeral inferior ou de um episódio de luxação.[35] Em contraste, a carga excêntrica aplicada sobre o bíceps, durante o arremesso, com frequência, gera um tipo de lesão de cisalhamento ou tração que leva o labio superior a realizar o mecanismo de "peel back"* a partir da glenoide (lesão do tipo II).[13] Relatos de eventos traumáticos instáveis, fraqueza grave e/ou dor intensa podem indicar a presença de patologias concomitantes. Encontra-se bem documentada a prevalência de lesões adicionais associadas às lesões SLAP.[23,24,32] Essas patologias incluem rupturas parciais e totais na espessura do manguito rotador, assim como lesões de Bankart e de Hill-Sachs. Quando há suspeita de uma lesão adicional, o fisioterapeuta deve examinar a integridade desses tecidos específicos. Os relatos do paciente são úteis para orientar o exame clínico, revelando potenciais lesões e reduzindo a necessidade de investigações de patologias improváveis. Tanto para esportistas profissionais quanto para amadores, às vezes, o único sinal funcional da lesão SLAP é a redução súbita do desempenho físico. Os déficits funcionais podem incluir a perda do poder da batida, da velocidade de arremesso, da precisão no acerto do alvo e do nível de consistência. Também, é relevante investigar outras questões, como aquelas especificamente relacionadas com a dieta e a presença de doenças sistêmicas. Esses fatores podem afetar de forma significativa a taxa de cicatrização do tecido e o prognóstico da paciente, demandando, portanto, modificações na programação da reabilitação. Com base na gravidade das comorbidades, pode ser preciso encaminhar a paciente a profissionais de outras áreas da saúde (médico, psiquiatra, nutricionista) para que receba cuidados que vão além da prática de fisioterapia. Neste estudo de caso, um transtorno alimentar, por exemplo, pode reduzir o ritmo de cicatrização do tecido. A condição da paciente pode afetar de modo significativo o impacto sobre o prognóstico geral, prolongando o tempo necessário do retorno seguro ao esporte. As entrevistas podem ser adaptadas de modo a esclarecer informações relevantes que ajudarão diretamente no exame físico e na personalização do plano de atendimento.

O exame físico começa com a observação atenta da postura e da posição escapular da paciente e com a avaliação do volume muscular. Os procedimentos incluem palpação superficial para fornecer *feedback* e reforçar (ou contradizer) as observações clínicas do fisioterapeuta. Embora seja uma complicação rara da patologia do labio, os cistos espinoglenoides podem causar atrofia muscular significativa do infraespinal em função da compressão neural exercida sobre o nó espinoglenoide. Podem ser solicitadas imagens

---

* N. de R.T. Descrito por Morgan e Burithart, é um mecanismo torcional que ocorre com o tendão do bíceps braquial durante o movimento de abdução e rotação externa. Ese mecanismo é observado principalmente na LESAE SLAP Tipo II.

de ressonância magnética para confirmar a presença de um cisto. Um cuidadoso exame neurovascular e cervical ajuda a investigar o possível envolvimento do pescoço e da parte superior do tórax.

O exame físico inclui a consideração cuidadosa de cada um destes itens: amplitude de movimento ativa, passiva e flexibilidade, mobilidade articular fisiológica passiva, força e irritabilidade do tecido e apreensão. O fisioterapeuta deve observar com cuidado a amplitude de movimento ativa (ADMA) do ombro para investigar a quantidade e a qualidade da simetria. Observa-se o movimento também para avaliar a cinemática normal e as contribuições da coluna torácica, da articulação escapulotorácica e da articulação glenoumeral. Normalmente, em lesões SLAP isoladas, a ADMA, no plano cardinal, fica preservada.[33] No entanto, com frequência, nota-se dor nas posições de impacto do manguito rotador e rotação umeral até a amplitude final. Anteriormente, pesquisadores descobriram que a postura torácica influencia a posição escapular, resultando alteração dos padrões de movimento do membro superior durante a elevação do ombro.[34] As alterações na posição escapular, como elevação da borda medial e proeminência do ângulo inferior (alada), são descobertas feitas no exame físico da discenesia escapular que têm sido associadas à patologia do labio.[35] Permanece a dúvida se a discinesia escapular é um dano que predispõe à patologia labral ou uma consequência dela. A presença dessas incapacitações é sugestiva de instabilidade escapular e/ou rigidez muscular excessiva.[36] Embora a prática padrão seja sugerir que a discinesia escapular da paciente possa melhorar em função de intervenções terapêuticas voltadas à correção da posição escapular e à redução do risco de lesão, não há evidência empírica disponível para confirmar essa suposição. Tem sido relatado que avaliações qualitativas da discinesia escapular associam-se, de modo confiável, a análises cinemáticas.[37-39] Déficits na amplitude passiva do movimento do ombro também podem provocar alteração nos padrões de movimento e gerar estratégias compensatórias. Restrições comuns em atletas sujeitos à elevação do braço acima da cabeça incluem o déficit de rotação glenoumeral interna (GIRD, do inglês, *glenohumeral internal rotation deficit*), a redução da adução horizontal e a discinesia escapular.[13] Os atletas que dependem da elevação do braço acima da cabeça, inclusive jogadores de voleibol,[40] têm apresentado maior frequência de GIRD no braço dominante. A presença de GIRD e a redução da adução horizontal são medidas clínicas de rigidez posterior do ombro, que tem sido associada a uma maior incidência[41] e à prevalência de lesões.[42] Essas incapacitações podem afetar a amplitude do movimento e o funcionamento, aplicando estresse excessivo ao labio. Acredita-se que os fatores que afetam esses movimentos incluem a postura, a rigidez capsular posteroinferior e a torção umeral.[13,33,43,44] Quando essas limitações não são identificadas e tratadas, a paciente corre o risco de não atingir um nível alto de desempenho e de ficar vulnerável a lesões subsequentes.[41]

Logo, o fisioterapeuta deve usar deslizamentos articulares manuais para avaliar clinicamente a relação glenoumeral em repouso, assim como o grau de extensibilidade capsular. Indivíduos com rigidez posterior do ombro têm apresentado excessiva na posição de repouso do úmero anteriormente sobre a fossa glenoide.[45,46] Supõe-se que o aumento da rigidez do ligamento glenoumeral inferior (IGHL, do inglês, *inferior glenohumeral ligament*) e da cápsula posterior contribui para essas posições alteradas.

Devido à perda da pressão intra-articular negativa e à excessiva translação da cabeça umeral ocorrida na presença de ruptura SLAP, a estabilidade passiva da articulação glenoumeral pode ficar prejudicada. A Tabela 2.1 relaciona testes comuns com exames

Tabela 2.1 TESTES DE EXAME FÍSICO PARA IDENTIFICAR INSTABILIDADE NO OMBRO E LESÕES SLAP

Teste (propósito)	Posicionamento do paciente	Desempenho no teste	Sensibilidade	Especificidade
Sinal do sulco (estabilidade articular)	Sentado ou de pé	O fisioterapeuta segura o cotovelo do paciente e produz uma força de tração inferior	17%	19%
Carga sobre o bíceps I (ruptura SLAP)	Supino, com 90° graus de abdução do ombro e 90° de flexão do cotovelo	O fisioterapeuta aplica uma resistência à flexão do cotovelo com máxima rotação externa do ombro	91%	97%
Carga sobre o bíceps II (ruptura SLAP)	Supino, com o ombro a 120° de abdução e 90° de flexão do cotovelo	O fisioterapeuta aplica uma resistência à flexão do cotovelo com máxima rotação externa do ombro	90%	97%
Teste de speed (ruptura do lábio)	De pé, com o cotovelo completamente estendido e o antebraço completamente supinado	O fisioterapeuta aplica uma resistência à flexão do ombro de 0° a 60°	9-18%	74-87%
Carga e deslocamento (estabilidade articular)	Supino, o examinador estabiliza a clavícula e a borda superior da escápula do paciente	O fisioterapeuta aplica compressão umeral em direção à fossa glenoide e, de forma independente, aplica, à articulação glenoumeral, forças direcionadas posterior e anteriormente	Indisponível	Indisponível
Teste de apreensão (estabilidade articular)	Supino, com ombro em abdução de 90° e cotovelo flexionado a 90°: o fisioterapeuta roda o ombro do paciente externamente até o limite máximo	O fisioterapeuta aplica, à parte posterior do ombro, uma força direcionada anteriormente	30-40%	63-87%
Teste surpresa (estabilidade articular)	Supino: o fisioterapeuta aplica, à cabeça umeral, uma força direcionada posteriormente	O fisioterapeuta movimenta o paciente até 90° de abdução do ombro e libera a força posterior	64-92%	89-99%
Teste da manivela (ou apreensão) (ruptura do lábio)	Supino ou sentado, com o ombro a 160° de elevação no plano escapular	O fisioterapeuta aplica uma compressão e depois um giro entre a rotação interna e externa	58-91%	72-93%
Teste da pancada (ruptura do lábio)	Supino, com ombro em abdução máxima	O fisioterapeuta aplica, ao ombro, uma força na direção posteroanterior com rotação umeral externa	44%	68%

físicos que ajudam no diagnóstico de uma lesão SLAP ou de instabilidade articular glenoumeral.[47] Princípios de sensibilidade e especificidade do teste diagnóstico devem ser empregados para identificação precisa das incapacidades e patologia específica da paciente. No início, por exemplo, devem ser feitos os testes mais sensíveis, a fim de ajudar a focar o exame físico e evitar procedimentos desnecessários.

Com base nos critérios estabelecidos por Richards et al.,[48] o teste de carga e deslocamento e o sinal do sulco, com frequência, são classificados em uma escala de 0 a III. Para as translações anteroposterior, o grau "I" indica 0 a 1 cm de translação até a face glenoide; o grau II, 1 a 2 cm de translação ou até a borda glenoide; e o grau III, mais de 2 cm de translação além da borda.[49] Para o sinal do sulco inferior, o grau 0 indica que não houve translação; o grau I, 0 a 1 cm de translação; o grau II, 1 a 2 cm de translação; e o grau III, mais de 2 cm de translação.[49]

A testagem cuidadosa da resistência e da força muscular é crítica porque os indivíduos com patologia labral, dor no ombro e instabilidade articular, com frequência, apresentam fraqueza, em particular nos estabilizadores escapulares (p. ex., romboides, serrátil anterior) e nos músculos do manguito rotador.[33] Testar o controle neuromuscular e a resistência são componentes adicionais da integridade muscular que deve ser incorporado. Os déficits que não ficam aparentes durante a contração isométrica máxima podem se evidenciar após tarefas fatigantes. O dinamômetro de mão é uma ferramenta de medição objetiva, que apresenta significativa validade *prima facie* quando indica déficits de força da paciente. A partir de relatos não científicos, a presença de dor noturna aliada à fraqueza *não* é consistente com ruptura SLAP isolada e pode indicar alguma patologia concomitante do manguito rotador.[23] Outros testes diagnósticos são necessários quando se identifica essa situação clínica.

No exame físico, deve-se considerar também os níveis de irritabilidade do tecido e a apreensão da paciente. Esses fatores podem afetar negativamente os resultados de outros testes baseados na resposta da paciente. Como regra, o teste seletivo de tecidos deve ter início com procedimentos menos agravantes; os mais provocativos devem ser reservados para o final do exame. Por exemplo, pacientes com lesões SLAP e concomitante instabilidade no ombro, às vezes, ficam muito temerosos e reativos quando são submetidos à posição do "teste de apreensão" (Tab. 2.1). Quando esses sintomas são despertados bem no início do exame, o resultado pode ser uma prevenção excessiva e a impossibilidade de investigar o envolvimento patológico da paciente. Essas orientações também podem ajudar a conquistar a confiança e a colaboração da paciente.

Plano de atendimento e intervenções

O programa de reabilitação de um paciente que apresenta lesão SLAP deve focar a recuperação e o incremento da estabilidade dinâmica da articulação glenoumeral. É preciso enfatizar a melhoria da mecânica escapular e tratar todos os déficits da cadeia cinética (p. ex., estabilidade do centro [core], equilíbrio e força nos membros inferiores). Compreender claramente a patologia e o mecanismo da lesão deve ser considerado prioridade para o desenvolvimento do plano de atendimento. O tratamento de lesões compressivas (p. ex., QSME), deve ser modificado para evitar cargas articulares excessivas, enquanto o tratamento de lesões por tração deve desencorajar a ativação do bíceps em função da potencial migração do labio superior.

Vários pesquisadores têm relatado resultados pós-operatórios bem-sucedidos em caso de reparo SLAP.[19,50-53] Entretanto, há poucas indicações científicas da eficácia do **tratamento fisioterapêutico conservador** dessas lesões. O estudo de Edwards et al. (2010)[8] documentou que 49% dos indivíduos com lesões SLAP tratadas sem cirurgia e com fisioterapia conseguiram bons resultados, determinados por medidas subjetivas e pelo retorno funcional ao esporte. Aproximadamente 67% dos atletas que dependem da elevação do braço acima da cabeça tratados sem cirurgia conseguiram retornar ao nível competitivo anterior ou atingir um nível mais elevado. É difícil conciliar esses achados com os resultados relatados em estudos de intervenções cirúrgicas. Nesse estudo, as intervenções terapêuticas incluíram **alongamento seletivo de tecidos da cápsula posteroinferior**. Alongamentos de adução horizontal e *sleeper* têm sido recomendados para atletas que dependem da elevação do braço acima da cabeça para melhorar incapacitações clínicas por rigidez da parte posterior do ombro, comumente observadas nesses atletas.[54] Pesquisas dedicadas aos efeitos desses alongamentos sugerem a eliminação da dor no ombro nesses indivíduos pós a terapia (~7 semanas).[55] A Tabela 2.2 descreve vários exercícios de flexibilidade comumente prescritos para indivíduos com lesões SLAP. Além de alongamento e mobilizações do tecido mole, técnicas de mobilização articular podem ser úteis à restau-

Tabela 2.2 INTERVENÇÕES PARA A FLEXIBILIDADE DO TECIDO MOLE EM CASO DE RIGIDEZ NA PARTE POSTERIOR DO OMBRO

Intervenção	Posição do paciente	Desempenho no exercício
Alongamento de adução horizontal	Deitado sobre o lado afetado, com o ombro elevado a 90°. Uma mesa (com cunha, se necessário) deve ser usada para bloquear a escápula (Fig. 2.1A).	O paciente aplica pressão passiva adicional sobre a adução horizontal até sentir um alongamento suave. A posição é mantida por 30 segundos; são realizadas três repetições.
Alongamento *sleeper*	Deitado sobre o lado afetado, com o ombro elevado a 90°. Uma mesa (com cunha, se necessário) deve ser usada para bloquear a escápula (Fig. 2.1B).	O paciente aplica pressão passiva adicional sobre a rotação interna do úmero até sentir um alongamento suave. A posição é mantida por 30 segundos; são realizadas três repetições.
Alongamento de oração para o latíssimo do dorso	Em quatro apoio, com as mãos posicionadas à frente da cabeça (Fig. 2.1C).	O paciente fica sentado sobre os calcanhares até sentir um alongamento suave. A posição é mantida por 30 segundos; são realizadas três repetições
Mobilizações do latíssimo do dorso e do subescapular com o *foam roller*	Deitado sobre o lado afetado, com o *foam roller* posicionado sob a dobra axilar. A perna de cima fica cruzada à frente para fornecer estabilidade. (Figs. 2.1D a E).	O paciente usa a perna de cima para movimentar o *foam roller* para cima e para baixo, propiciando uma mobilização passiva. Deve-se realizar a rotação interna e externa do úmero sobre o subescapular.

A. Alongamento da adução horizontal

B. Alongamento *sleeper*

C. Alongamento de oração

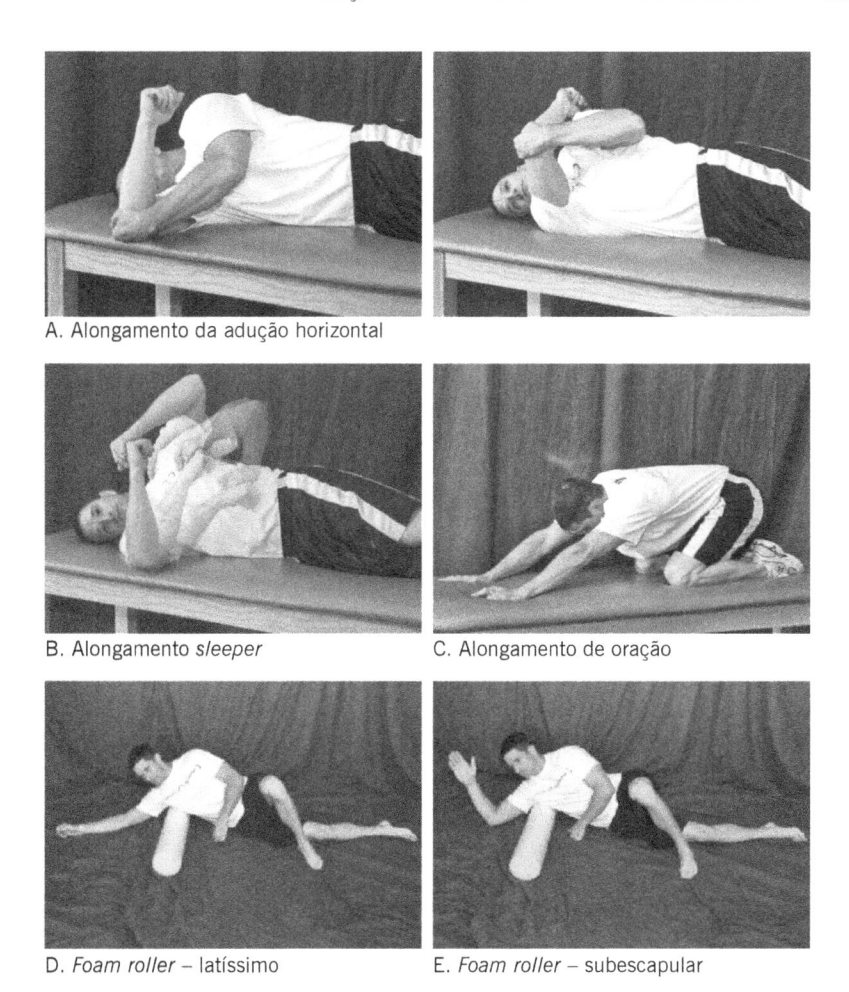

D. *Foam roller* – latíssimo

E. *Foam roller* – subescapular

Figura 2.1 Intervenções para a flexibilidade do tecido mole em caso de rigidez da parte posterior do ombro.

ração da mobilidade passiva na parte posterior do ombro. Deslizamentos direcionados da parte posterior da cápsula articular para a inferior fornecem valioso *feedback* em relação à mobilidade da cápsula posterior e do ligamento glenoumeral inferior. Indivíduos com rigidez excessiva ou assimétrica podem se beneficiar com mobilizações articulares manuais e alongamento seletivo de tecidos da parte posterior do ombro. Acredita-se que a rigidez dos estabilizadores dinâmicos da glenoumeral posterior (redondo menor, latíssimo do dorso e infraespinal) contribui para restrições do movimento.[13,56] Mobilizações com *foam roller* são úteis para mobilizar seletivamente e alongar potencialmente essas restrições ativas.

Os movimentos com braço elevado acima da cabeça produzem grandes forças de distração sobre o úmero. Uma vez que há excesso de estresse repetitivo no membro superior, o atleta deve ter flexibilidade, força e estabilidade adequadas para poder retornar com segurança ao esporte após a lesão. **Exercícios de estabilização escapular, alongamento do manguito rotador** e **atividades em cadeia cinética** têm sido usadas de maneira eficaz no tratamento conservador de atletas que dependem de movimentos com elevação do braço acima da cabeça e sofrem lesões SLAP.[8] A Tabela 2.3 apresenta exercícios de reforço para indivíduos com lesões SLAP. Os objetivos iniciais relativos ao funcionamento muscular devem focar a melhoria do controle escapular, assim como da força dos músculos do manguito rotador, mantendo o cotovelo na lateral do corpo antes de progredir para posições umerais mais elevadas. À medida que a força aumenta, o volume de exercícios com resistência também deve aumentar, a fim de preparar a paciente para a resistência muscular necessária às demandas repetitivas dos esportes em que o atleta depende da elevação do braço acima da cabeça. Assim que a força do manguito rotador e

Tabela 2.3 INTERVENÇÕES PARA O ALONGAMENTO DE INDIVÍDUOS COM LESÕES SLAP

Intervenção	Posição do paciente	Desempenho no exercício
Rotação interna e externa do úmero	De pé, segurando a borracha e com um rolo de toalha sob o cotovelo flexionado a 90° • A rotação interna tem início com o úmero na posição neutra (Fig. 2.2A) • A rotação externa tem início com o braço afetado encostado no abdome (Fig. 2.2B)	Na rotação interna, o ombro realiza rotação interna ativa até o abdome; na externa, o ombro realiza rotação externa um pouco além da posição neutra A progressão dessas atividades deve ser feita a 90° de flexão do ombro
Estabilizações escapulares: em I, T e Y	Pronado no chão, na mesa ou sobre a bola de estabilidade, com os membros superiores dentro do plano coronal • I – os braços são mantidos na lateral, um pouco afastados do corpo, com uns 30° de abdução umeral. (Veja o Caso 8, Fig. 8.13) • T – os braços ficam abertos, com 90° de abdução horizontal. (Veja o Caso 8, Fig. 8.14) • Y – os braços ficam estendidos à frente com cerca de 150 a 160° de flexão. (Veja o Caso 8, Fig. 8.15)	• I – os ombros ficam estendidos (~ 10-20°), enquanto, simultaneamente, executam a retração e a depressão escapular total • T – os ombros ficam em abdução horizontal (~ 10-20°), enquanto, simultaneamente, executam a retração e a depressão escapular total • Y – os ombros ficam em flexão e abdução (~ 10-20°), enquanto, simultaneamente, executam a retração e a depressão escapular total
Exercício de estabilidade de cadeia cinética fechada para o membro superior	Posição de prancha (flexão) com as mãos separadas cerca de 5 polegadas para indivíduos pequenos e 36 para indivíduos grandes (Fig. 2.2C)	Mantendo a protração escapular, o paciente encosta uma mão na outra alternadamente Na progressão desse exercício, aumentam-se 15 segundos até somar 1 minuto

SEÇÃO II: TRINTA E QUATRO CASOS CLÍNICOS   31

a estabilidade escapular se tornarem aceitáveis, o plano de tratamento deve evoluir para atividades pliométricas e de cadeia cinética fechada, que promovam estabilidade articular e

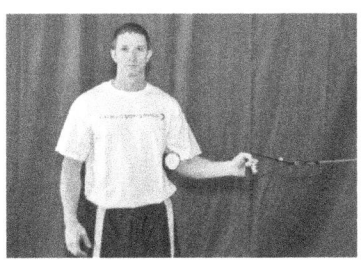

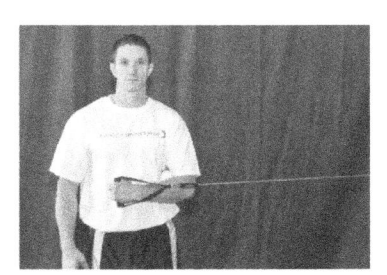

A. Rotação interna

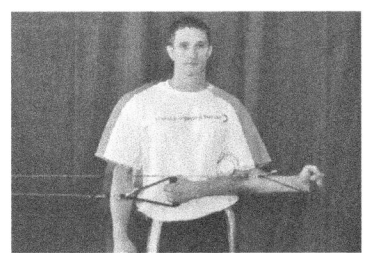

B. Rotação externa

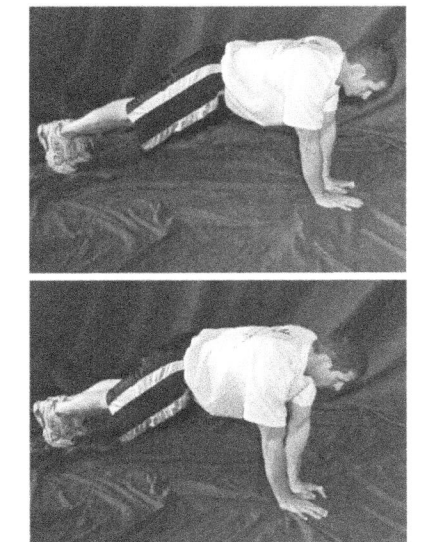

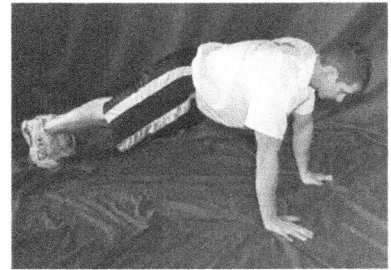

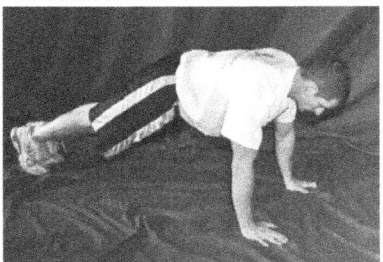

C. Teste de estabilidade de cadeia cinética fechada para os membros superiores (CKCUEST)

Figura 2.2 Intervenções para o alongamento de indivíduos com lesões SLAP.

do centro (*core*). O teste de estabilidade de cadeia cinética fechada para o membro superior (CKCUEST, do inglês, *closed kinetic chain upper extremity stability test*) foi desenvolvido inicialmente como um teste de campo para determinar se o atleta estaria apto a voltar ao esporte em casos de lesão no membro superior.[57] Entretanto, essa atividade também pode ser usada como ferramenta no tratamento clínico para incrementar tanto a estabilidade central quanto a escapular. Finalmente, programas progressivos específicos do esporte devem ser aplicados com o objetivo de preparar a atleta com segurança para as demandas físicas exigidas pela atividade. Quando estiver completamente assintomática e demonstrar força, resistência e estabilidade articular dinâmica suficientes, a paciente estará pronta para voltar ao esporte.

Recomendações clínicas baseadas em evidências

SORT: Força da Taxonomia da Recomendação (do inglês, *Strength of Recommendation Taxonomy*)

A: Dados consistentes e de boa qualidade orientados para o paciente
B: Dados inconsistentes ou de qualidade limitada orientados para o paciente
C: Dados consensuados, prática mais utilizada, opinião de especialistas ou série de casos orientados para a doença

1. O tratamento não operatório é moderadamente eficaz para que atletas com rupturas SLAP retornem ao esporte. **Grau B**
2. O alongamento da parte posterior do ombro reduz a dor de atletas que dependem da elevação do braço acima da cabeça e estão sentindo dor no ombro. **Grau B**
3. O fortalecimento da estabilidade do manguito rotador e da escápula melhora o funcionamento e reduz a dor em atletas que dependem da elevação do braço acima da cabeça e sofrem lesões SLAP. **Grau B**

PERGUNTAS PARA REVISÃO

2.1 Uma jogadora de voleibol universitário apresenta dor no ombro esquerdo durante o mecanismo lesivo na fase máxima do posicionamento final do arremesso. Qual é a provável classificação da lesão SLAP desse paciente?

   A. Tipo I
   B. Tipo II
   C. Tipo III
   D. Tipo IV

2.2 Qual das seguintes patologias concomitantes é mais provável em atletas jovens que dependem da elevação do braço acima da cabeça e apresentam uma lesão SLAP do tipo II?

   A. Ruptura do manguito rotador
   B. Necrose avascular da cabeça do úmero
   C. Instabilidade na região anterior do ombro
   D. Cistos espinoglenoides

RESPOSTAS

2.1 **B.** As lesões do tipo II são a forma mais comum de ruptura SLAP em populações de atletas. Acredita-se que a carga excêntrica aplicada ao bíceps no ponto máximo do arremesso resulta uma lesão por "peel back" do labio superior e um defeito de tipo II. As lesões do tipo I estão associadas com degeneração da borda interna do labio e não são comuns em populações mais jovens (opção A). As lesões SLAP dos tipos III e IV são rupturas de alça de balde que, supostamente, resultam mecanismo de lesão de queda sobre a mão estendida (QSME) e não tração do complexo lábio glenoidal-bíceps (opções C e D).

2.2 **C.** Acredita-se que a instabilidade articular anterior excessiva ou a lassidão e a contratura da cápsula posterior são resultado de atividades repetitivas de arremesso acima da cabeça. Na fase de posicionamento final do arremesso, a cabeça do úmero faz a translação anterior, causando estresse à cápsula articular anterior. Em função da artromecânica e da natureza repetitiva dessa atividade, alguns autores sustentam que pode surgir instabilidade anterior ao longo do tempo. A prevalência de rupturas do manguito rotador é baixa entre atletas jovens que dependem da elevação do braço acima da cabeça (opção A). A necrose vascular é resultado de grave insuficiência vascular, associada com deslocamentos traumáticos do ombro que possam romper as artérias umerais circunflexas (opção B). Os cistos espinoglenoides são de natureza insidiosa e originam-se de paralisia do nervo supraescapular (opção D).

REFERÊNCIAS

1. Costouras J, Warner J. Classification, clinical assessment, and imaging of glenohumeral instability. In: Galatz LM, ed. *Orthopedic Knowledge Update: Shoulder and Elbow*, No. 3. Rosemont, IL: American Academy of Orthopedic Surgeons; 2008:67-81.
2. Howell SM, Galinat BJ. The glenoid-labral socket. A constrained articular surface. *Clin Orthop Relat Res*. 1989;243:122-125.
3. Park M. Anatomy and function of the shoulder structures. In: Galatz LM, ed. *Orthopedic Knowledge Update: Shoulder and Elbow No. 3*. Rosemont, IL: American Academy of Orthopedic Surgeons; 2008.
4. Halder AM, Kuhl LG, Zorbitz ME, An KN. Effects of the glenoid labrum and glenohumeral abduction on stability of the shoulder joint through concavity-compression: an in vitro study. *J Bone Joint Surg Am*. 2001;83-A:1062-1069.
5. Andrews JR, Carson WG Jr, McLeod WD. Glenoid labrum tears related to the long head of the biceps. *Am J Sports Med*. 1985;13:337-341.
6. Snyder SJ, Karzel RP, Del Pizzo W, Ferkel RD, Friedman MJ. SLAP lesions of the shoulder. *Arthroscopy*. 1990;6:274-279.
7. Kampa RJ, Clasper J. Incidence of SLAP lesions in a military population. *J R Army Med Corps*. 2005;151:171-175.
8. Edwards SL, Lee JA, Bell JE, et al. Nonoperative treatment of superior labrum anterior posterior tears: improvements in pain, function, and quality of life. *Am J Sports Med*. 2010;38:1456-1461.
9. Handelberg F, Willems S, Shahabpour M, Huskin JP, Kuta J. SLAP lesions: a retrospective multicenter study. *Arthroscopy*. 1998;14:856-862.

10. Kim TK, Queale WS, Cosgarea AJ, McFarland EG. Clinical features of the different types of SLAP lesions: an analysis of one hundred and thirty-nine cases. *J Bone Joint Surg Am*. 2003;85-A:66-71.
11. Pagnani MJ, Deng XH, Warren RF, Torzilli PA, Altchek DW. Effect of lesions of the superior portion of the glenoid labrum on glenohumeral translation. *J Bone Joint Surg Am*. 1995; 77:1003-1010.
12. Jobe CM. Posterior superior glenoid impingement: expanded spectrum. *Arthroscopy*. 1995; 11: 530-536.
13. Burkhart SS, Morgan CD, Kibler WB. The disabled throwing shoulder: spectrum of pathology Part I: pathoanatomy and biomechanics. *Arthroscopy*. 2003;19:404-420.
14. Clavert P, Bonnomet F, Kempf JF, Boutemy P, Braun M, Kahn JL. Contribution to the study of the pathogenesis of type II superior labrum anterior-posterior lesions: a cadaveric model of a fall on the outstretched hand. *J Shoulder Elbow Surg*. 2004;13:45-50.
15. Maffet MW, Gartsman GM, Moseley B. Superior labrum-biceps tendon complex lesions of the shoulder. *Am J Sports Med*. 1995;23:93-98.
16. Powell SE, Nord KD, Ryu RKN. The diagnosis, classification, and treatment of SLAP lesions. *Oper Tech Sports Med*. 2004;12:99-110.
17. Barber F. Superior labrum anterior and posterior injury. In: Galatz L, ed. *Orthopedic Knowledge Update: Shoulder and Elbow*, No. 3. Rosemont IL: American Academy of Orthopedic Surgeons; 2008:327-335.
18. Bey MJ, Elders GJ, Huston LJ, Kuhn JE, Blasier RB, Soslowsky LJ. The mechanism of creation of superior labrum, anterior, and posterior lesions in a dynamic biomechanical model of the shoulder: the role of inferior subluxation. *J Shoulder Elbow Surg*. 1998;7:397-401.
19. Nam EK, Snyder SJ. The diagnosis and treatment of superior labrum, anterior and posterior (SLAP) lesions. *Am J Sports Med*. 2003;31:798-810.
20. Snyder SJ, Banas MP, Karzel RP. An analysis of 140 injuries to the superior glenoid labrum. *J Shoulder Elbow Surg*. 1995;4:243-248.
21. Boileau P, Parratte S, Chuinard C, Roussanne Y, Shia D, Bicknell R. Arthroscopic treatment of isolated type II SLAP lesions: biceps tenodesis as an alternative to reinsertion. *Am J Sports Med*. 2009;37:929-936.
22. Burkhart SS, Morgan CD. The peel-back mechanism: its role in producing and extending posterior type II SLAP lesions and its effect on SLAP repair rehabilitation. *Arthroscopy*. 1998;14:637-640.
23. Dodson CC, Altchek DW. SLAP lesions: an update on recognition and treatment. *J Orthop Sports Phys Ther*. 2009;39:71-80.
24. Mileski RA, Snyder SJ. Superior labral lesions in the shoulder: pathoanatomy and surgical management. *J Am Acad Orthop Surg*. 1998;6:121-131.
25. Choi NH, Kim SJ. Avulsion of the superior labrum. *Arthroscopy*. 2004;20:872-874.
26. Kugler A, Kruger-Franke M, Reininger S, Trouillier HH, Rosemeyer B. Muscular imbalance and shoulder pain in volleyball athletes. *Br J Sports Med*. 1996;30:256-259.
27. Lajtai G, Pfirrmann CW, Aitzetmuller G, Pirkl C, Gerber C, Jost B. The shoulders of professional beach volleyball players: high prevalence of infraspinatus muscle atrophy. *Am J Sports Med*. 2009;37:1375-1383.
28. Verhagen EA, Van der Beek AJ, Bouter LM, Bahr RM, Van Mechelen W. A one season prospective cohort study of volleyball injuries. *Br J Sports Med*. 2004;38:477-481.

29. Reeser JC, Verhagen E, Briner WW, Askeland TI, Bahr R. Strategies for the prevention of volleyball related injuries. *Br J Sports Med*. 2006;40:594-600; discussion 599-600.
30. Taljanovic MS, Nisbet JK, Hunter TB, Cohen RP, Rogers LF. Humeral avulsion of the inferior glenohumeral ligament in college female volleyball players caused by repetitive microtrauma. *Am J Sports Med*. 2011;39:1067-1076.
31. Safran MR. Nerve injury about the shoulder in athletes, part 1: suprascapular nerve and axillary nerve. *Am J Sports Med*. 2004;32:803-819.
32. Andrews J, Carson W. The arthroscopic treatment of glenoid labrum tears in the throwing athlete. *Orthop Trans*. 1984;8:44.
33. Keener JD, Brophy RH. Superior labral tears of the shoulder: pathogenesis, evaluation, and treatment. *J Am Acad Orthop Surg*. 2009;17:627-637.
34. Thigpen CA, Padua DA, Michener LA, et al. Head and shoulder posture affect scapular mechanics and muscle activity in overhead tasks. *J Electromyogr Kinesiol*. 2010;20:701-709.
35. Kibler WB. The role of the scapula in athletic shoulder function. *Am J Sports Med*. 1998; 26:325-337.
36. Laudner KG, Moline MT, Meister K. The relationship between forward scapular posture and posterior shoulder tightness among baseball players. *Am J Sports Med*. 2010;38:2106-2112.
37. Kibler WB, Uhl TL, Maddux JW, Brooks PV, Zeller B, McMullen J. Qualitative clinical evaluation of scapular dysfunction: a reliabililty study. *J Shouder Elbow Surg*. 2002;11:550-566.
38. Tate AR, McClure P, Kareha S, Irwin D, Barbe MF. A clinical method for identifying scapular dyskinesis, part 2: validity. *J Athl Train*. 2009;44:165-173.
39. McClure P, Tate AR, Kareha S, Irwin D, Zlupko E. A clinical method for identifying scapular dyskinesis, part 1: reliability. *J Athl Train*. 2009;44:160-164.
40. Schwab LM, Blanch P. Humeral torsion and passive shoulder range in elite volleyball players. *Phys Ther Sport*. 2009;10:51-56.
41. Shanley E, Rauh MJ, Michener LA, Ellenbecker TS, Garrison JC, Thigpen CA. Shoulder range of motion measures as risk factors for shoulder and elbow injuries in high school softball and baseball players. *Am J Sports Med*. 2011;39:1997-2006.
42. Wilk KE, Macrina LC, Fleisig GS, et al. Correlation of glenohumeral internal rotation deficit and total rotational motion to shoulder injuries in professional baseball pitchers. *Am J Sports Med*. 2011; 39:329-335.
43. Harryman DT II, Sidles JA, Clark JM, McQuade KJ, Gibb TD, Matsen FA III. Translation of the humeral head on the glenoid with passive glenohumeral motion. *J Bone Joint Surg Am*. 1990;72: 1334-1343.
44. Myers JB, Laudner KG, Pasquale MR, Bradley JP, Lephart SM. Glenohumeral range of motion deficits and posterior shoulder tightness in throwers with pathologic internal impingement. *Am J Sports Med*. 2006;34:385-391.
45. Yang JL, Lu TW, Chou FC, Chang CW, Lin JJ. Secondary motions of the shoulder during arm elevation in patients with shoulder tightness. *J Electromyogr Kinesiol*. 2009;19:1035-1042.
46. Lin JJ, Lim HK, Yang JL. Effect of shoulder tightness on glenohumeral translation, scapular kinematics, and scapulohumeral rhythm in subjects with stiff shoulders. *J Orthop Res*. 2006;24:1044-1051.
47. Cook C, Hegedus E. *Orthopedic Physical Examination Tests*: An Evidence-Based Approach. Upper Saddle River, NJ: Prentice Hall; 2008.
48. Richards RR, An K, Bigliani LU, et al. A standardized method for the assessment of shoulder function. *J Shoulder Elbow Surg*. 1994;3:347-352.

49. Hawkins RJ, Schutte JP, Janda DH, Huckell GH. Translation of the glenohumeral joint with the patient under anesthesia. *J Shoulder Elbow Surg*. 1996;5:286-292.
50. Pagnani MJ, Speer KP, Altchek DW, Warren RF, Dines DM. Arthroscopic fixation of superior labral lesions using a biodegradable implant: a preliminary report. *Arthroscopy*. 1995;11:194-198.
51. O'Brien SJ, Allen AA, Coleman SH, Drakos MC. The trans-rotator cuff approach to SLAP lesions: technical aspects for repair and a clinical follow-up of 31 patients at a minimum of 2 years. *Arthroscopy*. 2002;18:372-377.
52. Cohen DB, Coleman S, Drakos MC, et al. Outcomes of isolated type II SLAP lesions treated with arthroscopic fixation using a bioabsorbable tack. *Arthroscopy*. 2006;22:136-142.
53. Yoneda M, Hirooka A, Saito S, Yamamoto T, Ochi T, Shino K. Arthroscopic stapling for detached superior glenoid labrum. *J Bone Joint Surg Br*. 1991;73:746-750.
54. Laudner KG, Sipes RC, Wilson JT. The acute effects of sleeper stretches on shoulder range of motion. *J Athl Train*. 2008;43:359-363.
55. Tyler TF, Nicholas SJ, Lee SJ, Mullaney M, McHugh MP. Correction of posterior shoulder tightness is associated with symptom resolution in patients with internal impingement. *Am J Sports Med*. 2009;38:114-119.
56. Pappas AM, Zawacki RM, McCarthy CF. Rehabilitation of the pitching shoulder. *Am J Sports Med*. 1985;13:223-235.
57. Goldbeck TG, Davies GJ. Test-Retest reliability of the closed kinetic chain upper extremity stability test: a clinical field test. *J Sport Rehabil*. 2000;9:35-45.

Instabilidade aguda no ombro

Thomas J. Olson
Paul E. Westgard

CASO 3

Com um diagnóstico de dor no ombro direito, uma instrutora de *snowboard* com 22 anos de idade foi encaminhada de um centro médico a uma clínica de fisioterapia para tratamento sem internação. Ela caíra três dias antes, quando praticava o *snowboard*, e relatou que o ombro "saiu do lugar e voltou de novo". Tentou dar aula hoje, mas teve de parar por causa da dor e da sensação de que o ombro ia "sair do lugar de novo" caso tentasse ajudar um dos alunos a se levantar após uma queda. Imagens "de raio-X" feitas na clínica não mostraram anormalidade óssea evidente; não foi realizada nenhuma imagem adicional. Além disso, não há nada notável na história médica da paciente. Os sinais e sintomas são consistentes com luxação anterior do ombro. O objetivo da paciente é continuar praticando e ensinando *snowboard* até o final da temporada.

▶ Quais sinais podem ser associados com esse diagnóstico no exame?
▶ Quais são os testes mais apropriados no exame?
▶ Que precauções devem ser tomadas durante o exame e as intervenções de fisioterapia?
▶ Que encaminhamento pode ser apropriado com base na condição da paciente?
▶ Quais são as intervenções de fisioterapia mais adequadas?
▶ Qual é o prognóstico de reabilitação da paciente?

DEFINIÇÕES-CHAVE

LESÃO ALPSA: acrônimo da expressão *anterior labroligamentous periosteal sleeve avulsion* (avulsão da manga periosteal labroligamentosa anterior); descolamento labral anteroinferior associado com um periósteo glenoide em tiras, mas contínuo.

LESÃO DE BANKART: avulsão do labio e do ligamento glenoumeral inferior em relação à borda glenoide anteroinferior.[1]

LESÃO HAGL: acrônimo da expressão *humeral avulsion of the anterior glenohumeral ligament* (avulsão umeral do ligamento glenoumeral anterior).

HERMATROSE: derrame de sangue no interior de uma articulação.

LESÃO DE HILL-SACHS: fratura por impressão da superfície articular posterossuperior da cabeça do úmero, causada pela translação da cabeça do úmero sobre a borda glenoide.[2]

LUXAÇÃO DO OMBRO: rompimento completo da cabeça do úmero em relação à fossa glenoide devido a uma força que rompe as restrições dinâmicas, capsulolabrais e estáticas da articulação.[3]

SUBLUXAÇÃO DO OMBRO: aumento do avanço da cabeça umeral sobre a fossa glenoide sem deslocamento completo; conhecido também como luxação incompleta ou parcial.[3]

LESÃO SLAP: ruptura do labio superior, anterior a posterior.

Objetivos

1. Descrever o mecanismo da lesão e a resultante anatomopatologia associada com a luxação anterior do ombro.
2. Identificar os fatores de risco de luxações primárias e secundárias.
3. Descrever os benefícios e riscos relacionados com o tratamento conservador e a intervenção cirúrgica em caso de uma primeira luxação anterior do ombro.
4. Prescrever um programa de exercícios terapêuticos apropriados para um paciente que escolhe o tratamento conservador em caso de luxação anterior do ombro.

Considerações sobre a fisioterapia

Considerações sobre a FT no tratamento de indivíduos com diagnóstico de instabilidade anterior aguda do ombro:

▶ **Cuidados/objetivos do plano geral de fisioterapia**: reduzir a dor; minimizar a perda da força e do controle neuromuscular; restaurar a estabilidade funcional da articulação.
▶ **Intervenções de fisioterapia**: explicar ao paciente a anatomia funcional e a mecanopatologia da lesão; apresentar ao paciente as opções de tratamento; prescrever: o uso de tipoia para promover conforto, modalidades terapêuticas e terapia manual para reduzir a dor, treinamento neuromuscular periescapular e do manguito rotador, exercícios de resistência para aumentar a resistência e a força muscular e imobilizador funcional para o retorno à atividade.

▶ **Precauções durante a fisioterapia**: inicialmente, evitar a abdução do ombro e a rotação externa para prevenir a continuidade da instabilidade anterior.
▶ **Complicações que interferem na fisioterapia**: prejuízos da condição neurovascular; reocorrência da luxação.

Visão geral do patologia

O ombro é destinado a maximizar a mobilidade e, por isso, a sua articulação é a que possui maior amplitude de movimento em todo o corpo humano.[2] No entanto, essa liberdade tem um preço. No corpo todo, a articulação glenoumeral é também aquela que sofre luxação com maior frequência.[4,5] Nos serviços de emergência dos hospitais, são registrados cerca de 70 mil luxações por ano, e muitos outros pacientes são atendidos por clínicos gerais e especialistas em ortopedia.[6] Em geral, luxações do ombro ocorrem em 1,7% da população em geral, enquanto a ocorrência entre atletas e pessoas da área militar é significativamente mais elevada.[8,9] As luxações do ombro podem ser traumáticas ou não traumáticas, podendo ocorrer tanto na direção anterior quanto na posterior. Entretanto, os mais comuns são as traumáticas anteriores, presentes em 96 e 98% de todos os casos, respectivamente.[10]

As lesões relacionadas a esporte e lazer respondem por quase metade de todos as luxações do ombro nos Estados Unidos.[6,7,11-14] Cerca de um quarto a um terço de todas as lesões em membros superiores registradas no futebol, no futebol americano, no basquetebol e na luta romana são luxações do ombro.[6,15] Esportes pouco tradicionais, como surfe, esqui e *snowboarding*, também apresentam um número significativo de luxações de ombro anualmente.[16,17] O contato dos competidores entre si e com a superfície de jogo é responsável por 75% dessas luxações. O mecanismo de lesão clássico é descrito com uma torção forçada do braço em abdução e rotação externo na altura do ombro ou acima dele.[15] Além disso, quedas sobre o braço estendido, flexões com final de amplitude forçado ou pancadas diretas no ombro também são causas de luxação anterior em atletas.[3,9,11,13,18] Os homens são duas a três vezes mais propensos a sofrer luxação do ombro do que as mulheres,[6,7,10] e os atletas mais jovens correm o maior risco, uma vez que 20 a 27% das luxações acontecem antes dos 20 anos de idade.[10,13] Atletas universitários encontram-se também em uma substancial faixa de risco: 47% de todos as luxações do ombro ocorrem entre indivíduos de 15 a 29 anos de idade.[6]

A instabilidade glenoumeral inerente deve-se à falta de congruência óssea e à disparidade de tamanho entre as superfícies articulares da cabeça umeral grande e da fossa glenoide pequena e rasa. Consequentemente, a articulação depende do suporte de elementos tanto estáticos quanto dinâmicos que atuam juntos para fornecer a estabilidade do ombro necessária à função.[19]

Os estabilizadores estáticos do ombro incluem a fossa glenoide, o labio, a cápsula articular e os ligamentos. O labio glenoidal é um anel fibrocartilaginoso, que se insere na fossa glenoide e fornece um lacre a vácuo para ajudar a centralizar a cabeça do úmero na fossa glenoide.[2,3] Além disso, o labio serve de local de inserção para a cápsula articular e os ligamentos glenoumerais. Esses ligamentos são espessamentos da cápsula articular e dividem-se em entidades separadas – superior, média e inferior –, cada uma com um papel estabilizador um pouco diferente.[20] O ligamento glenoumeral superior origina-se do tubérculo glenoide superior, da parte superior e da base do processo coracoide inserido entre a tuberosidade inferior e o colo anatômico do úmero. Ajuda a prevenir o deslocamento inferior da cabeça umeral quando o membro superior se encontra em posição neutra. O ligamento glenoumeral médio é um ligamento amplo, localizado sob o tendão do músculo subescapular. Origina-se na borda glenoide anterior, segue lateralmente e liga-se ao colo anatômico e à tuberosidade menor do úmero. Este ligamento atua com o tendão escapular para reforçar a articulação glenoumeral anterior e limitar a rotação externa do úmero em amplitudes médias de abdução. Por fim, o ligamento glenoumeral inferior, formado pelas bandas anterior e posterior separadas por uma redundância conhecida como recesso axilar, reforça o aspecto anterior e inferior da cápsula articular, em especial nas amplitudes mais elevadas da abdução.[2,3]

Além dos ligamentos glenoumerais que foram mencionados, o ligamento coracoumeral acrescenta estabilidade à articulação. Este se origina a partir do processo coracoide e passa pelo úmero lateralmente, na parte inferior, unindo-se ao músculo supraespinal e à cápsula articular. Depois se separa em duas bandas, que se ligam às tuberosidades maior e menor do úmero, criando um túnel pelo qual passa a cabeça longa do tendão do bíceps. Ele reforça a cápsula articular superior e estabiliza o tendão da cabeça longa do bíceps braquial.[2,3]

As forças compressivas geradas durante a co-contração dos músculos do manguito rotador propiciam a estabilidade dinâmica da articulação glenoumeral. A força acoplada criada pela co-contração do supraespinal, subescapular, infraespinal e redondo menor pressiona a cabeça do úmero para dentro da fossa glenoide, estabilizando a articulação durante a ativação dos motores primários do ombro, incluindo os músculos deltoide, peitoral maior e latíssimo do dorso. A ativação de uma segunda força acoplada, composta pelas porções superior, média e inferior do trapézio, com o serrátil anterior produz a rotação superior da articulação escapulotorácica durante a elevação do membro superior. Essa ativação também ajuda a manter a centralização da cabeça do úmero dentro da fossa glenoide, aumentando a estabilidade glenoumeral durante os movimentos funcionais acima do nível do ombro.[21]

As luxações agudas da parte anterior do ombro são causadas por interrupções forçadas dos estabilizadores articulares estático e dinâmico, transformando-se em vários resultados anatomopatológicos observados em imagens para diagnóstico ou por meio de avaliações artroscópicas. A translação anteroinferior agressiva da cabeça do úmero, associada com a luxação anterior, pode resultar danos ao labio, à cápsula articular e aos ligamentos, assim como às superfícies ósseas do úmero e da fossa glenoide. Quando essas lesões ocorrem, em mais de 90% das vezes, desenvolve-se uma hemartrose característica que pode interferir na cicatrização.[11,22-25]

Há várias lesões ósseas e do tecido mole concomitantes e comuns associadas com as luxações na parte anterior do ombro. A lesão observada com maior frequência em casos de luxação anterior aguda (68 a 100% dos casos) é chamada de lesão de Bankart.[9,11,14,18,22-24,26]

Esta também é considerada a patologia predominante em quem apresenta luxação recorrente.[27] A lesão ALPSA envolve o labio anteroinferior e o complexo cápsulo-ligamentar. Nessa lesão, a banda anterior do ligamento glenoumeral inferior, o labio e o periósteo escapular anterior sofrem desgaste e são deslocados em um modelo tipo manga, medialmente, no colo da fossa glenoide. Em um estudo de Antonio et al.,[28] essa lesão foi encontrada em cerca de 40% de todas as avulsões anteroinferiores do labio. A lesão HAGL caracteriza-se pelo descolamento lateral da banda anterior do ligamento glenoumeral em relação ao colo do úmero. No final da década de 1990, Taylor et al.[23] registraram que as lesões HAGL ocorriam com pouca frequência – associadas com apenas 1,6% das luxações anteriores do ombro. No entanto, uma pesquisa mais recente, realizada por Liavaag e colegas, sugere que essa lesão é mais comum e ocorre em quase um quarto dos indivíduos após uma luxação anterior.[1] Além dos danos a tecidos moles, as lesões ósseas também podem ocorrer no caso de rompimento glenoumeral anterior. A "lesão óssea de Bankart" é uma avulsão glenoidea anteroinferior que ocorre em 11,4% das luxações anteriores traumáticas.[5] Essa lesão pode levar à redução da resistência à translação anterior da cabeça do úmero no glenoide, em um movimento semelhante ao de uma bola de golfe que tenta ficar parada no *broken tee*.[29] A lesão óssea mais comum é a de Hill-Sachs, que consiste em uma fratura por impressão na cabeça umeral posterior, originada de uma colisão com a borda glenoide anterior quando a cabeça umeral fica na posição subcoracoide após uma luxação. A incidência da lesão de Hill-Sachs varia de 38 a 100% para todas as luxações traumáticas da parte anterior do ombro.[9-11,14,18,22,24-26] Embora seja um indicador quase patognomônico da luxação glenoumeral anteroinferior, a lesão de Hill-Sachs tem sido considerada como um fator que não contribui de forma significativa para a instabilidade articular experimentada normalmente após a lesão. Uma vez que essa lesão costuma ocorrer no aspecto posterior da cabeça do úmero, em geral, não rompe a articulação glenoumeral.

Outras patologias associadas com a luxação anterior do ombro incluem as lesões SLAP, que aumentam substancialmente a instabilidade glenoumeral na presença de lesão labral anteroinferior, as fraturas da borda glenoide e da tuberosidade maior, as rupturas do manguito rotador e da cabeça longa do bíceps, as rupturas capsulares e as lesões em nervos. Essas lesões são menos comuns, estando presentes em menos de um quarto de todos os casos.[10,1,14,18,22-24]

Manejo da fisioterapia do paciente

A instabilidade recorrente é consequência típica da luxação anterior do ombro. A taxa de recorrência em pacientes sem cirurgia de estabilização fica entre 66 e 95% para aqueles com menos de 20 anos de idade, e entre 40 e 74% para indivíduos entre 20 e 40 anos de idade.[7,8,10,13,14,18,22-24,26,27,30-34] Além disso, em indivíduos com idade inferior a 20 anos e cuja luxação inicial ocorreu durante a participação em um esporte, a taxa de recorrência pode pular para mais de 80%.[35] Esses mesmos indivíduos também podem apresentar menor período de tempo entre a primeira e a segunda luxação quando comparados àqueles que não são atletas.[5] A **faixa etária** e o **nível de atividade** são dois dos fatores mais importantes na predição de recorrências: atletas com menos de 30 anos de idade no momento da primeira luxação correm maior risco.[5,13,30,31] Claramente, o principal objetivo após uma luxação da parte anterior do ombro é limitar o risco de recorrência, ao mesmo tempo que se permite a volta à atividade normal com o mínimo possível de restrições.

O tratamento conservador após uma instabilidade aguda no ombro tem envolvido redução da luxação, imobilização com tipoia e fisioterapia para recuperar a amplitude do movimento e a força.[36,37] Entretanto, o êxito dessa abordagem não tem sido muito bom, como demonstrado pelas estatísticas de taxas de recorrência apresentadas anteriormente. Como resultado disso, a **intervenção cirúrgica** é considerada uma alternativa apropriada para primeira ocorrência de luxação. Quase 30 anos atrás, Jobe e Jobe sugeriram que os atletas do arremesso com histórico de luxação, ainda que o primeiro, deveriam se submeter a uma cirurgia de reparo para restaurar a anatomia normal.[38] Em uma revisão da Cochrane (2004), Handoll et al.[39] examinaram cinco estudos, comparando os tratamentos cirúrgico e conservador, para luxação anterior aguda do ombro e relataram redução relativa do risco, de 68 a 80%, para instabilidade recorrente nos casos tratados cirurgicamente. Além disso, notaram que metade dos pacientes tratados inicialmente de modo não cirúrgico, no final, acabavam tendo de passar pela intervenção cirúrgica. Os pesquisadores concluíram que a estabilização cirúrgica é necessária a indivíduos jovens ativos após uma primeira luxação traumática do ombro.[39] Essa conclusão foi confirmada por uma revisão publicada no ano de 2009. Brophy e Marx descrevem que, no segundo ano do acompanhamento, pacientes tratados com cirurgia apresentaram uma taxa significativamente menor de instabilidade recorrente (7%), em comparação com indivíduos submetidos a um tratamento não operatório (46%).[40] Observou-se essa tendência também em dez anos de acompanhamento, com recorrência de 10 a 58%, respectivamente.[40] Com base nesses achados, foi proposto um algoritmo de tratamento no qual se defende a cirurgia para pacientes com 15 a 25 anos de idade e um processo de fisioterapia para pacientes com idade entre 25 e 40 anos, reservando-se a intervenção cirúrgica para tratar luxações recorrentes. Por fim, o tratamento não operatório é defendido para pacientes acima de 40 anos de idade com base nas baixas taxas de recorrência nessa faixa etária.[36]

Apesar desses dados, ainda existe a controvérsia relativa ao tratamento cirúrgico imediato na primeira ocorrência de luxação. Hovelius et al.[41] demonstraram que de 229 luxações anteriores do ombro acompanhados durante 25 anos, 49% dos ombros não experimentaram uma segunda luxação e 20% deles, indivíduos com idade entre 12 e 22 anos no momento da luxação primária, tiveram uma subluxação ou luxação ou alguma instabilidade. Isso sugere que, ao aceitar o algoritmo proposto, 30 a 50% dos pacientes teriam sido submetidos a uma cirurgia desnecessária. Um trabalho de Aronen e Regan, frequentemente citado, relata uma taxa de estabilização de 75% em três anos de acompanhamento de pacientes que haviam concluído um protocolo e um tratamento conservador regulamentado, combinando a modificação das atividades, com foco no fortalecimento dos adutores e rotadores internos do ombro.[42]

Embora os resultados do protocolo de Aronen e Regan não tenham sido duplicados, e as taxas de recorrência pareçam responder favoravelmente à intervenção cirúrgica imediata, questões ainda persistem, e o debate continua. Por isso, informar ao paciente sobre a relação custo/benefício da cirurgia *versus* a intervenção conservadora é um componente importante do papel do fisioterapeuta no tratamento do paciente após um episódio de instabilidade aguda da parte anterior do ombro. Ao compreender o estilo de vida do paciente, inclusive suas responsabilidades no trabalho, suas atividades recreativas e seus objetivos funcionais correspondentes, no contexto dos fatores de risco e do prognóstico pós-luxação do ombro, o fisioterapeuta consegue aconselhar o paciente com precisão e elaborar um plano de tratamento individual apropriado.

Exame, avaliação e diagnóstico

O exame do paciente que sofreu uma luxação glenoumeral anterior depende do momento em que ocorreu a lesão. Quando o fisioterapeuta está participando da cobertura médica de um evento esportivo, e um dos competidores apresenta dor significativa e segura o braço em leve abdução e rotação neutra, o diagnóstico fica relativamente aparente, e o exame pode ser rápido. É provável que, do lado de fora do campo, ele tenha testemunhado o mecanismo da lesão e uma deformidade evidente pode estar visível e palpável sobre a porção anterolateral do peito do atleta, logo abaixo do processo coracoide. Uma deformação ou um "achatamento/formato retangular" da musculatura deltoide também pode ser observado, uma vez que o processo do acrômio torna-se a estrutura mais lateral do ombro. Após uma luxação anterior, a tração e a compressão do peito e do tecido mole do ombro podem comprometer a condição neurovascular do membro superior. É imperativa uma avaliação rápida, porém abrangente, da sensação e do funcionamento motor. Devem ser feitas a identificação do pulso radial e braquial,[43,44] a avaliação da sensação do dermátomo ao toque leve ou a distinção de dor leve ou acentuada, com especial atenção à região C5, atendida pelo nervo axilar frequentemente afetado,[3,43,45] e a avaliação da força do miótomo distal do punho e da força intrínseca dos dedos em comparação com o outro lado. Em seguida, um médico deve tentar a redução articular.[18] Defende-se a restauração do alinhamento anatômico normal até uma hora depois da luxação para reduzir os riscos de neuropraxia ou trauma vascular.[16] Após a redução, deve-se repetir o exame neurovascular,[43,44] estabilizar o braço com uma tipoia e encaminhar o paciente a um médico para o tratamento definitivo, incluindo a solicitação de imagens de Rx para avaliar possível lesão óssea e capsulolabral. Se não for possível uma redução fácil no momento do evento, o ombro deve ser estabilizado na posição encontrada, e o paciente deve ser transportado rapidamente a uma sala de emergência, para avaliação médica adicional e tratamento.

Às vezes, o ombro luxado reduz-se espontaneamente, e o paciente pode ficar inseguro em relação ao que aconteceu. Se o paciente procurar a clínica muitos dias depois do evento traumático, apresentando um ombro recolocado de forma espontânea, uma história subjetiva abrangente e um exame físico ajudarão a distinguir o diagnóstico de luxação ou subluxação anterior do ombro[1] *versus* separação do ombro ou rompimento articular acromioclavicular. Quando os pacientes descrevem um mecanismo da lesão que envolve posição provocativa de rotação externa e abdução, forças indiretas aplicadas ao membro superior distal, aumentando a força de torção na articulação do ombro,[3,16] e/ou relato de "braço morto", dor generalizada e limitações de movimento por medo, o fisioterapeuta deve aumentar suas suspeitas de instabilidade anterior.[3,46] No exame físico, sensibilidade à palpação ao longo do intervalo deltopeitoral e sobre o sulco do bíceps, redução de mais de 90° no movimento ativo de flexão e abdução acompanhada de dor e/ou fraqueza no teste muscular manual dos rotadores do ombro sugerem luxação anterior.

Vários testes especiais podem ser escolhidos para ajudar a confirmar a presença de instabilidade anterior subsequente a uma luxação ou subluxação. Em primeiro lugar, a presença de um sinal de sulco deve ser avaliada bilateralmente, com o membro superior em uma posição neutra, para se avaliar a lassidão geral e a competência dos ligamentos coracoumeral e glenoumeral superiores (Fig. 3.1). Para avaliar a integridade do ligamento

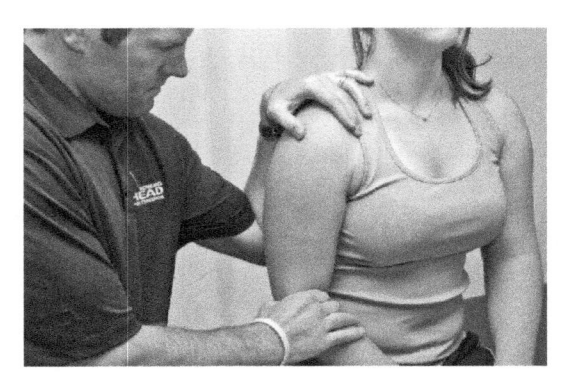

Figura 3.1 Sinal do sulco para avaliar lassidão geral e competência dos ligamentos coracoumeral e glenoumeral superiores. O fisioterapeuta segura a região proximal ao cotovelo e produz uma força de tração inferior. Essa avaliação também pode ser feita na posição supino.

glenoumeral medial, o intervalo rotador e a borda glenoide, o fisioterapeuta deve realizar o teste de mudança de posição e carga anterior/posterior.[47] Nesse momento, o fisioterapeuta aplica uma força para centralizar a cabeça do úmero na fossa glenoide. Depois, aplica estresses direcionados anteromedial e posterolateralmente à cabeça do úmero, com a escápula estabilizada. A quantidade de translação é observada e comparada, de novo, bilateralmente. Os pacientes com instabilidade anterior do ombro podem apresentar aumento da translação anterior no lado afetado.[48] Por fim, podem ser realizados testes de apreensão, recolocação e liberação anterior no membro superior envolvido. A Tabela 3.1 descreve os três testes mais comuns e suas respectivas estatísticas de precisão de diagnóstico para ajudar a distinguir luxação/subluxação *versus* impacto do ombro.

As propriedades psicométricas descritas na Tabela 3.1 representam os resultados dos testes quando o positivo é operacionalmente definido como apreensão. A apreensão pode ser identificada pelo reconhecimento verbal de que o ombro "muda de posição, movimenta-se, desloca-se",[53] pela expressão facial contraída ou pela relutância em assumir a posição necessária ao teste.[54] A presença ou ausência de dor, por si só, não indica com precisão instabilidade anterior do ombro.[49,50,53] Individualmente, parece que os testes de apreensão e de liberação anterior são mais eficazes na definição do diagnóstico de luxação ou subluxação anterior do ombro. O fisioterapeuta deve ter cuidado, pois o teste de liberação anterior pode deslocar a articulação glenoumeral, replicando o mecanismo original da lesão. Caso o fisioterapeuta decida fazer o teste de liberação anterior, deve ser realizado após os testes de apreensão e recolocação, de modo que o profissional tenha uma noção prévia da instabilidade do ombro do paciente e da possibilidade de luxação.[49] Entretanto, quando os **testes de apreensão e recolocação** são executados consecutivamente e os seus resultados são combinados, registra-se uma sensibilidade de 68%, e a especificidade aumenta para 100% com um PPV de 100%.[53] Portanto, os resultados desse conjunto de testes tornam difícil a justificativa de realização de um teste adicional de liberação anterior. Quando o fisioterapeuta suspeita de um diagnóstico de luxação/subluxação pós-traumático da parte anterior do ombro, há necessidade de encaminhar o

SEÇÃO II: TRINTA E QUATRO CASOS CLÍNICOS

Tabela 3.1 DESCRIÇÃO DO DESEMPENHO EM TESTES ESPECIAIS E DE PROPRIEDADES PSICOMÉTRICAS[a]

Teste	Posicionamento	Descobertas	Psicométricas[49,50]
Apreensão (Fig. 3.2)	Paciente na posição supino (ou sentado), com a escápula apoiada na maca hospitalar para estabilização. Move-se o membro superior do paciente passivamente até 90° de abdução e o máximo de rotação externa. O fisioterapeuta aplica, à cabeça umeral posterior, uma força direcionada anteriormente.[38,46,51]	Apreensão: positivo para luxação/subluxação.[38] Dor: positivo para impacto;[38]	Sen.: 53 a 72% Esp.: 96 a 99% PPV: 98% NPV: 73% +LLR: 20,2
Recolocação (Fig. 3.3)	Paciente na posição supino, com a escápula apoiada na maca hospitalar para estabilização. Move-se o membro superior do paciente passivamente até 90° de abdução e o máximo de rotação externa. O fisioterapeuta aplica, à cabeça umeral anterior, uma força direcionada posteriormente.[51]	Se a apreensão causada pelo aumento da rotação externa for aliviada pela força direcionada posteriormente, o resultado será positivo para deslocamento/subluxação.[51] Se a dor causada pelo aumento da rotação externa for aliviada pela força direcionada posteriormente, o resultado será positivo para impingidela.[51]	Sen.: 32 a 81% Esp.: 54 a 100% PPV: 44% NPV: 56% +LLR: 10,4
Liberação anterior ou "surpresa" (Fig. 3.4)	Paciente na posição supino, com a escápula apoiada na maca hospitalar para estabilização. Move-se o membro superior do paciente passivamente até 90° de abdução e o máximo de rotação externa. O fisioterapeuta aplica, à cabeça umeral anterior, uma força direcionada posteriormente. A rotação externa é levada passivamente até a amplitude final, e libera-se a pressão sobre a cabeça do úmero.[52]	Retorno da apreensão: positivo para deslocamento/subluxação.[49]	Sen.: 64% Esp.: 99% PPV: 98% NPV: 78%

[a]Sen.: sensibilidade; esp.: especificidade; PPV: valor de predição positivo, do inglês, *positive predictive value*; NPV: valor de predição negativo, do inglês, *negative predictive value*; LLR: proporção de probabilidade, do inglês, *likelihood ratio*.

paciente a um médico para realização de exames por imagens. Imagens de RX, incluindo visões anteroposteriores, uma em posição neutra (visão de Grashey) e outra em rotação interna e externa. Além disso, costuma-se obter visões transescapulares (visão escapular "Y") e axilares. Essas imagens ajudam a confirmar a luxação e a identificar a presença de

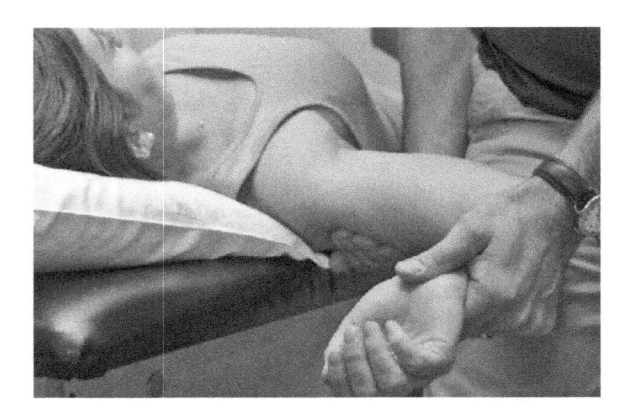

Figura 3.2 Teste de apreensão originalmente descrito com aplicação de uma força anterior à cabeça umeral posterior. Deve-se tomar o cuidado de proteger o ombro do paciente contra uma nova luxação durante a realização do teste; portanto, o fisioterapeuta deve suspender a aplicação da força anterior caso haja apreensão no resultado do simples posicionamento.

anormalidades ósseas na cabeça umeral ou borda glenoide.[2,55] Uma visão Stricker Notch também pode ser útil no diagnóstico específico da lesão de Hill-Sachs e da lesão óssea de Bankart, que costumam acompanhar luxação anteriores.[55] Com frequência, é feita a imagem por ressonância magnética (RM) para explorar mais profundamente outras lesões anteroinferiores no labio associadas com 73% das luxações glenoumerais.[1,28] Essas imagens também podem possibilitar a inspeção da integridade da musculatura do manguito rotador, frequentemente comprometida em indivíduos com mais de 40 anos de idade que sofrem luxação anterior.[3,28] A revisão dessas imagens e dos relatos de radiologia pode ajudar o fisioterapeuta a aconselhar o paciente e a estabelecer um plano de atendimento apropriado.

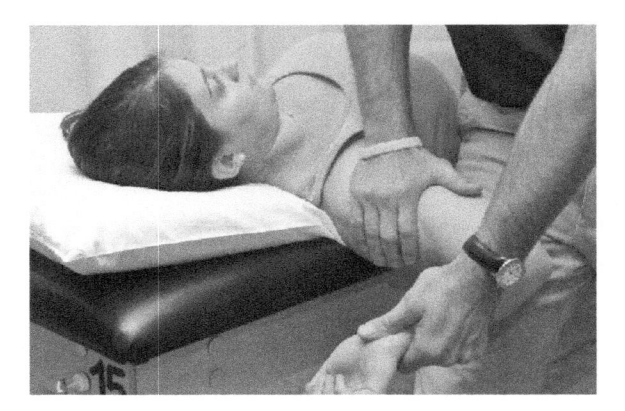

Figura 3.3 Teste de recolocação.

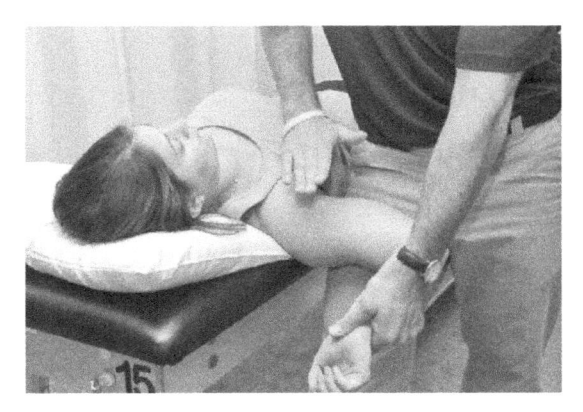

Figura 3.4 Teste de liberação anterior. Este teste só deve ser realizado se for absolutamente necessário, devendo após os testes de apreensão e recolocação, devido ao risco de uma nova luxação.

Plano de atendimento e intervenções

Quando o paciente opta pelo tratamento conservador para um episódio de instabilidade anterior no ombro, o primeiro objetivo do fisioterapeuta é proteger o tecido em processo de cicatrização. Para isso, costuma-se usar a imobilização com tipoia, em geral, com o ombro posicionado em rotação interna. No entanto, não há consenso em relação à duração apropriada ou ao posicionamento para imobilização do membro superior após uma luxação. Com frequência, é proposto um período de seis semanas com base no tempo de cicatrização fisiológica do tecido mole, mas dados sugerem que, às vezes, este tempo é excessivo. Hovelius et al.[34] compararam dois grupos de indivíduos que sofreram uma primeira luxação: um foi submetido à imobilização em rotação interna por 3 a 4 semanas, e o outro foi orientado a usar tipoia conforme o necessário, por até uma semana. Nos acompanhamentos de 2 e 5 anos, não houve diferença em termos de recorrência de luxação entre os grupos. Uma metanálise recente de dados de nível I e II comparou as taxas de recorrência de luxação de indivíduos com idade inferior a 30 anos imobilizados por uma semana ou menos e de indivíduos imobilizados por três semanas ou mais. Concluiu-se que não houve benefício em função da imobilização convencional com tipoia por mais de uma semana.[37]

Em relação à posição de imobilização, normalmente, é escolhida a rotação interna do ombro, considerando-se questões de conforto e colaboração do paciente. Entretanto, um estudo em cadáveres, vários estudos de RM e um experimento clínico preliminar sugerem que a **imobilização** com o ombro em abdução e 10° de rotação *externa* transmite tensão às estruturas anteriores do tecido mole, reduz a hemartrose e aumenta a aproximação do lábio e da cápsula em relação à borda glenoide.[25,56-60]

Uma investigação clínica feita por Finestone e colegas contradiz essa sugestão, relatando que indivíduos imobilizados em rotação externa experimentaram taxas de recorrência similares às de indivíduos em rotação interna.[45] Porém, uma metanálise e um experimento randomizado controlado recente, no qual foram comparadas as imobilizações interna e externa, indicam que a imobilização em RE é superior àquela em RI no que diz respeito à redução da recorrência de luxação.[37,61] Taskoparan et al.[61] registraram que pacientes imobilizados em RE por três semanas sofreram significativamente menos luxações recorrentes (6,3%) nos dois anos subsequentes do que aqueles imobilizados em RI (29,4%). Baseada nos melhores dados disponíveis, uma revisão publicada nos *Annals of Emergency Medicine* recomenda que a imobilização em rotação externa seja incluída no tratamento padrão de primeiras ocorrências de luxações traumáticas na parte anterior do ombro.[62] Seja qual for a posição e o tempo escolhido para a imobilização, depois dela, o fisioterapeuta deve tratar os danos causados à amplitude do movimento e à força do paciente que sofreu instabilidade anterior do ombro. É essencial a reativação dos **estabilizadores dinâmicos da articulação glenoumeral**, incluindo tanto o manguito rotador quanto a musculatura periscapular.[3,42,52,63,64] Inicialmente, são apropriados exercícios isométricos submáximos isolados e atividades de cadeia fechada que promovam a contração conjunta do manguito rotador e do músculo periscapular abaixo de 90º de elevação do ombro.[63,65] O fisioterapeuta precisa monitorar de perto o desempenho do paciente nesses exercícios. Enquanto o paciente não desenvolve o controle neuromuscular apropriado, o fisioterapeuta tem de fornecer *feedback* para minimizar o recrutamento dos motores primários (peitoral maior, latíssimo do dorso, trapézio superior), pois ele pode gerar ainda mais desestabilização articular (Figs. 3.5 e 3.6). Uma ênfase inicial na postura e no posicionamento escapular também é importante para a promoção dos padrões normais de disparo muscular durante a movimentação do membro superior.

À medida que o movimento se normaliza, os pacientes podem passar ao treinamento progressivo da resistência isotônica. Nesse momento, alguns fisioterapeutas podem ficar tentados a focar o fortalecimento do músculo subescapular para reforçar o complexo capsulolabral glenoumeral anteroinferior e prevenir a reocorrência de deslocamentos. Entretanto, um estudo em cadáveres feito por Werner et al.[66] demonstrou que, embora o subescapular produza, por essência, uma força estabilizadora ao comprimir a cabeça

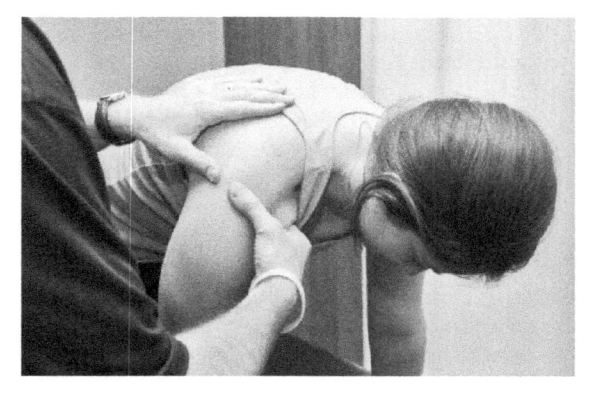

Figura 3.5 Protração isométrica do ombro em cadeia fechada para ativar o serrátil anterior na posição de quatro apoios. O paciente é orientado a manter a escápula protraída enquanto o fisioterapeuta fornece dicas táteis para prevenir a contração compensatória do peitoral maior.

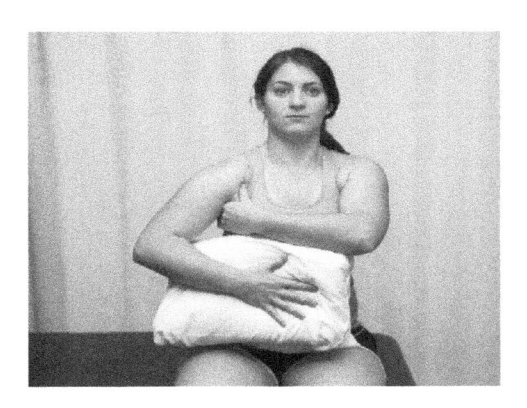

Figura 3.6 Ativação subscapular isométrica. O paciente faz a rotação isométrica interna do ombro e, por palpação, percebe como evitar a compensação pelo peitoral maior.

umeral na fossa glenoide, a tensão produzida pelos segmentos inferiores do músculo deslocou a articulação em alguns sujeitos quando o membro superior sofreu abdução e rotação externa. Consequentemente, confirma-se a abordagem geral para o fortalecimento. Na Tabela 3.2, há descrição de exercícios que demonstraram atividade eletromiográfica significativa dos principais estabilizadores dinâmicos do ombro. A prescrição de exercícios para o paciente deve enfatizar grande número de repetições, a fim de desenvolver a

Tabela 3.2 EXERCÍCIOS PARA ATIVAÇÃO IDEAL DO MANGUITO ROTADOR E DOS MÚSCULOS PERIESCAPULARES

Músculos-alvo	Exercício
Trapézio médio/inferior	Posição pronada, abdução horizontal com rotação externa[67,68] (Fig. 3.7)
Serrátil anterior	De pé, soco com borracha resistente, ombro > 90° de flexão[67,69] Posição de flexão extra: progressão da posição vertical (p. ex., flexão de pé apoiado na parede) para a horizontal (p. ex., flexão tradicional no solo, pronado)[69]
Supraespinal	Posição pronada, abdução horizontal com rotação externa[70] Posição pronada, rotação externa com 90° de abdução[a,70,71]
Infraespinal/redondo menor	Deitado de lado, rotação externa do ombro[70]
Subescapular	Deitado de lado, ombro em rotação interna. Progredir à posição de pé com o ombro elevado a 90° no plano escapular, fazendo a rotação interna contra a resistência de uma borracha Posição de flexão extra: iniciar de pé apoiado em uma superfície vertical; depois passar à superfície horizontal[69]

[a]Esse exercício deve ser feito com cuidado durante as fases de reabilitação, pois exige uma posição de abdução e rotação externa provocadora.

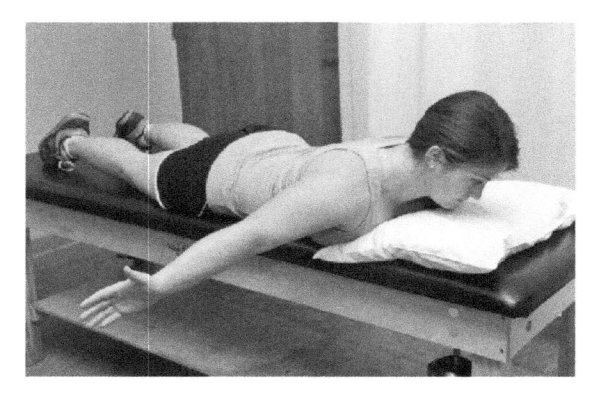

Figura 3.7 Abdução horizontal pronada com rotação externa do ombro para ativar e fortalecer os músculos trapézio médio e inferior e supraespinal.

resistência dos músculos estabilizadores e evitar a compensação pelos motores primários em resposta a cargas excessivas.[63]

Deve-se dar continuidade também ao treinamento proprioceptivo para contração muscular conjunta não apenas para promover a compressão e a estabilidade simultâneas, mas para tratar déficits cinestésicos associados com a instabilidade anterior do ombro. Smith e Brunoli demonstraram que a sensação da posição articular e a percepção do movimento articular ficam prejudicados após a luxação.[72] A causa desses prejuízos pode estar relacionada a danos nos receptores dos músculos e da cápsula que cerca a articulação ou, então, a uma redução no *input* aferente dos receptores do alongamento em função do aumento da lassidão. Entretanto, seja qual for a causa, a presença desses déficits pode aumentar os riscos de anormalidades no controle neuromuscular e de recorrência da instabilidade.[72] Exercícios de cadeia fechada para os membros superiores aproveitando o peso do corpo, sobre uma superfície instável, estimulam o controle neuromuscular reflexivo e melhoram a sensação da posição articular.[63] Exercícios que envolvem o controle de um objeto oscilante (p. ex., *Body blade, Thera-Band FlexBar*) pelo membro superior também podem contribuir para estimular os receptores dos estabilizadores tanto dinâmicos quanto estáticos do ombro.[73] Para limitar o estresse sobre a cápsula anterior e o labio, exercícios que exigem a hiperextensão do ombro, como apoios completos, mergulhos, puxadas para o latíssimo do dorso e supinos devem ser evitados.[51] O treinamento específico do esporte pode ser iniciado após a recuperação do movimento simétrico e da força, e o paciente pode ter a expectativa de retornar ao esporte três a quatro meses após a lesão.[42] Os atletas lesionados durante a temporada, às vezes, não podem esperar tanto tempo para voltar ao esporte; nesses casos, a combinação da fisioterapia com o uso de um imobilizador funcional que previna o movimento do membro superior até a posição provocadora de abdução e rotação externa costuma possibilitar que terminem a temporada. Buss et al.[74] usaram essa abordagem e conseguiram colocar 87% dos atletas universitários e do ensino médio de volta aos respectivos esportes no prazo de zero a trinta dias ao longo de um período de dois anos. Apesar desse êxito, o risco de luxação recorrente permaneceu alto, e 37% dos atletas sofreram, pelo menos, um episódio adicional de instabilidade no restante da temporada. Quase metade deles foi submetida à estabilização cirúrgica fora da temporada.[74]

Os métodos de reparo cirúrgico da instabilidade glenoumeral anterior abrangem duas categorias: reconstrução anatômica e não anatômica. A reconstrução anatômica foca a restauração da anatomia normal do ombro; a reconstrução não anatômica envolve a criação de novas estruturas para conter a cabeça umeral.[75] Normalmente, os procedimentos de reconstrução não anatômica não são considerados apropriados para cirurgias em uma primeira estabilização; são reservados para pacientes que exigem um segundo procedimento de estabilização. O procedimento de reconstrução anatômica escolhido com maior frequência na primeira estabilização é o reparo de Bankart, destinado a tratar a lesão de mesmo nome, comum em pacientes com instabilidade anterior. Esse reparo restaura a tensão da cápsula anteroinferior e do complexo do ligamento glenoumeral inferior, reinserindo o labio anteroinferior e o tecido capsular ligamentoso à glenoide por âncoras de sutura[76] (Fig. 3.8). Resultados similares têm sido relatados em reparos abertos e abordagens artroscópicas.[40] Em pacientes que demonstram lassidão capsular excessiva, pode ser feita ainda uma mudança da posição capsular ou do fechamento do intervalo do rotador em conjunto com o reparo de Bankart padrão.

O tratamento pós-operatório do paciente, após o reparo de Bankar, varia de acordo com a técnica cirúrgica usada, as preferências do cirurgião e os objetivos do paciente. Um protocolo pós-operatório de três fases com duração de 12 semanas foi descrito por Bottoni et al..[24] A fase I consistiu na imobilização por quatro semanas com exercícios isométricos e pendulares supervisionados pelo fisioterapeuta. A fase II enfatizou o movimento passivo progressivo, seguido de movimentação ativa assistida. A fase III focou exercícios de movimentação ativa integral e resistência progressiva. Esportes de contato, movimentos de elevação acima da cabeça e levantamento de peso ficaram restritos nos quatro meses pós--operatórios. Wang et al.[77] descreveram um programa um pouco mais conservador com imobilização por seis semanas. A amplitude de movimento ativa foi enfatizada durante as semanas 6 a 12.

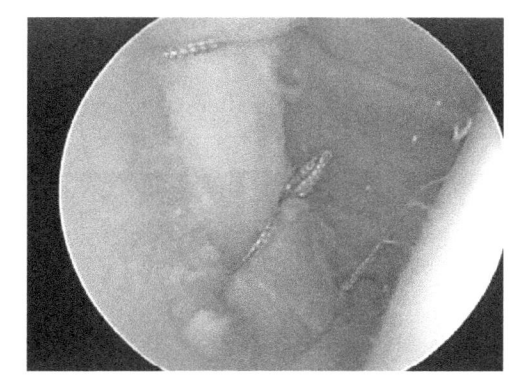

Figura 3.8 Reparo artroscópico de Bankart, usando uma técnica de sutura com âncora tripla. (Reproduzida com permissão de Dr. Peter Millett MD, MSc; The Steadman Clinic, Vail, Colorado.)

O treinamento de resistência foi introduzido cerca de 12 semanas após a cirurgia – assim que os pacientes atingiram a amplitude de movimento total sem dor. Exercícios específicos do esporte começam nas semanas 16 a 20, e os pacientes podem esperar a liberação para retorno a esportes de contato entre a 20ª e 24ª semana pós-operatória.[77] Esses programas são similares às orientações publicadas pela American Society of Shoulder and Elbow Therapists (ASSET), que incluem um período de quatro semanas de imobilização absoluta, uma recuperação em etapas, ao longo de três meses, até se atingir a amplitude de movimento total, uma progressão de fortalecimento com início na sexta semana e uma progressão funcional para retorno a atividades atléticas entre o quarto e o sexto mês.[78]

Recomendações clínicas baseadas em evidências

SORT: Força da Taxonomia da Recomendação (do inglês, *Strength of Recommendation Taxonomy*)

A: Dados consistentes e de boa qualidade orientados para o paciente
B: Dados inconsistentes ou de qualidade limitada orientados para o paciente
C: Dados consensuados, prática mais utilizada, opinião de especialistas ou série de casos orientados para a doença

1. Atletas do sexo masculino com menos de 30 anos de idade correm maior risco de sofrer instabilidade anterior do ombro aguda e recorrente. **Grau A**
2. A intervenção cirúrgica para indivíduos jovens ativos, após uma primeira ocorrência de luxação anterior do ombro traumática reduz significativamente a taxa de recorrência da luxação. **Grau A**
3. Os testes de apreensão e de recolocação têm a melhor precisão diagnóstica para confirmação de suspeitas de instabilidade anterior do ombro aguda em pacientes com história sugestiva e mecanismo de lesão. **Grau A**
4. A imobilização do ombro em rotação externa após uma luxação glenoumeral aguda aumenta a aproximação do complexo capsulolabral em relação à fossa glenoide e reduz a taxa de recorrência da luxação. **Grau B**
5. A intervenção não cirúrgica focada no restabelecimento do controle neuromuscular e da força dos estabilizadores dinâmicos do ombro fornece aos pacientes com instabilidade anterior aguda do ombro a melhor chance de limitar luxações recorrentes. **Grau C**

PERGUNTAS PARA REVISÃO

3.1 Um fisioterapeuta concluiu o exame de um instrutor de *snowboard* jovem e ativo que havia sofrido luxação anterior aguda do ombro três dias antes. Ele revisou a radiografia e os registros de RM para determinar possíveis patologias subjacentes. Entre as patologias listadas a seguir, qual delas seria a mais provável de ocorrer nesse paciente?

    A. Lesão do manguito rotador
    B. Lesão de Bankart

C. Lesão de Hill-Sachs
D. Lesão óssea de Bankart

3.2 Por causa de restrições financeiras, uma instrutora de *snowboard* decide não se submeter a uma intervenção cirúrgica para tratar uma luxação anterior aguda do ombro. Ela escolhe um tratamento conservador na tentativa de voltar ao trabalho o mais rápido possível. Qual é o plano *mais* apropriado para ajudá-la a alcançar esse objetivo?

A. Imobilização por uma semana, fortalecimento global do manguito rotador e dos músculos periescapulares abaixo do nível do ombro, treinamento proprioceptivo em posições de cadeia cinética aberta e fechada, imobilização funcional para evitar a abdução e a rotação externa durante o trabalho, instruções relativas ao prognóstico em caso de luxação recorrente.
B. Imobilização por uma semana, mobilização articular para maximizar a amplitude do movimento, treinamento de força para incluir mergulhos, supino e puxadas para o latíssimo do dorso atrás do pescoço, retorno à atividade sem restrições.
C. Imobilização por três semanas, fortalecimento isolado do músculo subescapular abaixo do nível do ombro, treinamento proprioceptivo apenas em posições de cadeia cinética aberta, imobilização funcional para prevenir abdução e rotação externa durante o trabalho, instruções relativas ao prognóstico em caso de luxação recorrente.
D. Imobilização por três semanas, fortalecimento muscular em abdução e rotação externa para aumentar a estabilidade e prevenir luxações recorrentes, certeza de que luxações são, normalmente, uma ocorrência singular e não costumam causar problemas no futuro.

RESPOSTAS

3.1 **B.** A lesão de Bankart é considerada a lesão básica do deslocamento anterior agudo do ombro e pode levar à instabilidade anterior recorrente. Essa lesão é caracterizada pela separação dos ligamentos glenoumerais anteriores e do labro glenoide em relação à superfície articular do colo glenoide anteroinferior e pode levar ao aumento da translação anterior da cabeça do úmero, em particular quando o braço fica na posição de abdução e rotação externa.

3.2 **A.** É essencial a proteção inicial da articulação para minimizar a inflamação e a dor, mas continua a polêmica a respeito da posição e da duração. Se a posição de rotação interna for a escolhida, Paterson et al.[37] sugerem que a imobilização por mais de uma semana não traz nenhum benefício. Por outro lado, se for escolhida a posição de rotação externa, três semanas parecem mais apropriadas. O treinamento de força focado apenas no músculo subescapular, na verdade, pode desestabilizar ainda mais a articulação glenoumeral nas posições de abdução e rotação externa (opção C). Portanto, recomenda-se um programa de força equilibrado, destinado a toda a musculatura do manguito rotador e periescapular. Embora o treinamento proprioceptivo de cadeia cinética aberta seja benéfico para restaurar a consciência cinética, exercícios de cadeia fechada também são úteis para promover a estabilidade articular por meio da contração conjunta dos estabilizadores glenoumerais dinâmicos.

REFERÊNCIAS

1. Liavaag S, Stiris MG, Svenningsen S, Enger M, Pripp AH, Brox JI. Capsular lesions with glenohumeral ligament injuries in patients with primary shoulder dislocation: magnetic resonance imaging and magnetic resonance arthrography evaluation. *Scand J Med Sci Sports*. 2011;21:1-7.
2. Omoumi P, Teixeira P, Lecouvet F, Chung CB. Glenohumeral joint instability. *J Magn Reson Imaging*. 2011;33:2-16.
3. Glousman RE, Jobe FW. How to detect and manage the unstable shoulder. *J Musculoskel Med*. 1989;7:93-110.
4. Kazár B, Relovszky E. Prognosis of primary dislocation of the shoulder. *Acta Orthop Scand*. 1969;40:216-224.
5. Rhee YG, Cho NS, Cho SH. Traumatic anterior dislocation of the shoulder: factors affecting the progress of the traumatic anterior dislocation. *Clin Orthop Surg*. 2009;1:188-193.
6. Zacchilli MA, Owens BD. Epidemiology of shoulder dislocations presenting to emergency departments in the United States. *J Bone Joint Surg Am*. 2010;92:542-549.
7. Hovelius L. Incidence of shoulder dislocation in Sweden. *Clin Orthop Relat Res*. 1982;166:127-131.
8. Hovelius L. Shoulder dislocation in Swedish ice hockey players. *Am J Sports Med*. 1978;6:373-377.
9. Owens BD, Duffey ML, Nelson BJ, DeBerardino TM, Taylor DC, Mountcastle SB. The incidence and characteristics of shoulder instability at the United States Military Academy. *Am J Sports Med*. 2007;35:1168-1173.
10. Rowe CR. Prognosis in dislocations of the shoulder. *J Bone Joint Surg*. 1956;38-A:957-977.
11. Baker CL, Uribe JW, Whitman C. Arthroscopic evaluation of acute intitial anterior shoulder dislocations. *Am J Sports Med*. 1990;18:25-28.
12. Hovelius L. Anterior dislocations of the shoulder in teen-agers and young adults. *J Bone Joint Surg*. 1987;69:393-399.
13. Simonet WT, Cofield RH. Prognosis in anterior shoulder dislocation. *Am J Sports Med*. 1984;12(1): 19-24.
14. Kirkley A, Griffin S, Richards C, Miniaci A, Mohtadi N. Prospective randomized clinical trial comparing the effectiveness of immediate arthroscopic stabilization versus immobilization and rehabilitation in first traumatic anterior dislocations of the shoulder. *Arthroscopy*. 1999;15:507-514.
15. Bonza JE, Fields SK, Yard EE, Dawn Comstock R. Shoulder injuries among United States high school athletes during the 2005-2006 and 2006-2007 school years. *J Athl Train*. 2009; 44:76-83.
16. McCall D, Safran MR. Injuries about the shoulder in skiing and snowboarding. *Br J Sports Med*. 2009;43:987-992.
17. Yamauchi K, Wakahara K, Fukuta M, et al. Characteristics of upper extremity injuries sustained by falling during snowboarding: a study of 1918 cases. *Am J Sports Med*. 2010;38:1468-1474.
18. Arciero RA, Wheeler JH, Ryan JB, McBride JT. Arthroscopic Bankart repair versus nonoperative treatment for acute, initial anterior shoulder dislocations. *Am J Sports Med*. 1994; 22:589-594.
19. Abboud JA, Soslowsky LJ. Interplay of the static and dynamic restraints in glenohumeral instability. *Clin Orthop Rel Res*. 2002;400:48-57.
20. Burkart AC, Debski RE. Anatomy and function of the glenohumeral ligaments in anterior shoulder instability. *Clin Orthop Rel Res*. 2002;400:32-39.

21. Paine RM, Voight M. The role of the scapula. *J Orthop Sports Phys Ther.* 1993;18:386-391.
22. Wheeler JH, Ryan JB, Arciero RA, Molinari RN. Arthroscopic versus nonoperative treatment of acute shoulder dislocations in young athletes. *Arthroscopy.* 1989;5:231-237.
23. Taylor DC, Arciero RA. Pathologic changes associated with shoulder dislocation: arthroscopic and physical examination findings in first-time, traumatic anterior dislocations. *Am J Sports Med.* 1997;25:306-311.
24. Bottoni CR, Wilckens JH, DeBerardino TM, et al. A prospective, randomized evaluation of arthroscopic stabilization versus nonoperative treatment in patients with acute, traumatic, first-time shoulder dislocations. *Am J Sports Med.* 2002;30:576-580.
25. Miller BS, Sonnabend DH, Hatrick C, et al. Should acute anterior dislocations of the shoulder be immobilized in external rotation? A cadaveric study. *J Shoulder Elbow Surg.* 2004;13:589-592.
26. Henry JH, Genung JA. Natural history of glenohumeral dislocation—revisited. *Am J Sports Med.* 1982;10:135-137.
27. Larrain MV, Botto GJ, Montenegro HJ, Mauas DM. Arthroscopic repair of acute traumatic anterior shoulder dislocation in young athletes. *Arthroscopy.* 2001;17:373-377.
28. Antonio GE, Griffith JF, Yu AB, Yung PS, Chan KM, Ahuja AT. First-time shoulder dislocation: high prevalence of labral injury and age-related differences revelaed by MR arthrography. *J Magn Reson Imaging.* 2007;26:983-991.
29. Bushnell BD, Creighton RA, Herring MM. Bony instability of the shoulder. *Arthroscopy.* 2008;24:1061-1073.
30. Sachs RA, Lin D, Stone ML, Paxton E, Kuney M. Can the need for future surgery for acute traumatic anterior shoulder dislocation be predicted? *J Bone Joint Surg.* 2007;89:1665-1674.
31. Rowe CR, Sakellarides HT. Factors related to recurrences of anterior dislocations of the shoulder. *Clin Orthop.* 1961;20:40-48.
32. McLaughlin HL, MacLellan DI. Recurrent anterior dislocation of the shoulder. II. A comparative study. *J Trauma.* 1967;7:191-201.
33. McLaughlin HL, Cavallaro WU. Primary anterior dislocation of the shoulder. *Am J Surg.* 1950;80:615-621.
34. Hovelius L, Eriksson K, Fredin H, et al. Recurrences after initial dislocation of the shoulder. Results of a prospective study of treatment. *J Bone Joint Surg Am.* 1983;65:343-349.
35. Deitch J, Mehlman CT, Foad SL, Obbehat A, Mallory M. Traumatic anterior shoulder dislocation in adolescents. *Am J Sports Med.* 2003;31:758-763.
36. Boone JL, Arciero RA. First-time anterior shoulder dislocations: has the standard changed? *Br J Sports Med.* 2010;44:355-360.
37. Paterson WH, Throckmorton TW, Koester M, Azar FM, Kuhn JE. Position and duration of immobilization after primary anterior shoulder dislocation: a systematic review and meta-analysis of the literature. *J Bone Joint Surg Am.* 2010;92:2924-2933.
38. Jobe FW, Jobe CM. Painful athletic injuries of the shoulder. *Clin Orthop Relat Res.* 1983;173:117-124.
39. Handoll HH, Almaiyah MA, Rangan A. Surgical versus non-surgical treatment for acute anterior shoulder dislocation. *Cochrane Database Syst Rev.* 2004;(1):CD004325.
40. Brophy RH, Marx RG. The treatment of traumatic anterior instability of the shoulder: nonoperative and surgical treatment. *Arthroscopy.* 2009;25:298-304.
41. Hovelius L, Olofsson A, Sandström B, et al. Nonoperative treatment of primary anterior shoulder dislocation in patients forty years of age and younger: a prospective twenty-five--year follow-up. *J Bone Joint Surg Am.* 2008;90:945-952.

42. Aronen JG, Regan K. Decreasing the incidence of recurrence of first time anterior shoulder dislocations with rehabilitation. *Am J Sports Med*. 1984;12:283-291.
43. Caudevilla Polo S, Estébanez de Miguel E, Lucha López O, Tricás Moreno JM, Pérez Guillén S. Humerus axial traction with acromial fixation reduction maneuver for anterior shoulder dislocation. *J Emerg Med*. 2011;41:282-284.
44. Şahin N, Oztürk A, Özkan Y, Atici T, Özkaya G. A comparison of the scapular manipulation and Kocher's technique for acute anterior dislocation of the shoulder. *Eklem Hastalik Cerrahisi*. 2011;22:28-32.
45. Finestone A, Milgrom C, Radeva-Petrova DR, et al. Bracing in external rotation for traumatic anterior dislocation of the shoulder. *J Bone Joint Surg Br*. 2009;91:918-921.
46. Rowe CR, Zarins B. Recurrent transient subluxation of the shoulder. *J Bone Joint Surg Am*. 1981;63:863-872.
47. Hawkins RJ, Schutte JP, Janda DH, Huckell GH. Translation of the glenohumeral joint with the patient under anesthesia. *J Shoulder Elbow Surg*. 1996;5:286-292.
48. Faber KJ, Homa K, Hawkins RJ. Translation of the glenohumeral joint in patients with anterior instability: awake examination versus examination with the patient under anesthesia. *J Shoulder Elbow Surg*. 1999;8:320-323.
49. Lo IK, Nonweiler B, Woolfrey M, Litchfield R, Kirkley A. An evaluation of the apprehension, relocation, and surprise tests for anterior shoulder instability. *Am J Sports Med*. 2004;32:301-307.
50. Farber AJ, Castillo R, Clough M, Bahk M, McFarland EG. Clinical assessment of three common tests for traumatic anterior shoulder instability. *J Bone Joint Surg Am*. 2006;88:1467-1474.
51. Jobe FW, Kvitne RS, Giangarra CE. Shoulder pain in the overhand or throwing athlete. The relationship of anterior instability and rotator cuff impingement. *Orthop Rev*. 1989;18:963-975.
52. Gross ML, Distefano MC. Anterior release test. A new test for occult shoulder instability. *Clin Orthop Relat Res*. 1997;339:105-108.
53. Speer KP, Hannafin JA, Altchek DW, Warren RF. An evaluation of the shoulder relocation test. *Am J Sports Med*. 1994;22:177-183.
54. Rowe CR. Dislocations of the shoulder. In: Rowe CR, ed. *The Shoulder*. New York: Churchill Livingstone; 1988:165-292.
55. Sanders TG, Zlatkin M, Montgomery J. Imaging of glenohumeral instability. *Semin Roentgenol*. 2010;45:160-179.
56. Itoi E, Hatakeyama Y, Urayama M, Pradhan RL, Kido T, Sato K. Position of immobilization after dislocation of the shoulder. A cadaveric study. *J Bone Joint Surg Am*. 1999;81:385-390.
57. Itoi E, Sashi R, Minagawa H, Shimizu T, Wakabayashi I, Sato K. Position of immobilization after dislocation of the glenohumeral joint. A study with use of magnetic resonance imaging. *J Bone Joint Surg Am*. 2001;83-A:661-667.
58. Itoi E, Hatakeyama Y, Kido T, et al. A new method of immobilization after traumatic anterior dislocation of the shoulder: a preliminary study. *J Shoulder Elbow Surg*. 2003;12:413-415.
59. Siegler J, Proust J, Marcheix PS, Charissoux JL, Mabit C, Arnaud JP. Is external rotation the correct immobilisation for acute shoulder dislocation? An MRI study. *Orthop Traumatol Surg Res*. 2010;96:329-333.
60. Scheibel M, Kuke A, Nikulka C, Magosch P, Ziesler O, Schroeder RJ. How long should acute anterior dislocations of the shoulder be immobilized in external rotation? *Am J Sports Med*. 2009;37:1309-1316.
61. Taşkoparan H, Kilinçoğlu V, Tunay S, Bilgiç S, Yurttaş Y, Kömürcü M. Immobilization of the shoulder in external rotation for prevention of recurrence in acute anterior dislocation. *Acta Orthop Traumatol Turc*. 2010;44:278-284.

62. McNeil NJ. Postreduction management of first-time traumatic anterior shoulder dislocations. *Ann Emerg Med*. 2009;53:811-813.
63. Jaggi A, Lambert S. Rehabilitation for shoulder instability. *Br J Sports Med*. 2010;44:333-340.
64. Burkhead WZ Jr, Rockwood CA Jr. Treatment of instability of the shoulder with an exercise program. *J Bone Joint Surg Am*. 1992;74:890-896.
65. Kibler WB. The role of the scapula in athletic shoulder function. *Am J Sports Med*. 1998;26:325-337.
66. Werner CM, Favre P, Gerber C. The role of the subscapularis in preventing anterior glenohumeral subluxation in the abducted, externally rotated position of the arm. *Clin Biomech*. 2007;22:495-501.
67. Ekstrom RA, Donatelli RA, Soderberg GL. Surface electromyographic analysis of exercises for the trapezius and serratus anterior muscles. *J Orthop Sports Phys Ther*. 2003;33:247-258.
68. Cools AM, Dewitte V, Lanszweert F, et al. Rehabilitation of scapular muscle balance: which exercises to prescribe? *Am J Sports Med*. 2007;35:1744-1751.
69. Decker MJ, Hintermeister RA, Faber KJ, Hawkins RJ. Serratus anterior muscle activity during selected rehabilitation exercises. *Am J Sports Med*. 1999;27:784-791.
70. Reinold MM, Wilk KE, Fleisig GS, et al. Electromyographic analysis of the rotator cuff and deltoid musculature during common shoulder external rotation exercises. *J Orthop Sports Phys Ther*. 2004;34:385-394.
71. Boettcher CE, Ginn KA, Cathers I. Which is the optimal exercise to strengthen supraspinatus? *Med Sci Sports Exerc*. 2009;41:1979-1983.
72. Smith RL, Brunolli J. Shoulder kinesthesia after anterior glenohumeral joint dislocation. *J Orthop Sports Phys Ther*. 1990;11:507-513.
73. Buteau JL, Eriksrud O, Hasson SM. Rehabilitation of a glenohumeral instability utilizing the body blade. *Physiother Theory Pract*. 2007;23:333-349.
74. Buss DD, Lynch GP, Meyer CP, Huber SM, Freehill MQ. Nonoperative management for in-season athletes with anterior shoulder instability. *Am J Sports Med*. 2004;32:1430-1433.
75. Wilk KE, Reinold MM, Andrews JR. *The Athlete's Shoulder*. 2nd ed. Philadelphia, PA: Churchill Livingston Elsevier; 2009.
76. Romeo AA, Cohen BS, Carreira DS. Traumatic anterior shoulder instability. *Orthop Clin North Am*. 2001;32:399-409.
77. Wang RY, Arciero RA, Mazzocca AD. The recognition and treatment of first-time shoulder dislocation in active individuals. *J Orthop Sports Phys Ther*. 2009;39:118-123.
78. Gaunt BW, Shaffer MA, Sauers EL, Michener LA, McCluskey GM, Thigpen C; American Society of Shoulder and Elbow Therapists. The American Society of Shoulder and Elbow Therapists' Consensus Rehabilitation Guideline for Arthroscopic Anterior Capsulolabral Repair of the Shoulder. *J Orthop Sport Phys Ther*. 2010;40:155-168.

Estabilização cirúrgica para instabilidade do ombro: reabilitação para retorno ao esporte

Laura Stanley
Ellen Shanley

CASO 4

Quatro meses atrás, um poliatleta (zagueiro e *defensive back* de futebol americano, *shortstop* e *relief pitcher* de beisebol) com 16 anos de idade, aluno do ensino médio, sofreu uma lesão em um jogo de futebol americano contra o time rival. Teve uma luxação glenoumeral quando foi atingido no braço por um *defensive lineman* na fase máxima do posicionamento final (cocking) do arremesso (90° de abdução e de rotação externa). Não conseguiu continuar no jogo e submeteu-se a uma redução da luxação na sala de emergência. Esse foi o seu segundo episódio de instabilidade. O diagnóstico indicou lesão de Bankart e Hill-Sachs no ombro direito (dominante). Dez dias após a luxação, o atleta passou por uma fixação artroscópica da lesão de Bankart, retensionamento da cápsula anterior e *remplissage*. O cirurgião ortopédico encaminhou o paciente a um fisioterapeuta no primeiro dia pós-operatório (PO 1). O paciente é o *starting shortstop* e o *relief pitcher* (arremessa com a mão direita e é um *switch hitter*)* do principal time de beisebol da universidade. Quer estar pronto para a temporada de beisebol; entretanto, o seu objetivo central é conquistar o papel *starting* na zaga na próxima temporada. O paciente encontra-se, agora, no quarto mês pós-operatório e já pode iniciar a reabilitação para retorno ao esporte.

▶ Com base no diagnóstico do paciente e na intervenção cirúrgica, o que se pode antecipar a respeito do prazo de retorno ao esporte?
▶ Que critérios são críticos para a progressão no programa de retorno ao beisebol?
▶ Que técnicas de exame podem ser usadas para esclarecer a prontidão do atleta para as tarefas do esporte?
▶ Quais são as intervenções mais apropriadas nesse estágio do programa de reabilitação?
▶ Que limitações podem limitar ou atrasar o retorno do atleta à participação integral?

---

*N. de RT.: Os termos em inglês do beisebol são usados pela associação no Brasil sem tradução.

DEFINIÇÕES-CHAVE

LESÃO DE BANKART: descrita como "lesão essencial" no ombro por Bankart em 1923[1], inclui avulsão do labio anteroinferior em relação à inserção glenoide, sendo causada, geralmente, por uma luxação anterior do ombro.

INSTANTES CRÍTICOS DA PRODUÇÃO DE FORÇA: durante um arremesso, o momento em que se exige um pico de força dos estabilizadores musculares dinâmicos para produzir resistência à distração glenoumeral.

LESÃO DE HILL-SACHS: fraturas por impacto, no aspecto posterolateral da cabeça umeral, comumente causadas por luxação anterior da articulação glenoumeral; essa fratura pode contribuir para recorrência da instabilidade no ombro[2].

RETENSIONAMENTO: compressão cirúrgica das estruturas do tecido mole da articulação do ombro, cujo propósito é reduzir o volume e a frouxidão articular, a fim de tornar a articulação mais firme.

REMPLISSAGE: técnica cirúrgica que envolve a transferência da cápsula posterior e do tendão infraespinal em caso de lesão de Hill-Sachs, a fim de prevenir o comprometimento da fossa glenoide quando o braço fica em abdução e rotação externa a 90°.[3]

Objetivos

1. Identificar fatores de risco de luxação do ombro relacionados a participação esportiva e a episódios de instabilidade recorrentes.
2. Prescrever intervenções apropriadas para restaurar o movimento do membro superior do atleta, além da força, resistência e propriocepção articular, por meio da reabilitação tradicional, mas antes do retorno ao esporte.
3. Determinar critérios apropriados para avançar na progressão do retorno ao esporte, com base nas demandas impostas por cada esporte que o atleta participa.

Considerações sobre a fisioterapia

Considerações sobre a FT no tratamento do atleta submetido a uma estabilização cirúrgica do ombro:

- ▶ **Cuidados/objetivos do plano geral de fisioterapia**: restaurar a amplitude de movimento sem dor; aumentar a força e a resistência muscular dinâmica da cintura escapular; avaliar a condição biomecânica funcional relacionada ao esporte; promover o retorno do atleta ao esporte.
- ▶ **Intervenções de fisioterapia**: explicar, ao paciente, sobre a anatomia envolvida e o respectivo procedimento cirúrgico; prescrever terapia manual para restaurar a amplitude de movimento e a mobilidade articular, exercícios de flexibilidade muscular, treino com resistência para aumentar a força escapular e do manguito rotador e fornecer estabilidade dinâmica e treinamento da força e da resistência do centro (core) e dos membros inferiores para promover estabilidade e força.
- ▶ **Precauções durante a fisioterapia**: consideração da progressão temporal pós-operatória das propriedades de cicatrização do tecido e seleção e dosagem apropriadas do exercício terapêutico.

- **Complicações que interferem na fisioterapia:** falta de comprometimento do paciente, progressão prematura das fases, problemas na cicatrização do tecido, questões psicossociais.

Visão geral da patologia

A estrutura anatômica da cintura escapular (clavícula, escápula e úmero) permite uma amplitude multiplanar de movimento. Por isso, requer um equilíbrio entre a estabilidade e a mobilidade, a fim de possibilitar atividades funcionais, o que é alcançado por meio da atividade coordenada das estruturas passivas e ativas (Tab. 4.1). A instabilidade glenoumeral é classificada em duas categorias: traumática e multidirecional. Instabilidade é um termo usado para descrever uma condição patológica que envolve a translação indesejada e descontrolada da articulação e, com frequência, ocorre após um trauma no ombro. A lassidão é uma condição objetiva e não patológica que afeta a integridade da cápsula e dos ligamentos e está relacionada com o grau de translação passiva sem sintomas associados.[4,5]

A lesão traumática do ombro pode resultar dano a várias estruturas da cintura escapular, incluindo a ruptura do tecido mole (unidade músculo-tendão), o rompimento capsular e a fratura glenoide e/ou umeral (Fig. 4.1). A idade do indivíduo desempenha

Tabela 4.1 COMPONENTES ANATÔMICOS DA ESTABILIDADE DO OMBRO	
Estáticos/Passivos	Dinâmicos/Ativos
Estruturas ósseas Labio glenoidal Estruturas capsulares Pressão intra-articular negativa Coeficiente de fricção	Manguito rotador Cabeça longa do bíceps Posicionamento escapular Compressão da concavidade Controle neuromuscular

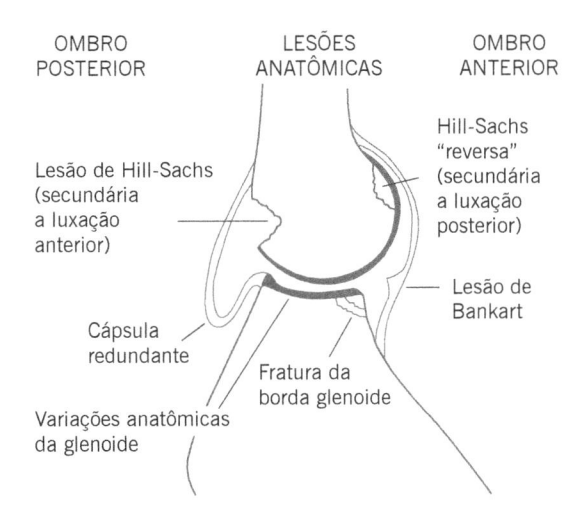

Figura 4.1 Lesões anatômicas que produzem instabilidade no ombro. (Reproduzida com permissão de Skinner HB. Current Diagnosis & Treatment in Orthopedics. Quarta edição. Nova York: McGraw-Hill; 2006. Figura 4.31)

importante papel no **risco de instabilidade recorrente**, sendo que as taxas de recorrência atingem 85 a 95% de indivíduos com menos de 25 anos de idade.[6-8] Existe a hipótese de que o nível de atividade consiste em fator de risco adicional. Simonet et al.[9] mostraram que 82% dos atletas jovens têm luxação recorrente em comparação com 30% dos não atletas de idade similar.

No ombro, as traumáticas agudas anteriores são mais comuns do que as posteriores.[4,10] Quando existe uma lesão óssea na cabeça do úmero (lesão de Hill-Sachs) e um rompimento capsulolabral anteroinferior, indica-se a intervenção cirúrgica imediata para restaurar o alinhamento anatômico e a artrocinemática articular glenoumeral.

Manejo da fisioterapia do paciente

Após a estabilização anterior artroscópica do ombro, como aconteceu neste estudo de caso, a reabilitação com objetivo de levar o atleta a retornar ao esporte tem de incluir o planejamento intencional do cronograma e dos critérios de progressão, além do fornecimento de instruções abrangentes sobre isso. O fisioterapeuta deve considerar os tecidos envolvidos, o tempo de cicatrização e as demandas específicas impostas pelo esporte desejado para a elaboração do plano de tratamento. A Tabela 4.2 esboça considerações específicas do esporte para cada posição ocupada pelo atleta estudado neste capítulo.

Com base na população atlética, foram estabelecidas recomendações, baseadas em evidência científica, para a necessária amplitude de movimento (ADM) e força do ombro. Para o atleta em situação pós-cirúrgica, obter e manter a cinemática apropriada da cintura escapular deve ser o foco principal durante todo o processo de reabilitação. Em jogadores de futebol americano, o tratamento artroscópico da instabilidade anterior do ombro tem permitido que os atletas retornem ao jogo um ano após a cirurgia.[11] Nesse estudo, nenhum dos atletas que voltaram ao futebol americano perdeu mais de 15° da rotação externa em uma comparação lado a lado; a média de perda da rotação externa foi de apenas 5%.[11]

Foi demonstrado que instantes críticos de produção de força durante o *pitching* ocorrem no instante imediatamente anterior à rotação externa máxima, durante a fase do posicionamento final (*maximum cocking*) e logo após a liberação da bola.[12] Tem sido registrado que a rotação externa (RE) no posicionamento final em *pitchers* adultos alcança 165 a 180° de movimento.[13] É necessário um arco total de aproximadamente 180° para se passar da máxima rotação externa à máxima rotação interna (RI).[14] A perda da RI em *pitchers* tem sido relacionada ao espessamento capsular posteroinferior e ao potencial

Tabela 4.2 CONSIDERAÇÕES ESPECÍFICAS SOBRE A REABILITAÇÃO POR ESPORTE	
Esporte (posição)	**Considerações específicas**
Futebol americano (*quarterback*)	Arremesso Contato Proteção: imobilizador
Beisebol (*starting shortstop, relief pitcher*)	Arremesso *Pitching* Batida

comprometimento patomecânico do manguito rotador, do tendão do bíceps e da integridade do labio.[15] Um dos papéis principais do fisioterapeuta é ajudar o atleta a voltar bem ao esporte, o que pode depender da restauração da ADM rotacional funcional do ombro.

Exame, avaliação e diagnóstico

Considerando a extensão da estabilização cirúrgica necessária a esse atleta, recomenda-se um programa conservador de retorno à atividade. Para os primeiros quatro meses pós-cirurgia, o atleta é orientado pelas duas primeiras fases da reabilitação. A primeira fase enfatiza o controle da dor, a proteção da cirurgia reparadora para promover a cicatrização do tecido e a normalização da ADM e do controle neuromuscular. A segunda fase leva o atleta a atividades focadas no restabelecimento do movimento coordenado dos membros superiores e da resistência muscular.

No quarto mês da estabilização pós-cirúrgica, espera-se que esse atleta apresente uma ADM total ativa, sem dor e sem padrões de compensação, bom controle escapular durante o movimento e as atividades de fortalecimento e capacidade de realizar todos os exercícios de fortalecimento com pouca ou nenhuma dor (≤ 2/10 na escala visual analógica).[16] A próxima fase da reabilitação deve enfatizar o incremento da resistência glenoumeral e escapular, assim como o controle neuromuscular geral da cintura escapular durante os padrões e as posições de movimento específicos do esporte. É essencial que o fisioterapeuta considere, modifique e monitore cuidadosamente os estresses aplicados sobre cada tecido reconstruído, a fim de garantir proteção à cirurgia reparadora ao mesmo tempo que promove avanços na capacidade funcional. Após a estabilização anterior, é notável que a cápsula anteroinferior fica mais estressada quando o ombro é colocado em RE acima de 90° de abdução.[16] Portanto, o movimento de RE deve ser obtido de modo sistemático, seguindo uma progressão *intencional*, em particular para atletas que dependem da elevação do braço acima da cabeça e precisam dessa mobilidade para o respectivo esporte. Nas fases iniciais da reabilitação, o atleta demonstrou o desempenho físico necessário, incluindo movimento funcional, força e resistência muscular e controle corporal apropriado. Agora, à medida que o atleta se prepara para o retorno ao esporte, é apropriado começar a estressar esses tecidos em amplitudes de movimento com o braço estendido acima da cabeça.

Ao elaborar o programa de retorno ao jogo destinado a esse atleta, é necessária a utilização de testes e medições objetivas para avaliar a prontidão física dele e lidar com as demandas de cada um de seus esportes, minimizando o risco de futuras lesões. Na reabilitação, o uso seletivo de testes especiais durante a fase de retorno ao esporte serve para comparar os achados pré-cirúrgicos e avaliar a resolução da instabilidade. A Tabela 4.3 descreve três testes comuns para determinação da instabilidade no ombro.[17]

No momento de tomar decisões sobre a volta ao jogo, deve-se avaliar também a amplitude de movimento passiva do ombro, incluindo RE, RI e adução horizontal. Myers et al.[19] registraram melhor precisão clínica geral, incluindo confiabilidade e validade superior, quando mediram a ADM do ombro na posição supino *versus* deitado de lado. A posição supino também se mostrou mais sensível na identificação de mudanças em atletas que dependem da elevação do braço acima da cabeça e tendem a demonstrar maior rigidez da parte posterior do ombro do que em outros atletas.

Tabela 4.3 TESTES ESPECIAIS ASSOCIADOS À INSTABILIDADE NO OMBRO

Teste	Tipo de instabilidade	Posição do paciente	Resultados
Apreensão	Anterior	Paciente na posição supino na beirada da cama hospitalar: o fisioterapeuta fica de pé próximo ao lado envolvido, posiciona o ombro do paciente a 90° de abdução, segura o antebraço e o punho e faz a rotação externa do úmero.	Considerado positivo quando o paciente relata apreensão e/ou dor.
Recolocação	Anterior	Realizado após um teste de apreensão *positivo*. Quando o paciente sente apreensão ou dor na RE do úmero, o fisioterapeuta aplica uma força posterior na região proximal do úmero.	Considerado positivo quando a apreensão e/ou a dor diminui com a aplicação da força posterior.
Sulco	Anterior, posterior ou inferior	Paciente sentado: o fisioterapeuta fica de pé ao lado do paciente e aplica uma força de tração inferior prolongada ao cotovelo do paciente, medindo a distância (cm) entre o acrômio inferior e a cabeça umeral superior. Variante de Rowe: o paciente fica de pé e inclina-se levemente para a frente com o braço relaxado na lateral. O fisioterapeuta reavalia a translação.	Distância de translação da cabeça do úmero:[18] Grau 1: < 1,5 cm. Grau 2: 1,5 a 2 cm. Grau 3: > 2 cm.

O fisioterapeuta deve utilizar testes de desempenho objetivos para determinar a prontidão de retorno ao esporte. No caso de um *pitcher* ou *quarterback*, o **teste de desempenho** é orientado para avaliação da função do ombro, incluindo a resistência do manguito rotador e a estabilidade escapular em posições dinâmicas com o braço elevado acima da cabeça (Tab. 4.4).

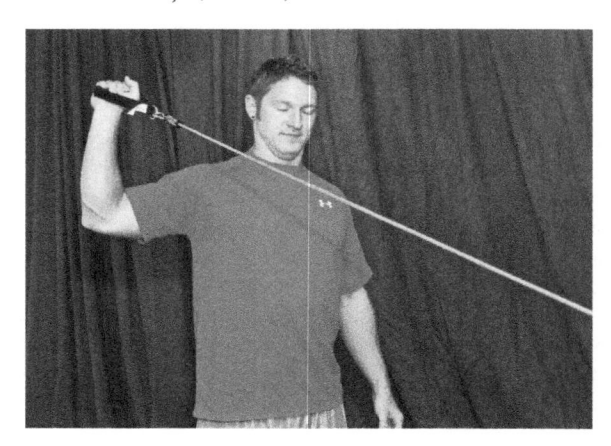

Figura 4.2 Exercício para avaliar a resistência da parte posterior direita do manguito rotador. O paciente segura a borracha, deixa o ombro envolvido em 90° de abdução, e faz a rotação externa até a amplitude final, mantendo a posição de abdução.

SEÇÃO II: TRINTA E QUATRO CASOS CLÍNICOS   65

Tabela 4.4 MODELOS DE TESTE DE DESEMPENHO PARA AVALIAR A RESISTÊNCIA ESCAPULAR E DO MANGUITO ROTADOR E AJUDAR A DETERMINAR SE O ATLETA ESTÁ APTO A VOLTAR AO ESPORTE

Teste	Objetivo do teste	Técnica	Critérios de desempenho para volta ao jogo
RE > 90°	Avaliar a resistência da parte posterior do manguito rotador antes e após o treinamento específico do esporte.	O paciente fica de pé, de frente para a parede. Segura a borracha, puxando-a na direção da parede na altura da sua cabeça. Mantém a borracha na posição, com o braço envolvido em 90° de abdução. Faz a amplitude máxima da RE, enquanto permanece na posição de abdução (Fig. 4.2).	Sessão pré-arremesso: um minuto de repetições com borracha de resistência média. Sessão pós-arremesso: 30 segundos de repetições com borracha de resistência média. Não deve haver nenhuma perda de ritmo ou controle durante as repetições.
Teste de estabilidade do membro superior em cadeia cinética fechada (CKCUE, do inglês, *closed kinetic chain upper extremity stability*; teste da batida de mão)[20]	Avalia a estabilidade glenoumeral, escapular e do centro (core) por meio do movimento dinâmico de cadeia fechada baseada na resistência.	Defina duas linhas, no chão, distantes 3 pés uma da outra. O paciente assume a posição de apoio e movimenta as mãos alternadamente, para trás e para frente, entre as linhas, o mais rapidamente possível. Registra-se o número de batidas das mãos em 15 e 30 segundos (Figura 4.3).	15 s: 18 batidas (homens) 20 batidas (mulheres) 60 s: 90 batidas
Teste de discinesia escapular[21,22]	Avaliar a posição escapular durante o movimento de elevação do braço acima da cabeça.	O paciente segura um haltere de 2,3 Kg em cada mão e realiza 10 repetições de elevação, acima da cabeça, no plano escapular.	Normal ou leve discinesia após a sessão de arremesso.

Figura 4.3 Teste de estabilidade do membro superior em cadeia cinética fechada (CKCUE) para avaliar a estabilidade glenoumeral, escapular e do centro (core) em uma tarefa de resistência. Defina duas linhas, no chão, distantes 3 pés uma da outra. O paciente fica na posição de flexão e movimenta as mãos alternadamente, para a frente e para trás, entre as linhas. O fisioterapeuta registra o número de batidas das mãos em 15 e 30 segundos.

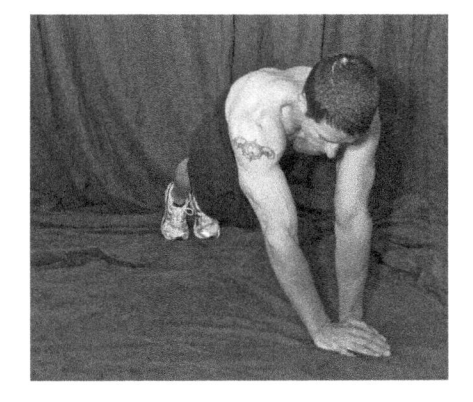

Plano de atendimento e intervenções

O programa de fortalecimento deve tratar da aquisição da estabilidade dinâmica dos músculos do manguito rotador, que têm três funções biomecânicas principais: compressão da cabeça do úmero na fossa glenoide, rotação da cabeça do úmero e fornecimento de equilíbrio muscular para limitar o estresse aplicado sobre os estabilizadores estáticos da articulação. Os rotadores internos e externos primários do ombro agem em conjunto, como uma força muscular acoplada, a fim de promover a compressão e a centralização da cabeça do úmero dentro da fossa glenoide. Colocar um rolo de toalha entre o tronco e o úmero do paciente, durante as atividades de fortalecimento próximas do plano do corpo, maximiza a ativação do manguito rotador e o espaço subacromial, evitando o impacto e minimizando a hipovascularidade na junção músculo-tendão.[23] Reinold et al.[24] revelaram a ocorrência de 10% de aumento na contração muscular voluntária máxima das forças acopladas do infraespinal/redondo menor quando sujeitos saudáveis usaram um rolo de toalha durante a rotação externa do ombro a 0° de abdução. À medida que o atleta progride no tratamento, o manguito rotador tem de ser treinado em planos maiores de elevação e abdução para estimular as posições específicas do esporte praticado, e o atleta deve demonstrar estabilidade dinâmica excelente.

Na progressão dos exercícios de resistência do membro superior com borrachas, o fisioterapeuta pode alterar a demanda da atividade, usando muitas variáveis, como o nível de resistência, o número de repetições, a velocidade e o tipo de contração muscular (isométrica, concêntrica, excêntrica). Os exercícios de fortalecimento para atletas que dependem do movimento de elevação do braço acima da cabeça devem enfatizar, principalmente, a estabilidade escapular e do manguito rotador, assim como a força lombar-pélvica ou "do centro". Ellenbecker e Davies recomendaram o aumento da proporção de força entre a rotação externa (RE) isocinética do ombro e a rotação interna para 66 a 76%, a fim de adequar a força da RE a pacientes com patologia no ombro.[25] Esse desvio da RE ajudaria a desenvolver o ombro "posterior dominante", aumentando a estabilidade dinâmica e ajudando na prevenção de lesões recorrentes em atletas de esportes de arremesso e raquete.[25]

Os benefícios dos **programas de rotação interna e alongamento da parte posterior do ombro** para indivíduos com rigidez nessa área e déficits de postura têm sido bem documentados. Incluem a melhoria da postura e da cinemática escapular, a redução da dor e a redução do número de dias sem participação no esporte.[26-28] Em 2003, Kibler et al.[29] registraram redução no risco de lesão após um programa de alongamento na RI. Isso é consistente com os achados de Shanley et al.[30], que revelaram que jogadores de basquetebol com redução de ≥ 25° na RI no ombro dominante (em comparação com o ombro não dominante) corriam um risco quatro vezes maior de lesão no membro superior do que aqueles que haviam perdido < 25° ao longo da temporada.[30,31] Tem sido registrada a resolução de sintomas de impacto em atletas envolvidos em programas de alongamento da parte posterior do ombro.[32]

Finalmente, o atleta que depende do movimento de elevação do braço acima da cabeça precisa executar todas as etapas do programa de arremesso intervalado (ITP, do inglês, *interval throwing program*). Deve ser elaborado um programa separado para o beisebol e o futebol americano com implementação no tempo adequado. O objetivo do programa de arremesso intervalado é fazer com que o atleta volte ao estado pré-lesão por meio de uma progressão escalonada, tomando cuidado para evitar o excesso de treinamento. Embora haja poucas evidências disponíveis a respeito da elaboração específica desses programas, vários aspectos devem estar presentes de forma consistente.[33-37] Em primeiro lugar, os atletas precisam receber instruções sobre a importância de seguir o programa prescrito e, também, sobre os riscos do não cumprimento das prescrições devem ser explicados de modo bem compreensível. É preciso que os atletas entendam a implicação da dor durante ou após o arremesso. Regras de sensibilidade e dor devem ser implementadas; cada relato subjetivo do atleta define modificações na progressão do ITP.[36] Por exemplo, o atleta deve descansar de um a dois dias e não deve passar à etapa subsequente do ITP quando há sensibilidade específica ou generalizada, no braço, observada durante o aquecimento e os arremessos ou quando a sensibilidade dura mais que uma hora após a prática. O ITP deve incluir uma rotina de aquecimento específica e consistente e deve enfatizar a técnica em detrimento da quantidade. Os parâmetros (número de *pitches*, séries e *outings* por semana) devem ser definidos com base no papel específico do indivíduo no *pitch* (p. ex., *starter versus reliever*) e na idade.[36] Cada *outing* deve ser definido de acordo com o nível de esforço, distância e duração dos arremessos.[38] Na Tabela 4.5, estão esboçados critérios de retorno ao jogo baseados em normas clínicas documentadas e em progressões de reabilitação previamente citadas na literatura revisada por profissionais da área.[16,20-22,30,33,34]

O fisioterapeuta deve estar preparado para aconselhar o atleta caso surjam obstáculos no retorno ao esporte. Muitos atletas sentem dores musculares quando são retirados do verdadeiro ambiente atlético para um período prolongado de recuperação e reabilitação.

Tabela 4.5 CRITÉRIOS DE RETORNO AO JOGO	
Dimensão	**Resultado esperado**
Dor	Sem dor durante o repouso
Amplitude de movimento	Amplitude de movimento rotacional completa e sem dor
Força muscular	Teste muscular manual 5/5 em todos os planos Dinamometria com a mão: ≥ 90% do membro superior não envolvido em seguida à sessão de arremesso
Desempenho muscular	Proporção RE/RI 2:3 (medida em libras de força) (A força dos rotadores externos do ombro deve ser equivalente a, pelo menos, dois terços da força dos rotadores internos do ombro do mesmo membro) RE/RI na posição 90-90, repetições por um minuto com borracha de intensidade média
Estabilidade escapular	Cadeia aberta: normal ou discinesia escapular sutil durante a elevação do ombro com halteres de 2,3 Kg com 10 repetições Cadeia fechada: 90 repetições em um minuto no Teste de estabilidade do membro superior em cadeia cinética fechada (CKCUE)
Medições de resultado subjetivas	Medida da incapacitação do braço, ombro e mão (DASH) Medida: incapacitação < 5% Dash-sport: incapacitação < 10%

A progressão em cada uma das etapas da reabilitação e a participação continuada após o retorno ao esporte devem ser orientadas pelo relato subjetivo de dor. É preciso informar ao atleta que dores no ombro coincidentes são um sinal de alerta para reavaliação e que, nesse caso, a progressão deve ser interrompida. No entanto, o atleta pode esperar sensibilidade muscular à medida que as demandas físicas do esporte aumentam. O fisioterapeuta deve instruir o atleta a respeito do uso de modalidades apropriadas para tratamento da sensibilidade. Yanagisawa et al.[39,40] revelaram que o uso de gelo após o *pitching* reduziu a sensibilidade muscular tanto imediatamente quanto 24 horas após o *pitching*. Pode ser que o atleta também enfrente desafios psicológicos à medida que se reintegra ao esporte. É válido e necessário um possível encaminhamento a um psicólogo esportivo para fornecer treinamento mental em relação à percepção de desempenho, expectativa e resultados do atleta.

É essencial levar em conta a prontidão física e mental completa do atleta para atender às demandas esportivas após lesão traumática e cirurgia reparadora para que se alcance uma participação bem-sucedida e a redução do risco de lesões futuras.

Recomendações clínicas baseadas em evidências

SORT: Força da Taxonomia da Recomendação (do inglês, *Strength of Recommendation Taxonomy*)

A: Dados consistentes e de boa qualidade orientados para o paciente
B: Dados inconsistentes ou de qualidade limitada orientados para o paciente
C: Dados consensuados, prática mais utilizada, opinião de especialistas ou série de casos orientados para a doença

1. A idade (< 25 anos) e o aumento do nível de atividade estão positivamente correlacionados com o aumento do risco de instabilidade recorrente no ombro. **Grau B**
2. Os testes de desempenho de cadeia cinética aberta e fechada fornecem a mais abrangente avaliação de desempenho funcional do atleta que depende da elevação do braço acima da cabeça após uma lesão. **Grau C**
3. A rotação interna e o alongamento posterior do ombro para atletas que dependem da elevação do braço acima da cabeça melhoram a postura e a cinemática escapular, reduz a dor e o risco de lesão e resulta um menor número de dias sem participação no esporte. **Grau A**

PERGUNTAS PARA REVISÃO

4.1 O fisioterapeuta está tratando um atleta que depende da elevação do braço acima da cabeça e quatro meses atrás passou por uma estabilização cirúrgica da parte anterior do ombro. Qual das posições seguintes *só* deve ser incorporada durante a fase *final* do programa de reabilitação?

   A. Rotação interna a 0° de abdução
   B. Elevação do ombro no plano escapular
   C. Rotação externa a 90° de abdução
   D. Adução horizontal a 90° de abdução

4.2 Qual das seguintes combinações de testes fornece ao fisioterapeuta a avaliação *mais* completa sobre a prontidão do atleta para retornar inteiramente ao esporte que exige elevação do braço acima da cabeça?

   A. Número de repetições da rotação interna e externa do ombro executadas com 0° de abdução e resistência média em 60 segundos
   B. Realização completa de um programa de arremesso intervalado sem dor e com técnica segura; teste de estabilidade CKCUE
   C. Número de apoio no solo e na barra feitas após a sessão de arremesso
   D. Pontuação de 5/5 no teste muscular manual para a musculatura da cintura escapular após a sessão de arremesso

RESPOSTAS

4.1 **C.** A combinação da rotação externa e da abdução do ombro aplica grande estresse sobre o complexo do ligamento glenoumeral inferior. Essa estrutura capsular-ligamentosa foi reparada cirurgicamente e, portanto, deve ser protegida para se evitar posições que aumentem a tensão ao longo do tecido por, pelo menos, 12 semanas. Consequentemente, essa intervenção terapêutica deve ser reservada a estágios posteriores da reabilitação.

4.2 **B.** O programa de arremesso intervalado e o teste de estabilidade CKCUE fornecem as melhores informações baseadas em evidências para que o fisioterapeuta possa tomar uma decisão objetiva sobre o retorno ao esporte. Esses dois testes são também os mais relevantes para os esportes do atleta, o beisebol e o futebol americano, pois avaliam diretamente a biomecânica do arremesso, assim como a força, a estabilidade e a resistência globais do quadrante superior.

REFERÊNCIAS

1. Bankart ASB. The pathology and treatment of recurrent shoulder dislocation of the shoulder. Br J Surg. 1939;26:23-29.
2. Cho SH, Cho NS, Rhee YG. Preoperative analysis of the Hill-Sachs lesion in anterior shoulder instability: how to predict engagement of the lesion. Am J Sports Med. 2011;39:2389-95.
3. Purchase RJ, Wolf EM, Hobgood ER, Pollock ME, Smalley CC. Hill-Sachs "remplissage": an arthroscopic solution for the engaging Hill-Sachs lesion. Arthroscopy. 2008;24:723-726.
4. Park M. Anatomy and function of the shoulder structures. In: Galatz LM, ed. Orthopedic Knowledge Update: Shoulder and Elbow, No. 3. Rosemont, IL: American Academy of Orthopaedic Surgeons; 2009.
5. Jia X, Ji JH, Petersen SA, Freehill MT, McFarland EG. An analysis of shoulder laxity in patients undergoing shoulder surgery. J Bone Joint Surg Am. 2009;91:2144-2150.
6. Rowe CR, Sakellarides HT. Factors related to recurrences of anterior dislocations of the shoulder. Clin Orthop. 1961;20:40-48.
7. Arciero RA, Wheeler JH, Ryan JB, McBride JT. Arthroscopic Bankart repair versus nonoperative treatment for acute, initial anterior shoulder dislocations. Am J Sports Med. 1994;22:589-594.
8. McLaughlin HL, MacLellan DI. Recurrent anterior dislocation of the shoulder. II. A comparative study. J Trauma. 1967;7:191-201.

9. Simonet WT, Cofield RH. Prognosis in anterior shoulder dislocation. Am J Sports Med. 1984;12:19-24.
10. Rowe CR. Prognosis in dislocations of the shoulder. J Bone Joint Surg Am. 1956;38-A:957-977.
11. Pagnani MJ, Dome DC. Surgical treatment of traumatic anterior shoulder instability in American football players. J Bone Joint Surg Am. 2002;84-A:711-715.
12. Fleisig GS, Andrews JR, Dillman CJ, Escamilla RF. Kinetics of baseball pitching with implications about injury mechanism. Am J Sports Med. 1995;23:233-239.
13. Fleisig GS, Dillman CJ, Andrews JA. Proper mechanics for baseball pitching. Clin Sports Med. 1989;1:151-170.
14. Wilk KE, Meister K, Andrews JR. Current concepts in the rehabilitation of the overhead throwing athlete. Am J Sports Med. 2002;30:136-151.
15. Burkhart SS, Morgan CD, Kibler WB. The disabled throwing shoulder: spectrum of pathology, part II: evaluation and treatment of SLAP lesions in throwers. Arthroscopy. 2003;19:531-539.
16. Gaunt BW, Shaffer MA, Sauers EL, Michener LA, McCluskey GM, Thigpen C, American Society of Shoulder and Elbow Therapists. The American Society of Shoulder and Elbow Therapists' consensus rehabilitation guideline for arthroscopic anterior capsulolabral repair of the shoulder. J Orthop Sports Phys Ther. 2010;40:155-168.
17. Cook C, Hegedus EJ. Orthopedic Physcial Examination Tests: An Evidence-Based Approach. Upper Saddle River, NJ: Pearson Prentice Hall; 2008.
18. Silliman JF, Hawkins RJ. Classification and physical diagnosis of instability of the shoulder. Clin Orthop Relat Res. 1993;(291):7-19.
19. Myers JB, Oyama S, Wassinger CA, et al. Reliability, precision, accuracy, and validity of posterior shoulder tightness assessment in overhead athletes. Am J Sports Med. 2007;35:1922-1930.
20. Goldbeck TG, Davies GJ. Test-retest reliability of the closed kinetic chain upper extremity stability test: a clinical field test. J Sport Rehabil. 2000;9:35-45.
21. Tate AR, McClure P, Kareha S, Irwin D, Barbe MF. A clinical method for identifying scapular dyskinesis, part 2: validity. J Ath Train. 2009;44:165-173.
22. McClure P, Tate AR, Kareha S, Irwin D, Zlupko E. A clinical method for identifying scapular dyskinesis, part 1: reliability. J Ath Train. 2009;44:160-164.
23. Reinold MM, Wilk KE, Hooks TR, Dugas JR, Andrews JR. Thermal-assisted capsular shrinkage of the glenohumeral joint in overhead athletes: a 15- to 47-month follow-up. J Orthop Sports Phys Ther. 2003;33:455-467.
24. Reinold MM, Wilk KE, Fleisig GS, et al. Electromyographic analysis of the rotator cuff and deltoid musculature during common shoulder external rotation exercises. J Orthop Sports Phys Ther. 2004;34:385-394.
25. Ellenbecker TS, Roetert EP, Bailie DS, Davies GJ, Brown SW. Glenohumeral joint total rotation range of motion in elite tennis players and baseball pitchers. Med Sci Sports Exerc. 2002;34:2052-2056.
26. Thigpen CA, Padua DA, Michener LA, et al. Head and shoulder posture affect scapular mechanics and muscle activity in overhead tasks. J Electromyogr Kinesiol. 2010;20:701-709.
27. Lynch SS, Thigpen CA, Mihalik JP, Prentice WE, Padua D. The effects of an exercise intervention on forward head and rounded shoulder postures in elite swimmers. Br J Sports Med. 2010;44:376-381.
28. Wang CH, McClure P, Pratt NE, Nobilini R. Stretching and strengthening exercises: their effect on three-dimensional scapular kinematics. Arch Phys Med Rehabil. 1999;80:923-929.

29. Kibler WB, Chandler TJ. Range of motion in junior tennis players participating in an injury risk modification program. J Sci Med Sport. 2003;6:51-62.
30. Shanley E, Rauh MJ, Michener LA, Ellenbecker TS, Garrison JC, Thigpen CA. Shoulder range of motion measures as risk factors for shoulder and elbow injuries in high school softball and baseball players. Am J Sports Med. 2011;39:1997-2006.
31. Keeley DW, Hackett T, Keirns M, Sabick MB, Torry MR. A biomechanical analysis of youth pitching mechanics. J Pediatr Orthop. 2008;28:452-459.
32. Tyler TF, Nicholas SJ, Lee SJ, Mullaney M, McHugh MP. Correction of posterior shoulder tightness is associated with symptom resolution in patients with internal impingement. Am J Sports Med. 2010;38:114-119.
33. Axe MJ, Snyder-Mackler L, Konin JG, Strube MJ. Development of a distance-based interval throwing program for Little League-aged athletes. Am J Sports Med. 1996;24:594-602.
34. Axe MJ, Windley TC, Snyder-Mackler L. Data-based interval throwing programs for collegiate softball players. J Ath Train. 2002;37:194-203.
35. Coleman AE, Axe MJ, Andrews JR. Performance profile-directed simulated game: an objective functional evaluation for baseball pitchers. J Orthop Sports Phys Ther. 1987;9:101-105.
36. Axe MJ, Wickham R, Snyder-Mackler L. Data-based interval throwing programs for Little League, high school, college, and professional baseball pitchers. Sports Med Arthrosc Rev. 2001;9:24-34.
37. Love S, Aytar A, Bush H, Uhl TL. Descriptive analysis of pitch volume in southeastern conference baseball pitchers. N Am J Sports Phys Ther. 2010;5:194-200.
38. Olsen SJ II, Fleisig GS, Dun S, Loftice J, Andrews JR. Risk factors for shoulder and elbow injuries in adolescent baseball pitchers. Am J Sports Med. 2006;34:905-912.
39. Yanagisawa O, Miyanaga Y, Shiraki H, et al. The effects of various therapeutic measures on shoulder strength and muscle soreness after baseball pitching. J Sports Med Phys Fitness. 2003;43:189-201.
39. Yanagisawa O, Miyanaga Y, Shiraki H, et al. The effects of various therapeutic measures on shoulder range of motion and cross-sectional areas of rotator cuff muscles after baseball pitching. J Sports Med Phys Fitness. 2003;43:356-366.

Cirurgia reparadora do manguito rotador: quatro semanas de reabilitação

Todd S. Ellenbecker
David S. Bailie

CASO 5

Um homem com 55 anos de idade foi encaminhado ao fisioterapeuta duas semanas após uma cirurgia reparadora do manguito rotador. A lesão tinha ocorrido há três meses, em um jogo de tênis, em que ele sacara repetidas vezes e sentira uma dor gradualmente progressiva no ombro. A dor continuou depois do jogo e foi aumentando até se manifestar durante o repouso e o sono e em todas as atividades do dia a dia. O paciente consultou um cirurgião ortopedista que avaliou o ombro e diagnosticou fraqueza significativa no ombro direito (dominante) durante a rotação externa e a elevação e dor ao longo das bordas anterior e lateral do acrômio. Uma varredura por RM com contraste revelou uma ruptura de 2 cm de espessura no tendão supraespinal, estendendo-se posteriormente até o infraespinal, sem ruptura labral concomitante. Descobriu-se que o paciente tinha um acrômio do tipo II. Foi submetido, com êxito, a uma cirurgia reparadora artroscópica do manguito rotador com âncoras de sutura e uma modesta acromioplastia para tratar o acrômio do tipo II. Imediatamente após a operação, recebeu instruções que incluíam: exercícios pendulares de Codman, de encolher os ombros e retrações escapulares, exercícios de fortalecimento de preensão da mão e informações sobre o uso de tipoia para proteger o ombro. Duas semanas após a cirurgia, examinaram as incisões, removeram as suturas externas e encaminharam o paciente ao fisioterapeuta com a solicitação de "avaliar e tratar". O paciente está com o ombro direito imobilizado por uma tipoia almofadada, que deixa o ombro a uns 20° de abdução no plano escapular. Não tem queixas de propagação dos sintomas ao longo da porção distal do membro superior e avalia a própria dor pela escala de analogia visual como 2/10, em repouso, e 5/10 ao movimentar o ombro direito. Além disso, não há nada notável na história médica do paciente.

▸ Com base no diagnóstico do paciente e na cirurgia, o que se pode antecipar sobre os fatores que contribuíram para a limitação da sua atividade?
▸ Quais são as intervenções de fisioterapia mais apropriadas?
▸ Qual é o prognóstico da reabilitação?

DEFINIÇÕES-CHAVE

ACROMIOPLASTIA: procedimento cirúrgico em que o médico remove a porção anteroinferior de um acrômio do tipo II para que se assemelhe mais ao tipo I.

RUPTURA DO MANGUITO ROTADOR: ruptura e falha do tendão dos músculos supraespinal e infraespinal do manguito rotador; pode ser total (envolvendo toda a espessura do manguito rotador) ou parcial. As rupturas de espessura parcial podem envolver a superfície superior (bursal) ou o lado inferior (articular) do tendão. As rupturas parciais superiores do manguito rotador são causadas por abrasão ou impacto do tendão contra o arco coracoacromial, enquanto as parciais laterais originam-se pela sobrecarga de extensão da unidade tendão-músculo.

ACRÔMIO TIPO II: acrômio com forma em curva orientada da parte anterior para a posterior (plano sagital). O acrômio do tipo I é achatado, permitindo um vão máximo no espaço subacromial.

Objetivos

1. Descrever e aplicar intervenções-chave de mobilização da articulação glenoumeral e da amplitude de movimento facilmente aplicáveis ao paciente após a cirurgia artroscópica reparadora do manguito rotador.
2. Descrever importantes intervenções de estabilização escapular inicial prescritas com segurança para o paciente submetido a uma cirurgia reparadora do manguito rotador.
3. Identificar intervenções de fisioterapia baseadas em evidências para o primeiro estágio de reabilitação após a cirurgia reparadora do manguito rotador.
4. Listar precauções iniciais para reabilitação após cirurgias reparadoras no manguito rotador.

Considerações sobre a fisioterapia

Considerações sobre a FT no tratamento pós-operatório inicial (da primeira à quarta semana) de indivíduos submetidos a uma cirurgia reparadora para caso de ruptura do manguito rotador:

▶ **Cuidados/objetivos do plano geral de fisioterapia:** reduzir da dor; aumentar as amplitudes de movimento ativa e passiva; aumentar a força escapular e da extremidade superior do manguito rotador.
▶ **Intervenções de fisioterapia:** explicar, ao paciente, a respeito da anatomia funcional, da mecanopatologia e de precauções gerais sobre a proteção dos tendões sob tratamento; aplicar terapia manual e modalidades terapeuticas para reduzir a dor; mobilizar e alongar passivamente para melhorar a mobilidade articular e prevenir/minimizar a restrição capsular; propor exercícios de resistência submáxima para aumentar a força muscular e a resistência do manguito rotador e dos estabilizadores escapulares; ensinar a fazer exercícios em casa.

- **Precauções durante a fisioterapia:** monitorar os sinais e sintomas neurais; cuidar das precauções ou contraindicações do exercício de acordo com condições preexistentes do paciente.
- **Complicações que interferem na fisioterapia:** tamanho da ruptura; qualidade do tecido; problemas de saúde e estilo de vida que interferem na cicatrização ótima do tecido (p. ex., fumar); complicações de saúde que limitam a habilidade do paciente de assumir as posições de amplitude do movimento ou de comparecer às sessões de fisioterapia.

Visão geral da patologia

A etiologia das condições patológicas do manguito rotador pode ser descrita ao longo de um *continuum*, variando da tendinose microtraumática por esforço repetitivo até rupturas totais degenerativas ou macrotraumáticas. Um segundo *continuum* consiste na instabilidade articular glenoumeral e impacto primário ou doença por compressão.[1] O desafio clínico do tratamento de um paciente com lesão no manguito rotador começa com uma avaliação específica e compreensão clara da estabilidade subjacente e da integridade não apenas dos componentes da articulação glenoumeral, mas, também, de toda a cadeia cinética do membro superior.

Rupturas totais do manguito rotador podem ser causadas por degeneração ao longo do tempo, assim como por carga repetitiva do tendão (p. ex., como ocorre com atletas que dependem da elevação do braço acima da cabeça). As forças encontradas durante um evento traumático são maiores do que aquelas que o tendão normal pode tolerar. Rupturas totais com avulsões ósseas da tuberosidade maior podem ocorrer a partir de episódios traumáticos isolados. De acordo com Cofield[2], tendões normais não se lesionam facilmente, pois é preciso que 30%, ou mais, do tendão esteja danificado para que se produza uma redução de força substancial. Embora, no exame subjetivo, o paciente, com frequência, relate um único evento traumático como causa da falha do tendão, muitas vezes, as microtraum de repetição e degeneração ao longo do tempo podem ter enfraquecido substancialmente o tendão. *No final*, o tendão falhou sob a carga pesada descrita pelo paciente. Rupturas totais do manguito rotador exigem tratamento cirúrgico e reabilitação agressiva para que se alcance um resultado funcional positivo.[3,4]

É importante considerar vários fatores etiológicos em casos de ruptura do manguito rotador. A vascularidade do manguito rotador, especificamente do supraespinal, tem sido muito estudada desde 1934, com Codman.[5] Em sua clássica monografia sobre rupturas do tendão supraespinal, Codman descreveu uma zona crítica de hipovascularidade, que aparecia anêmica e infartada, localizada a 0,5 polegadas da inserção da tuberosidade maior. Descobriu-se que o tendão da cabeça longa do bíceps tinha uma região de hipovascularidade similar em sua superfície profunda, a 2 cm da inserção.[6] Rathbun e MacNab[7] relataram os efeitos da posição sobre a microvascularidade do manguito rotador. Com a articulação glenoumeral na posição de adução, foi encontrada uma área de hipovascularidade constante perto da inserção do tendão supraespinal. Esse padrão consistente não foi observado com o braço na posição de abdução. Os pesquisadores chamaram essa observação de "fenômeno *wringing out*"* e, também, perceberam uma resposta

---

* N. de RT.: Usa-se o nome em inglês deste fenômeno que significa em português: espremer.

similar no tendão da cabeça longa do bíceps. Essa relação posicional tem ramificações clínicas tanto para o posicionamento no exercício quanto para a imobilização. Brooks et al.[8] não encontraram diferenças vasculares significativas entre as inserções tendinosas dos tendões supraespinal e infraespinal; ambos apresentavam-se hipovascularizados quando estudados em análises histológicas quantitativas. Por outro lado, pesquisas publicadas por Swiontowski et al.[9] não comprovam essa região de hipovascularidade ou zona crítica. O fluxo sanguíneo (como medido pela fluxometria de Doppler) foi maior na zona crítica, comparado com outras partes do tendão em pacientes com tendinite no manguito rotador resultante de impacto subacromial.

Vários tipos primários de rupturas do manguito rotador são descritos na literatura. As rupturas totais consistem em rompimentos de toda a espessura (de cima abaixo) do tendão ou tendões do manguito rotador. Com frequência, são iniciadas na zona crítica do tendão supraespinal e podem se estender, incluindo os tendões do infraespinal, do redondo menor e do subescapular.[10] É comum que as rupturas no tendão do subescapular sejam associadas à subluxação do tendão da cabeça longa do bíceps a partir do sulco intertubercular ou à ruptura parcial ou completa do tendão do bíceps. Do ponto de vista histológico, as rupturas totais do manguito rotador apresentam vários resultados, que variam desde margens quase inteiramente acelulares e avasculares até neovascularizações com infiltrado celular.[10]

Os efeitos de uma ruptura total do manguito rotador sobre a estabilidade articular glenoumeral foram estudados por Loehr et al.[11] Mudanças na estabilidade da articulação glenoumeral foram avaliadas por divisão seletiva dos tendões supraespinais ou infraespinais. Os achados indicaram que a lesão em um único tendão, seja do supra ou do infraespinal, não influencia os padrões de movimento da articulação glenoumeral, enquanto a lesão em dois tendões induziu notáveis mudanças compatíveis com a instabilidade da articulação glenoumeral.[11] Portanto, pacientes com rupturas da espessura total do manguito rotador podem ter estresse adicional e dependem do funcionamento da estabilização dinâmica dos tendões remanescentes em função do aumento da translação da cabeça umeral e da instabilidade resultante.

Pesquisas adicionais a respeito de rupturas totais do manguito rotador têm ramificações clínicas notáveis. Miller e Savoie examinaram 100 pacientes consecutivos com rupturas da espessura total do manguito rotador para determinar a incidência de lesões intra-articulares associadas.[12] Tinham uma ou mais anormalidades intra-articulares coexistentes 74 dos 100 pacientes. Rupturas labrais anteriores ocorreram em 62 pacientes, e rupturas do tendão do bíceps foram observadas em 16 deles. Os resultados desse estudo indicaram claramente a importância de um exame clínico abrangente de pacientes com lesão no manguito rotador.

Manejo da fisioterapia do paciente

Os pacientes que procuram a fisioterapia após uma cirurgia artroscópica reparadora do manguito rotador podem se beneficiar de intervenções com modalidades de estimulação elétrica e ultrassom, além de uso de calor e gelo. A terapia manual adicional indicada neste estudo de caso, como complemento de um exercício terapêutico submáximo, é extremamente benéfica para que esses pacientes recuperem a amplitude de movimento, a força muscular e, no final, o funcionamento do ombro após a cirurgia reparadora. Informações referentes a estresses sobre os tecidos após uma cirurgia reparadora do manguito rotador ajudam o fisioterapeuta a otimizar a amplitude de movimento inicial do ombro sem prejudicar a cicatrização do tecido.

Exame, avaliação e diagnóstico

Os momentos-chave do exame do ombro após a cirurgia consistem na avaliação neurológica e na medição da amplitude de movimento passiva (ADMP) do membro envolvido e na medição da amplitude de movimento ativa (ADMA) do membro não envolvido. O fisioterapeuta deve observar o aspecto posterior do paciente para investigar uma possível atrofia dos músculos escapulares e do manguito rotador, condição que pode ser notada mais facilmente quando o paciente apoia as mãos nos quadris.[13] Ao inspecionar a posição da escápula em repouso, deve avaliar a proeminência das bordas inferior ou medial da escápula, que indica a necessidade de intervenções de estabilização escapular.[14,15]

O exame da estabilidade da articulação glenoumeral é muito importante. Testes como o Carga e deslocamento[16] (veja o Caso 2, Tab. 2.1) e o Sinal do Sulco para Instabilidade Multidirecional[17] (veja o Caso 2, Tab. 2.1) devem ser realizados bilateralmente e comparados. A identificação de hipermobilidade excessiva ou rigidez capsular excessiva na etapa inicial tem desdobramentos críticos para a formulação do plano de tratamento. Nesses casos, o paciente apresenta atrofia significativa do músculo infraespinal evidente pela atrofia da fossa infraespinal, assim como pela proeminência do ângulo inferior da escápula direita em repouso e na posição com as mãos apoiadas nos quadris. Não há indício de instabilidade no grau I da translação anteroposterior notada durante o teste de carga e deslocamento. O teste do sulco de instabilidade multidirecional é negativo bilateralmente.

Plano de atendimento e intervenções

A reabilitação pós-cirúrgica inicial foca a amplitude de movimento do ombro para prevenir aderências capsulares ao mesmo tempo que protege tecidos que sofreram a cirurgia reparadora. Alguns protocolos de reabilitação pós-cirúrgica especificam as limitações da amplitude de movimento que devem ser respeitadas nas primeiras seis semanas de reabilitação. Vários estudos científicos básicos têm fornecido fundamentos para a aplicação segura da amplitude de movimento da articulação glenoumeral e de movimentos que permitem o avanço articular e o alongamento capsular, mas fornecem tensões inerentes seguras e benéficas no tendão que sofreu reparação cirúrgica.

Em cadáveres humanos, Hatakeyama et al.[18] fizeram uma cirurgia reparadora de rupturas supraespinais de 1 x 2 cm e estudaram os efeitos da rotação umeral sobre a tensão no supraespinal com 30º de elevação do braço nos planos coronal, escapular e sagital. Em comparação com a tensão na posição de rotação neutra e a 30 e 60º de rotação externa, houve *diminuição* da tensão na unidade músculo tendão supraespinal. Em contraste, 30 e 60º de rotação interna aumentaram a tensão no tendão supraespinal. Esse estudo fornece dados importantes sobre a segurança do uso inicial da amplitude de movimento passiva em rotação externa após uma cirurgia de reparação do manguito rotador.

A maioria dos pacientes é colocada em posições de rotação interna durante o período de imobilização pós-cirúrgica. Tal experimento sugere que a posição de imobilização pós-cirúrgica aplica maior tensão sobre o tendão supraespinal submetido a uma reparação cirúrgica. Baseados no estudo de Hatakeyama et al.[18], fisioterapeutas podem concluir que a movimentação do ombro para cima, até 60º de rotação externa com 30º de elevação nos planos escapular ou coronal, gera *menos* tensão do tecido do que a posição de imobilização típica (30 a 60º de rotação interna). Afirma-se que a tensão controlada em caso de cirurgia reparadora melhora a força do tendão e a cicatrização, sem prejudicar o tratamento nem a congruidade tendão-osso.

Outro aspecto de relevância clínica que pode ser derivado do estudo de Hatakeyama et al.[18] é a comparação da carga de tensão intrínseca no tendão supraespinal reparado nos planos coronal, escapular e sagital durante a rotação do úmero. Houve presença de uma carga significativamente mais elevada sobre o tendão supraespinal durante a rotação do úmero no plano sagital em comparação com os outros dois planos, o coronal e o escapular. Portanto, com base nessa experiência, deve-se usar a amplitude de movimento passiva nas direções da rotação externa e interna do úmero, usando a posição no *plano escapular* para minimizar a carga de tensão sobre o tendão reparado.[18] A Figura 5.1 mostra uma técnica usada na execução da amplitude de movimento da rotação umeral com a articulação glenoumeral no plano escapular. O uso de uma plataforma ou da perna do fisioterapeuta possibilita um ponto de apoio no plano escapular, deixando as mãos do profissional livres para fornecer suporte à mobilização da cabeça do úmero.

Outro estudo com cadáveres fornece orientação para a aplicação da amplitude de movimento na fase inicial pós-operação. Muraki et al.[19] estudaram os efeitos do movimento passivo do membro superior sobre a carga de tensão do tendão supraespinal em cadáveres humanos. Os pesquisadores não registraram nenhum aumento significativo na ocorrência de estiramentos nos tendões supra ou infraespinal com 60º de flexão do ombro durante o movimento de adução horizontal. Entretanto, a rotação interna, realizada a 30 e 60º de flexão, aumentou a tensão na porção mais inferior do tendão infraespinal em comparação com as posições de repouso ou neutra. Esse estudo fornece orientações adicionais para fisioterapeutas na hora de escolher posições de amplitude de movimento

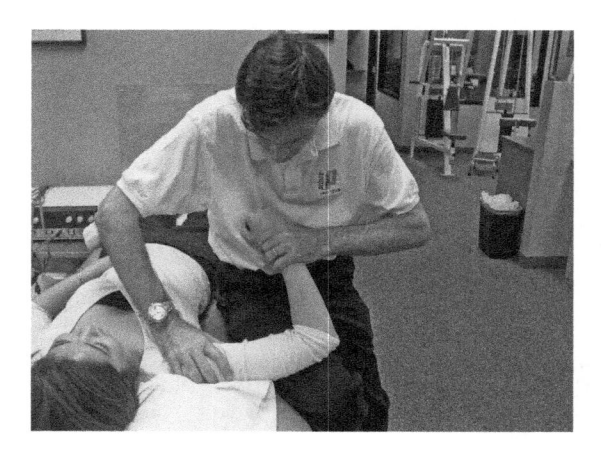

Figura 5.1 Amplitude de movimento da rotação umeral do lado direito com a articulação glenoumeral no plano escapular.

seguras logo após a cirurgia: podem ser usadas as amplitudes de rotação interna e de adução horizontal do braço ao mesmo tempo que se aplica um estiramento mínimo ao tendão supraespinal reparado. Esse estudo também ilustrou a importância de se conhecer o grau de envolvimento e de reparação do tendão, pois reparações do manguito rotador posteriores (aquelas que envolvem o infraespinal e o redondo menor) podem estar sujeitas a maiores cargas de tensão quando se aplica uma rotação interna precoce durante a reabilitação pós-operatória. Portanto, a troca de informações entre o cirurgião e o fisioterapeuta responsável pelo tratamento é de vital importância para garantir a escolha de uma amplitude de movimento ideal após a cirurgia reparadora.

Uma área de preocupação inicial no processo de reabilitação subsequente ao reparo do manguito rotador é o momento de mudança da amplitude de movimento passiva para a amplitude de movimento ativa assistida e para a amplitude de movimento ativa. Certa discordância quanto ao grau de ativação muscular durante atividades de reabilitação comumente usadas podem ser esclarecidas pela revisão de literatura apropriada. Pesquisas feitas por McCann et al.[20] forneceram um traçado claro do grau de ativação muscular do supraespinal durante a amplitude de movimento assistida da flexão na posição supino e na elevação sentada com o uso de uma roldana. Embora seja possível argumentar que essas duas atividades produzem níveis baixos de ativação muscular inerente no supraespinal, a atividade uma roldana quando o paciente está sentado ereto produz significativamente mais atividade muscular do que atividades similares na posição supino. O experimento demonstrou, de forma clara, o efeito do posicionamento do paciente sobre a ativação muscular e forneceu uma **base terapêutica racional para o uso do exercício de elevação com gravidade neutra na posição supino na fase inicial** pós-cirurgia reparadora do manguito rotador, a fim de proteger o tendão em tratamento.

Ellsworth et al.[21] quantificaram os níveis de ativação muscular durante o **exercício do pêndulo de Codman**. O estudo revelou níveis mínimos de ativação muscular na musculatura do manguito rotador durante esse exercício. Entretanto, não pode ser considerado passivo, pois a musculatura ainda é ativada, especialmente em indivíduos com patologia no ombro. Enquanto muitos terapeutas (incluindo os autores deste estudo de caso) não recomendam o uso de peso nas mãos durante os exercícios de pêndulo por causa de uma potencial translação glenoumeral anterior indesejada, Ellsworth et al.[21] descobriram que a atividade muscular da musculatura do manguito rotador não se alterou, com e sem o uso do peso, durante a execução dos exercícios de pêndulo. Ainda assim, esses exercícios (com ou sem peso) ativam a musculatura do manguito rotador, fato que coloca em questão a sua prescrição na fase inicial pós-cirurgia nos casos em que só podem ser indicados movimentos passivos.

Esses estudos fornecem orientação objetiva para a aplicação precoce de atividades de amplitude de movimento ativa assistida que possam ser facilmente usadas com segurança na fase inicial da reabilitação pós-cirúrgica em caso de reparo do manguito rotador. À medida que novas pesquisas estiverem disponíveis, os fisioterapeutas poderão tomar decisões baseadas em evidências científicas no que diz respeito à conveniência de exercícios de reabilitação específicos de acordo com a respectiva ativação muscular inerente. Nas primeiras duas a quatro semanas após a cirurgia reparadora do manguito rotador, a reabilitação consiste no uso de exercícios verdadeiramente passivos, além de minimamente ativos ou ativos assistidos direcionados para o manguito rotador, como a flexão ativa assistida, usando-se exercícios de roldana acima da cabeça e exercícios de pêndulo.

Para recrutar a atividade muscular escapular e do manguito rotador, o paciente pode usar a posição do "ponto de equilíbrio" (90º de flexão do ombro) na posição supino; sugere-se, ao paciente, que faça pequenos movimentos ativos de flexão/extensão a partir da posição inicial de 90º. Esses exercícios devem ser combinados com uma estabilização escapular inicial via técnicas manuais de resistência, enfatizando contatos diretos da mão sobre a escápula para transferir a aplicação da força ao manguito rotador e otimizar a ativação muscular do trapézio, romboide e serrátil anterior (Fig. 5.2). Kibler et al.[22] quantificaram a atividade muscular (via eletromiografia) durante exercícios de cadeia fechada de nível baixo, como o deslocamento de peso sobre uma base instável – o paciente fica de pé e deixa o membro superior apoiado na base instável colocada sobre a mesa. Os pesquisadores demonstraram que essa atividade produziu níveis baixos de ativação da musculatura escapular e do manguito rotador (< 10%).

Novas pesquisas têm explorado os efeitos da simulação da amplitude de movimento ativa do ombro sobre a integridade do reparo supraespinal em cadáveres realizado por meio de túneis transósseos ou de âncoras de sutura.[23] Os resultados não mostraram diferenças entre os construtos do reparo após uma carga repetitiva, indicando a potencialidade de um modelo de fixação de âncora de sutura de base artroscópica para suportar uma carga ativa de modo similar ao de um reparo transósseo usado durante as cirurgias reparadoras por mini-incisão e aberta do manguito rotador. Pesquisas futuras ajudarão a identificar os efeitos de cargas submáximas simuladas sobre construtos de reparo do manguito rotador, possibilitando a ótima aplicação de sequências de exercícios de resistência destinados a pacientes submetidos à cirurgia reparadora do manguito rotador.

Na fase inicial da reabilitação (uma a quatro semanas após a cirurgia reparadora), é preciso tomar cuidado com o fortalecimento, pois, a prioridade, nesse momento, é otimizar a amplitude de movimento do ombro, proteger o reparo e iniciar a estabilização escapular. O uso de exercícios de amplitude de movimento ativa, como a rotação externa com o paciente deitado de lado e contra a gravidade, com pouca ou nenhuma aplicação de peso, pode ser prescrito para se iniciar a ativação da musculatura posterior do manguito rotador (Fig. 5.3). Tem sido demonstrado que esse exercício produz níveis de ativação muscular do infraespinal e do redondo menor em estudos de pesquisa eletro-

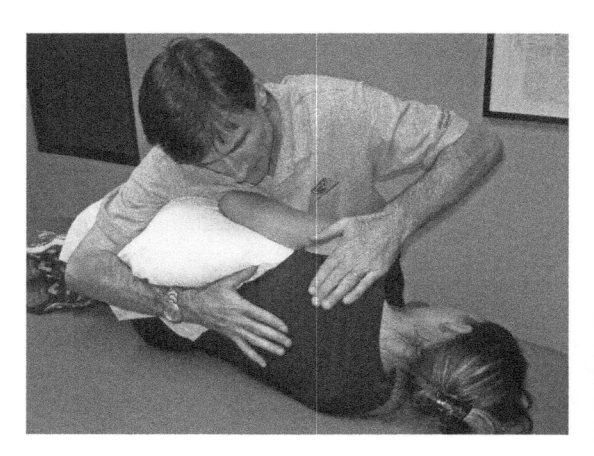

Figura 5.2 O fisioterapeuta aplica uma resistência manual sobre a escápula do paciente para facilitar a ativação muscular do trapézio, romboide e serrátil anterior.

miográfica experimental.[24,25] À medida que o paciente progride no tratamento, transfere-se a ênfase para o fortalecimento de todo o complexo do manguito rotador. Nessa fase inicial, os exercícios também são aplicados com resistência elástica, a fim de fornecer uma contração isométrica dos rotadores interno e externo do úmero (manguito rotador) por meio do uso de um exercício chamado de "isométrico dinâmico" (Fig. 5.4). Coloca-se um pequeno rolo de toalha sob a axila do paciente durante o exercício, a fim de deixar a ombro no plano escapular.[7] O uso de uma resistência elástica permite, ao fisioterapeuta, garantir que o paciente não se exercite com cargas que excedam sua tolerância real, pois os parâmetros de tensão da progressão da borracha colorida Thera-Band (Hygenic Corp, Akron OH) são padronizados. Prefere-se a resistência elástica do que outros métodos de exercícios isométricos que usam a parede ou um travesseiro; nesses últimos casos, o

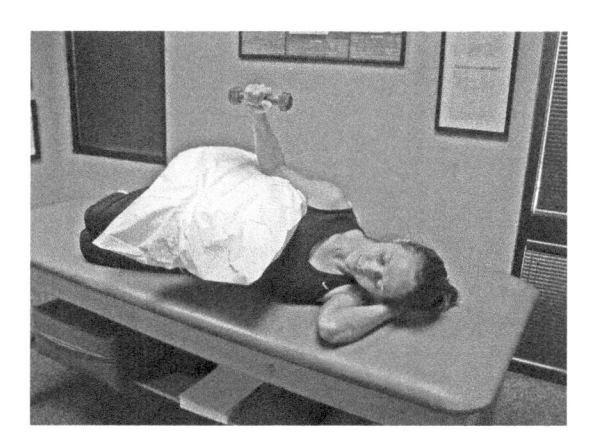

Figura 5.3 Rotação externa de lado contra a gravidade e com um haltere pequeno para começar a ativar a musculatura posterior do manguito rotador.

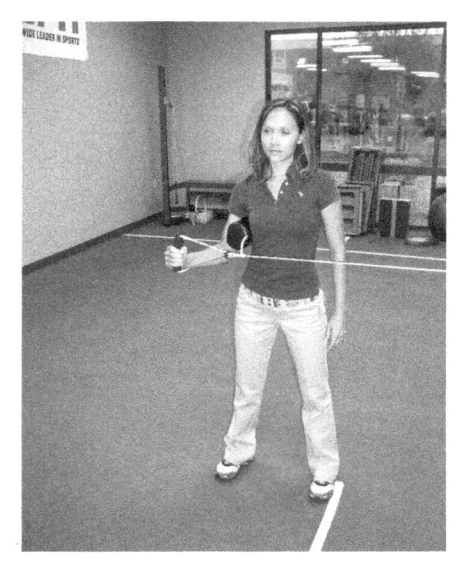

Figura 5.4 Exercício de resistência para o complexo do manguito rotador do úmero direito. Colocar pequeno rolo de toalha sob a axila ajuda a manter o ombro no plano escapular. Para fazer o exercício, o paciente dá um passo à frente do ponto marcado, mantendo o membro superior na mesma posição.

fisioterapeuta tem menor possibilidade de controle ou monitoramento da intensidade do exercício do paciente.

Os principais componentes da reabilitação no primeiro mês após a cirurgia do manguito rotador incluem o uso da amplitude de movimento inicial do ombro, a mobilização articular glenoumeral, o movimento ativo submáximo da escápula e do manguito rotador e a resistência leve. Pesquisas científicas básicas podem ser aplicadas durante a fase inicial para garantir a escolha de parâmetros de carga apropriados ao tecido que sofreu cirurgia e produzir uma amplitude de movimento e resultados de força adequados após a reabilitação. Pesquisas futuras vão ajudar a elucidar quais são as cargas e os períodos de imobilização ideais após uma cirurgia de reparação cirúrgica do manguito rotador.

Recomendações clínicas baseadas em evidencias

SORT: Força da Taxonomia da Recomendação (do inglês, *Strength of Recommendation Taxonomy*)

A: Dados consistentes e de boa qualidade orientados para o paciente
B: Dados inconsistentes ou de qualidade limitada orientados para o paciente
C: Dados consensuados, prática mais utilizada, opinião de especialistas ou série de casos orientados para a doença

1. Exercícios de elevação com gravidade neutra, na posição supino, são recomendados para proteger o tendão em tratamento nas primeiras quatro semanas após a cirurgia reparadora do manguito rotador. **Grau B**
2. Exercícios de pêndulo de Codman (com ou sem peso) na fase pós-cirúrgica inicial, quando são indicados apenas movimentos passivos, podem não ser apropriados, pois já ativam a musculatura do manguito rotador. **Grau B**
3. Nas primeiras quatro semanas após a cirurgia reparadora do manguito rotador, um programa de reabilitação que enfatize a amplitude de movimento inicial do ombro, a mobilização articular glenoumeral, o movimento ativo submáximo da escápula e do manguito rotador e a resistência leve produz bons resultados para o paciente em termos de amplitude de movimento, força muscular e funcionamento do ombro. **Grau C**

PERGUNTAS PARA REVISÃO

5.1 Nas primeiras quatro semanas após a cirurgia do manguito rotador, a aplicação da amplitude de movimento de rotação do úmero deve ser implementada em quais dos planos seguintes, a fim de minimizar a carga e a tensão sobre a área reparada?

    A. Plano sagital
    B. Plano escapular
    C. Plano coronal
    D. Plano transverso

5.2 Qual dos seguintes itens *não* é um componente da reabilitação inicial após a cirurgia de reparação do manguito rotador?

    A. Exercício de estabilização escapular
    B. Mobilização articular glenoumeral

C. Fortalecimento agressivo do supraespinal
D. Ativação submaximal do manguito rotador posterior

RESPOSTAS

5.1 **B**. Hatakeyama et al.[18] demonstraram, em pesquisas com cadáveres, que o exercício de rotação umeral realizado no plano escapular produz menor carga de extensão do que amplitudes de movimento similares realizadas no plano sagital.

5.2 **C**. Tem sido demonstrado que uma carga agressiva sobre o manguito rotador produz falhas nos dois construtos de reparo transósseo tradicionais, assim como em métodos de fixação de âncoras de sutura de fileira dupla. É preciso tomar cuidado ao implementar estratégias de carga para o manguito rotador pós-cirurgia reparadora no período pós-operatório inicial.[23]

REFERÊNCIAS

1. Jobe FW, Kvitne RS, Giangarra CE. Shoulder pain in the overhand or throwing athlete. The relationship of anterior instability and rotator cuff impingement. Orthop Rev. 1989;28:963-975.
2. Cofield RH. Current concepts review of rotator cuff disease of the shoulder. J Bone Joint Surg Am. 1985;67:974-979.
3. Andrews JR, Alexander EJ. Rotator cuff injury in throwing and racquet sports. Sports Med Arthroscop Rev. 1995;3:30-38.
4. Neer CS II. Impingement lesions. Clin Orthop Relat Res.1983;173:70-77.
5. Codman EA. The Shoulder. 2nd ed. Brooklyn, NY: Miller & Medical; 1934.
6. Chansky HA, Iannotti JP. The vascularity of the rotator cuff. Clin Sports Med. 1991;10:807-822.
7. Rathbun JB, Macnab I. The microvascular pattern of the rotator cuff. J Bone Joint Surg Br. 1970;52:540-553.
8. Brooks CH, Revell WJ, Heatley FW. A quantitative histological study of the vascularity of the rotator cuff tendon. J Bone Joint Surg Br. 1992;74:151-153.
9. Swiontowski MF, Iannotti JP, Boulas HJ, et al. Intraoperative assessment of rotator cuff vascularity using laser Doppler flowmetry. In: Post M, Morrey BF, Hawkins RJ, eds. Surgery of the Shoulder. St. Louis, MO: Mosby Year Book; 1990:208-212.
10. Iannotti JP. Lesions of the rotator cuff: pathology and pathogenesis. In: Matsen FA, Fu FH, Hawkins RJ, eds. *The Shoulder*: A Balance of Mobility and Stability. Rosemont, IL: American Academy of Orthopaedic Surgeons; 1993.
11. Loehr JF, Helmig P, Sojbjerg JO, Jung A. Shoulder instability caused by rotator cuff lesions. An in vitro study. Clin Orthop Relat Res. 1994;304:84-90.
12. Miller C, Savoie FH. Glenohumeral abnormalities associated with full-thickness tears of the rotator cuff. Orthop Rev.1994;23:159-162.
13. Ellenbecker TS. Clinical Examination of the Shoulder. St. Louis, MO: W.B. Saunders; 2004.
14. Kibler WB. Role of the scapula in the overhead throwing motion. Contemp Orthop. 1991;22: 525-532.
15. Kibler WB, Uhl TL, Maddux JW, Brooks PV, Zeller B, McMullen J. Qualitative clinical evaluation of scapular dysfunction: a reliability study. J Shoulder Elbow Surg. 2002;11:550-556.
16. Gerber C, Ganz R. Clinical assessment of instability of the shoulder. With special reference to anterior and posterior drawer tests. J Bone Joint Surgery. 1984;66:551-556.
17. McFarland EG, Torpey BM, Curl LA. Evaluation of shoulder laxity. Sports Med. 1996;22:264-272.

18. Hatakeyama Y, Itoi E, Urayama M, Pradham RL, Sato K. Effect of superior capsule and coracohumeral ligament release on strain in the repaired rotator cuff tendon. A cadaveric study. Am J Sports Med. 2001;29:633-640.
19. Muraki T, Aoki M, Uchiyama E, Murakami G, Miyamoto S. The effect of arm position on stretching of the supraspinatus, infraspinatus, and posterior portion of deltoid muscles: a cadaveric study. Clin Biomech. 2006;21:474-480.
20. McCann PD, Wooten ME, Kadaba MP, Bigliani LU. A kinematic and electromyographic study of shoulder rehabilitation exercises. Clin Orthop Rel Res. 1993;288:178-188.
21. Ellsworth AA, Mullaney M, Tyler TF, McHugh M, Nicholas S. Electromyography of selected shoulder musculature during un-weighted and weighted pendulum exercises. N Am J Sports Phys Ther. 2006;1:73-79.
22. Kibler WB, Livingston B, Bruce R. Current concepts in shoulder rehabilitation. In: Stauffer RN, Erlich MG. Advances in Operative Orthopaedics. Vol 3. St Louis, MO: Mosby; 1995:249-297.
23. Tashjian RZ, Levanthal E, Spenciner DB, Green A, Fleming BC. Initial fixation strength of massive rotator cuff tears: in vitro comparison of single-row suture anchor and transosseous tunnel constructs. Arthroscopy. 2007;23:710-716.
24. Townsend H, Jobe FW, Pink M, Perry W. Electromyographic analysis of the glenohumeral muscles during a baseball rehabilitation program. Am J Sports Med. 1991;19:264-272.
25. Reinold MM, Macrina LC, Wilk KE, et al. Electromyographic analysis of the supraspinatus and deltoid muscles during 3 common rehabilitation exercises. J Athl Train. 2007;42:464-469.

Capsulite adesiva – diagnóstico

Jason Brumitt

CASO 6

Por iniciativa própria, após dois meses de dores no ombro direito (dominante), uma mulher com 36 anos procurou uma clínica de fisioterapia para tratamento. Relatou que, no início, sentia dores ao fechar o sutiã e disse não ter sofrido nenhum trauma. Essa era a primeira vez que precisava de atendimento devido a uma lesão no ombro. A intensidade da dor vinha aumentando desde o início e, regularmente, afetava o sono quando se deitava do lado direito. Além da dor, a paciente relatou ter dificuldades para limpar a casa, estender os braços acima da cabeça e levar a mão às costas. Seus sinais e sintomas, no momento que procurou a clínica, eram consistentes com capsulite adesiva primária no ombro direito.

- Baseando-se nesse possível diagnóstico da paciente, o que se poderia antecipar como fatores que contribuíram para a condição?
- Quais sintomas estão associados a esse diagnóstico?
- Quais testes são mais apropriados no exame?

DEFINIÇÕES-CHAVE

DOBRA AXILAR: região da axila onde a porção do músculo peitoral maior forma a borda anterior, e as porções do latíssimo do dorso e do redondo maior formam a borda posterior.

IDIOPÁTICO: de causa desconhecida.

CAPSULITE ADESIVA PRIMÁRIA: condição musculoesquelética do ombro, de etiologia desconhecida, marcada por significativa restrição na amplitude de movimento ativa e passiva do ombro.[1,2]

INTERVALO ROTADOR: região triangular do ombro anterior que contém o processo coracoide, os tendões supraespinal e subescapular, a cabeça longa do tendão do bíceps e os ligamentos coraumeral e glenoumeral superiores.

Objetivos

1. Descrever as diferenças entre a capsulite adesiva primária (idiopática) e a secundária.
2. Descrever a fisiopatologia associada à capsulite adesiva primária.
3. Descrever os sintomas relacionados à capsulite adesiva.
4. Descrever o exame clínico apropriado para ajudar a confirmar o diagnóstico de capsulite.

Considerações sobre a fisioterapia

Considerações sobre a FT no tratamento de indivíduos com suspeita de capsulite adesiva primária:

- **Cuidados/objetivos do plano geral de fisioterapia:** reduzir a dor, aumentar a flexibilidade muscular; aumentar ou prevenir perdas da amplitude de movimento do ombro, aumentar a força no quadrante superior, prevenir ou minimizar perdas da capacidade de condicionamento aeróbio.
- **Testes e medições de fisioterapia:** observação do quadrante superior, teste da amplitude de movimento ativa e passiva, teste da movimentação articular acessória passiva, teste de dor coracoide, palpação.
- **Diagnósticos diferenciais:** distensão do manguito rotador, tendinose do manguito rotador, impacto subacromial, osteoartrite, tumor, fratura.

Visão geral da patologia

A capsulite adesiva (também conhecida como ombro congelado) afeta até 5% da população geral e mais de 30% das pessoas com diabetes.[2,3] Acomete, principalmente, mulheres com idade entre 40 e 60 anos.[4] É considerada uma condição autolimitante, de maneira que, em alguns pacientes, os sintomas desaparecem gradualmente sem tratamento.

Há dois tipos de capsulite adesiva: primária (idiopática) e secundária. Os pacientes que sentem dor e rigidez sem histórico de trauma ou cirurgia são diagnosticados com a capsulite adesiva primária. Aqueles com rigidez no ombro devido a um histórico de trauma ou cirurgia na região do ombro são diagnosticados com capsulite adesiva secundária. Atualmente, acredita-se que os dois tipos são singulares e compartilham apenas similaridades em termos de dor e perda da amplitude de movimento do ombro.[2]

Três estágios são associados à capsulite adesiva primária. Cada um deles varia em duração e pode sobrepor-se aos outros (Tab. 6.1). Às vezes, o paciente descreve aumento da dor à noite, em especial, quando tenta dormir sobre o ombro envolvido. O segundo estágio é associado à redução da dor no ombro, com exceção do aumento na intensidade da dor nas amplitudes finais do movimento disponível. No estágio final, o paciente pode sentir uma recuperação espontânea do movimento sem dor.

Os conhecimentos a respeito da fisiopatologia associada à capsulite adesiva primária evoluíram a partir da descrição inicial feita por Neviaser em 1945.[7] Com base nos achados cirúrgicos, pensava-se que a perda do movimento do ombro relacionada a capsulite adesiva era resultado da aderência da dobra axilar em si mesma e ao úmero no colo anatômico.[2,7] Entretanto, acredita-se, na atualidade, que ela é resultado da produção anormal de **citocinas**.[8,9] Tem sido mostrado que a atividade excessiva das citocinas aumenta a atividade dos fibroblastos, podendo causar espessamento e contratura da cápsula anterior do ombro.[10] A perda de movimento relacionada à capsulite adesiva é resultado da contratura das seguintes estruturas do ombro: ligamento coracoumeral, intervalo rotador e cápsulas anterior e inferior.[2] A capsulite adesiva em indivíduos com diabetes melito resulta uma patogênese bioquímica específica; no entanto, ainda são necessários outros estudos.[2]

Exame, avaliação e diagnóstico

O diagnóstico baseia-se no histórico do paciente e no teste de movimentação do ombro. A observação do paciente pode revelar atrofia do músculo deltoide por desuso. Às vezes, o paciente mantém o braço em uma posição de conforto, junto à lateral do corpo.[6]

Pacientes com capsulite adesiva apresentam perda significativa das amplitudes de movimento ativa e passiva. O **padrão de perda de movimento** glenoumeral historicamente associado à capsulite adesiva é a presença de maior perda na rotação externa (porcentagem comparada com o ombro contralateral não envolvido), seguida de perda da abdução e, finalmente, de perda da rotação interna.[11,12] Entretanto, registros recentes sugerem que *não* há uma ordem consistente na perda de movimento; a perda do movimento de rotação externa é a restrição primária observada em todos os pacientes com

Tabela 6.1 OS TRÊS ESTÁGIOS DA CAPSULITE ADESIVA PRIMÁRIA		
Estágio	Duração	Aspectos clínicos
1. Pré-adesivo	2,5-9 mês[5,6]	Dor constante; piora à noite. Perda gradual do movimento.
2. Congelamento	4-12 mês[5,6]	Rigidez articular (perda do movimento). A dor pode diminuir, mas se intensifica nas amplitudes finais do movimento.
3. Descongelamento	5-16 mês[5] 12-42 mês[6]	Recuperação do movimento e da função.

capsulite adesiva.[12,14] Na avaliação da amplitude de movimento glenoumeral (GU) passiva, o paciente fica deitado na posição supino. O fisioterapeuta segura o membro superior envolvido para avaliar a rotação externa passiva da articulação GU (Fig. 6.1). A sensação final de movimento relacionada à capsulite adesiva é um ponto terminal firme (capsular) e reproduzível. Deve-se fazer o teste do movimento passivo e a goniometria para todos os movimentos cardinais.

Carbone et al.[15] propuseram um teste clínico para diagnosticar a capsulite adesiva. Para se realizar o **teste de dor coracoide** (TDC), aplica-se pressão digital ao processo coracoide (Fig. 6.2). No caso de resultado positivo, há dor maior no processo coracoide (≥ 3 pontos na escala analógica visual) do que a dor sentida quando se aplica pressão digital à articulação acromioclavicular ipsilateral e à região subacromial anterolateral. Na comparação com adultos assintomáticos, o TDC teve sensibilidade de 0,99 (95% de IC, intervalo de confiança = 0,99-1,00) e especificidade de 0,98 (95% de IC = 0,97-0,99). Em pacientes com outras condições comuns no ombro (p. ex., tendinite calcária, ruptura do manguito rotador, artrite acromioclavicular, artrite GU), o TDC apresentou sensibilidade de 96% e especificidade de 87 a 89%.[15]

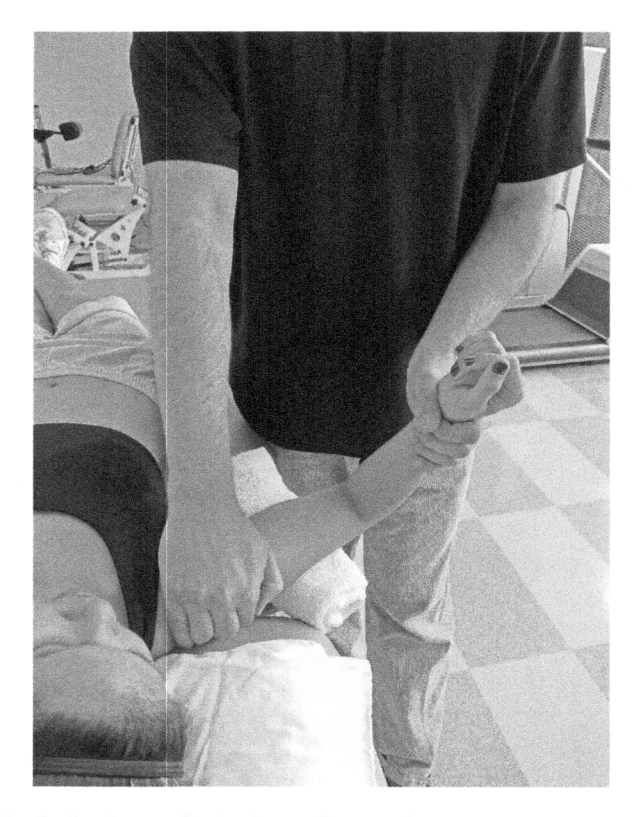

Figura 6.1 Avaliação da amplitude de movimento da rotação externa glenoumeral pelo fisioterapeuta.

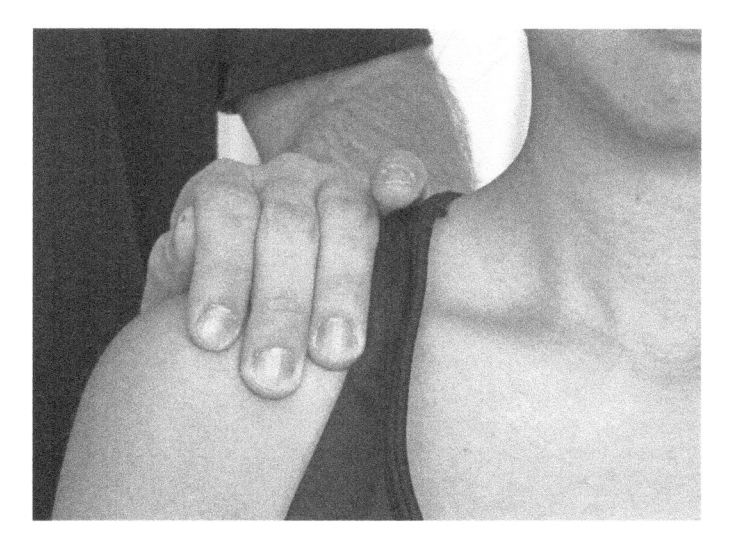

Figura 6.2 Teste de dor coracoide.

Plano de atendimento e intervenções

O plano de atendimento e as intervenções de fisioterapia são discutidas no Caso 7. O paciente deve ser encaminhado a um médico ortopedista durante o tratamento fisioterapêutico.

De forma simultânea, o tratamento não cirúrgico pode incluir uma injeção, ou injeções, de glicocorticoides na articulação e/ou administração oral de medicamentos anti-inflamatórios não esteroides e/ou glicocorticoides.[16,17]

Recomendações clínicas baseadas em evidências

SORT: Força da Taxonomia da Recomendação (do inglês, *Strength of Recommendation Taxonomy*)

A: Dados consistentes e de boa qualidade orientados para o paciente
B: Dados inconsistentes ou de qualidade limitada orientados para o paciente
C: Dados consensuados, prática mais utilizada, opinião de especialistas ou série de casos orientados para a doença

1. A atividade excessiva e anormal das citocinas aumenta a atividade fibroblástica, a qual é relacionada à fibrose e à contratura da cápsula anterior do ombro. **Grupo B**
2. Existe uma ordem consistente de perda da amplitude de movimento articular glenoumeral associada à capsulite adesiva. **Grupo C**
3. O teste de dor coracoide identifica, com precisão, os pacientes com capsulite adesiva. **Grupo** B

PERGUNTAS PARA REVISÃO

6.1 Na capsulite adesiva, qual dos movimentos cardinais sofre maior perda (percentual relativo ao ombro contralateral) da parte passiva?
   A. Abdução do ombro
   B. Rotação externa do ombro
   C. Rotação interna do ombro
   D. Flexão do ombro

6.2 Qual das afirmações a seguir identifica corretamente as diferenças entre a capsulite adesiva primária e a secundária?
   A. A capsulite adesiva primária ocorre devido a um trauma, enquanto a secundária é resultado de uma cirurgia
   B. Em geral, a dor sentida pelos pacientes com diagnóstico de capsulite adesiva secundária é maior do que a intensidade da dor percebida por aqueles com capsulite adesiva primária
   C. A capsulite adesiva primária é idiopática, e a secundária é causada por cirurgia ou trauma
   D. A amplitude de movimento da rotação externa fica bastante reduzida apenas nos pacientes com capsulite adesiva secundária, e não naqueles com capsulite adesiva primária

RESPOSTAS

6.1 **B.** Na capsulite adesiva, a maior perda de movimento acontece na rotação externa do ombro devido à contratura das estruturas anterior e inferior do ombro (ligamento coracoumeral, intervalo rotador e cápsulas anterior e inferior). A liberação do intervalo rotador por cirurgia artroscópica pode ajudar a restaurar rapidamente a amplitude de movimento da rotação externa.

6.2 **C.** A capsulite adesiva primária é idiopática por natureza; não há registro de trauma relacionado ao surgimento dessa condição.

REFERÊNCIAS

1. Zuckerman J, Rokito S. Frozen shoulder: a consensus approach. *J Shoulder Elbow Surg.* 2011;20:322-325.
2. Hsu JE, Anakwenze OA, Warrender WJ, Abboud JA. Current review of adhesive capsulitis. *J Shoulder Elbow Surg.* 2011;20:502-514.
3. Balci N, Balci MK, Tuzuner S. Shoulder adhesive capsulitis and shoulder range of motion in type II diabetes mellitus: association with diabetic complications. *J Diabetes Complications.* 1999;13:135-140.
4. Hand C, Clipsham K, Rees JL, Carr AJ. Long-term outcome of frozen shoulder. *J Shoulder Elbow Surgery.* 2008;17:231-236.
5. Rizk TE, Pinals RS. Frozen shoulder. *Semin Arthritis Rheum.* 1982;11:440-452.
6. Dias R, Cutts S, Massoud S. Frozen shoulder. *BMJ.* 2005;331:1453-1456.

7. Neviaser JS. Adhesive capsulitis of the shoulder: a study of pathological findings in periarthritis of the shoulder. *J Bone Joint Surg Am.* 1945;27:211-222.
8. Rodeo SA, Hannafin JA, Tom J, Warren RF, Wickiewicz TL. Immunolocalization of cytokines and their receptors in adhesive capsulitis of the shoulder. *J Orthop Res.* 1997;15:427-436.
9. Bunker TD, Reilly J, Baird KS, Hamblen DL. Expression of growth factors, cytokines and matrix metalloproteinases in frozen shoulder. *J Bone Joint Surg Br.* 2000;82:768-773.
10. Gharaee-Kermani M, Phan SH. Role of cytokines and cytokine therapy in wound healing and fibrotic diseases. *Curr Pharm Des.* 2001;7:1083-1103.
11. Neviaser RJ, Neviaser TJ. The frozen shoulder. Diagnosis and management. *Clin Orthop Relat Res.* 1987;223:59-64.
12. Mitsch J, Casey J, McKinnis R, Kegerreis S, Stikeleather J. Investigation of a consistent pattern of motion restriction in patients with adhesive capsulitis. *J Man Manip Ther.* 2004;12:153-159.
13. Rundquist PJ, Anderson DD, Guanche CA, Ludewig PM. Shoulder kinematics in subjects with frozen shoulder. *Arch Phys Med Rehabil.* 2003;84:1473-1479.
14. Rundquist PJ, Ludewig PM. Patterns of motion loss in subjects with idiopathic loss of shoulder range of motion. *Clin Biomech.* 2004;19:810-18.
15. Carbone S, Gumina S, Vestri AR, Postacchini R. Coracoid pain test: a new clinical sign of shoulder adhesive capsulitis. *Int Orthop.* 2010;34:385-388.
16. Buchbinder R, Hoving JL, Green S, Hall S, Forbes A, Nash P. Short course prednisolone for adhesive capsulitis (frozen shoulder or stiff painful shoulder): a randomised, double blind, placebo controlled trial. *Ann Rheum Dis.* 2004;63:1460-1469.
17. Lorbach O, Anagnostakos K, Scherf C, Seil R, Kohn D, Pape D. Nonoperative management of adhesive capsulitis of the shoulder: oral cortisone application versus intra-articular cortisone injections. *J Shoulder Elbow Surg.* 2010;19:172-179.

Capsulite adesiva – tratamento

Jason Brumitt

CASO 7

O histórico, os sintomas e os resultados do exame da paciente são consistentes com o diagnóstico de capsulite adesiva primária (Caso 6). A amplitude de movimento (ADM) passiva do seu ombro direito está limitada a 100° de flexão, 40° de extensão, 85° de abdução, 10° de rotação externa (RE) e 50° de rotação interna (RI). A ADM passiva do ombro direito da paciente apresenta: flexão de 170°, extensão de 40°, abdução de 170°, RE de 90° e RI de 70°. A palpação do ombro direito revela sensibilidade no tubérculo maior (local de inserção do manguito rotador) no sulco intertubercular e no coracoide (resultado positivo no teste de dor coracoide).

- Qual o plano de tratamento de fisioterapia com base em cada estágio da patologia?
- Quais são as intervenções de fisioterapia apropriadas de acordo com o diagnóstico do paciente?

DEFINIÇÕES-CHAVE

ARTROGRAFIA: injeção de um meio de contraste (p. ex., Hexabrix e 2% de xilocaína na proporção de 1:1) na articulação (p. ex., a glenoumeral) durante a fluoroscopia; realiza-se a artrografia do ombro para avaliação da capacidade articular; os resultados podem ajudar no diagnóstico da capsulite adesiva.

VALOR CONSTANTE: resultado de medição válido e confiável para pacientes com patologia no ombro.

ESCALA DE GRADUAÇÃO DE MOBILIZAÇÃO DE KALTENBORN: escala de mobilização graduada de I a III; a técnica de grau I é a mobilização de tração realizada para reduzir a dor. A de grau II é uma mobilização por deslizamento ou tração destinada a aumentar o jogo articular e reduzir a dor. A de grau III é realizada para aumentar o jogo articular na amplitude final.[1]

ESCALA DE GRADUAÇÃO DE MOBILIZAÇÃO DE MAITLAND: escala de mobilização graduada de I a V. As mobilizações oscilatórias são realizadas do grau I ao IV. O *thrust* de amplitude baixa e velocidade alta é executado com grau V. O propósito das mobilizações de grau I e II consiste em reduzir a dor, enquanto as de grau III a V têm como objetivo aumentar a mobilidade articular.[2]

MOBILIZAÇÃO: movimento passivo hábil de uma articulação sinovial realizado pelo fisioterapeuta, a fim de reduzir a dor e/ou melhorar a amplitude articular do movimento.

MOBILIZAÇÕES COM MOVIMENTO DE MULLIGAN: técnica de mobilização articular que consiste em um movimento ativo realizado pelo paciente quando o fisioterapeuta fornece uma força de mobilização.

CAPSULITE ADESIVA PRIMÁRIA: condição musculoesquelética do ombro, de etiologia desconhecida, marcada por significativa restrição nas amplitudes de movimento ativa e passiva.

Objetivos

1. Descrever as intervenções de fisioterapia apropriadas para pacientes com capsulite adesiva primária.
2. Comparar os resultados das abordagens de tratamento relatadas na literatura.
3. Descrever tratamentos que podem ser prescritos ou executados por médicos ortopedistas.

Considerações sobre a fisioterapia

Considerações sobre a FT no tratamento de indivíduos com diagnóstico de capsulite adesiva primária:

▶ **Cuidados/objetivos do plano geral de fisioterapia:** reduzir a dor; aumentar a flexibilidade articular, a amplitude de movimento, o movimento articular acessório e a força do quadrante superior; prevenir ou minimizar a perda da capacidade de condicionamento físico aeróbio.

▶ **Intervenções de fisioterapia**: instruções ao paciente relativas à anatomia funcional e à patomecânica funcional; modalidades terapeuticas e terapia manual para reduzir a dor; exercícios de flexibilidade muscular; exercícios de automobilização para aumentar a amplitude de movimento; exercícios com resistência para aumentar a resistência muscular dos estabilizadores escapulares e aumentar a força dos músculos do membro superior; programa de exercícios aeróbios.
▶ **Precauções durante a fisioterapia**: monitoramento dos sinais vitais, observação das contraindicações pós-cirúrgicas, caso a paciente tenha feito liberação cirúrgica ou manipulação sob anestesia; monitoramento da resposta da paciente à terapia manual e/ou de alongamento realizado pelo fisioterapeuta.

Plano de atendimento e intervenções

Os tratamentos não operatórios para capsulite adesiva primária incluem fisioterapia (exercícios, terapia manual, modalidades), medicamentos anti-inflamatórios não esteroides, glicocorticoides orais, injeções de hialuronato de sódio e de glicocorticoides.[3-15] Às vezes, os pacientes são submetidos a dois ou mais tratamentos não operatórios ao mesmo tempo. Quando o paciente não melhora com medidas conservadoras, o médico ortopedista pode considerar a possibilidade de liberação cirúrgica ou manipulação sob anestesia.[16,17]

Modalidades terapêuticas com frequência são usadas (p. ex., ultrassom, compressa de calor úmido, crioterapia, estimulação elétrica) no tratamento de pacientes com capsulite adesiva. Entretanto, o seu uso primário é um complemento ao exercício terapêutico e às técnicas de fisioterapia manual.[18] Agentes térmicos podem ser usados no início da sessão de tratamento para aumentar a extensibilidade do colágeno antes da terapia manual ou da realização do exercício terapêutico.[19,20] A crioterapia e as modalidades elétricas podem ajudar a reduzir a dor no final da sessão de tratamento.[7]

Técnicas de mobilização articular têm sido incluídas no plano de atendimento de pacientes com capsulite adesiva. Acredita-se que essas técnicas ajudariam a mobilizar a cápsula aderida. Tem sido demonstrado que certas **técnicas de terapia manual** melhoram a amplitude de movimento (ADM) de pacientes com capsulite adesiva (Tab. 7.1).

As técnicas de terapia manual estudadas, no caso de pacientes com capsulite adesiva, são as mobilizações glenoumerais de grau baixo e elevado (graus I a IV de Maitland), as mobilizações de final de amplitude sustentadas (grau III de Kaltenborn), as mobilizações com movimento (Mulligan), a técnica de *effleurage* e outras técnicas de mobilização do tecido mole.[19,21-24] Johnson et al.[19] randomizaram adultos com capsulite adesiva primária em dois grupos: um submetido a mobilizações de deslizamento anterior na articulação glenoumeral (GU) (n =10); outro submetido a mobilizações de deslizamento posterior na articulação GU (n=8). O protocolo consistiu em ultrassom térmico aplicado à cápsula do ombro, seguido de mobilizações do ombro e três minutos de ergometria da parte superior do corpo (UBE, do inglês, *upper body ergometry*). Foram realizadas mobilizações de alongamento (grau III de Kaltenborn) nas direções anterior (Fig. 7.1) ou posterior (Fig. 7.2), com o ombro posicionado em abdução e rotação externa no final da amplitude. Cada mobilização sustentada foi mantida por um minuto. Um total de 15 repetições de mobilização foi realizado durante cada uma das seis sessões de tratamento.

Tabela 7.1 RESUMO DOS ESTUDOS BASEADOS EM TERAPIA MANUAL PARA TRATAMENTO DA CAPSULITE ADESIVA PRIMÁRIA

Autor(es) (Ano)	Tipo de estudo	Participantes (duração dos sintomas)	Técnicas manuais (e tratamentos adicionais)	Resultados
Vermeulen et al. (2000)	Séries de casos	7 pacientes (3 mulheres; idade média 50,2 ± 6,0 anos) com capsulite adesiva diagnosticada por um cirurgião ortopedista. Duração dos sintomas: média de 8,4 meses; variação de 3 a 12 meses	Técnicas de mobilização glenoumeral na amplitude final: graus III a IV	Melhorias na ADM ativa e passiva
Wies (2005)	Séries de casos	8 pacientes (seis mulheres) com capsulite adesiva diagnosticada por um reumatologista. Duração dos sintomas ≥ 3 meses	Mobilização do tecido mole: *effleurage*, aproximação prolongada do tecido mole, fricção transversa, pressão sustentada, programa de exercícios em casa composto de alongamento e fortalecimento	Melhoria significativa na ADM ativa (flexão, abdução, RE e total de combinações)
Vermeulen et al. (2006)	Ensaio clínico randomizado	100 pacientes: técnicas de mobilização de grau elevado (III e IV); n = 49; idade média 51,6 ± 7,6 anos e grau baixo (I e II); n = 51; 51,7 ± 8,6 anos). Duração dos sintomas: grau elevado 8 meses (variação de 5 a 14,5 meses); grau baixo (I e II) 8 meses (variação de 6 a 14 meses)	Grau elevado (graus III e IV) e técnicas de mobilização de grau baixo; (graus I e II) para a articulação glenoumeral	Grau elevado: melhora significativa na amplitude de abdução passiva e na rotação externa ativa e passiva
Johnson et al. (2007)	Ensaio clínico randomizado	18 pacientes (14 mulheres) com capsulite adesiva diagnosticada por médicos ortopedistas. Duração dos sintomas (média e variação): grupo 1 – 8,4 meses (2 a 12 meses); grupo 2 – 10,9 meses (4 a 60 meses)	Grupo 1: mobilização glenoumeral anterior; grupo 2: mobilização glenoumeral posterior (os dois grupos incluíram ultrassom antes da mobilização e 3 minutos de UBE após a mobilização)	O grupo 2 (mobilização posterior) apresentou aumento significativo na RE do ombro
Yang et al. (2007)	Ensaio clínico randomizado para tratamento múltiplo	28 pacientes com capsulite adesiva primária; grupo 1 – idade média 53,3 ± 6,5 anos; grupo 2 – idade média 58 ± 10,1 ano. Duração dos sintomas: grupo 1 – 18 ± 8 meses; grupo 2 – 22 ± 10 meses	Mobilização na amplitude final, mobilização na amplitude média e mobilização com movimento (MWM, do inglês, *mobilization with movement*)	Os ganhos de ADM foram estatisticamente maiores com o uso das técnicas de mobilização na amplitude final e MWM

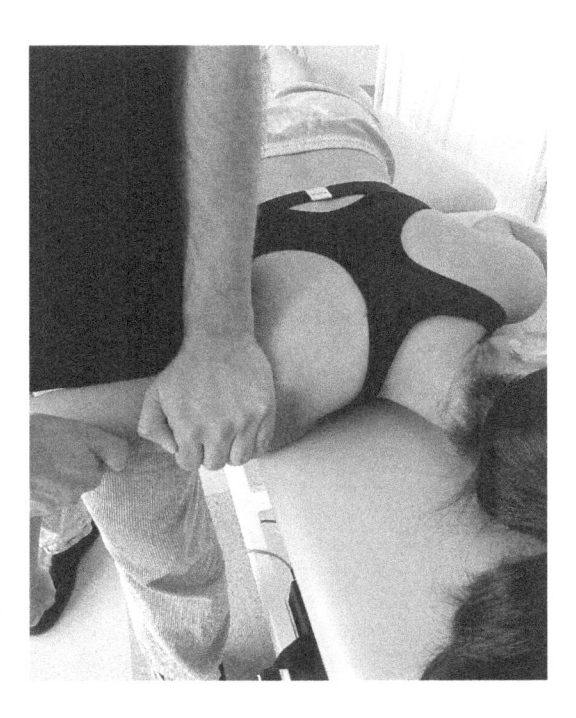

Figura 7.1 Mobilização glenoumeral anterior.

Embora fosse possível esperar que as mobilizações de deslizamento anterior fornecessem ganhos superiores de ADM, pois a força de mobilização sustentada na direção anterior teria maior efeito sobre a cápsula anterior fibrótica, os sujeitos do grupo de mobilização por deslizamento da parte *posterior* perceberam uma melhora média estatisticamente significativa na rotação externa do ombro (31º), enquanto os sujeitos do grupo da mobilização anterior por deslizamento não sentiram melhora média significativa na rotação externa do ombro (3º).

Também, tem sido relatado que o uso de técnicas de mobilização com oscilação melhora a ADM em pacientes com capsulite adesiva. Vermeulen et al.[21] realizaram mobilizações da articulação GU por 30 minutos, duas vezes por semana, durante 3 meses. Ocorreram melhorias na ADM ativa, na ADM passiva e na capacidade articular glenoumeral (medida por artrografia) no final do período de tratamento de três meses. Um estudo subsequente comparou os resultados entre os grupos, com base na intensidade da mobilização.[22] Um grupo foi tratado com técnicas de mobilização de grau elevado (graus III e IV de Maitland) e o outro com técnicas de mobilização de grau baixo (graus I e II de Maitland). Os pacientes foram tratados por 30 minutos, duas vezes por semana, por até 12 semanas. Os sujeitos do grupo grau elevado tiveram melhorias significativas na RE ativa e passiva do ombro e na abdução passiva. Embora o grupo grau elevado tenha apresentado maiores melhorias em comparação com o grau baixo nesses movimentos, os autores sugerem que, caso os pacientes queiram evitar a dor possivelmente associada ao grau elevado, ainda é possível alcançar melhorias com a abordagem de grau baixo.[22]

Com base nos estudos mencionados, parece que técnicas de terapia manual devem ser incluídas como parte do programa de tratamento fisioterápico para pacientes com capsulite adesiva primária. No entanto, há duas limitações importantes nesses estudos.[25] Em primeiro lugar, os sujeitos não eram homogêneos em termos de duração dos sintomas. Há três estágios da capsulite adesiva primária: pré-adesivo, congelamento e descongelamento. A duração de cada um desses estágios varia, e um pode se sobrepor a outro. Esses estudos não permitem conclusões sobre o efeito da terapia manual sobre os sujeitos em cada estágio. É possível que alguns sujeitos, nos estágios de pré-adesivo ou congelamento não tenham apresentado mudanças na ADM ativa ou passiva em função do tratamento, enquanto outros, na fase de descongelamento, tiveram aumentos na ADM em virtude do histórico natural da condição, e não devido às técnicas manuais aplicadas. A segunda limitação dessas investigações é a ausência de comparação com um grupo tratado com fisioterapia não manual ou um grupo controle. A falta de comparação com um grupo em fisioterapia não manual limita a possibilidade de determinação da eficácia desses tratamentos como parte de um programa de fisioterapia abrangente. A falta da comparação com um grupo controle limita a possibilidade de determinação da eficácia desses tratamentos em contraposição ao histórico natural da condição.

Exercícios de fisioterapia, **em especial exercícios de alongamento e automobilização**, são frequentemente prescritos para pacientes com capsulite adesiva.[5,10,13,14,16,20,26,27] Miller et al.[20] relataram que um programa de tratamento conservador de duas fases restaurou, com êxito, a ADM da maioria dos pacientes com capsulite adesiva. A fase I consistiu em repouso, uso de tipoia, calor úmido e prescrição de medicamentos anti-inflamatórios e/ou opiáceos. O propósito da fase I era reduzir a dor antes do início dos exercícios na fase II. Foram prescritos exercícios de ADM passiva e ativa assistidos (p. ex., escalada de parede, alongamento posterior da cápsula, pêndulo, roldana acima da cabeça e exercícios com bastão para flexão, extensão, rotação interna e rotação externa). Griggs

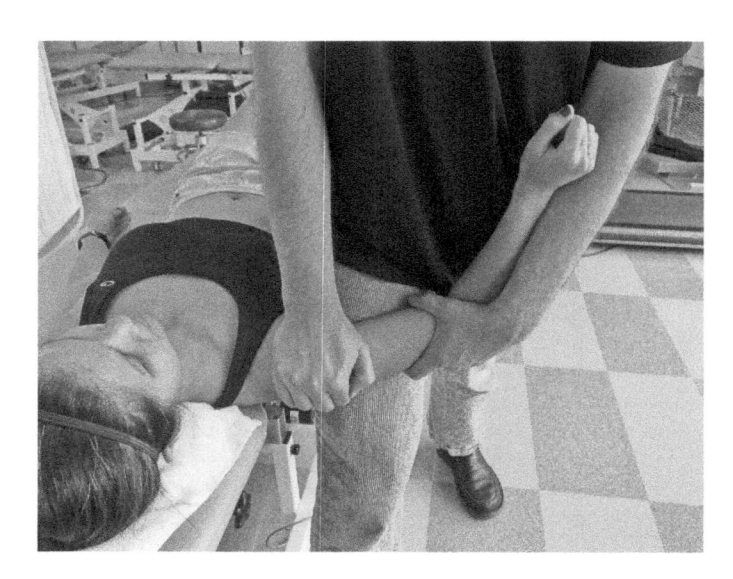

Figura 7.2
Mobilização glenoumeral posterior.

et al.[26] avaliaram os benefícios de um programa de alongamento de quatro exercícios em pacientes diagnosticados com capsulite adesiva no estágio II (congelamento). Setenta e cinco adultos (58 mulheres), nos quais a dor tinha duração média de 9,2 meses (variação de 1,3 a 47 meses), receberam prescrição dos seguintes exercícios de alongamento passivo: flexão anterior na posição supino, rotação externa na posição supino, adução horizontal e rotação interna para trás. A maioria dos pacientes relatou resultados satisfatórios (90%); apenas cinco precisaram de liberação artroscópica capsular ou manipulação sob anestesia. Os pacientes que relataram resultados satisfatórios tiveram melhoras significativas na ADM ativa e passiva.

Esses dois estudos demonstraram o valor potencial da prescrição de exercícios de alongamento para pacientes com capsulite adesiva; entretanto, compartilharam as mesmas ameaças de validade encontradas em estudos de terapia manual. Até hoje, apenas uma pesquisa comparou um programa de alongamento com rotinas de fisioterapia mais "agressivas". Diercks et al.[27] compararam os efeitos de um programa "negligência supervisionada" e um "protocolo de tratamento padrão". Os sujeitos do primeiro programa receberam instruções sobre o curso natural da condição e prescrição de exercícios ativos e de pêndulo na amplitude sem dor, além de serem aconselhados a continuar todas as outras atividades, conforme tolerado. Os sujeitos do grupo padrão tiveram alongamento passivo e manipulação da articulação GU realizados por um fisioterapeuta. Além disso, para todos os sujeitos, foi prescrito um programa de exercícios composto de exercícios ativos a serem executados *acima* do limite da dor. Os autores concluíram que o programa de negligência supervisionada foi superior ao de tratamento padrão. Após um ano, 64% dos sujeitos do grupo de negligência supervisionada haviam alcançado um bom resultado (valor 80 no "Constant score test"), enquanto nenhum sujeito do grupo de tratamento padrão alcançou esse objetivo. No segundo ano, 89% do grupo supervisionado e 63% do grupo padrão alcançaram esse objetivo. Parece que esse estudo foi o primeiro a comparar um programa de autoalongamento sem dor com um programa de fisioterapia com dor. Apesar dos pontos fortes do estudo (p. ex., longitudinal, comparação entre grupos), várias ameaças de validade podem ter introduzido alguns desvios. Em primeiro lugar, foi um estudo "quase" experimental de coortes sucessivos, em vez de um ensaio clínico randomizado. Em segundo lugar, os autores não forneceram detalhes em relação às técnicas ou aos graus de mobilização empregados. Além disso, não houve descrição adequada dos exercícios prescritos. Em terceiro lugar, não foi revelado o número de sessões de tratamento dos grupos. Finalmente, os autores prescreveram medicação anti-inflamatória e/ou analgésicos para os pacientes dos grupos, conforme necessário, mas não informaram detalhes a respeito do número de sujeitos com prescrição de medicamentos nem das respectivas dosagens.

São necessárias outras pesquisas para identificar o tratamento ou a combinação de tratamentos mais apropriados para pacientes com capsulite adesiva. Ainda, há outra questão importante a ser respondida: haveria estratégias de tratamento específicas do estágio da condição? Kelley et al.[10] propuseram uma estratégia de tratamento baseada na irritabilidade (alta, moderada ou baixa) da articulação. Para o tratamento de articulações de alta irritabilidade, recomendaram modalidades terapêuticas, ADM passiva sem dor, exercícios de ADM ativa assistidos (Tab. 7.2) e mobilizações de grau baixo (I e II). À medida que o tecido se torna menos irritável (estágio moderado), a intensidade dos exercícios de alongamento/ADM podem progredir de graus baixos para mobilizações de

Tabela 7.2 EXERCÍCIOS DE ALONGAMENTO/ADM PRESCRITOS COM FREQUÊNCIA PARA PACIENTES COM CAPSULITE ADESIVA PRIMÁRIA

Exercício	Posições alternadas
Exercícios de pêndulo	Exercício de pêndulo com a mão do membro envolvido segurando um peso, apoiada na Physioball
Alongamento acima da cabeça, na posição supino, usando o braço oposto (Fig. 7.3)	1. Sentado, com o braço apoiado na maca (Fig. 7.4) 2. De pé, flexão do ombro para a frente, braços apoiados na Physioball
Alongamento com rotação externa, na posição supino, com bastão (Fig. 7.5)	Sentado, com o braço apoiado na maca, usando o bastão para ajudar na rotação externa do ombro
Roldana acima da cabeça	Escalada de parede
Alongamento *sleeper* (Fig. 7.6)	1. Alongamento com adução horizontal do braço 2. Alongamento com braço nas costas

graus mais elevados (III e IV de Maitland). Finalmente, no estágio de baixa irritabilidade, podem ser acrescentadas mobilizações de grau elevado (Maitland) e manutenção sustentada (Kalternborn).[10] Essa estratégia incorpora programas de tratamento bem-sucedidos que utilizaram exercícios de ADM sem dor ou técnicas de terapia manual. Para determinar a eficácia de um programa de fisioterapia específico para o estágio da condição, os pesquisadores precisam determinar o progresso dos pacientes de acordo com critérios de diagnósticos específicos, e não com base na impressão do fisioterapeuta.

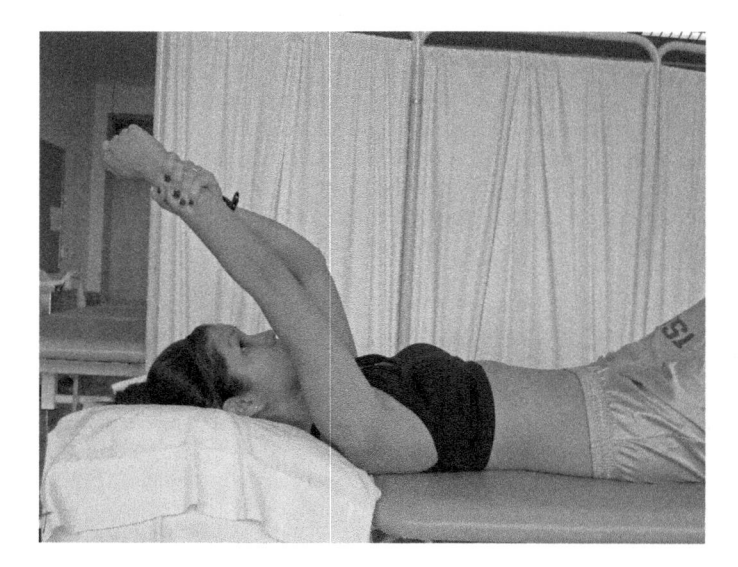

Figura 7.3
Alongamento acima da cabeça, na posição supino, usando o braço oposto.

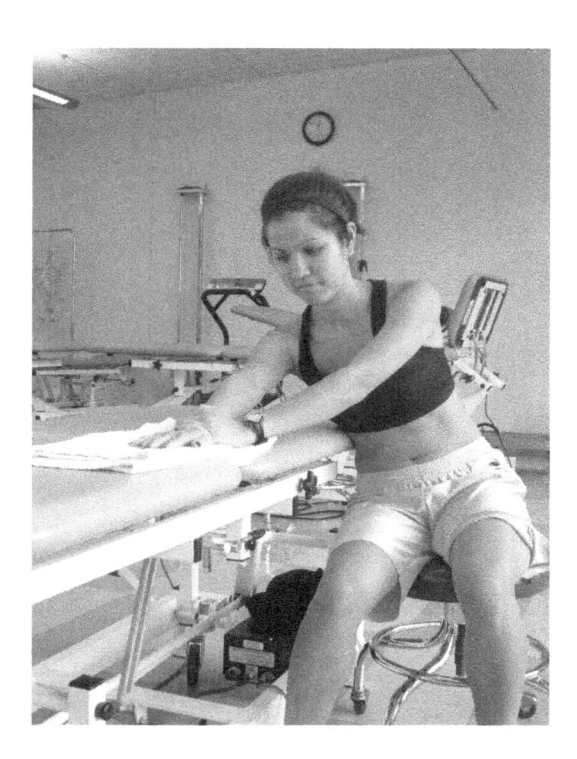

Figura 7.4 Sentado, com o braço apoiado na maca.

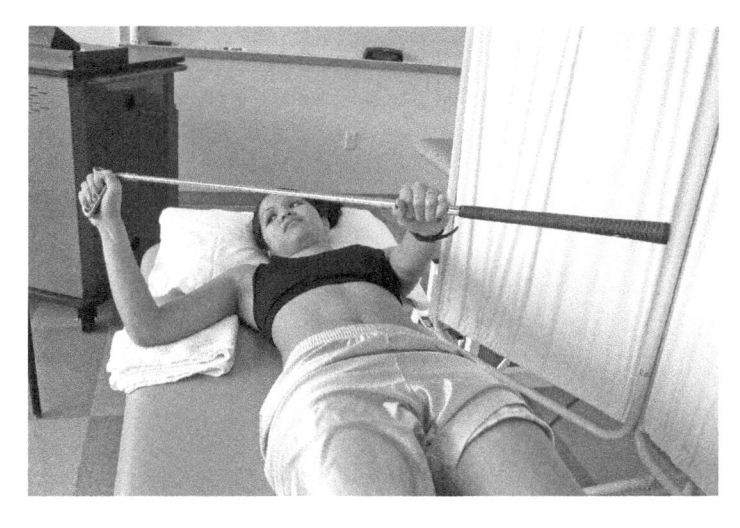

Figura 7.5 Alongamento com rotação externa, na posição supino, com bastão.

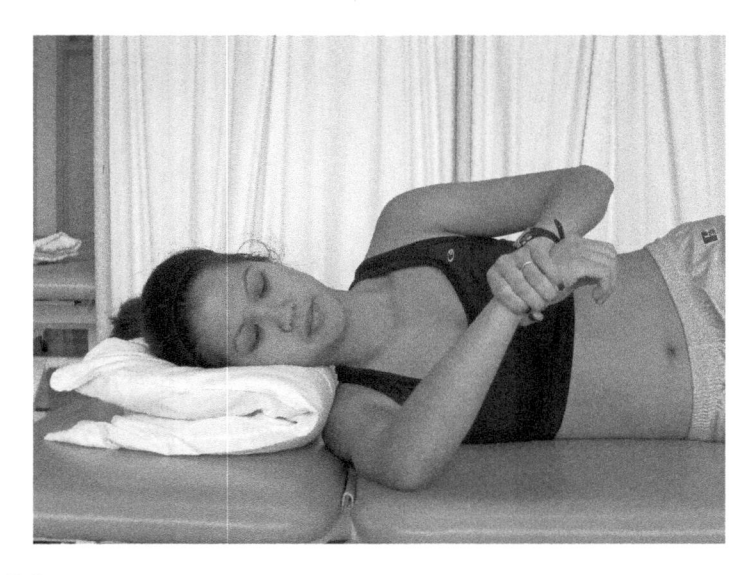

Figura 7.6 Alongamento *sleeper*.

Recomendações clínicas baseadas em evidências

SORT: Força da Taxonomia da Recomendação (do inglês, *Strength of Recommendation Taxonomy*)

A: Dados consistentes e de boa qualidade orientados para o paciente
B: Dados inconsistentes ou de qualidade limitada orientados para o paciente
C: Dados consensuados, prática mais utilizada, opinião de especialistas ou série de casos orientados para a doença

1. As modalidades terapêuticas aumentam a ADM do ombro e/ou reduzem a dor em pacientes com capsulite adesiva. **Grupo C**
2. Técnicas de alongamento sustentado ou mobilização oscilatória aumentam a ADM em pacientes com capsulite adesiva. **Grupo B**
3. Os exercícios de alongamento (automobilização) são superiores às técnicas de terapia manual para aumentar a ADM do ombro e melhorar o funcionamento em pacientes com capsulite adesiva. **Grupo B**

PERGUNTAS PARA REVISÃO

7.1 As técnicas de mobilização articular são usadas para aumentar a ADM passiva e ativa do ombro em pacientes com capsulite adesiva. Qual técnica usada por Johnson et al. aumentou significativamente a RE do ombro?

    A. Mobilizações de amplitude final com deslizamento anterior (grau III de Kaltenborn)

B. Mobilizações de grau baixo com deslizamento posterior (graus I e II de Maitland)
C. Mobilizações de grau baixo com deslizamento anterior (graus I e II de Maitland)
D. Mobilizações de amplitude final com deslizamento posterior (grau III de Kaltenborn)

7.2 Pacientes com capsulite adesiva primária apresentam significativa perda da ADM, especialmente da RE do ombro. Durante a primeira sessão de tratamento, o fisioterapeuta quer prescrever um alongamento para aumentar a RE. O paciente não consegue ficar na posição supino por causa de uma lesão preexistente na lombar. Dos quatro exercícios a seguir, qual seria o *mais* apropriado para tratar os déficits de RE do ombro?

A. Sentado, com o membro envolvido apoiado na maca (cotovelo a 90º), usando um bastão para mobilizar passivamente o ombro em rotação externa
B. Roldana acima da cabeça
C. Alongamento *sleeper*
D. Escalada de parede

RESPOSTAS

7.1 **D.**
7.2 **A.** As outras posições são usadas para aumentar a elevação/flexão do ombro (B e D) ou a rotação interna (C).

REFERÊNCIAS

1. Kaltenborn FM, Evjenth O, Kaltenborn TB, Vollowitz E. *The Spine. Basic Evaluation and Mobilization Techniques.* 2nd ed. Oslo, Norway: Olaf Norlis Bokhandel; 1993.
2. Hengeveld E, Banks K, Maitland GD. *Maitland's Peripheral Manipulation.* 4th ed. Edinburgh, United Kingdom: Butterworths Heinemann; 2005.
3. Bal A, Eksioglu E, Gulec B, Aydog E, Gurcay E, Cakci A. Effectiveness of corticosteroid injection in adhesive capsulitis. *Clin Rehabil.* 2008;22:503-512.
4. Bell AD, Conaway D. Corticosteroid injections for painful shoulders. *Int J Clin Pract.* 2005;59: 1178-1186.
5. Blanchard V, Barr S, Cerisola FL. The effectiveness of corticosteroid injections compared with physiotherapeutic interventions for adhesive capsulitis: a systematic review. *Physiotherapy.* 2010;96:95-107.
6. Calis M, Demir H, Ulker S, Kirnap M, Duygulu F, Calis HT. Is intraarticular sodium hyaluronate injection an alternative treatment in patients with adhesive capsulitis? *Rheumatol Int.* 2006;26: 536-540.
7. Cheing GL, So EM, Chao CY. Effectiveness of electroacupuncture and interferential electrotherapy in the management of frozen shoulder. *J Rehabil Med.* 2008;40:166-170.
8. Dias R, Cutts S, Massoud S. Frozen shoulder. *BMJ.* 2005;331:1453-1456.
9. Gulick DT, Borger A, McNamee L. Effect of analgesic nerve block electrical stimulation in a patient with adhesive capsulitis. *Physiother Theory Pract.* 2007;23:57-63.
10. Kelley MJ, McClure PW, Leggin BG. Frozen shoulder: evidence and a proposed model guiding rehabilitation. *J Orthop Sports Phys Ther.* 2009;39:135-148.
11. Levine WN, Kashyap CP, Bak SF, Ahmad CS, Blaine TA, Bigliani LU. Nonoperative management of idiopathic adhesive capsulitis. *J Shoulder Elbow Surg.* 2007;16:569-573.

12. Lorbach O, Anagnostakos K, Scherf C, Seil R, Kohn D, Pape D. Nonoperative management of adhesive capsulitis of the shoulder: oral cortisone application versus intra-articular cortisone injections. *J Shoulder Elbow Surg.* 2010;19:172-179.
13. Harrast MA, Rao AG. The stiff shoulder. *Phys Med Rehabil Clin N Am.* 2004;15:557-573.
14. Neviaser AS, Hannafin JA. Adhesive capsulitis: a review of current treatment. *Am J Sports Med.* 2010;38:2346-2356.
15. Yilmazlar A, Turker G, Atici T, Bilgen S, Bilgen OF. Functional results of conservative therapy accompanied by interscalene brachial plexus block and patient-controlled analgesia in cases with frozen shoulder. *Acta Orthop Traumatol Turc.* 2010;44:105-110.
16. Hsu JE, Anakwenze OA, Warrender WJ, Abboud JA. Current review of adhesive capsulitis. *J Shoulder Elbow Surg.* 2011;20:502-514.
17. Tasto JP, Elias DW. Adhesive capsulitis. *Sports Med Arthrosc.* 2007;15:216-221.
18. Jewell DV, Riddle DL, Thacker LR. Increased or decreased likelihood of pain reduction and improved function in patients with adhesive capsulitis: a retrospective cohort study. *Phys Ther.* 2009;89: 419-429.
19. Johnson AJ, Godges JJ, Zimmerman GJ, Ounanian LL. The effect of anterior versus posterior glide joint mobilization on external rotation range of motion in patients with shoulder adhesive capsulitis. *J Orthop Sports Phys Ther.* 2007;37:88-99.
20. Miller MD, Wirth MA, Rockwood CA Jr. Thawing the frozen shoulder: the "patient" patient. *Orthopedics.* 1996;19:849-853.
21. Vermeulen HM, Obermann WR, Burger BJ, Kok GJ, Rozing PM, van Den Ende CH. End--range mobilization techniques in adhesive capsulitis of the shoulder joint: a multiple--subject case report. *Phys Ther.* 2000;80:1204-1213.
22. Vermeulen HM, Rozing PM, Obermann WR, le Cessie S, Vliet Vlieland TP. Comparison of high-grade and low-grade mobilization techniques in the management of adhesive capsulitis of the shoulder: randomized controlled trial. *Phys Ther.* 2006;86:355-368.
23. Wies J. Treatment of eight patients with frozen shoulder: a case study series. *J Bodyw Mov Ther.* 2005;9:58-64.
24. Yang JL, Chang CW, Chen SY, Wang SF, Lin JJ. Mobilization techniques in subjects with frozen shoulder syndrome: randomized multiple-treatment trial. *Phys Ther.* 2007;87:1307-1315.
25. Brumitt J. [Commentary on] The effect of anterior versus posterior glide joint mobilization on external rotation range of motion in patients with shoulder adhesive capsulitis. *NZ J Physiother.* 2008;36:29-30.
26. Griggs SM, Ahn A, Green A. Idiopathic adhesive capsulitis. A prospective functional outcome study of nonoperative treatment. *J Bone J Surg.* 2000;82-A:1398-1407.
27. Diercks RL, Stevens M. Gentle thawing of the frozen shoulder: a prospective study of supervised neglect versus intensive physical therapy in seventy-seven patients with frozen shoulder syndrome followed up for two years. *J Shoulder Elbow Surg.* 2004;13:499-502.

Dor crônica cervical

Jake Bleacher

CASO 8

Uma mulher com 43 anos de idade foi encaminhada, pelo médico da família, a uma clínica de fisioterapia, em razão de uma dor crônica no pescoço. Trabalha, há 20 anos, como assistente administrativa. A dor no pescoço surgiu dois anos antes do encaminhamento e aumentou, significativamente, nos últimos seis meses. Na escala analógica visual de dor, a paciente relatou um valor de 2/10 no começo do dia, com progressão para 10/10 no final do dia. Descreveu os próprios sintomas como "rigidez" e "dor generalizada" desde a escápula superior e o ombro até o pescoço e a área occipital. Além disso, a paciente relatou dores de cabeça recentes e uma dor "generalizada" que se irradia até o braço direito, dominante, principalmente no final do dia. A rotina dela consiste em trabalhar, no computador, sentada, 75% do tempo, usando o *mouse* durante 50% desse tempo. A carga horária de trabalho aumentou duas a três horas por dia (hora extra) devido à falta de funcionários nos últimos seis meses. Ela afirmou não ter nada notável em seu histórico de saúde nem trauma na coluna cervical, e os raios X cervicais não registraram alterações. A paciente disse que os sintomas reduziram um pouco na última semana, depois que começou a tomar um medicamento anti-inflamatório não esteroide e um relaxante muscular prescritos pelo médico da família. Acrescentou, ainda, que o seu nível de atividade física (p. ex., exercícios ou esportes de lazer) diminuiu nos últimos dois anos por falta de tempo.

▶ Com base no diagnóstico da paciente, o que se pode antecipar a respeito dos fatores envolvidos nessa condição?
▶ Quais são as medidas de fisioterapia mais apropriadas para dores no pescoço?
▶ Quais são as intervenções de fisioterapia mais apropriadas?
▶ Quais possíveis complicações poderiam afetar a fisioterapia?
▶ O que é importante considerar em relação à dor que se irradia para o braço e o ombro?

DEFINIÇÕES-CHAVE

MÚSCULO ALONGADO: comprimento de um músculo como resultado de sustentação de uma posição alongada durante muito tempo.

INTERVENÇÃO ERGONÔMICA: avaliação do local de trabalho para determinar o risco de lesão e/ou sintomas, seguida da implementação de modificações nesse local com o objetivo de reduzir os sintomas musculoesqueléticos.

POSTURA DA CABEÇA ANTERIORIZADA: posição da cabeça marcadamente anterior a uma linha imaginária que divide a articulação glenoumeral. As partes medial e baixa da coluna cervical ficam flexionadas, enquanto a cervical alta fica estendida.

PONTO DE GATILHO MIOFASCIAL: nós ou nódulos formados em uma faixa muscular tensionada ou em junções miotendinosas.

CONTROLE NEUROMUSCULAR: integração das sensações periféricas relativas à posição articular e ao processamento dessa informação, gerando respostas motoras eferentes efetivas.

CERVICALGIA POSTURAL: dor associada à manutenção de uma carga estática sobre a coluna cervical e a cintura escapular durante atividades profissionais ou de lazer.

POSTURA: alinhamento segmentar do corpo em repouso ou em equilíbrio e as forças que atuam sobre o corpo.

Objetivos

1. Descrever a cervicalgia postural e os fatores que contribuem para essa condição.
2. Descrever os componentes do exame musculoesquelético que podem ajudar na determinação da cervicalgia postural e na eliminação da hipótese de problemas na cervical e/ou no ombro.
3. Prescrever intervenções de tratamento apropriadas para pacientes com cervicalgia postural.
4. Identificar fatores que possam complicar o tratamento de pacientes com cervicalgia postural.
5. Descrever elementos-chave da elaboração de intervenções no estilo de trabalho para pacientes com cervicalgia postural.
6. Relacionar os fatores de risco de desenvolvimento de cervicalgia postural.

Considerações sobre a fisioterapia

Considerações sobre a FT no tratamento de indivíduos com diagnóstico de cervicalgia postural:

- ▶ **Cuidados/objetivos do plano geral de fisioterapia**: reduzir a dor; aumentar a flexibilidade e a força; melhorar a consciência postural e as estratégias de correção.
- ▶ **Intervenções de fisioterapia**: terapia manual para reduzir a dor, diminuir a estase circulatória e melhorar a flexibilidade muscular e articular; instruções relativas a sintomas, causas e efeitos de posturas crônicas prolongadas; estratégias de correção da postura e dos movimentos para minimizar o estresse postural; exercícios para melhorar a resis-

tência e a força muscular da cervical e estabilizando os músculos da cintura escapular; controle do estresse; modificações no local de trabalho para minimizar o estiramento postural.
▶ **Precauções durante a fisioterapia**: investigar a hipótese de patologias cervicais significativas, incluindo hernia de disco cervical, espondilose, síndrome do desfiladeiro torácico, estenose cervical e outras causas de dor além das musculoesqueléticas; monitorar os sinais vitais; ficar atento a precauções ou contraindicações relativas a exercícios.
▶ **Complicações que interferem na fisioterapia**: falha em quebrar o ciclo de dor devido à impossibilidade do paciente de minimizar horas contínuas no computador ou de descansar por períodos significativos.

Visão geral da patologia

A cervicalgia postural (CP) está associada a atividades que exigem esforços estáticos de baixo nível na coluna cervical e na cintura escapular.[1] Essa dor é comum principalmente em indivíduos que trabalham com computadores ou terminais de vídeo. Com base em estudos feitos na Austrália e na Suécia, a prevalência varia de 20 a 63%, com maior porcentagem entre mulheres que trabalham em escritórios.[2] Estudos epidemiológicos que examinaram os riscos associados a distúrbios musculoesqueléticos no pescoço e no ombro revelaram fortes correlações entre períodos prolongados de uso do computador e altas porcentagens de prevalência de sintomas no pescoço e nos braços.[3-5] Em um estudo com mais de mil alunos do ensino médio usuários de computador, a exposição frequente ao computador foi considerada fator consistente para futuro desenvolvimento de dores no pescoço.[5] Fatores de risco adicionais para desenvolvimento de CP são o estresse psicossocial, o uso de lentes bifocais, o uso do *mouse* por tempo prolongado e o uso do computador por longos períodos sem intervalos para descanso.[4] As demandas físicas do trabalho no computador implicam esforços estáticos de baixo nível, nos quais há pouca ou nenhuma fase de relaxamento dos músculos envolvidos. Em indivíduos com CP, costumam ficar doloridos os músculos esplênios da cabeça e do pescoço, trapézio superior, elevador da escápula, esternocleidomastóideo e escaleno. A postura da cabeça e do pescoço, geralmente adotada durante o uso prolongado do computador, afeta esses músculos, pois estes abrangem a cintura escapular e as regiões da coluna cervical e torácica. Os efeitos da manutenção prolongada de forças de carga baixa podem causar o que se chama, em inglês, de *creep* (arrasto), uma deformação dos tecidos moles dependente do tempo.[5,6] Essa deformação mecânica de baixo nível do tecido pode resultar: processo inflamatório, estimulação de nociceptores nos tecidos sintomáticos e desenvolvimento de pontos de gatilho miofasciais.[1] Quando aplicados por longos períodos de tempo, esses estresses de baixo nível podem causar o desgaste excessivo das superfícies articulares, estirando os ligamentos, e o desenvolvimento de osteófitos e saliências ósseas.[7]

A cronicidade dos sintomas pode promover padrões de recrutamento e ativação neuromuscular alterados nos músculos, com frequência sintomáticos, em pacientes com CP. Szeto et al.[8] descobriram que indivíduos com dores no pescoço relacionadas ao uso do computador apresentavam padrões de ativação muscular alterados no trapézio superior, assim como movimento de protração escapular frequente em comparação com o grupo de controle assintomático. De fato, os músculos posturais de indivíduos sintomáticos trabalham mais e por mais tempo quando se usa o *mouse* do computador. Szeto et al.[9] usaram eletromiografia (EMG) para medir a amplitude e a frequência de contração do trapézio superior e do eretor da coluna. Descobriram que indivíduos com cervicalgia postural apresentavam níveis significativamente mais altos de contração muscular e menor número de períodos de descanso do trapézio superior e do eretor da coluna em comparação com indivíduos assintomáticos com similar exposição de trabalho no computador. Em um estudo com indivíduos que sentiam dores crônicas no pescoço, Falla et al.[9,10] observaram estratégias motoras alteradas nos flexores cervicais profundos (longo do pescoço e longo da cabeça) durante um teste funcional de alcance. Os sujeitos com CP crônica apresentaram aumento da latência na contração *feed-forward* (pré-resposta) dos flexores cervicais profundos necessários para suporte e controle articular. Além disso, os músculos superficiais (escaleno e esternocleidomastóideo) dos indivíduos com CP exibiram maior atividade e manifestação de fadiga, com falta de ativação coordenada dos flexores cervicais profundos.[10]

Indivíduos com essa dor crônica também exibem pior consciência postural e cinestésica. Em um estudo feito por Edmondston et al.[11], os indivíduos com CP crônica tiveram uma percepção da "boa postura" diferente daquela apresentada pelos sujeitos assintomáticos. Os sintomáticos deixavam a cabeça em uma posição protraída e estendiam mais a cervical superior do que o grupo assintomático. Falla et al.[12] chegaram a descobertas similares: os indivíduos com PNP tiveram redução da capacidade de manter a postura espinal neutra ereta ao realizar a tarefa de digitar. Entre os **fatores intrínsecos** importantes que contribuíam para a perpetuação da dor cervical postural crônica, encontravam-se diferenças no controle neuromuscular e redução da consciência postural.[13] Os **fatores extrínsecos** que contribuíam para essa dor incluíam as condições do local de trabalho (p. ex., cadeira, teclado, monitor, *mouse*), a frequência e a duração do tempo de trabalho no computador, assim como os fatores psicossociais como o estresse envolvido em grandes demandas de trabalho e poucos períodos de descanso.[14,15]

Manejo da fisioterapia do paciente

O manejo da fisioterapia de pacientes com CP crônica é multifacetado e pode incluir o uso de modalidades terapeuticas, mobilização do tecido mole e das articulações, exercícios terapêuticos, estratégias de correção postural e intervenções ergonômicas.[2,4,6,14-16] O paciente também deve receber instruções sobre modificações comportamentais para reduzir o estresse e monitorar o tempo total de trabalho no computador.[10,15-18] No início das sessões de tratamento, modalidades terapeuticas e tratamentos passivos (p. ex., estimulação elétrica, ultrassom, mobilização do tecido e das articulações) são usados, com frequência, para reduzir a dor e a defesa muscular. Inicialmente, a prescrição de exercícios terapêuticos deve focar a reeducação dos flexores cervicais profundos e dos músculos posturais; na sequência, devem ser introduzidos exercícios gerais de fortalecimento.[12] Essa abordagem é similar àquela usada no tratamento de pacientes com dores lombares, onde o foco inicial se encontra na ativação dos músculos estabilizadores locais (abdominal transverso e multífido), seguido da prescrição de exercícios de fortalecimento funcionais e gerais.[13] Para prevenir a recorrência da CP, é preciso implementar estratégias de controle apropriadas no programa de tratamento. Entre elas, estão instruções sobre a promoção de um local de trabalho ergonômico apropriado e a implementação de períodos de descanso e exercícios preventivos.[13]

Exame, avaliação e diagnóstico

Os indivíduos com cervicalgia postural (CP) tendem a apresentar sintomas de intensidade baixa a moderada que não impedem a realização de tarefas funcionais e profissionais. Os sintomas da CP geralmente são de natureza crônica, e não há histórico de surgimento agudo ou trauma significativo. Devido ao surgimento insidioso dos sintomas, o fisioterapeuta deve excluir a possibilidade de patologia sistêmica, usando um histórico de saúde abrangente, que inclua todas as mudanças recentes nas condições da saúde (p. ex., perda de peso inexplicável), dor não mecânica e/ou histórico de câncer.[19] A fonte mecânica de sintomas tem padrões de dor previsíveis, e os sintomas devem ser intermitentes e mitigados quando os estressores subjacentes diminuem ou são eliminados. Os sintomas da CP devem aumentar durante atividades ou posturas de trabalho prolongadas no computador e devem reduzir quando o paciente não está realizando essas atividades.[19]

Quando os sintomas da CP irradiam para o braço, é importante excluir hipóteses de patologias mais graves, inclusive, mas não apenas, hernia de disco cervical, doença articular degenerativa ou estenose do forame. Há necessidade de um exame neurológico com teste dos reflexos dos tendões profundos, teste muscular manual dos miótomos e teste sensorial para mudanças de dermátomo. Para o paciente com CP, um dos diagnósticos diferenciais que o fisioterapeuta precisa *excluir* é a radiculopatia cervical (Tab. 8.1). Encontra-se estabelecida e tem sido considerada confiável uma regra de predição clínica que ajuda no diagnóstico da radiculopatia cervical[20], a qual é o resultado positivo nos seguintes testes: teste de tensão do membro superior (TTMS), rotação cervical ipsilateral inferior a 60º, compressão e distração da coluna cervical e teste de Spurling. Geralmente, esses testes são *negativos* na reprodução de sintomas periféricos em indivíduos que apresentam CP crônica, pois a fonte da dor é miofascial, e não neurovascular.[20,21]

É muito importante observar o paciente em sua postura natural, a fim de obter informações sobre a sua consciência e seus hábitos posturais. Informações valiosas podem ser reunidas quando se estuda o paciente na posição mais relaxada, na sala de espera, assim como durante o histórico subjetivo, quando está menos consciente de que a própria postura está sendo avaliada.

O fisioterapeuta deve fazer uma avaliação postural detalhada do paciente de pé, nas vistas anterior, posterior e lateral, buscando desvios posturais e assimetrias musculares.[7] Na postura *ideal*, a orelha é o ponto de bissecção do acrômio e dos corpos das vértebras cervicais. A postura comum do paciente com CP inclui a cabeça anteriorizada, na posição anterior ao acrômio, os ombros arredondados anteriormente, as escápulas protraídas e as colunas cervical média e baixa medial flexionadas com extensão cervical superior compensatória (Fig. 8.5). A amplitude de movimento (ADM) ativa da coluna cervical deve ser medida em todas as direções, observando-se quaisquer limitações e respostas de dor. O dispositivo de amplitude de movimento cervical (CROM, do inglês, *cervical range of motion device*; Performance Attainment Associates, St. Paul, MN) tem se mostrado confiável

Tabela 8.1 TESTES ESPECIAIS PARA RADICULOPATIA CERVICAL

Testes	Posição do paciente	Resultados
Compressão cervical	Paciente sentado: o fisioterapeuta fica de pé, atrás do paciente, com os dedos das mãos entrelaçados e as palmas apoiadas no alto da cabeça do paciente. Em seguida, aplica uma leve carga axial para baixo (Fig. 8.1).	Considerado positivo quando há reprodução da dor no braço ou no ombro.
Distração cervical	Paciente sentado: o fisioterapeuta fica de pé, atrás do paciente, e segura as laterais da cabeça do paciente, apoiando a base da mão nas mandíbulas. Em seguida, aplica uma força de distração vertical para cima na cabeça e no pescoço (Fig. 8.2).	Considerado positivo quando há alívio do ombro ou dor no membro superior.
Teste de Spurling	Paciente sentado: o fisioterapeuta fica de pé, atrás do paciente, que inclina a cabeça ativamente na direção do lado afetado. Em seguida, o fisioterapeuta aplica uma carga axial sobre a cabeça do paciente na posição inclinada (Fig. 8.3).	Considerado positivo quando há reprodução da dor no braço ou no pescoço no mesmo lado da compressão.
Teste de tensão do membro superior I	Paciente em supino: o fisioterapeuta fica de pé, do lado do paciente, bem próximo à altura do ombro. Em seguida, deprime a cintura escapular e faz a abdução da articulação glenoumeral a cerca de 110°. Com o cotovelo do paciente flexionado a 90°, o antebraço em rotação neutra e o punho levemente estendido, o fisioterapeuta estende gentilmente o cotovelo, o punho e os dedos do paciente, enquanto faz a supinação do antebraço (Fig. 8.4).	Considerado positivo quando há reprodução dos sintomas no membro superior.

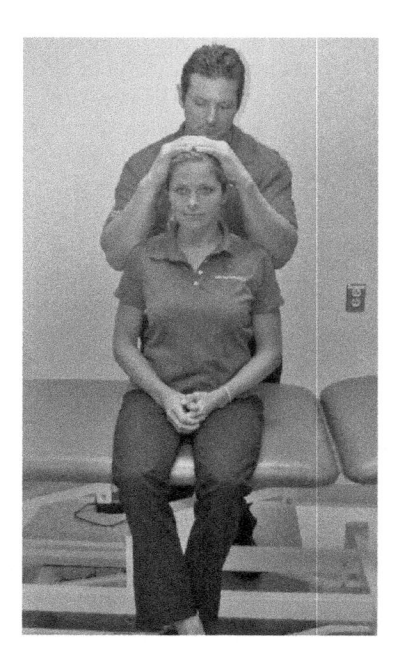

Figura 8.1 Compressão cervical.

Figura 8.2 Distração cervical.

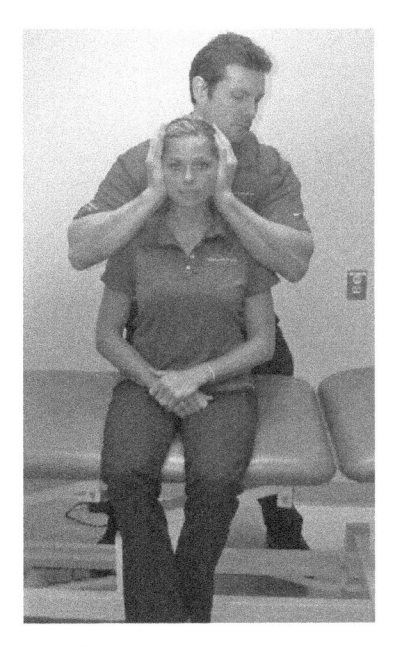

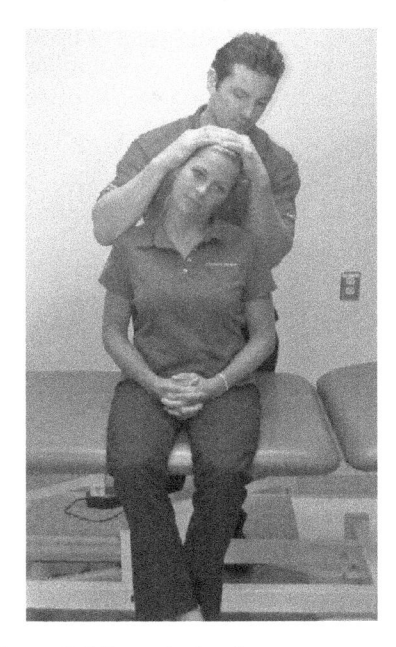

Figura 8.3 Teste de Spurling.

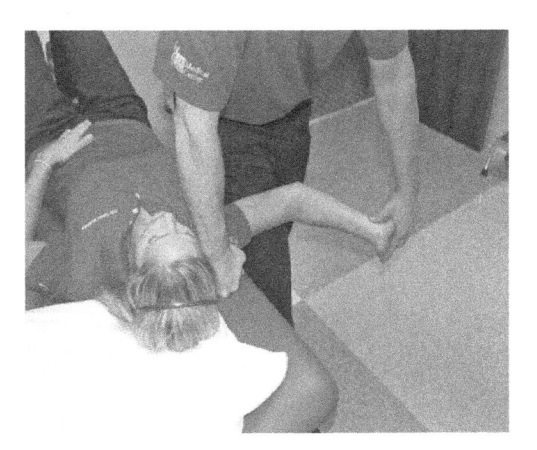

Figura 8.4 Teste de tensão do membro superior.

na medição da ADM cervical.[20] O CROM é um aparelho que se encaixa na cabeça e no ombro do paciente, que consiste em um medidor orientado pela gravidade, capaz de mensurar a ADM cervical em três eixos de movimento.[20]

Em geral, os músculos que apresentam redução da flexibilidade (encurtamento adaptativo em função de má postura prolongada) devido a uma postura crônica da cabeça anteriorizada são: elevador da escápula, esternocleidomastóideo, escalenos, suboccipitais, trapézio superior e peitorais maior e menor. Testes de comprimento ou flexibilidade muscular, assim como testes de palpação, devem ser feitos para se confirmar o encurtamento ou o alongamento adaptativo dos músculos e identificar pontos de gatilho. A postura crônica da cabeça anteriorizada costuma alongar os eretores da coluna cervical e torácica, os trapézios médio e inferior, os romboides e os flexores cervicais profundos. Os músculos alongados por essa postura costumam ser mais fracos em função de alterações na relação entre os elementos contráteis (actina e miosina) quando os músculos se encontram em posições de alongamento sustentadas.[22] Esse padrão de rigidez e fraqueza de músculos opostos tem sido chamado de "síndrome cruzada superior". O habitual queixo "esticado" da postura da cabeça anteriorizada provoca rigidez na região cervical superior, fraqueza nos flexores profundos do pescoço, rigidez nos ombros e no peito anterior e fraqueza nos estabilizadores escapulares (Fig. 8.5).[7,9,20]

É necessária a realização do teste muscular manual para confirmar fraqueza nos músculos comumente alongados (trapézios médio e inferior, romboides e flexores profundos do pescoço) em pacientes que apresentam postura crônica da cabeça anteriorizada. Devido à importância dos flexores cervicais profundos na manutenção da postura cervical ideal, deve-se fazer uma avaliação da força e da resistência desses flexores. No teste de flexão da cabeça em supino, o paciente deve ficar deitado e levantar a cabeça,

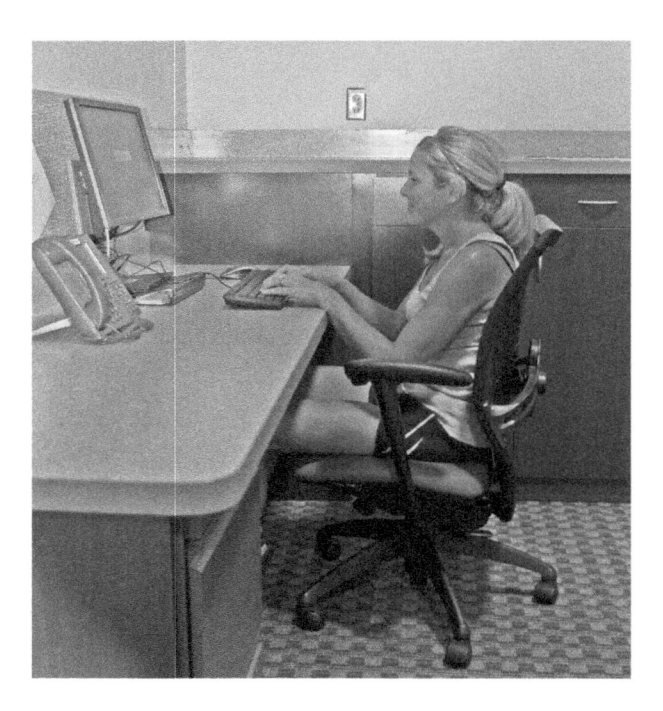

Figura 8.5 Postura sentada, com a cabeça anteriorizada.

tirando-a da maca, cerca de 5 centímetros, enquanto mantém o queixo retraído. O fisioterapeuta registra o tempo que o paciente consegue manter o queixo assim.[17,23] Jull et al.[24] modificaram esse teste, adicionando um sensor de pressão (estabilizador ou medidor da pressão sanguínea) na região suboccipital, enquanto o paciente flexiona a cabeça e mantém essa posição, por 5 a 10 segundos, nos cinco estágios incrementais, começando pela linha de base de 20 mmHg e trabalhando até um nível final de 30 mmHg (teste de flexão craniocervical, Fig. 8.6). Se o paciente não conseguir fazer a flexão do pescoço com aumentos na pressão, mantendo a posição durante o tempo necessário sem compensação dos flexores superficiais do pescoço (recorrer à retração), isso indica redução do controle neuromuscular e da resistência dos flexores profundos do pescoço.

A avaliação da mobilidade articular deve ser feita para se determinar áreas de hipomobilidade nas colunas cervical e torácica. Em pacientes com postura crônica da cabeça anteriorizada, são comuns restrições de mobilidade nas regiões cervical superior e torácicas média e superior.[25,26] Fernandez-de-las-Penas et al.[25] descobriram uma correlação significativa entre a redução da mobilidade cervical e os pacientes com postura da cabeça anteriorizada. Os sujeitos com essa postura apresentaram redução significativa do ângulo craniovertebral médio e limitações significativas, na ADM cervical, em quase todas as direções, em comparação com o grupo de controle. Geralmente, os testes de palpação

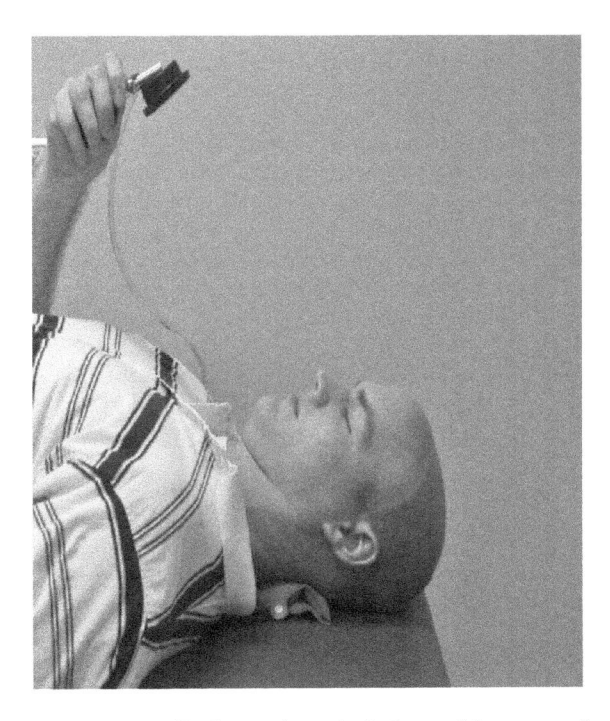

Figura 8.6 Posição do teste de flexão craniocervical. O exercício para os flexores profundos do pescoço também é feito nessa posição.

e de recuo (*spring*) dos segmentos articulares envolvidos são hipomóveis e geram uma resposta dolorosa no teste de movimento acessório. Jull et al.[27] demonstraram excelente confiabilidade interexaminadores entre terapeutas manuais experientes na identificação de articulações disfuncionais sintomáticas na coluna cervical.

No final, o fisioterapeuta deve avaliar o modo como o paciente realiza a sua atividade profissional. A avaliação do estilo de trabalho inclui observar a interação dos fatores de risco ergonômicos e psicossociais que afetam o desenvolvimento e a manutenção da dor no ombro e no pescoço em funcionários de escritórios. Há uma complexa interação entre os estressores biomecânicos oriundos de uma ergonomia ruim e os estressores psicossociais envolvidos em grandes cargas de trabalho. Em um trabalho destinado a tratar questões ergonômicas e psicossociais, Bernaards et al.[14,15] descobriram que, quando foram combinadas intervenções ergonômicas e instruções para modificação comportamental para lidar com demandas de trabalho elevadas, os funcionários de escritórios tiveram redução de longo prazo das dores no pescoço e no ombro.

Plano de atendimento e intervenções

Recomenda-se um programa padronizado com 12 sessões de fisioterapia por 4 a 6 semanas para tratar problemas musculoesqueléticos e postura incorreta e implementar intervenções ergonômicas apropriadas.[27-31]

Restaurar a ADM sem dor por meio do uso de modalidades terapêuticas, exercícios de ADM ativa e mobilizações articulares das colunas cervical e torácica para aliviar a dor, a defesa muscular e a estase circulatória.[30] A perda da ADM ativa cervical, especialmente a retração e a rotação cervicais, é comum em pacientes com CP. A perda desses movimentos se deve à postura crônica da cabeça anteriorizada e à rigidez nos músculos cervicais superficiais e esqueléticos axiais. A realização de frequentes movimentos de retração e rotação cervicais leves (até 5 vezes por dia), na posição neutra, ajuda a restaurar a ADM ativa cervical.[18] Quando a dor excessiva ou a defesa muscular impedem o paciente de realizar os exercícios na posição de sustentação do peso do corpo, devem ser introduzidos exercícios em supino e, posteriormente, modificados para a posição sentada. A fim de readquirir o alinhamento e controle postural normal, os músculos encurtados pela adaptação no esqueleto axial e na coluna cervical superior precisam ter a flexibilidade muscular adequada. Isso pode ser alcançado por meio do alongamento estático dos músculos, que, comumente, tem sido realizado por 30 segundos, com duas repetições, três vezes ao dia (Tab. 8.2).

Os pacientes com CP apresentam prejuízos nos padrões de ativação e na resistência dos flexores cervicais profundos similares aos padrões de ativação disfuncional do abdominal transverso em pacientes com dores na coluna lombar. Jull et al.[24] demonstraram a importância de **melhorar o controle neuromuscular e a resistência dos flexores cervicais profundos** para manter a postura cervical e estabilizar a coluna cervical durante a execução de tarefas de alcance e de uso do membro superior. O programa de treinamento consistiu na ativação, com uma carga baixa, dos flexores profundos, usando-se um aparelho de pressão (Stabilometer, Chattanooga Group Inc, Hixson, TN). Cada repetição foi mantida por até 10 segundos para aumentar a resistência muscular e evitar a ativação dos músculos cervicais superiores. O aparelho foi ajustado para uma pressão de 20 mmHg

Tabela 8.2 EXERCÍCIOS POSTURAIS PARA PACIENTES COM CERVICOLOGIA POSTURAL

Exercício	Posição inicial	Técnica do exercício
Retração cervical	Sentado, com as pontas dos dedos no queixo (Fig. 8.7).	Empurrar a cabeça diretamente para trás até sentir alongar o pescoço e a região torácica superior. Manter por 5 a 10 s.
Rotação cervical	Sentado, com a cabeça em uma posição neutra (sem estender a cabeça para a frente).	Girar a cabeça o máximo possível para uma direção, sem dor, e aplicar leve pressão extra com a mão até uma amplitude sem dor. Manter por 5 s. Repetir do outro lado.
Alongamento suboccipital	Supino, com rolo de toalha de 5 a 7,5 centímetros, sob a base do occipício (Fig. 8.8).	Deslizar o occipício superiormente, deixando a cabeça encostada na maca. Manter a posição por 10 s.
Alongamento peitoral	De pé, em um canto, com os cotovelos na altura do ombro (Fig. 8.9).	Inclinar-se para a frente, na direção da parede, até sentir alongar a porção anterior do peito. Manter por 30 s.
Alongamento do trapézio superior	Sentado, com um braço nas costas e deprimindo um pouco o ombro; a mão oposta na lateral da cabeça (Fig. 8.10).	Com a mão no topo da cabeça, empurrar levemente a cabeça para a lateral, ao mesmo tempo em que deprime o ombro oposto, até sentir alongar o trapézio superior. Manter por 30 s.
Alongamento do elevador da escápula	Sentado, com um braço nas costas e a mão contralateral sobre a área occipital (Fig. 8.11).	Empurrar a cabeça levemente para baixo, na direção da axila, até sentir alongar o elevador da escápula. Manter por 30 s.
Deslizamentos do membro superior na parede	De pé, com as costas apoiadas na parede (braços próximos da posição de 90°/90°) (Fig. 8.12).	Deslizar os braços para a posição mais distante possível, enquanto mantém os braços encostados na parede. Esse exercício facilita o controle postural dos estabilizadores da escápula.

com 10 segundos de sustentação e com aumentos graduais de 2 mmHg, usando fitas codificadas por cor para informação visual[32] (Fig. 8.6).

Exercícios de fortalecimento para melhorar a orientação escapular e os padrões de recrutamento muscular devem ser prescritos para indivíduos com CP. A postura crônica da cabeça anteriorizada reduz a ativação dos estabilizadores escapulares devido ao posicionamento inadequado da escápula a partir da linha média.[31] Com frequência, os trapézios médio e inferior, o romboide e o serrátil anterior apresentam padrões de ativação reduzidos em pacientes que sentem dores na cervical e no ombro.[8,31] De modo similar ao que ocorre no treinamento dos flexores cervicais profundos, os músculos estabilizadores da escápula podem ser adequadamente treinados com exercícios de carga baixa e uso de indicações visuais ou verbais para orientar o posicionamento escapular (Tab. 8.3). Usando registros de EMG, Wegner et al.[31] demonstraram que os pacientes com CP crônica que apresentavam padrões de ativação escapular alterados, durante a tarefa de digitação, tiveram melhoras significativas na ativação do trapézio médio após receberem instruções simples e *feedback* de posicionamento da escápula na linha média.

Por exemplo, os pacientes cuja escápula se apresentava em rotação inferior foram instruídos a "elevarem um pouco o ombro" para melhorar a orientação escapular e a ativação muscular.

Pesquisas também têm demonstrado a eficácia das mobilizações articulares da coluna cervical e da manipulação da coluna torácica para melhorar a ADM cervical e reduzir a dor em pacientes com CP.[17, 25, 29, 33] Uma revisão sistemática de Cochrane, comparando a manipulação e a mobilização em pacientes com dores no pescoço, com indícios de qualidade moderada, revelou que os dois tratamentos produziram efeitos similares sobre a dor, o funcionamento e a satisfação do paciente em um período de acompanhamento de seis meses.[33]

Identificar e tratar fatores de risco para a CP crônica é um componente importante para se alcançar sucesso a longo prazo. A maioria dos pacientes, assim que é liberada da fisioterapia, retorna ao mesmo emprego ou à mesma ocupação anterior, passando uma quantidade de tempo significativa na frente de monitores, em posturas sustentadas, no ambiente de trabalho ou de lazer.[4,15] É preciso fazer avaliação e intervenção ergonômicas para melhorar o ambiente de trabalho. Uma cadeira ajustável é um componente básico desse ambiente. O uso de uma cadeira bem ajustada reduz as dores no ombro e no pescoço.[2] A altura adequada do assento permite posições de repouso confortáveis para a coluna e os membros inferiores, ajudando a manter a lordose lombar. Os quadris devem estar um pouco acima do nível dos joelhos; os pés devem ficar apoiados no chão.[2] O teclado precisa ser posicionado na altura dos cotovelos ou abaixo dela. Os antebraços devem ficar apoiados na mesa ou nos braços da cadeira para permitir posturas neutras do ombro, cotovelo e punho. Tem sido demonstrado, de forma consistente, que essa postura neutra dos membros superiores reduz a atividade muscular destes, diminuindo, portanto, o risco de desenvolvimento de distúrbios musculoesqueléticos.[4,15] O *mouse* do computador deve ser posicionado de modo a evitar o excesso de abdução do ombro e de protração da escápula. O monitor deve ficar bem na frente do rosto do indivíduo (a aproximadamente 66 cm de distância), e o topo do monitor deve ficar ajustado no nível do olhar para permitir

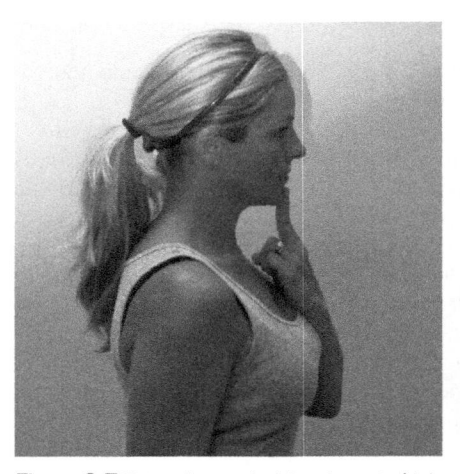

Figura 8.7 Retração cervical (queixo retraído).

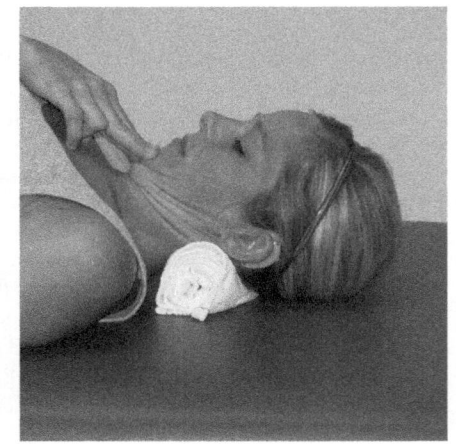

Figura 8.8 Alongamento suboccipital.

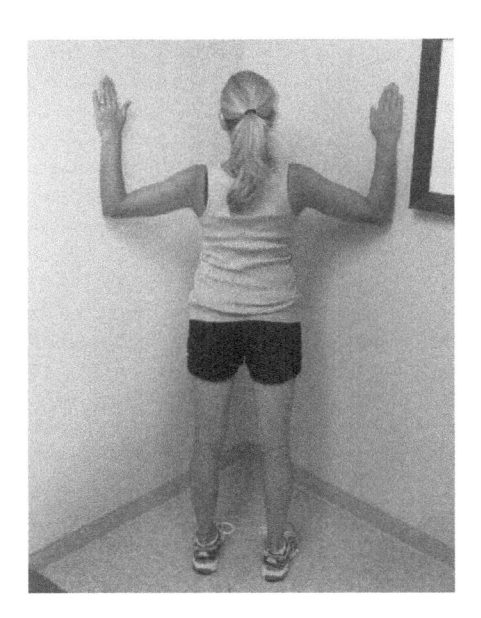

Figura 8.9 Alongamento do peitoral no canto do cômodo.

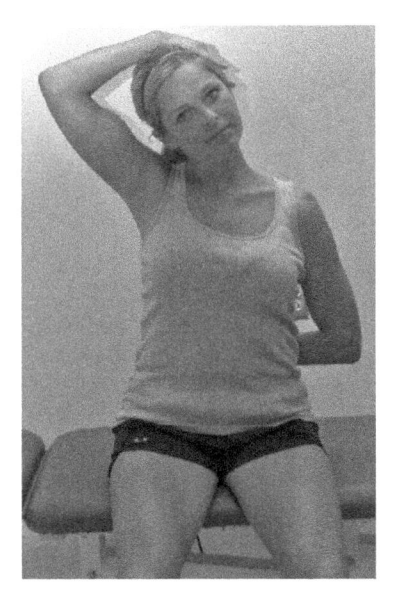

Figura 8.10 Alongamento do trapézio superior.

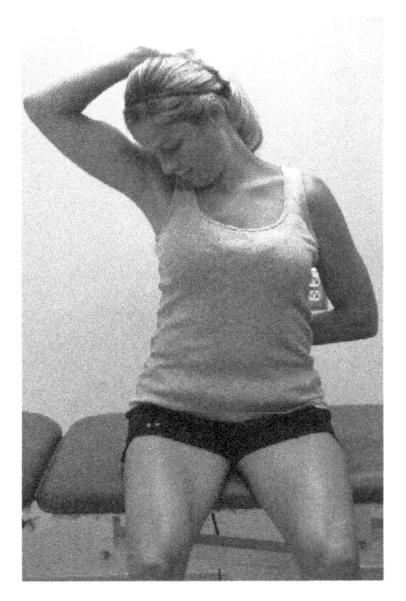

Figura 8.11 Alongamento do elevador da escápula.

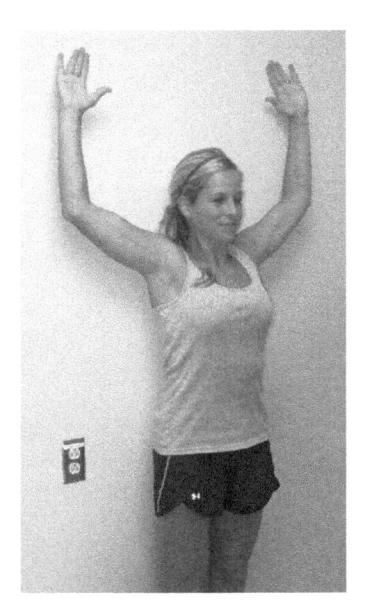

Figura 8.12 Deslizamento dos membros superiores na parede.

a posição neutra da cabeça.[31] Tem sido demonstrado que menos de 3º de inclinação da cabeça para cima ou para baixo, a partir da posição neutra, pode ter efeito significativo sobre a redução dos sintomas na cabeça e no pescoço.[1]

A reeducação postural e o treinamento são componentes necessários para a obtenção de bons resultados em pacientes com CP. Sujeitos sintomáticos demonstram, em geral, aumento da postura anteriorizada do ombro e da cabeça[1] e sentem maior carga sobre os músculos cervicais quando realizam as atividades de digitação e uso do *mouse* no computador.[8] Manter a coluna neutra ajuda a equalizar a divisão da carga. Isso pode reduzir o estresse sobre as estruturas sensibilizadas pela dor e melhorar a ativação dos flexores profundos do pescoço, necessários para a manutenção da lordose cervical e da postura adequada.[24] Para compensar o efeito adverso do uso prolongado do computador, o paciente deve ser instruído a fazer "microintervalos", de 20 a 30 segundos, a cada 30 minutos, e a não exceder duas horas de trabalho no computador. Durante os microintervalos, deve fazer exercícios básicos, como retração cervical e escapular, extensão torácica e alongamento dos membros superiores, a fim de aliviar os músculos e as articulações mantidas em posturas sustentadas.[18]

Falla et al.[16] registraram melhor ativação dos músculos estabilizadores da coluna quando os sujeitos sentavam-se eretos, em uma postura neutra, em comparação com a postura da coluna inclinada, com a cabeça e os ombros anteriorizados. Além disso, os pesquisadores também descobriram que instruir o indivíduo a "sentar-se ereto", sem

Tabela 8.3 EXERCÍCIOS DE FORTALECIMENTO PARA ESTABILIZAÇÃO ESCAPULAR

Exercício escapular	Posição inicial	Técnica do exercício
Retração em prono	Deitado, em prono, com um pequeno rolo de toalha sob a testa, braços na lateral, palmas das mãos para baixo.	Iniciar o movimento aproximando as escápulas; depois, fazer rotação externa e leve extensão dos ombros. Manter por 5 a 10 s (Fig. 8.13).
Trapézio médio em prono	Deitado, em prono, com um pequeno rolo de toalha sob a testa, braços no ângulo de 90º (posição "T"), polegares apontando para cima.	Iniciar o movimento aproximando as escápulas; depois, elevar os dois braços paralelamente à posição do corpo. Manter por 5 a 10 s (Fig. 8.14).
Trapézio inferior em prono	Deitado, em prono, com um pequeno rolo de toalha sob a testa, braços no ângulo de 135º (posição "Y"), polegares apontando para cima.	Iniciar o movimento aproximando as escápulas; depois, elevar os dois braços paralelamente à posição do corpo. Manter por 5 a 10 s (Fig. 8.15).
Posição de remo sentada	Sentado, segurando uma borracha, braços próximos do corpo.	Deixar os braços se estenderem à frente do corpo até o nível do peito. Iniciar o movimento aproximando as escápulas; depois, empurrar os braços para os lados.
Deslizamento do serrátil na parede	De pé, antebraços em rotação neutra e apoiados *foam roller* no nível do peito, contra a parede.	Deslocar o peso para a frente, usando os músculos escapulares. Fazer um deslizamento, levando os braços para a posição acima da cabeça (Fig. 8.16).

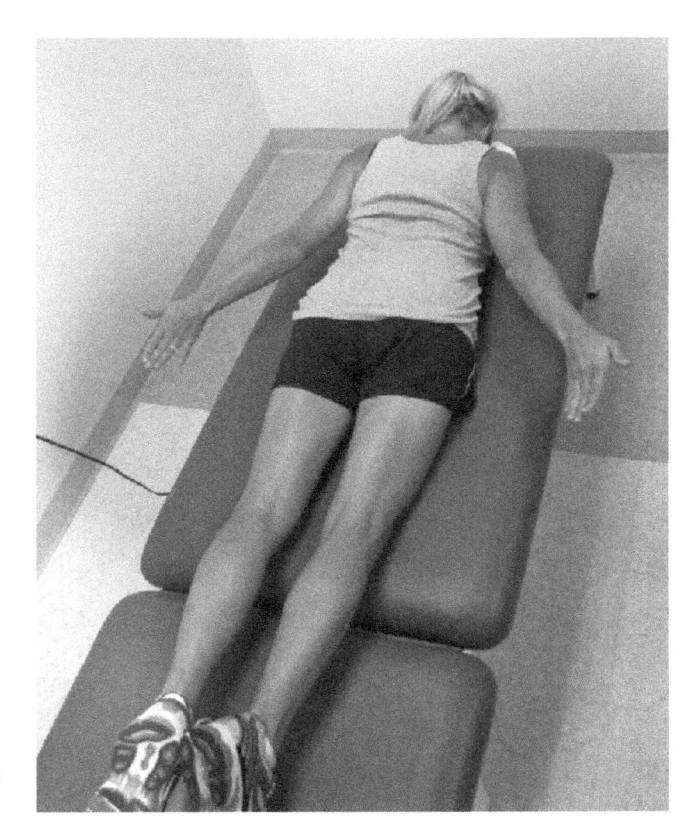

Figura 8.13 Retração escapular em prono.

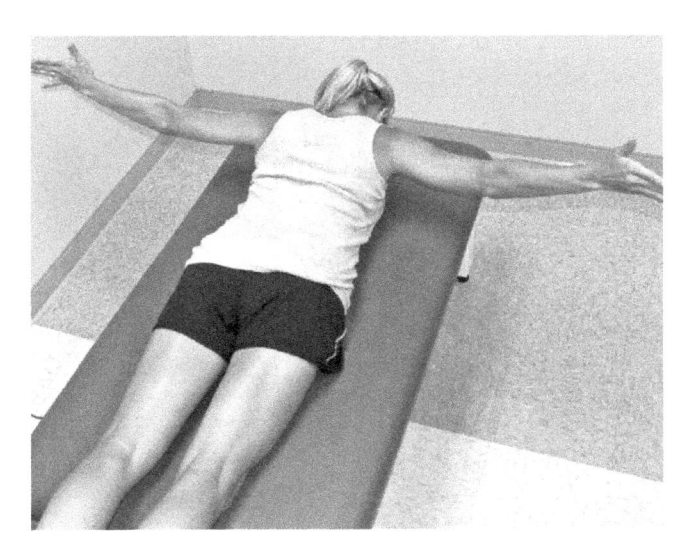

Figura 8.14 Trapézio médio em prono.

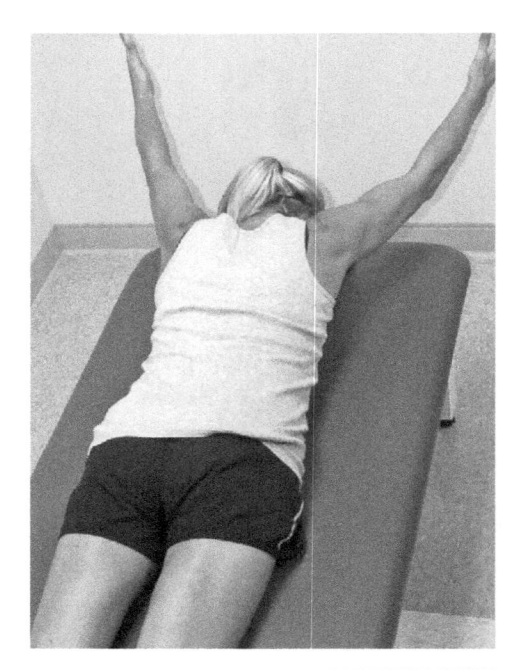

Figura 8.15 Trapézio inferior em prono.

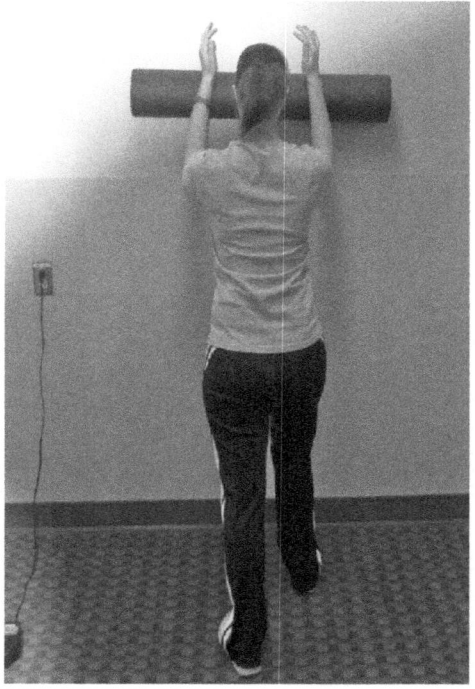

Figura 8.16 Deslizamento do serrátil na parede.

indicações precisas, era menos eficaz do que o fornecimento de orientações verbais e manuais específicas para se obter uma postura ereta, porém neutra. Os indivíduos que receberam dicas específicas para chegar à postura neutra da coluna tiveram ativação mais significativa do multífido lombar e dos flexores profundos do pescoço do que aqueles que foram orientados simplesmente a "sentar-se ereto".[16,32] Para alcançar a postura ereta neutra, os sujeitos foram instruídos a ficar na postura sentada lombo-pélvica ideal, levando a pélvis levemente para a frente, a fim de se apoiar nas tuberosidades do ísquio; em seguida, deviam levantar um pouco o esterno, evitando a extensão torácica e lombar excessiva. Finalmente, foi dada, aos sujeitos, a instrução de levantar minimamente o occipício até ficar na posição neutra da cabeça, reduzindo a extensão da parte superior da cervical. O grupo de controle foi instruído a sentar-se ereto, da melhor maneira possível, o que resultou o recrutamento significativamente menor dos músculos estabilizadores da cervical e da lombar. Manter a postura neutra da coluna, durante atividades posturais prolongadas, não apenas reduz a quantidade de estresse prejudicial às estruturas musculoesqueléticas, mas também alinha a coluna de modo máximo, gerando ativação dos flexores cervicais profundos e do multífido lombar, responsáveis pela manutenção da postura ideal.

Nos últimos anos, o tratamento tem focado os aspectos biomecânicos subjacentes ao desenvolvimento da dor crônica no pescoço e, também, os estressores psicossociais para controle dos sintomas a longo prazo. O **"estilo de trabalho"** inclui fatores de risco tanto biomecânicos quanto psicossociais que contribuem para a perpetuação da dor crônica no pescoço surgida em função do desequilíbrio entre a carga e a capacidade de trabalho. Um estudo de longo prazo, que analisou os efeitos de intervenções no estilo de trabalho, mostrou que a combinação de mudanças ergonômicas e comportamentais para controlar a carga de trabalho resultou reduções significativas na dor no pescoço e no ombro e na taxa de recuperação a longo prazo. As mudanças comportamentais incluíram treinamento e educação relativos à necessidade de fazer intervalos de descanso adequados, estratégias para lidar com demandas de trabalho elevadas e aumento da consciência corporal com a postura.[14,15] O desenvolvimento da CP crônica é multifacetado e envolve fatores tanto intrínsecos quanto extrínsecos que contribuem para a perpetuação dos sintomas. Para ter êxito a longo prazo, o tratamento deve abordar os danos musculoesqueléticos, com intervenções de fisioterapia tradicionais, e as questões ergonômicas e psicossociais que costumam contribuir para perpetuar a condição.

Recomendações clínicas baseadas em evidências

SORT: Força da Taxonomia da Recomendação (do inglês, *Strength of Recommendation Taxonomy*)

A: Dados consistentes e de boa qualidade orientados para o paciente
B: Dados inconsistentes ou de qualidade limitada orientados para o paciente
C: Dados consensuados, prática mais utilizada, opnião de especialistas ou série de casos orientados para a doença
   1. Fatores intrínsecos, como alterações no controle dos músculos cervicais e escapulares e redução da consciência postural e cinestésica, contribuem para o desenvolvimento de dores posturais no pescoço. **Grau B**

2. Fatores extrínsecos, como más condições do local de trabalho e aumento da duração do tempo gasto diante da tela do computador, contribuem para o desenvolvimento de dores posturais no pescoço. **Grau B**
3. Exercícios destinados a aumentar a força dos flexores profundos do pescoço melhoram a capacidade de manter a postura cervical e de estabilizar a coluna cervical quando se realiza tarefas de alcance e de uso dos membros superiores. **Grau B**
4. Intervenções destinadas a melhorar o "estilo de trabalho" de um indivíduo podem aumentar a chance de êxito do tratamento de cervicalgia postural a longo prazo. **Grau C**

PERGUNTAS PARA REVISÃO

8.1 Indivíduos com cervicalgia postural crônicas costumam apresentar *quais* das seguintes posições posturais do ombro e do pescoço?

   A. Ombros arredondados para a frente, retração escapular, extensão das porções cervicais medial e inferior e flexão da porção cervical superior
   B. Ombros arredondados anteriormente, protração escapular, flexão das porções cervicais medial e inferior e flexão da porção cervical superior
   C. Ombros deprimidos, retração escapular, extensão das porções cervicais medial, inferior e superior
   D. Ombros arredondados anteriormente, protração escapular, flexão das porções cervicais medial e inferior e extensão da porção cervical superior

8.2 Ao *iniciar* um programa de exercícios para indivíduos com cervicalgia postural crônica, o foco inicial deve ser direcionado para *qual* dos seguintes aspectos?

   A. Exercícios cardiovasculares gerais
   B. Exercícios isométricos para a cervical e a cintura escapular
   C. Alongamento e treinamento dos flexores cervicais profundos
   D. Exercícios de extensão do pescoço com carga baixa e alto número de repetições

8.3 Qual das quatro enumerações a seguir representa os fatores de risco individuais para CP crônica?

   A. Sexo feminino, uso de lentes bifocais, uso do *mouse* do computador por períodos prolongados, estressores psicossociais
   B. Sexo masculino, estressores psicossociais, uso do *mouse* do computador, cadeira baixa
   C. Sexo feminino, lentes de contato, mão direita dominante e intervalos para descanso infrequentes
   D. Sexo masculino, estressores psicossociais, uso de lentes bifocais, intervalos para descanso infrequentes

RESPOSTAS

8.1 **D.** Em geral, as adaptações posturais observadas em função do uso frequente do computador incluem ombros arredondados anteriormente e escápula em protração, flexão das porções cervicais medial e inferior e extensão compensatória da porção cervical superior. Com frequência, essas adaptações posturais se devem a inadequações do local de trabalho e à falta de cuidado na manutenção de uma postura espinal neutra.

8.2 **C.** Pesquisas têm mostrado a importância do treinamento dos flexores cervicais profundos na manutenção do controle e alinhamento postural para estabilização do *feed-forward* (pré-resposta) da coluna cervical no uso dos membros superiores.[2,9]

8.3 **A.** Os fatores de risco de desenvolvimento de CP em funcionários de escritórios incluem: sexo feminino, uso frequente do computador com manuseio do *mouse*, uso de óculos e estressores psicossociais.[14]

REFERÊNCIAS

1. Hoyle JA, Marras WS, Sheedy JE, Hart DE. Effects of postural and visual stressors on myofascial trigger point development and motor unit rotation during computer work. *J Electromyogr Kinesiol.* 2011;21:41-48.
2. Fabrizio P. Ergonomic intervention in the treatment of a patient with upper extremity and neck pain. *Phys Ther.* 2009;89:351-360.
3. Andrews JR, Harrelson GL, Wilk KE. *Physical Rehabilitation of the Injured Athlete.* 3rd ed. Philadelphia, PA: Saunders; 2004.
4. Gerr F, Marcus M, Monteilh C. Epidemiology of musculoskeletal disorders among computer users: lesson learned from the role of posture and keyboard use. *J Electromyogr Kinesiol.* 2004;14:25-31.
5. Johnston V, Souvlis T, Jimmieson NL, Jull G. Associations between individual and workplace risk factors for self-reported neck pain and disability among female office workers. *Appl Ergon.* 2008;39:171-182.
6. Smith L, Louw Q, Crous L, Grimmer-Somers K. Prevalence of neck pain and headaches: impact of computer use and other associative factors. *Cephalgia.* 2009;29:250-257.
7. Magee DJ. *Orthopedic Physical Assessment.* 4th ed. Philadelphia, PA: Saunders; 2002.
8. Szeto GP, Straker LM, O'Sullivan PB. A comparison of symptomatic and asymptomatic office workers performing monotonous keyboard work–1: neck and shoulder muscle recruitment patterns. *Man Ther.* 2005;10:270-280.
9. Szeto GP, Straker LM, O'Sullivan PB. During computing tasks symptomatic female office workers demonstrate a trend towards higher cervical postural muscle load than asymptomatic office workers: an experimental study. *Aust J Physiother.* 2009;55:257-262.
10. Falla D, Bilenkij G, Jull G. Patients with chronic neck pain demonstrate altered patterns of muscle activation during performance of a functional upper limb task. *Spine.* 2004;29:1436-1440.
11. Edmondston SJ, Chan HY, Ngai GC, et al. Postural neck pain: an investigation of habitual sitting posture, perception of "good" posture and cervicothoracic kinaesthesia. *Man Ther.* 2007;12:363-371.
12. Falla D, O'Leary S, Fagan A, Jull G. Recruitment of the deep cervical flexor muscles during a postural-correction exercise performed in sitting. *Man Ther.* 2007;12:139-143.
13. Caneiro JP, O'Sullivan P, Burnett A, et al. The influence of different sitting postures on head/neck posture and muscle activity. *Man Ther.* 2010;15:54-60.
14. Bernaards CM, Ariens GA, Hildebrandt VH. The cost-effectiveness of a lifestyle physical activity intervention in addition to a work style intervention on the recovery from neck and upper limb symptoms in computer workers. *BMC Musculoskelet Disord.* 2006;7:80.

15. Bernaards CM, Ariens GA, Knol DL, Hildebrandt VH. The effectiveness of a work style intervention and a lifestyle physical activity intervention on the recovery from neck and upper limb symptoms on computer workers. *Pain.* 2007;132:142-153.
16. Falla D. Unravelling the complexity of muscle impairment in chronic neck pain. *Man Ther.* 2004;9:125-133.
17. Grimmer K. Measuring endurance capacity of the cervical short flexor muscle group. *Aust J Physiother.* 1994;40:251-254.
18. Kisner C, Colby LA. *Therapeutic Exercise: Foundation and Techniques.* 5th ed. Philadelphia: PA: FA Davis Company; 2007.
19. Porterfield JA, DeRosa C. *Mechanical Low Back Pain: Perspectives in Functional Anatomy.* Philadelphia, PA: Saunders; 1991.
20. Wainner RS, Fritz JM, Irrgang JJ, Boninger ML, Delitto A, Allison S. Reliability and diagnostic accuracy of the clinical examination and patient self-report measures for cervical radiculopathy. *Spine.* 2003;28:52-62.
21. Waldrop MA. Diagnosis and treatment of cervical radiculopathy using a clinical prediction rule and a multimodal intervention approach: a case series. *J Orthop Sport Phys Ther.* 2006;36:152-159.
22. Sahrmann S. *Diagnosis and Treatment of Movement Impairment Syndromes.* St. Louis, MO: Mosby; 2002.
23. Edmonston SJ, Wallumrod ME, Macleid F, Kvamme LS, Joebges S, Brabham GC. Reliability of isometric muscle endurance tests in subjects with postural neck pain. *J Manipulative Physiol Ther.* 2008;31:348-354.
24. Jull G, Barrett C, Magee R, Ho P. Further clinical clarification of the muscle dysfunction in cervical headache. *Cephalalgia.* 1999;19:179-185.
25. Fernandez-de-las Penas C, Alonso-Blanco C, Cuadrado ML, Pareja JA. Forward head posture and neck mobility in chronic tension-type headache: a blinded, controlled study. *Cephalalgia.* 2006;26:314-319.
26. Paris SV, Loubert PV. *Foundations of Clinical Orthopaedics.* St. Augustine, FL: Institute Press; 1999.
27. Jull G, Treleaven J, Versace G. Manual examination: is pain provocation a major cue for spinal dysfunction. *Aust J Physiother.* 1994;40:159-165.
28. D'Sylva J, Miller J, Gross A, et al. Cervical Overview Group. Manual therapy with or without physical medicine modalities for neck pain: a systematic review. *Man Ther.* 2010;15:415-433.
29. Miller J, Gross A, D'Sylva J, et al. Manual therapy and exercise for neck pain: a systematic review. *Man Ther.* 2010;15:334-354.
30. Wang WT, Olson SL, Campbell AH, Hanten WP, Gleeson PB. Effectiveness of physical therapy for patients with neck pain: an individualized approach using a clinical decision--making algorithm. *Am J Phys Med Rehabil.* 2003;82:203-218.
31. Wegner S, Jull G, O'Leary S, Johnston V. The effect of a scapular postural correction strategy on trapezius activity in patients with neck pain. *Man Ther.* 2010;15:562-566.
32. Falla D, Jull G, Russell T, Vicenzino B, Hodges P. Effect of neck exercise on sitting posture in patients with chronic neck pain. *Phys. Ther.* 2007;87:408-417.
33. Gross A, Miller J, D'Sylva J, et al. COG. Manipulation or mobilisation for neck pain: a Cochrane Review. *Man Ther.* 2010;15:315-333.

Reabilitação pós-cirúrgica/ pós-dissecção do pescoço em caso de câncer

Douglas Lauchlan

CASO 9

Um cirurgião especializado em cabeça e pescoço pediu a avaliação de um carpinteiro autônomo, com 46 anos e destro. O paciente queixava-se de aumento de dor na região do ombro direito desde que fora submetido a uma dissecção no lado direito do pescoço há três meses. Havia sido diagnosticado com carcinoma celular escamoso na parte interna da mucosa da cabeça e do pescoço seis meses antes e passara por intervenção para tratar essa condição. Houve liberação cirúrgica dos níveis I a IV do triângulo posterior do pescoço, e o paciente completou cinco semanas de radioterapia diária na região. Além disso, não há nada notável na história médica do paciente. Entre várias questões, ele se queixava de não conseguir erguer inteiramente o membro superior direito desde a cirurgia. Também, o aumento da dor estava perturbando o sono. O paciente reconhecia "ter perdido a força" do membro superior direito para uma série de atividades da vida diária (AVDs). Relatou que, em virtude de encontros com outros indivíduos submetidos a cirurgias na cabeça e no pescoço, tinha medo de que o seu funcionamento físico continuasse a se deteriorar e preocupava-se com a sua qualidade de vida no futuro.

▶ Quais são os exames prioritários?
▶ Com base no estado de saúde do paciente, o que se pode antecipar a respeito dos fatores que levaram a limitações em suas atividades?
▶ Que possíveis complicações poderiam limitar a efetividade da fisioterapia?
▶ Qual é o prognóstico de reabilitação?
▶ Descreva um plano de atendimento de fisioterapia com base em cada estágio da condição de saúde.
▶ Como o estado emocional do paciente pode afetar a reabilitação?

DEFINIÇÕES-CHAVE

ATIVIDADES DE VIDA DIÁRIA (AVDs): ocupações funcionais próprias do indivíduo de acordo com seu trabalho, *hobbies* e estilo de vida em geral, tanto antes quanto depois da cirurgia.

CÂNCER DE CABEÇA E PESCOÇO: refere-se, tipicamente, ao câncer da parte interna da mucosa da cabeça e do pescoço e costuma envolver os linfonodos do pescoço.

DISSECÇÃO DO PESCOÇO: remoção cirúrgica de todas as células cancerosas e dos linfonodos relevantes na região, comumente chamada de "liberação dos níveis I a IV", com base na divisão anatômica dos linfonodos do pescoço em grupos distintos.

QUALIDADE DE VIDA: refere-se não apenas à capacidade do indivíduo de realizar atividades de vida diária, mas, também, às suas interações sociais com outras pessoas; em geral, leva em consideração tanto a saúde física e mental quanto o bem-estar emocional.

OMBRO: inclui os complexos glenoumeral e escapulotorácico e a musculatura associada que controla a posição e a amplitude de movimento (ADM) do membro superior

Objetivos

1. Resumir a previsão de como o indivíduo vai se apresentar fisicamente no terceiro mês pós-dissecção cirúrgica do pescoço e identificar os prováveis processos adaptativos.
2. Compreender qual interação entre as diferentes estruturas neuromusculoesqueléticas causa disfunção na região do ombro.
3. Identificar as medições clínicas objetivas apropriadas para monitorar alterações e avaliar o impacto das intervenções de fisioterapia.
4. Identificar os resultados quanto à condição funcional e à qualidade de vida dessa população de pacientes.
5. Esboçar possíveis questões emocionais e comportamentais que podem impactar a reabilitação e a recuperação.
6. Descrever os benefícios da filosofia holística de atendimento para essa população de pacientes.

Considerações sobre a fisioterapia

Considerações sobre a FT no cuidado de indivíduos com câncer na cabeça e no pescoço, com desenvolvimento de dor na região do ombro e incapacitação alguns meses após a dissecção do pescoço:

▶ **Cuidados/objetivos do plano geral de fisioterapia**: prevenir ou minimizar a perda da ADM da articulação glenoumeral em particular, mas, também, das regiões escapulotorácica e do pescoço; restaurar (o máximo possível) o recrutamento muscular local e os controles posturais estático/dinâmico; encorajar ganhos de força funcional em músculos globais associados na região do pescoço; restaurar a capacidade de realização das AVDs do melhor modo possível; melhorar a qualidade de vida.
▶ **Intervenções de fisioterapia**: instruções ao paciente sobre a manutenção regular da ADM do ombro; alongamento passivo, mobilização articular; exercícios para promover

o controle escapular; treinamento de resistência com reeducação postural e funcional; promoção e integração das atividades social e física.
▶ **Precauções durante a fisioterapia:** viabilidade da pele e do impacto da fisioterapia sobre autoenxertos e homoenxertos no pescoço; potencial surgimento de capsulite adesiva da articulação glenoumeral; andamento do estado de saúde.
▶ **Complicações que interferem na fisioterapia:** fatores da vida social e do estilo de vida que possam causar impacto no cumprimento das recomendações e no engajamento do indivíduo na fisioterapia regular; modificações de atividade pós-cirurgia.

Visão geral da patologia

Apesar dos recentes avanços cirúrgicos, persiste uma taxa de mortalidade elevada entre indivíduos que precisam de dissecção cirúrgica do triângulo posterior em caso de câncer na cabeça e no pescoço.[1] Embora as taxas de cura tenham aumentado, os sobreviventes enfrentam questões significativas relacionadas à incapacitação do ombro e ao impacto na qualidade de vida. Quase um a cada dois pacientes em recuperação após uma cirurgia para retirada de câncer na cabeça e no pescoço deixa de trabalhar exclusivamente por incapacitação no ombro; três em cada quatro relatam dificuldade de retomar as tarefas diárias relacionadas às atividades social e recreativa.[2] Apesar da evolução dos procedimentos cirúrgicos para essa condição, a incapacitação do ombro é considerada um subproduto inevitável da cirurgia.[2,3] Embora a etiologia e a patogênese dessa síndrome estejam em discussão, a presença da incapacitação pós-operatória do ombro após a dissecção do pescoço é amplamente aceita. Inicialmente, Patten e Hillel sugeriram que a incapacitação do ombro após a operação podia ser creditada à capsulite adesiva da articulação glenoumeral (GU), associada à falta de uso do membro superior do lado da cirurgia durante o período pós-operatório.[4] Entretanto, um trabalho recente nessa área mostra que o movimento e o controle escapulares anormais devido a um dano temporário ou permanente no nervo espinal acessório (CN XI) gera a alteração da mecânica da articulação GU, gerando dor e incapacitação.[5,6] O nervo espinal acessório origina-se de duas fontes: das raízes cranianas da medula e das raízes espinais dos cinco primeiros segmentos da medula espinal. O nervo passa pelo triângulo posterior do pescoço para inervar as fibras do esternocleidomastóideo e as fibras inferiores do trapézio. Portanto, a dissecção radical do pescoço, com frequência, causa impacto sobre as estruturas neuromusculoesqueléticas associadas ao pescoço e à região do ombro, e isso pode causar distúrbios sintomáticos e assintomáticos na realização do movimento. Desse modo, o tratamento de fisioterapia para a incapacitação do ombro ocorrida após a dissecção do pescoço destina-se a criar uma abordagem holística equilibrada para o retorno funcional e a promoção do movimento normal na região do ombro. Em função da natureza adaptável do sistema neuromusculoesquelético, às vezes, leva tempo até que os distúrbios de realização do movimento se instalem. Em geral, a incapacitação do ombro apresenta-se semanas ou meses após a cirurgia. A literatura inicial sobre o desenvolvimento de problemas no ombro após a dissecção do pescoço sugere que lesões parciais e compressão do nervo espinal acessório, que é a inervação motora primária das fibras inferiores do músculo trapézio, são a razão do surgimento tardio da incapacitação no ombro.[7] Essa hipótese tem sido defendida na literatura recente, com registros de pacientes que, em geral, só relatam sintomas *semanas* após a cirurgia.[8] Embora sejam reconhecidos o papel do nervo espinal acessório e a resultante paresia do trapézio inferior, tem sido proposto como mais provável que o surgimento latente da dor seja atribuído à capsulite adesiva da articulação GU.[4] A consideração que a capsulite adesiva dessa articulação pode ocasionar uma alteração sustentada da mecânica dos músculos escapulotorácicos (seja qual for a etiologia inicial) é bem reconhecida na literatura da fisioterapia.[9-11] Além disso, o estabelecimento da capsulite adesiva reduz, de forma significativa, a efetividade das intervenções de fisioterapia.[9] A população de pacientes submetida à dissecção do pescoço, portanto, parece correr o risco de desenvolvimento de dor e incapacitação no ombro, com subsequente resistência a intervenções de fisioterapia efetivas. Muitos autores tentaram lançar "mais luz" sobre a natureza desse fenômeno pós-cirúrgico no ombro – nomeado "Dissecção radical do pescoço/Síndrome do 11º nervo". Entretanto, ainda é difícil comprovar a sua etiologia por causa da natureza do desenvolvimento da incapacitação. No pós-operatório, os pacientes costumam sentir dor e apresentar paresia do músculo trapézio inferior, mas, raramente, há encurtamento capsular ou adaptações antes de seis a doze meses após a cirurgia.[1,2,4] O reconhecimento de que a Dissecção radical do pescoço/Síndrome do 11º nervo talvez se deva ao surgimento da capsulite adesiva é significativo, mas não se compreende ainda quais adaptações do movimento levam a essa condição clínica.

Panjabi oferece um modelo a fisioterapeutas para explicar o movimento normal e os fatores neuromusculoesqueléticos que podem levar à disfunção.[12] Esse modelo sugere que lesões em estruturas que pertencem a um ou mais subsistemas ocasionam disfunção geral do sistema. A Figura 9.1 mostra como esse modelo pode ser adaptado à patodinâmica e ao desenvolvimento da incapacitação pós-operatória no ombro depois de uma dissecção no pescoço.

Estruturas do subsistema ativo		Estruturas do subsistema passivo
Trapézio Esternocleidomastóideo Escalenos Flexores profundos do pescoço Complexo do manguito rotador Deltoides	Ativo ↔ Passivo ↕ ↕ Controle	Articulação glenoumeral Articulação acromioclavicular Articulação esternoclavicular Articulações cervicais (ligamentos e cápsulas articulares associados) Fáscia cervical profunda

Estruturas do subsistema de controle
Nervo espinal acessório (CN XI)
Raízes do nervo cervical (C2-4)
Sistema nervoso central

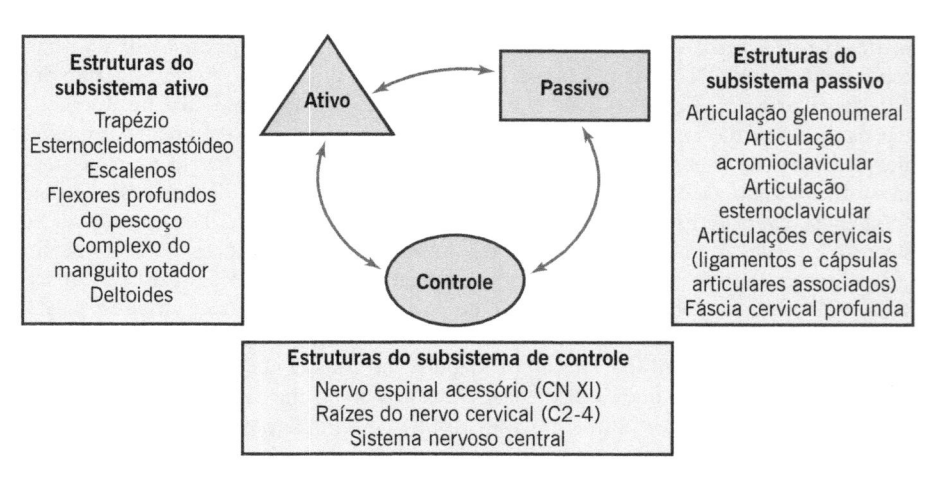

Figura 9.1 Abordagem baseada em subsistemas destinada à reabilitação do ombro após uma cirurgia de dissecção do pescoço. (Reproduzida com permissão de Panjabi MM. *The stabilizing system of the spine. Part I. Function, dysfunction, adaptation, and enhancement*. J Spinal Disord. 1992; 5:383-389.)

SEÇÃO II: TRINTA E QUATRO CASOS CLÍNICOS   129

Sabendo-se que há 50% de risco de lesão ao nervo espinal acessório após a cirurgia, com frequência, ocorrem padrões de movimento complexos mal-adaptados, surgidos através das interações dos subsistemas, fato que está relacionado a uma eventual dor e incapacitação no ombro.[3,6] Apesar do desenvolvimento de dor e incapacitação no ombro, é importante reconhecer o indivíduo e suas necessidades imediatas de assistência médica. Sobreviver ao câncer e à subsequente dissecção cirúrgica causa profundo impacto sobre o bem-estar físico e emocional dessa população de pacientes.[13] Consequentemente, é muito importante considerar estratégias de engajamento e participação ao montar um programa de reabilitação. O fisioterapeuta deve avaliar a pessoa holisticamente, à medida que ela melhora não apenas seu estado funcional, mas, também, sua participação social nos ambientes profissional e doméstico habituais.

Manejo da fisioterapia do paciente

No pós-operatório, o manejo da fisioterapia dessa população pode ser dividido em três domínios de acordo com a Classificação Internacional da Funcionalidade, Incapacidade e Saúde: prejuízos, limitações de atividades e restrições de participação.[14] O controle imediato do paciente internado foca o dano principal (a lesão dos tecidos neuromusculoesqueléticos em consequência da dissecção cirúrgica). O controle inclui monitoramento da respiração e das vias aéreas, aconselhamento postural e manutenção da ADM ativa da região do ombro e do pescoço. Após a cirurgia, o tratamento costuma envolver um período de radioterapia sem internação, direcionada para a área do pescoço/ombro. Essa abordagem do controle do câncer tipicamente inclui um período de mudança nas rotinas social e diária do paciente para incorporar o exigente cronograma do tratamento. É importante que o fisioterapeuta consiga envolver o paciente na reabilitação do ombro/pescoço durante esse período, enfatizando a manutenção da ADM da articulação GU para evitar a retração capsular. Durante a fase seguinte da reabilitação, os alvos são os danos e as limitações das atividades. É preciso maximizar a ADM ativa e recuperar a força e a potência dos músculos que afetam a região do ombro e do pescoço/quadrante superior. Nesse estágio, é importante reconhecer o impacto do subsistema de controle neural e a provável mecânica escapular adaptativa em função do controle neuromuscular anormal. As adaptações pós-cirúrgicas típicas e o potencial desuso têm impacto significativo sobre o equilíbrio e a integração dos outros sistemas. A terceira fase do controle foca a participação e a reintegração das AVDs ao estilo de vida, incluindo trabalho, *hobbies* e interação social típica.

Exame, avaliação e diagnóstico

O fisioterapeuta começa o exame e observa as estruturas da cabeça, do pescoço e do ombro. Embora existam numerosos aspectos observáveis três meses após a cirurgia de dissecção do pescoço (p. ex., o enxerto de pele), muitos deles, provavelmente, não impactam o funcionamento do ombro nesse estágio e não serão discutidos. Quanto à dissecção do pescoço, a redução da massa muscular em torno do ombro cria a clássica aparência quadrada no deltoide, uma vez que a proeminência óssea do processo do acrômio fica mais visível. Outro ponto ósseo comum a ser avaliado é a espinha da escápula, onde a debilidade significativa dos músculos supraespinal e infraespinal pode ficar aparente em função da atrofia por desuso. O paciente costuma adotar a "postura da cabeça", com a escápula similarmente em protração e elevação. Isso leva a duas adaptações posturais significativas: o alongamento dos flexores profundos do pescoço (adaptação similar é vista no pós-lesão de chicote[15]) e a redução do espaço subacromial em razão da falta de estabilidade dinâmica à medida que a cabeça do úmero migra na direção cefálica.[11]

A ADM ativa do ombro deve ser medida com um goniômetro. É preciso comparar os membros afetados e os não afetados. Com frequência, o ombro afetado apresenta redução da elevação glenoumeral, com controle escapular anormal devido à desenervação do trapézio inferior e à resultante *hiperatividade* compensatória das fibras do trapézio superior.[10] Dependendo do estágio do encurtamento adaptativo da cápsula da articulação GU, é provável que a perda da elevação funcional do membro superior esteja associada à perda combinada da flexão e da abdução fisiológicas da articulação glenoumeral. Isso também pode estar associado à sensação de final de movimento elástico reduzido e à dor no teste da ADM passiva da articulação GU. Os movimentos mais limitados costumam seguir o padrão capsular de restrição na articulação GU (rotação externa mais restrita, seguida da abdução, flexão e, depois, extensão).[16]

O mais provável é que o teste de força não seja doloroso, mas pode ser que o paciente tenha fraqueza seletiva ou global (especialmente na abdução do ombro) pela falta de controle escapular. O fisioterapeuta deve avaliar o envolvimento motor pós-cirúrgico do nervo espinal acessório. A incapacidade de encolher ativamente o ombro afetado (fibras do trapézio superior) e/ou a incapacidade de controlar a fixação escapulotorácica durante a elevação ativa do membro superior – comumente vista como "*winging*" do ângulo inferior da escápula (fibras do trapézio inferior) – indicam, com clareza, a presença de um *output* motor danificado e a probabilidade de danos ao nervo espinal acessório. Deve-se fazer um teste neurológico abrangente, pois o paciente pode apresentar redução ou ausência de sensação, dormência e/ou hipoalgesia ou hiperalgesia associada ao redor do local da cirurgia e do enxerto de pele. Pode ser que ocorra perda proprioceptiva adaptativa, uma vez que os subsistemas tentam corrigir os desequilíbrios adaptativos pós-cirúrgicos.[11]

Restrições significativas nas ADMs ativa e passiva da coluna cervical costumam estar presentes em função da cicatrização superficial da face e do pescoço (no enxerto de pele) e da cicatrização mais profunda relacionada à técnica de dissecção cirúrgica. Os movimentos mais alterados são a inclinação lateral para longe do lado afetado e a rotação na direção do lado afetado. Conforme descrito previamente, a perda do controle muscular local (recrutamento dos flexores profundos do pescoço), com frequência, leva a desequilíbrios no sistema muscular da cabeça e do pescoço (p. ex., esternocleidomastóideo e trapézio superior hiperativos). Posteriormente, esse padrão contribui para a perda da ADM ativa da coluna cervical. Com regularidade, há rigidez adaptativa e desconforto na palpação e em movimentos acessórios passivos das vértebras C3 a C5.

Vários testes e resultados de medições, incluindo goniometria, classificações da dor e sensações finais de movimento passivas, podem ser usados para identificar prejuízos. Embora seja usada de forma mais comum para populações que apresentam lesão traumática no ombro, a avaliação do ombro de Constant tem ampla aplicação e consiste em uma ferramenta firme para medir o impacto dos danos pós-cirúrgicos no indivíduo.[17]

A qualidade de vida pode ser medida por uma série de instrumentos. Pode-se usar uma ferramenta específica do câncer (p. ex., a escala de qualidade de vida da Universidade de Washington) na medição do impacto da reabilitação sobre a recuperação.[18] A **Avaliação Funcional da Terapia contra o Câncer – Cabeça e Pescoço** (FACTH&N, do inglês, *Functional Assessment of Cancer Therapy – Head and Neck*) tem sido usada para avaliar mais especificamente o impacto sobre a reabilitação dessa população.[5] Pode-se considerar também uma medição da qualidade de vida mais genérica (p. ex., Questionário de Qualidade de Vida SF-36).[19] Embora haja grande número de medições de resultado de câncer na cabeça e no pescoço, a FACTH&N é um autorrelato multidimensional, com 39 perguntas, que permite ao fisioterapeuta compreender melhor a condição funcional do indivíduo e a presença e a extensão dos fatores de riscos possivelmente associados com a disfunção emergente no ombro. A escolha da FACTH&N é preferencial porque ela foi planejada de maneira específica para essa população, e seu valor e sua resposta possuem mais validade do que o uso de ferramentas de avaliação não específicas da doença, ou mesmo as específicas da doença, mas que não focam o retorno funcional. Entretanto, seja qual for a medição escolhida para monitorar a efetividade do cuidado clínico, a medição da qualidade de vida é de grande valor para determinar o significado de sobrevivência para o indivíduo.[20]

Plano de atendimento e intervenções

O aspecto mais importante do plano de atendimento de fisioterapia em relação a danos no ombro é manter as ADMs ativa e passiva dessa área à medida que a cápsula da articulação GU enrijece em função da dor e do desuso.[9] Calor, massagens no tecido mole e mobilizações cervicais podem ser direcionadas para o pescoço e o quadrante superior, em um esforço para reduzir a dor e a hiperatividade do sistema muscular global.[21] Muitas vezes, o fisioterapeuta encontra limitações ao tentar levar o paciente a alcançar o movimento ou o controle escapular normal por causa da provável desenervação das fibras do trapézio inferior pela lesão no nervo espinal acessório (comumente vista como *"winging"* do ângulo inferior da escápula).[10]

Resultados do exame objetivo podem ajudar o fisioterapeuta a excluir ou confirmar a presença de **capsulite adesiva** na articulação GU. Alongamentos capsular passivos nessa articulação devem ser realizados para orientar o controle das alterações adaptativas dos tecidos moles do ombro. A manutenção da ADM disponível no ombro é essencial durante toda essa fase, a fim de evitar alterações relacionadas ao desuso. Embora exercícios assistidos de ADM ativa sejam usados comumente nas sessões de fisioterapia, a capacidade do paciente de realizá-los todos os dias em casa pode ficar limitada por causa da natureza do equipamento típico usado (ou seja, roldana). Sendo assim, é preciso pensar em alguma forma criativa de promover uma atividade assistida para manutenção da ADM do ombro, como, por exemplo, segurar uma bengala ou um bastão com as duas mãos e usar o braço não afetado para orientar o braço afetado ao longo de todas as amplitudes de movimento. O exercício progressivo ativo para o membro superior pode ser incrementado com a resistência gradual de tiras elásticas terapêuticas (codificadas pela cor).[5] Pode-se aplicar uma resistência progressiva a padrões funcionais de movimento para trabalhar tanto a reeducação muscular quanto o recrutamento neuromuscular e a regulação do ritmo relativo aos padrões funcionais do movimento normal.[10,11] O fisioterapeuta deve tratar o impacto da postura de repouso da parte superior do tronco e da cervical sobre a ADM do ombro disponível. Deve-se considerar o aconselhamento e o tratamento direcionados à questão da cifose torácica e do aumento da lordose cervical.[22] Deve-se implementar a consciência postural e de alongamento ativo com o objetivo de reduzir a tendência a adotar essas posturas restritivas.

Para essa população, é preciso considerar abordagens de reabilitação específicas por tarefa. O procedimento deve ser direcionado para tarefas relacionadas à atividade profissional, aos componentes das obrigações cotidianas, às exigências do estilo de vida em geral e aos *hobbies* ou às ocupações de lazer. Os pacientes devem se envolver ativamente no processo de solução de problemas e alcance de objetivos, pois isso estimula a sensação de domínio da situação e cria um diálogo compartilhado entre o fisioterapeuta e o paciente. É bom que a abordagem de definição compartilhada de objetivos seja monitorada e direcionada pelas duas partes envolvidas, à medida que as necessidades do paciente se desenvolvem ou alteram. Ao longo do tratamento do paciente, é preciso reconhecer que os ganhos no funcionamento e na força do ombro devem se desenvolver de modo integrado e funcional, direcionados para o retorno à atividade. Isso reforça, no paciente, a noção do valor e da importância de uma abordagem progressiva no processo de reabilitação. Em conjunto com o desenvolvimento de hábitos de reabilitação autodirecionados, o paciente precisa sentir que suas necessidades estão sendo atendidas pela intervenção prescrita. Em outras palavras, é preciso que ele avalie positivamente o aconselhamento geral e prescritivo fornecido. Para medir o impacto dessa abordagem de reabilitação sobre o indivíduo, o fisioterapeuta deve considerar o uso do instrumento de medição da Empatia Relacional e Consultiva (CARE, do inglês, *Consultation and Relational Empathy*).[23] Esse instrumento destina-se a avaliar a empatia do profissional da área de saúde ao longo de todo o processo de aconselhamento e tratamento. A **empatia** não só está fortemente ligada à compreensão da condição do paciente, mas, também, afeta, de forma significativa, o cumprimento das prescrições do atendimento direcionado.[23] Portanto, a probabilidade de sucesso da reabilitação, que depende da cooperação do paciente com as intervenções terapêuticas propostas, está diretamente relacionada ao grau de empatia do atendimento fornecido pelo fisioterapeuta.

Controlar os danos e as limitações às atividades do paciente após a cirurgia de dissecção do pescoço é um mero componente da estratégia de reabilitação. Os pacientes precisam relacionar esses princípios tradicionais de controle da fisioterapia à própria inclusão social e à participação ao lado de outras pessoas. O estabelecimento de relações e a constituição de redes de apoio são vitais na recuperação do foco na vida e da sensação de bem-estar (ambos a partir de uma perspectiva física e mental). O fisioterapeuta pode medir a qualidade de vida autopercebida do paciente com o SF-36. Se possível, deve observar o ambiente natural do paciente e as muitas e complexas influências envolvidas na sensação de bem-estar e na capacidade de retomar o desempenho das AVDs. O fisioterapeuta também deve considerar o impacto de mudanças no modo como o paciente avalia os critérios internos que definem os seus valores fundamentais. Pode ser que muitos pacientes não queiram retomar o estilo de vida e o ambiente anteriores ao diagnóstico/cirurgia.[24] Isso deve ser explorado de acordo com cada indivíduo, e a estratégia de reabilitação deve ser direcionada segundo as necessidades do paciente. É preciso estabelecer objetivos de curto e longo prazo e reavaliar o programa de reabilitação à medida que se avança. A atuação complementar de outros profissionais da saúde (em particular, psicólogos e terapeutas ocupacionais) pode ser útil nesse processo e deve ser considerada como parte de uma abordagem de tratamento multidisciplinar.

Recomendações clínicas baseadas em evidências

SORT: Força da Taxonomia da Recomendação (do inglês, *Strength of Recommendation Taxonomy*)

A: Dados consistentes e de boa qualidade orientados para o paciente
B: Dados inconsistentes ou de qualidade limitada orientados para o paciente
C: Dados consensuados, prática mais utilzada, opinião de especialistas ou série de casos orientados para a doença

1. A Avaliação Funcional da Terapia contra o Câncer – Cabeça e Pescoço (FACTH&N) é um instrumento de autorrelato multidimensional sensível, que mede a qualidade de vida e o estado funcional do indivíduo após uma cirurgia de dissecção do pescoço. **Grau A**
2. A manutenção da ADM ativa na articulação glenoumeral e os alongamentos capsulares passivos previnem o surgimento da capsulite adesiva após uma cirurgia de dissecção do pescoço. **Grau C**
3. A intensificação da empatia por parte do fisioterapeuta ao longo do processo de avaliação e tratamento aumenta o comprometimento do paciente com as intervenções terapêuticas prescritas e a probabilidade de êxito da reabilitação, que depende da cooperação do paciente. **Grau B**

PERGUNTAS PARA REVISÃO

9.1 Após a cirurgia em caso de câncer na cabeça e no pescoço, a paciente procura o fisioterapeuta pela primeira vez por causa do surgimento recente de dores no ombro. Está com receio de movimentar o membro superior por medo de provocar alguma lesão ou algum dano no ombro. Coloque os objetivos de tratamento, a seguir, em ordem de prioridade, começando pelo mais urgente.

   A. Manter a ADM da articulação GU
   B. Fornecer instruções a respeito de valores e crenças que envolvem dores e danos
   C. Melhorar a força muscular
   D. Retomar as AVDs típicas
   E. Reduzir a dor

9.2 Uma paciente é encaminhada à clínica de fisioterapia por um cirurgião especializado em cabeça e pescoço para fazer a "reabilitação do ombro" três meses após a dissecção e liberação do triângulo posterior do pescoço. Depois de duas semanas de sessões de fisioterapia, expressa o desejo de interromper o tratamento. A dor já melhorou um pouco, e ela já consegue fazer a maior parte de suas AVDs desde que não precise erguer o braço acima da cabeça. Seu marido é bastante cuidadoso e está "fazendo tudo" para a paciente. Qual é a melhor atitude a ser tomada pelo fisioterapeuta?

   A. Concordar com a opinião da paciente que ela não tem déficits no momento nem riscos previstos de déficits no futuro, bem como liberá-la imediatamente da fisioterapia

B. Fornecer instruções sobre todos os riscos de redução da ADM e de declínio funcional à paciente, bem como sugerir uma estratégia para resolver possíveis conflitos e prosseguir na busca dos objetivos traçados anteriormente

C. Insistir com a paciente para que continue na fisioterapia, pois ainda não foram alcançados os objetivos traçados para ela

D. Fornecer informações sobre todos os riscos de redução da ADM e de declínio funcional à paciente. No caso dela discordar que a fisioterapia ainda é necessária, encorajar o marido a continuar a realizar, pela paciente, as atividades que exigem elevação do braço acima da cabeça

RESPOSTAS

9.1 Embora seja necessário personalizar a avaliação e o tratamento de cada indivíduo, a provável ordem de priorização é: **B, E, A, D, C**. A principal barreira à reabilitação são as atitudes e as crenças sobre dor e dano (opção B; ou seja, "dor e dano"). A dor pode ser modificada através do uso de modalidades terapêuticas como o TENS (neuroestimulação transcutânea) (opção E). Manter a amplitude fisiológica do movimento é essencial para prevenir o surgimento da capsulite adesiva na articulação GU e a resultante morbidade a longo prazo (opção A). Embora, às vezes, não seja possível o retorno ao trabalho, devido às questões de saúde pós-operatória e às obrigações e tarefas específicas do emprego, as AVDs típicas devem ser promovidas nesse estágio (opção D). A inclusão social e o retorno ao lazer e estilo de vida normais podem permitir maior sensação de bem-estar físico e emocional, além de incrementar a participação e o controle, que ficam comumente reduzidos em pacientes que se sentem marginalizados após o tratamento contra o câncer. A tentativa do fisioterapeuta de classificar os domínios funcionais durante o processo de reabilitação (prejuízos, limitações de atividade e restrições de participação) permite uma abordagem mais holística, centrada no paciente, durante o atendimento. Isso vai se traduzir em maior sensação de domínio por parte do paciente, permitindo resultados de tratamento/reabilitação mais efetivos. A manutenção da ADM deve ser considerada como importante, mas menos essencial de imediato, uma vez que o encurtamento capsular e a adaptação provavelmente só terão lugar mais tarde, ao longo do desenvolvimento do processo. De modo similar, o tradicional fortalecimento muscular global com resistência progressiva, na maioria das vezes, não é uma prioridade imediata enquanto a dor e o controle escapular ainda estão sendo tratados (opção C). Estabelecer uma relação empática com o paciente é de grande importância na fase imediata da reabilitação, em um esforço para otimizar a compreensão e a cooperação do paciente no programa de flexibilidade e fortalecimento autodirecionado.

9.2 **B.** A questão principal é tratar o desenvolvimento de alterações adaptativas no tecido mole em função do desuso do membro superior e evitar a ADM fisiológica total do ombro. Por evitar a ADM total do ombro, há maior probabilidade de desenvolvimento de capsulite adesiva na articulação GU, como dor e incapacitação associadas, após a cessação do atendimento nesse estágio (opção A). A paciente apenas começou a fisioterapia, e é muito improvável que tenha desenvolvido um grande encurtamento adaptativo do tecido mole nesse estágio. Entretanto, pode ser que haja movimento escapular mal-adaptado e problemas no controle escapulotorácico, limitando a elevação do membro superior no lado afetado. Provavelmente, a paciente não se sente prejudicada na função porque o seu marido se dispõe a ajudá-la e, talvez, ainda esteja se adaptando psicologicamente ao papel de cuidador. A paciente se encontra ainda no terceiro ou quarto mês pós-cirurgia, e é bem provável que tenha outros compromissos relativos aos cuidados pós-operatórios: revisões cirúrgicas na oncologia, terapias de fala e linguagem, encontros com um nutricionista e um terapeuta ocupacional. Nesse estágio pós-cirurgia, pode ser que ela não compreenda bem questões potenciais associadas ao problema no ombro, como, por exemplo, o fato que o ciclo mal-adaptado do encurtamento capsular e da dor ainda não começaram a se desenvolver. Por mais que o fisioterapeuta queira persistir na abordagem tradicional para evitar alterações mal-adaptadas na região do ombro (opções C e D), deve fazer um esforço maior para criar uma relação terapêutica – não apenas com a paciente, mas também com o seu marido. Nesse estágio, costuma haver uma sensação significativa de mudança nos sistemas de valores e crenças e, às vezes, a própria relação com o cônjuge pode mudar. É preciso explicar que "fazer tudo" para a paciente nessa situação pós-operatória "nova" e desagradável talvez não seja a estratégia mais apropriada para o casal a longo prazo, pois há a necessidade de promover a amplitude glenoumeral ativa e o envolvimento funcional nas AVDs. É necessária a definição de objetivos bem fundamentados e compartilhados para o tratamento não apenas na criação de rotinas diárias que possam ajudar a prevenir o surgimento da capsulite adesiva na articulação GU, mas também no incremento do comportamento positivo em relação à independência funcional e às interações sociais. Talvez seja necessária certa negociação entre a paciente e o fisioterapeuta no que diz respeito ao nível e à frequência do contato nessa etapa pós-operatória. O fisioterapeuta tem de reconhecer o impacto geral da cirurgia e do engajamento no cuidado pós-operatório tanto sobre a paciente quanto sobre o marido. Entretanto, deve-se fazer um acordo a respeito do monitoramento regular dos sinais clínicos, e ela precisa cooperar nisso de modo regular. Para avaliar a situação, é preciso realizar tanto testes manuais quanto o movimento fisiológico passivo da articulação GU através de um instrumento funcional mais holístico (p. ex., o FACTH & N). O estabelecimento conjunto dos objetivos e da abordagem de controle deve estar voltado para a avaliação da efetividade do programa doméstico, considerado como medida alternativa às visitas frequentes à clínica de fisioterapia. Assim, a paciente adquire a confiança de que a sua condição funcional está sendo mantida através de uma abordagem *autodirecionada*, com a promoção do retorno às AVDs típicas quando possível.

REFERÊNCIAS

1. Hillel AD, Kroll H, Dorman J, Medieros J. Radical neck dissection: a subjective and objective evaluation of postoperative disability. *J Otolaryngol*. 1989;18:53-61.
2. Shone GR, Yardley MP. An audit into the incidence of handicap after unilateral radical neck dissection. *J Laryngol Otol*. 1991;105:760-762.
3. van Wilgen CP, Dijkstra PU, van der Laan BF, Plukker JT, Roodenburg JL. Shoulder complaints after neck dissection; is the spinal accessory nerve involved? *Br J Oral Maxillofac Surg*. 2003;41:7-11.

4. Patten CP, Hillel AD. The 11th nerve syndrome. Accessory nerve palsy or adhesive capsulitis. *Arch Otolaryngol Head Neck Surg.* 1993;119:215-220.
5. McNeely ML, Parliament M, Courneya, KS, et al. A pilot study of a randomized controlled trial to evaluate the effects of progressive resistance exercise training on shoulder dysfunction caused by spinal accessory neurapraxia/neurectomy in head and neck cancer survivors. *Head Neck.* 2004;26:518-530.
6. Lauchlan DT, McCaul JA, McCarron T. Neck dissection and the clinical appearance of post-operative shoulder disability: the post-operative role of physiotherapy. *Eur J Cancer Care.* 2008;17:542-548.
7. Gordon SL, Graham WP III, Black JT, Black JT, Miller SH. Accessory nerve function and surgical procedures in the posterior triangle. *Arch Surg.* 1977;112:264-268.
8. Hillel AD, Patten C. Neck dissection: morbidity and rehabilitation. In: Jacobs C, ed. *Carcinoma of the Head and Neck: Evaluation and Management.* Boston, MA: Kluwer Academic Publishers; 1990.
9. Stam HW. Frozen shoulder: a review of current concepts. *Physiotherapy.* 1994;80:588-598.
10. Mottram SL. Dynamic stability of the scapula. *Man Ther.* 1997;2:123-131.
11. Hess SA. Functional stability of the glenohumeral joint. *Man Ther.* 2000;5:63-71.
12. Panjabi MM. The stabilizing system of the spine. Part I. Function, dysfunction, adaptation, and enhancement. *J Spinal Disord.* 1992;5:383-389.
13. Lauchlan D, McCaul JA, McCarron T, Patil S, McManners J, McGarva J. An exploratory trial of preventative rehabilitation on shoulder disability and quality of life in patients following neck dissection surgery. *Eur J Cancer Care.* 2011;20:113-122.
14. Ustun TB, Chatterji S, Bickenbach J, Kostanjsek N, Schneider M. The International Classification of Functioning, Disability and Health: a new tool for understanding disability and health. *Disabil Rehabil.* 2003;25:565-571.
15. Jull GA. Deep cervical flexor muscle dysfunction in whiplash. *J Musculoskeletal Pain.* 2000;8: 143-154.
16. Clarkson HM. *Musculoskeletal Assessment: Joint Range of Motion and Manual Muscle Strength.* 2nd ed. Philadelphia, PA: Lippincott Williams & Wilkins; 2000.
17. Constant CR, Murley AH. A clinical method of functional assessment of the shoulder. *Clin Orthop Relat Res.* 1987;214:160-164.
18. Rogers SN, Scott B, Lowe D. An evaluation of the shoulder domain of the University of Washington quality of life scale. *Br J Oral Maxillofac Surg.* 2007;45:5-10.
19. Ware JE Jr, Sherbourne CD. The MOS 36-item short form health survey (SF-36). Conceptual framework and item selection. *Med Care.* 1992;30:473-481.
20. Morton RP, Izzard ME. Quality-of-life outcomes in head and neck cancer patients. *World J Surg.* 2003;27:884-889.
21. Ginn KA, Herbert RD, Khouw W, Lee R. A randomized, controlled clinical trial of a treatment for shoulder pain. *Phys Ther.* 1997;77:802-811.
22. Crawford HJ, Jull GA. The influence of thoracic posture and movement on range of arm elevation. *Physiother Theory Pract.* 1993;9:143-148.
23. Mercer SW, Maxwell M, Heaney D, Watt GC. The consultation and relational empathy (CARE) measure: development and preliminary validation and reliability of an empathy-based consultation process measure. *Fam Pract.* 2004;21:699-705.
24. Schwartz CE, Sprangers MA. Methodological approaches for assessing response shift in longitudinal health-related quality-of-life research. *Soc Sci Med.* 1999;48:1531-1548.

Tumor na medula espinal torácica

Johanna Gabbard

CASO 10

Uma mulher ativa, com 47 anos, foi encaminhada à fisioterapia com um histórico de seis semanas de dor torácica interescapular no lado direito e rigidez no pescoço de surgimento insidioso. Ela achava que o aumento da intensidade dos sintomas poderia estar relacionado ao aumento recente da intensidade do seu programa de treinamento com pesos. A dor estava piorando e era difícil encontrar uma posição confortável à noite, embora, depois de certo esforço ajustando os travesseiros, por fim, acabasse adormecendo. Nos últimos três meses, a paciente perdeu 9,6 kg e atribuiu essa perda a um programa planejado de dieta e exercícios iniciado seis meses antes. O resultado do exame neurológico inicial foi normal, os sinais e os sintomas eram consistentes com um distúrbio musculoesquelético. O fisioterapeuta forneceu terapia manual e prescreveu exercícios terapêuticos direcionados às colunas cervical e torácica, em duas sessões, ao longo de sete dias. Na terceira visita ao fisioterapeuta, os sintomas nas costas continuavam os mesmos, e a paciente estava sentindo as pernas "pesadas". Relatou também dificuldade para subir escadas. O fisioterapeuta repetiu a avaliação neurológica e descobriu que o diagnóstico inicial para a fisioterapia, que apontara dor mecânica nas costas, *não* era consistente com os sinais e sintomas mielopáticos indicativos de compressão na medula espinal. Ele reencaminhou a paciente ao profissional da atenção primária à saúde e, então foi solicitada uma imagem por ressonância magnética. Subsequentemente, a paciente recebeu o diagnóstico de meningioma torácico – um tumor extramedular intradural na medula espinal, que se estendia de T2 a T5 e provocava compressão na medula torácica (Fig. 10.1).

▶ Quais sinais e sintomas estão associados a esse diagnóstico?
▶ Quais são os testes mais apropriados para o exame?
▶ Quais são as prioridades do exame?

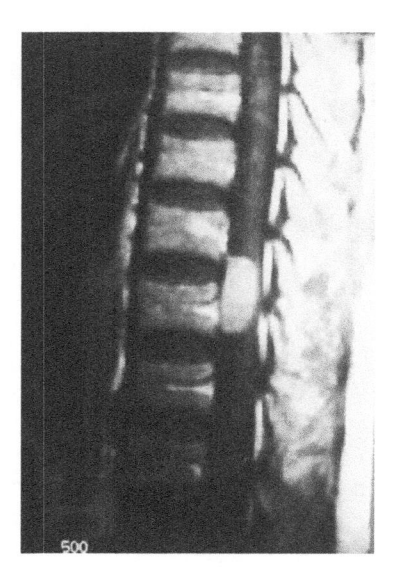

Figura 10.1 Imagem sagital de ressonância magnética por técnica ponderada em T1, mostrando o meningioma extramedular intradural. (Reproduzida com permissão de Song KW, Shin SI, Lee JY, Kim GL, Hyun YS, Park DY. *Surgical results of intradural extramedullary tumors*. Clin Orthop Surg. 2009; 1:74-80. Figura 1A.)

DEFINIÇÕES-CHAVE

TUMOR EXTRAMEDULAR INTRADURAL: tumor medular espinal localizado dentro da dura-máter, mas fora da medula espinal propriamente dita.

MENINGIOMA: tumor de crescimento lento no interior da dura-máter; surge a partir de células da cobertura meníngea do cérebro e da medula espinal.

MIELOPATIA: distúrbio motor neuronal superior, causado por compressão ou isquemia da medula espinal.

TUMOR DA MEDULA ESPINAL: crescimento anormal das células da medula espinal ou de seus arredores.

Objetivos

1. Listar a classificação dos tumores da medula espinal.
2. Descrever a progressão típica da mielopatia torácica compressiva causada por tumores na medula espinal.
3. Descrever resultados de exame clínico úteis na identificação da patologia musculoesquelética em comparação com outros tipos de patologia.
4. Descrever testes apropriados para o exame clínico e capazes de excluir ou confirmar o diagnóstico de dores musculoesqueléticas nas costas.

Considerações sobre a fisioterapia

Considerações sobre a FT durante o exame de indivíduos com dor torácica nas costas e sinais e sintomas neurológicos progressivos:

- **Cuidados/objetivos do plano geral de fisioterapia**: avaliação médica em busca de sinais de alerta; avaliação neurológica na primeira visita e nas subsequentes de todos os pacientes com as seguintes manifestações clínicas: dor torácica constante na linha média e de surgimento insidioso, nenhuma melhora em função do tratamento médico conservador, perda de peso acima de 4,5 kg em seis meses, alterações neurológicas progressivas e reflexos patológicos positivos.
- **Testes e medições de fisioterapia**: histórico cuidadoso do paciente, testes de avaliação neurológica nos quadrantes superior e inferior, teste de dermátomo e miótomo, reflexos do tendão profundo e avaliação dos sinais dos neurônios motores superiores (p. ex., sinal de Hoffman, espasmo clônico, sinal de Babinski, reflexo supinador invertido, teste "pegar e largar").
- **Diagnósticos diferenciais**: dor reflexa torácica nas costas oriunda de estruturas viscerais, doença na medula espinal ou doença metastática.
- **Complicações que interferem na fisioterapia**: sinais neurológicos progressivos, compressão da medula espinal.

Visão geral da patologia

A coluna torácica é um local comum de tumores da medula espinal[1]; além disso, a região espinal é a área mais comum de doenças metastáticas.[2,3] Os tumores da medula espinal podem ser tanto primários quanto secundários. Os primários formam-se a partir de células da medula espinal ou de suas coberturas meníngeas. São muito menos comuns do que os secundários e, nos Estados Unidos, têm incidência anual de 0,7 para cada 100 mil pessoas.[4] Os secundários, ou metastáticos, abrangem a maioria das lesões na medula espinal. Os tumores que mais produzem metástase na medula são os cânceres do pulmão, da mama e da próstata.[5,6]

Os tumores medulares espinais são classificados de acordo com o local anatômico da massa tumoral em relação à dura-máter e à própria medula. Aqueles que surgem fora da dura-máter são chamados de extradurais. Abrangem a maioria dos tumores espinais e incluem os de origem metastática. Aqueles que surgem no interior da dura-máter, conhecidos como intradurais, em sua maior parte são benignos. Subdividem-se em extramedulares (originam-se fora da medula espinal) e intramedulares (originam-se dentro da substância da própria medula). A Tabela 10.1 lista causas comuns de lesões no canal espinal de acordo com a sua localização.

Os meningiomas espinais classificam-se como tumores extramedulares intradurais primários. São de crescimento lento e surgem a partir de células da cobertura meníngea do cérebro e da medula espinal. Costumam ser benignos e, geralmente, não formam metástase. Assim como a maioria dos tumores espinais, manifestam-se em dores nas costas de surgimento insidioso, seguidas de perturbações neurológicas progressivas. Os meningiomas espinais respondem por cerca de 25% de todos os tumo-

Tabela 10.1 CAUSAS DE LESÕES NO CANAL ESPINAL COM BASE NO LOCAL DE ORIGEM[7-9]		
Intradural (intramedular)	**Intradural (extramedular)**	**Extradural**
Siringomielia Tumor intramedular (p. ex., ependimoma) Inflamação (p. ex., abscesso, mielite) Esclerose múltipla	Meningioma Neurofibroma Metástase (p. ex., hematogênica ou semeadura leptomeníngea)	Hérnia de disco Estenose espinal, espondilose, osteófito Espessamento do ligamento amarelo, ossificação do ligamento intraespinal Meningioma Tumor neurogênico (p. ex., neurofibroma) Metástase Neoplasia vertebral com extensão intraespinal

res espinais primários em adultos, e a maioria ocorre na coluna torácica.[10,11] Há forte predominância no sexo feminino, e o pico etário da ocorrência fica entre a quinta e a sexta década.[10]

Manejo da fisioterapia do paciente

Graves etiologias de dor nas costas, como tumores, fraturas ou infecções, são relativamente raras e respondem por menos de 1% de todos os casos médicos observados em avaliações da coluna.[12] Embora sejam incomuns, cabe ao fisioterapeuta estar ciente das condições mais trágicas. Um dos papéis típicos do fisioterapeuta é demonstrar proficiência na avaliação médica e habilidades de raciocínio clínico ao longo de todo o exame, a fim de identificar esses casos e encaminhá-los de modo apropriado e rápido.

Às vezes, é difícil estabelecer a diferença entre a dor nas costas surgida a partir de doenças médicas graves subjacentes e a dor esquelética benigna. Entretanto, pacientes com dor na região torácica têm, proporcionalmente, mais probabilidade de uma patologia espinal grave do que aqueles com dor lombar ou cervical.[13] Isso pode ser consequência de várias características singulares que deixam a região torácica mais vulnerável a lesões ou doenças. Em primeiro lugar, a coluna torácica encontra-se bem próxima de muitas estruturas viscerais. Quando apresentam doenças, as vísceras podem causar dores locais ou reflexas.[14] Em segundo lugar, a medula espinal torácica ocupa mais espaço no interior do canal espinal do que as suas contrapartes cervical ou lombar. Estima-se que, na região torácica, a proporção entre a medula espinal e o canal espinal seja de 40%; na região cervical, de 25%.[15] Portanto, a coluna torácica tem pouca tolerância a uma lesão de ocupação de espaço, como uma hérnia de disco ou um tumor espinal. Em terceiro lugar, é mais comum encontrar tumores e metástases primários da medula espinal na região torácica.[2,3] Embora a maioria dos tumores intradurais da coluna espinal seja, em geral, benigna, a marcada deterioração da função neurológica pode exercer profundo impacto sobre o estado de saúde do paciente. A ressecção cirúrgica é o tratamento preferido. Tem sido demonstrado que esse procedimento retarda a progressão dos sinais e sintomas, mas é menos efetivo na melhora de danos neurológicos existentes.[16] Portanto, o fisioterapeuta desempenha um papel crítico na avaliação e no monitoramento de toda e qualquer deterioração do estado neurológico de pacientes com sintomas espinais e na redução do risco de um diagnóstico tardio de lesão espinal torácica.

Exame, avaliação e diagnóstico

Os sinais e sintomas de tumores espinais torácicos variam de acordo com os segmentos da coluna envolvidos e a gravidade da lesão. No caso deste estudo de caso, inicialmente, a dor era a principal queixa. Com frequência, o paciente sente dor torácica na linha média, diretamente sobre a lesão espinal; pode haver dor ou desconforto no ombro, na cervical, na lombar superior ou, inclusive, na região anterior do peito. A dor nessas últimas áreas pode ser mais intensa do que aquela sentida na linha média da região torácica. Esse padrão de dor é um quadro comum em muitas condições musculoesqueléticas mecânicas, fato que torna difícil distinguir a patologia grave de condições musculoesqueléticas benignas. Apesar da aparência mecânica da queixa, dores nas costas na área torácica sempre devem ser examinadas em busca de condições graves subjacentes em função da proximidade dos sistemas viscerais, da vulnerabilidade da região a doenças metastáticas e da compressão medular.[14] O exame geral em busca de **sinais de alerta de possíveis tumores espinais metastáticos ou primários** deve incluir questões sobre: (1) histórico pessoal prévio de câncer; (2) ausência de melhora com o tratamento médico conservador ao longo de um mês; (3) idade $\geq$ 50 anos e (4) inexplicável perda de mais de 4,5 kg em seis meses. Em 1988, Deyo e Diehl relataram que essas quatro descobertas clínicas positivas apresentavam a maior probabilidade positiva de detectar a presença de câncer em pacientes com dor na região inferior das costas.[5] A descoberta mais sensível no histórico do paciente em caso de investigação de câncer foi a ausência de alívio da dor em repouso (sensibilidade > 90%).[5,17] Embora, neste caso, a paciente tenha dor nas costas na região torácica (não na região inferior), respostas positivas às questões antes mencionadas devem levar o fisioterapeuta a afastar o diagnóstico de dor mecânica nas costas. A paciente relatou perda de aproximadamente 9 kg ao longo de um período de três meses. Também, disse ter dificuldades para encontrar uma posição confortável à noite em função das dores nas costas em repouso. Essas respostas positivas devem aumentar as suspeitas do fisioterapeuta e ser investigadas mais a fundo, buscando uma explicação razoável para a perda de peso e as dores à noite, quando em repouso. Embora a paciente tenha fornecido explicações que parecem razoáveis para seus sinais e sintomas, o fisioterapeuta precisa retomar essas questões caso a paciente não responda ao tratamento do modo esperado.

Particular atenção deve ser dada aos sistemas cardíaco, pulmonar, gastrintestinal e urogenital, cuja dor costuma refletir na região torácica.[18] Queixas de dor cíclica, cãibras, pressão, sintomas relacionados à ingestão de alimentos ou ao tipo de alimento podem levar o fisioterapeuta a examinar algumas estruturas viscerais de modo mais detalhado. Um quadro de sintomas atípicos, como a sensação de latejar, pulsar ou bater, são descritores mais comuns em distúrbios vasculares.

Na ausência de sinais de alerta que possam indicar a necessidade de encaminhamento ou de testes diagnósticos adicionais, será preciso realizar um exame neuromusculoesquelético abrangente para excluir outras estruturas mecânicas como fonte dos sintomas do paciente. A Tabela 10.2 relaciona os diagnósticos que o fisioterapeuta deve considerar quando o paciente apresenta dor nas costas na região torácica. O exame dife-

Tabela 10.2 POSSÍVEIS DIAGNÓSTICOS DIFERENCIAIS PARA PACIENTES COM DOR NAS COSTAS NA REGIÃO TORÁCICA

Fontes musculoesqueléticas locais	Fontes musculoesqueléticas reflexas	Fontes neurológicas	Fontes não musculoesqueléticas
Estiramento muscular Fratura da vértebra ou costela Disfunção articular interapofisária Disfunção da costela Espondilite anquilosante Doença do disco torácico Herniação do disco torácico	Radiculopatia cervical Doença do disco cervical Herniação do disco cervical	Neuralgia intercostal Cauda equina	Cardiovascular: infarto do miocárdio, aneurisma aórtico, angina Pulmonar: câncer de pulmão, pneumotórax, embolia pulmonar, pleurisia Gastrintestinal: colecistite, úlcera péptica ou gástrica Renal: pielonefrite, nefrolitíase Doença metastática Tuberculose Inflamatória: esclerose múltipla, mielite aguda

rencial deve levar em conta etiologias locais comuns, como estiramento, lesão muscular ou miofascial, disfunção da faceta torácica, hernia de disco, disfunção da articulação torácica, neuralgia intercostal ou síndrome postural.[19] A palpação local dessas áreas pode revelar defesa muscular excessiva ou possível edema localizado. A palpação específica e o teste da articulação acessória da região torácica, com frequência, revelam sensibilidade local e podem indicar contenção muscular excessiva, espasmo local e/ou edema. Há indícios de que a terapia espinal manipulativa gera alguns benefícios para pacientes com dor na região torácica e no pescoço e sem sinais neurológicos.[20,21] Entretanto, o fisioterapeuta deve ter consciência de que dificuldades no espasmo e no relaxamento muscular são sinais protetores comuns, que podem indicar outras patologias não musculoesqueléticas.

O fisioterapeuta também deve considerar a possibilidade de uma interdependência regional e buscar etiologias reflexas, oriundas das regiões da coluna cervical e do ombro.[21-23] Podem incluir disfunção da faceta cervical, radiculopatia ou hernia de disco cervical, disfunção primária ou reflexa no ombro, dores reflexas ou miofasciais localizadas ou disfunção postural.[19] Para a paciente com tumor espinal torácico primário, neste estudo de caso, o estresse manual aplicado a essas regiões distantes provavelmente não refletiria dor na linha média.

À medida que o tumor espinal ou qualquer lesão que ocupa espaço avança, as queixas iniciais de sintomas musculoesqueléticos progridem para sinais de comprometimento neurológico na medula espinal. Embora haja relatos de radiculopatia torácica causada por tumores intraespinais, isso é incomum; a mielopatia por compressão da medula espinal é a apresentação clínica mais comum.[24] A mielopatia é uma condição patológica causada por compressão e isquemia da medula espinal.[25,26] Na medula espinal, costuma seguir uma progressão geral de sinais e sintomas que incluem: hiper-reflexia, distúrbios sensoriais, descontrole, ataxia e distúrbios da marcha, dificuldades de equilíbrio, disfunção dos intestinos e bexiga, fraqueza motora e eventual paraplegia ou quadriplegia. Os pacientes com mielopatia na coluna torácica superior (T1-T4), às vezes, queixam-se de fraqueza e déficits sensoriais nas mãos, nos braços, nos ombros e nas pernas. Tumores na coluna lombar e na região torácica média podem causar fraqueza e dormência no peito, na parte inferior do tronco e nas pernas. No caso de dor na parte torácica das costas, a avaliação neurológica do quadrante inferior deve ser conduzida como um componente do exame de fisioterapia.

Além da avaliação tradicional do reflexo do dermátomo, do miótomo e do tendão profundo, o fisioterapeuta deve escolher testes e medições neurológicas que investiguem doenças de modo efetivo e sejam altamente sensíveis. Em testes muito sensíveis, um resultado negativo reduz, de forma significativa, o risco de presença da doença.[27] Os testes clínicos usados para avaliar a presença de sinais neuronais motores superiores que possam indicar compressão da medula incluem: sinal de Hoffman, espasmo clônico, sinal de Babinski, reflexo supinador invertido e teste de pegar e largar. Embora comumente usados, esses testes mostram, com frequência, baixa sensibilidade quando os resultados de cada um são avaliados de maneira individual, ou seja, um negativo em um deles não exclui a existência da doença. Cook et al.[26] discutiram uma abordagem de exame que compreende o histórico abrangente do paciente, a exclusão de sintomas análogos da síndrome da cauda equina (ou seja, resultados positivos implicam o imediato encaminhamento ao médico) e o uso de uma **série de testes clínicos para melhorar a possibilidade de exclusão da mielopatia por compressão da medula**. Esses testes, tomados como um conjunto de resultados, podem ajudar o fisioterapeuta a fazer um encaminhamento ao médico mais indicado para posteriores testes diagnósticos adicionais. A fim de detectar lesões que tomam espaço, como tumores na medula espinal, o teste diagnóstico preferido **ressonância magnética** (MRI), com sensibilidade e especificidade relativamente altas (79 a 95%; 82 a 88%, respectivamente).[26,28,29] Imagens de filme plano, cintilogrtafia ósseas, tomografia computadorizada (CT) e mielografia por CT não são capazes de delinear nem excluir, de forma suficiente, um tumor intradural e podem, inclusive, atrasar o diagnóstico.[28]

Recomendações clínicas baseadas em evidências

SORT: Força da Taxonomia da Recomendação (do inglês, *Strength of Recommendation Taxonomy*)

A: Dados consistentes e de boa qualidade orientados para o paciente
B: Dados inconsistentes ou de qualidade limitada orientados para o paciente
C: Dados consensuados, prática mais utilizada, opinião de especialistas ou série de casos orientados para a doença

1. No exame, as respostas positivas que podem tender mais para uma etiologia de câncer em caso de dor na parte inferior das costas são: histórico pessoal prévio de câncer, ausência de melhora após um mês de tratamento clínico conservador, idade ≥ 50 anos e perda inexplicável de peso de ≥ 4,5 kg em seis meses. **Grau B**
2. Os fisioterapeutas podem usar o exame cuidadoso, o histórico abrangente do paciente e um conjunto de testes de avaliação para tentar excluir o diagnóstico de mielopatia por compressão da medula. **Grau B**
3. A ressonância magnética é o exame diagnóstico preferido para tumor na medula espinal. **Grau A**

PERGUNTAS PARA REVISÃO

10.1 O paciente foi encaminhado à fisioterapia com um histórico de seis semanas de dor na região central torácica das costas, provocada por movimentos espinais cervicais. Qual dos seguintes sinais ou sintomas faria com que o fisioterapeuta interrompesse o atendimento em busca de mais esclarecimentos ou considerasse o encaminhamento a um médico?

- A. Idade acima de 50 anos
- B. Histórico familiar de doença cardíaca
- C. Dormência e fraqueza bilateral na panturrilha
- D. Perda de 2,26 kg nos últimos seis meses

10.2 Qual dos seguintes sinais ou sintomas *não* é comumente associado com a mielopatia da medula espinal?

- A. Marcha espasmódica
- B. Vertigem
- C. Descontrole
- D. Incontinência urinária

RESPOSTAS

10.1 **C.** Sinas e sintomas bilaterais, com frequência, são associados à patologia do sistema nervoso central e sempre devem ser investigados mais a fundo. Alterações motoras ou sensoriais bilaterais podem ser causadas por estenose do canal espinal ou por lesões que tomam espaço, como tumor espinal ou hérnia de disco. É improvável que um histórico familiar de doença cardíaca (opção B) ou a idade superior a 50 anos (opção A) levasse o fisioterapeuta a suspeitar dessa condição clínica. Consideram-se uma perda significativa de peso que sugere uma etiologia cancerosa os valores acima de 4,5 kg em um período de seis meses (opção D).[5]

10.2 **B.** A mielopatia da medula espinal, causada por compressão e isquemia dessa medula, ocasiona sintomas neuronais motores superiores, como hiper-reflexia, espasticidade, distúrbios motores e problemas no controle da bexiga e dos intestinos. A vertigem, embora possa ser causada por distúrbio no sistema nervoso periférico ou central, não é tipicamente relacionada a distúrbios neuronais motores superiores.

REFERÊNCIAS

1. Solero CL, Fornari M, Giombini S, et al. Spinal meningiomas: review of 174 operated cases. *Neurosurgery*. 1989;25:153-160.
2. Kakulas BA, Harper CG, Shibasaki K, Bedbrook GM. Vertebral metastases and spinal cord compression. *Clin Exp Neurol*. 1978;15:127-132.
3. Sioutos PJ, Arbit E, Meshulam CF, Galicich JH. Spinal metastases from solid tumors. Analysis of factors affecting survival. *Cancer*. 1995;1453-1459.
4. Schellinger KA, Propp JM, Villano JL, McCarthy BJ. Descriptive epidemiology of primary spinal cord tumors. *J Neurooncol*. 2008;87:173-179.
5. Deyo RA, Diehl AK. Cancer as a cause of back pain: frequency, clinical presentation, and diagnostic strategies. *J Gen Intern Med*. 1988;3:230-238.

6. Chairners J. Tumours of the musculoskeletal system: clinical presentation. *Curr Orthop.* 1988;2:135-140.
7. Reeder MM, Felson B, Bradley WG. *Reeder and Felson's Gamuts in Radiology: Comprehensive Lists of Roentegen Differential Diagnosis.* 3rd ed. New York: Springler-Verlag Talos; 1993:148-149.
8. Patel SN, Kettner NW, Osbourne CA. Myelopathy: a report of two cases. *J Manipulative Physiol Ther.* 2005;28:539-546.
9. Hudson BR, Cook C, Goode A. Identifying myelopathy caused by thoracic syringomyelia: a case report. *J Man Manip Therapy.* 2008;16:82-88.
10. Sandalcioglu IE, Hunold A, Muller O, Bassiouni H, Stolke D, Asgari S. Spinal meningiomas: critical review of 131 surgically treated patients. *Eur Spine J.* 2008;17:1035-1041.
11. Chamberlain MC, Tredway TL. Adult primary intradural spinal cord tumors: a review. *Curr Neurol Neurosci Rep.* 2011;11:320-328.
12. Sizer PS Jr, Brismee JM, Cook C. Medical screening for red flags in the diagnosis and management of musculoskeletal spine pain. *Pain Pract.* 2007;7:53-71.
13. Boissonnault WG, Bass C. Pathological origins of trunk and neck pain: part I—pelvic and abdominal visceral disorders. *J Orthop Sports Phys Ther.* 1990;12:192-207.
14. Boissonnault WG. *Primary Care for the Physical Therapist: Examination and Triage.* 2nd ed. St. Louis, MO: Saunders; 2011:76-78.
15. Maiman DJ, Pintar FA. Anatomy and clinical biomechanics of the thoracic spine. *Clin Neurosurg.* 1992;38:296-324.
16. Fujiwara K, Yonenobu K, Ebara S, Yamashita K, Ono K. The prognosis of surgery for cervical compression myelopathy. An analysis of the factors involved. *J Bone Joint Surg Br.* 1989;71:393-398.
17. Deyo RA, Rainville J, Kent DL. What can the history and physical examination tell us about low back pain? *JAMA.* 1992;268:760-765.
18. Goodman CC, Snyder TE. *Differential Diagnosis for Physical Therapists: Screening for Referral.* 4th ed. St. Louis, MO: Saunders; 2007.
19. Fruth JS. Differential diagnosis and treatment in a patient with posterior upper thoracic pain. *Phys Ther.* 2006;86:254-268.
20. Campbell BD, Snodgrass SJ. The effects of thoracic manipulation on posterior spinal stiffness. *J Orthop Sports Phys Ther.* 2010;40:685-693.
21. Cleland JA, Childs JD, McRae M, Palmer JA, Stowell T. Immediate effects of thoracic manipulation in patients with neck pain: a randomized clinical trial. *Man Ther.* 2005;10:127-135.
22. Wainner RS. Whitman JM, Cleland JA, Flynn TW. Regional interdependence: a musculoskeletal examination model whose time has come. *J Orthop Sports Phys Ther.* 2007;37:658-660.
23. Bergman GJ, Winters JC, Groenier KH, et al. Manipulative therapy in addition to usual medical care for patients with shoulder dysfunction and pain: a randomized, controlled trial. *Ann Intern Med.* 2004;141:432-439.
24. Renders KJ, Van Wambeke PV, Peers KH, Morlion BJ. A thoracal radiculopathy as the only presenting sign of a meningioma. *J Back Musculoskeletal Rehabil.* 2008;21:63-65.
25. Posner JB. Back pain and epidural spinal cord compression. *Med Clin North Am.* 1987;71:185-205.
26. Cook CE, Hegedus E, Pietrobon R, Goode A. A pragmatic neurological screen for patients with suspected cord compressive myelopathy. *Phys Ther.* 2007;87:1233-1242.
27. Ross MD, Bayer E. Cancer as a cause of low back pain in a patient seen in a direct access physical therapy setting. *J Orthop Sports Phys Ther.* 2005;35:651-658.
28. Abdul-Kasim, K, Thrunher MM, McKeever P, Sundgren PC. Intradural spinal tumors: current classification and MRI features. *Neuroradiology.* 2008;50:301-314.
29. Sze G, Abramson A, Krol G, et al. Gadolinium-DTPA in the evaluation of intradural extramedullary spinal disease. *AJR Am J Roentgenol.* 1988;150:911-921.

Epicondilalgia lateral

R. Barry Dale

CASO 11

Um carpinteiro de 44 anos foi encaminhado ao fisioterapeuta com diagnóstico de dor no cotovelo lateral direito. Ele é destro e relata que "trabalhou com as mãos a vida toda". Nos últimos seis meses, a dor "vai e volta", mas aumentou muito, durante o trabalho, há duas semanas. Não há nada notável na história médica do paciente, exceto uma pré-hipertensão e o fato de ter parado de fumar recentemente, há oito meses (fumava ¼ de maço por dia, durante mais de 20 anos). Além disso, caiu de uma escada quatro anos atrás, sofreu uma lesão no pescoço e foi tratado com repouso, colar cervical e massagem. Radiografias recentes do cotovelo e do ombro deram negativas para patologias óbvias; entretanto, a coluna cervical apresentou mudanças consistentes com degeneração leve nas articulações apofisárias de C6 e C7. O paciente começou a tomar medicação anti-inflamatória não esteroide há seis dias. Você foi solicitado para avaliar e tratar o paciente, durante quatro semanas, antes da consulta de acompanhamento com o médico ortopedista. As queixas atuais do paciente são dor no cotovelo direito e fraqueza na preensão ativa, na extensão do punho e na supinação do antebraço. A dor e a fraqueza limitam a sua habilidade no trabalho de carpinteiro. O objetivo do paciente é voltar ao trabalho o mais rápido possível.

▶ Com base no diagnóstico do paciente, quais fatores podem ter contribuído para essa condição?
▶ No exame, quais são os testes mais apropriados?
▶ Quais são as intervenções de fisioterapia mais apropriadas?
▶ Quais complicações podem limitar a eficácia da fisioterapia?

DEFINIÇÕES-CHAVE

SENSIBILIZAÇÃO CENTRAL: mudanças no interior do sistema nervoso central em resposta à dor crônica, resultando em hiperalgesia – um aumento da sensação de dor a estímulos nocivos.

ÓRTESE DE CONTENÇÃO DE FORÇA: ortótico circular que, em geral, consiste em um material inelástico usado em posição distal ao epicôndilo lateral do úmero.

EPICONDILALGIA LATERAL: dor no epicôndilo lateral do úmero, tipicamente no tendão extensor comum, associada ao esforço repetitivo dos músculos extensores do punho.

NEOVASCULARIZAÇÃO: crescimento de novos capilares em função da cicatrização do tecido; na tendinopatia, os novos capilares, às vezes, deslocam o colágeno, levando ao enfraquecimento do tendão e, por fim, à deficiência. Provavelmente, as terminações nervosas livres que acompanham os capilares contribuem para a dor associada à tendinopatia crônica.

TENDINITE: manifestação relativamente *aguda* de uma lesão no tendão relacionada a sinais típicos e sintomas de inflamação (calor, vermelhidão, edema, dor e mau funcionamento).

TENDINOPATIA (tendinose): degeneração *crônica* dolorosa do tendão, em geral, sem inflamação clássica; é associada à desorganização do colágeno e à neovascularização.

Objetivos

1. Descrever a epicondilalgia lateral e identificar os potenciais fatores de risco relacionados a esse diagnóstico.
2. Prescrever intervenções de terapia manual apropriadas para o paciente com epicondilalgia lateral.
3. Prescrever exercícios adequados de amplitude de movimento articular e/ou flexibilidade muscular para o paciente com epicondilalgia lateral.
4. Prescrever exercícios de resistência apropriados para o paciente com epicondilalgia lateral.
5. Prescrever intervenções complementares adequadas para o paciente com epicondilalgia lateral.

Considerações sobre a fisioterapia

Considerações sobre a FT durante o tratamento de indivíduos com diagnóstico de epicondilalgia lateral:

- ▶ **Cuidados/objetivos do plano geral de fisioterapia:** redução da dor; aumento da flexibilidade muscular; manutenção ou prevenção da perda de amplitude do movimento articular do punho e do cotovelo; aumento da força no quadrante superior; prevenção ou redução da perda da capacidade de condicionamento aeróbio.
- ▶ **Intervenções de fisioterapia:** fornecimento de informações, ao paciente, relativas à anatomia funcional e à mecânica patológica da lesão; modalidades terapêuticas e terapia manual para reduzir a dor; exercícios de flexibilidade muscular; exercícios com

resistência para aumentar a resistência muscular e a força dos músculos dos membros superiores; programa de exercícios aeróbios; imobilizador de força contrária.
▶ **Precauções durante a fisioterapia**: monitoramento dos sinais vitais; precauções ou contraindicações para o exercício com base nas condições pré-existentes do paciente.

Visão geral da patologia

Epicondilalgia lateral é uma dor sentida no epicôndilo lateral do úmero, em geral, devida ao esforço repetitivo de uso dos músculos extensores do punho. Outros termos comumente usados para descrever essa síndrome são: "cotovelo de tenista", epicondilite lateral e tendinopatia do extensor do punho (tendinite ou tendinose). Tende-se a usar o termo epicondilalgia lateral, pois a verdadeira patogenia dessa condição permanece desconhecida.[1] A queixa predominante dos pacientes com epicondilalgia lateral é dor durante movimentos ativos ou com resistência e fraqueza na extensão do punho, na supinação e nas atividades que envolvem a ação de apertar com a mão. A prevalência na população em geral fica em torno de 1 a 3% e varia entre homens e mulheres.[2,3] Pessoas com idade entre 45 e 54 anos correm maior risco de desenvolvimento da condição, e parece haver um risco maior para indivíduos tabagistas e ex-tabagistas.[2] Essa condição costuma acometer o membro superior dominante. Quem realiza movimentos forçados e repetitivos tem 5,6 vezes mais probabilidade de desenvolver epicondilalgia lateral do que aqueles que não os realizam.[2]

O epicôndilo lateral do úmero é a origem dos extensores comuns do punho, e o extensor radial curto do carpo (ERCC), com frequência, é o mais envolvido na epicondilalgia lateral.[4,5] Os extensores do punho são ativados em atividades que exigem a ação de apertar com a mão, fazendo esforço máximo, a fim de contrapor a flexão dos dedos e do punho (p. ex., quando martelamos um prego). Isso explica, em parte, o envolvimento do ERCC nas ações de apertar, pois a posição ideal do punho para desenvolver o esforço máximo, nessa ação, implica uma leve extensão, em torno de 15º.[6] A histopatologia de indivíduos com epicondilalgia lateral mostra degradação do tecido e desorganização do colágeno no ERCC.[4,5] A neovascularização e o efeito secundário das terminações nervosas livres que geram dor também estão presentes.[7] Neuroquímicos, como o glutamato, a substância P e o peptídeo de calcitonina relacionado aos genes são abundantes e, também, contribuem para a sensibilidade do tecido.[7,8]

Enquanto a patogênese exata da epicondilalgia lateral continua incerta, as etiologias mais comumente propostas são tendinopatias (tendinite, tendinose) e compressão do nervo radial.[4] A tendinopatia distingue-se da compressão do nervo; é possível também que haja algum grau de patologia do tendão e compreensão do nervo em pacientes diagnosticados com epicondilalgia lateral. Os tendões têm menor consumo de oxigênio e menor taxa de "turnover" do colágeno do que os outros tecidos.[7,9] A integridade do tecido é subproduto de um intricado equilíbrio entre sua degradação e regeneração. Quando esse equilíbrio se rompe devido a estresses desproporcionais combinados com atividade física excessiva, pode ocorrer a degradação do tendão. Atividades profissionais e recreativas (p. ex., carpintaria, digitação, golfe, tênis) podem contribuir para o desenvolvimento da tendinopatia.[2,10] A compressão distal do nervo radial também pode contribuir para sintomas de epicondilalgia lateral.[4] A inervação do ERCC ocorre via ramificação principal ou posterior ou superficial do nervo radial.[4] Nayak et al.[4] examinaram 72 cadáveres e descobriram que 29% apresentavam um arco tendinoso; e 11%, um arco muscular na musculatura do ERCC. O arco poderia comprimir o nervo durante movimentos repetidos, resultando na síndrome de compresse.

O modelo integrado de etiologia da epicondilalgia lateral proposto por Coombes et al. sugere que podem ocorrer mudanças também no processamento da dor local e central e que deficiências motoras costumam acompanhar a patologia tendinosa local.[8] O cotovelo afetado em indivíduos com epicondilalgia lateral pode sofrer até 50% de redução da tolerância à dor relacionada à pressão quando comparado ao não afetado. É provável que a hipersensibilidade sobre o epicôndilo lateral seja mediada pelo aumento dos neuroquímicos locais, como o glutamato, a substância P e a calcitonina; no entanto, é possível também que a sensibilidade central associada ao processamento alterado, na medula espinal ou no cérebro, contribua para a sensação anormal de dor.[8,11,12] Isso também pode gerar dor em estruturas neurologicamente relacionadas, como a coluna cervical. Observa-se, por exemplo, grande prevalência de dor no pescoço em indivíduos com epicondilalgia lateral, que persiste apesar dos ajustes para a idade e a presença de condições articulares degenerativas no pescoço.[1,8] Embora seja importante reconhecer a frequente associação entre dor no pescoço e epicondilalgia lateral, é igualmente importante ter consciência que essa associação não deve ser confundida com uma relação causal.

Em geral, ocorrem mudanças motoras nas tendinopatias, que costumam levar a problemas de desempenho em atividades funcionais e profissionais. A **força de preensão** é afetada de forma prejudicial, e indivíduos com epicondilalgia lateral costumam relatar significativa dificuldade para carregar sacolas com compras.[3] É provável a existência de alguma interação entre o sistema da dor e os déficits motores da epicondilalgia lateral. A força de preensão sem dor é um teste clínico sensível a mudanças em pacientes com epicondilalgia lateral.[13] Usando um dinamômetro, esse teste quantifica a interação entre a dor e a ativação muscular durante a ação de apertar. À medida que o paciente recupera-se da epicondilalgia lateral, deve ocorrer um aumento da força de preensão máxima sem dor.

Manejo da fisioterapia do paciente

Pacientes com epicondilalgia lateral costumam queixar-se de dor no aspecto lateral do cotovelo afetado. A dor pode surgir, de modo insidioso ou súbito, durante uma atividade em que se usam os extensores comuns do punho. Nos estágios iniciais, os sintomas, com frequência, desaparecem à medida que se interrompe a atividade, mas retornam assim que a atividade ou o exercício são retomados. É comum a dor limitar a participação em atividades, e os sintomas podem permanecer quando o paciente está em repouso.

Exame, avaliação e diagnóstico

O fisioterapeuta deve determinar se as queixas do paciente localizam-se na origem dos extensores do punho e se há alguma contribuição da coluna cervical e/ou de compressão do nervo radial. É preciso fazer uma avaliação completa e, se necessário, examinar a coluna cervical para excluir seu possível envolvimento na apresentação clínica do paciente.

A avaliação completa (de qualquer articulação) deve incluir, no mínimo, a amplitude de movimento ativa, a aplicação de pressão excessiva nas amplitudes finais, os movimentos fisiológicos passivos, os movimentos acessórios passivos e a resistência ao movimento.[14] O fisioterapeuta deve observar se há danos ou limitações e se os sintomas do paciente foram reproduzidos. No exame físico, técnicas provocativas costumam reproduzir a queixa de dor do paciente. A maioria dos procedimentos do exame consiste no alongamento passivo ou em manobras ativas com resistências com ou sem palpação do grupo muscular do extensor do punho ou do epicôndilo lateral. As técnicas do exame físico para epicondilalgia lateral encontram-se descritas na Tabela 11.1. A maioria desses testes pode ser realizada quando o paciente está sentado sobre um banco alto.

De acordo com Haker, o aprisionamento do nervo radial pode ser determinado pela presença de dor cerca de dois dedos abaixo da dobra do flexor do cotovelo e em uma região medial em relação à massa do extensor comum.[5] Outros sintomas relacionados ao aprisionamento do nervo radial são dor à noite, disfunção motora e dor irradiada para o antebraço.[5] O teste de tensão do nervo radial determina a presença de tensão neural, comumente associada ao aprisionamento.[15,16]

Plano de atendimento e intervenções

Há muitas opções de intervenção disponíveis para o tratamento da epicondilalgia lateral. Entretanto, o exame deve guiar o fisioterapeuta, levando-o a escolher tratamentos potencialmente benéficos. As possíveis intervenções incluem terapia manual, exercícios e procedimentos complementares, como as modalidades terapêuticas.

As intervenções de terapia manual para epicondilalgia lateral estão listadas na Tabela 11.2. A **terapia manual da coluna cervical ou torácica** pode beneficiar o paciente com patologias concomitantes no pescoço e há certas evidências de benefícios potenciais em alguns indivíduos com epicondilalgia lateral.[23,24] A decisão de tratar a coluna cervical e/ou torácica com mobilizações deve derivar dos resultados do exame inicial. Cleland et al. realizaram avaliações artrocinemáticas articulares intervertebrais das colunas cervical e torácica (descritas por Maitland[14]) em indivíduos com epicondilalgia lateral.[24] As limitações por hipomobilidade foram tratadas com técnicas de mobilização acessória e fisiológica passiva de graus III e IV nos segmentos envolvidos; elas foram aplicadas de modo complementar aos tratamentos tradicionais para epicondilalgia lateral.[14,24] Os pacientes submetidos à terapia manual nas colunas cervical e torácica melhoraram mais do que os indivíduos que receberam apenas tratamento para o cotovelo; entretanto, é importante notar que ambos os grupos perceberam significativa melhora clínica ao longo do curso da reabilitação.[24]

Várias **técnicas de mobilização do cotovelo** têm sido descritas para a epicondilalgia lateral: a manipulação de Mill, a mobilização com movimento de Mulligan e a fricção transversa do tecido mole. De maneira geral, o candidato à manipulação de Mill sente uma dor que emana do tendão extensor comum na amplitude final da extensão do cotovelo, com flexão total do punho, dor durante a palpação sobre o epicôndilo lateral, e dor na hora da preensão e da extensão do punho com resistência.[13] Idealmente, as radiografias também têm demonstrado que o olécrano não possui formação de osteófitos.

Tabela 11.1 TÉCNICAS DE EXAME CLÍNICO PARA EPICONDILALGIA LATERAL

Teste	Posição do paciente	Ação do fisioterapeuta	Resultados
Teste ou sinal de Cozen[17,18] (ativo, com resistência)	O paciente fecha a mão, com o cotovelo em flexão de 90°, antebraço pronado e completa extensão do punho e desvio radial.	Aplica-se resistência máxima nos extensores do punho, enquanto palpa o epicôndilo lateral.	Positivo quando os sintomas do paciente são reproduzidos.
Teste de Thomsen[5] (ativo, com resistência)	O cotovelo e o punho do paciente ficam em extensão total.	Aplica-se resistência máxima nos extensores do punho, enquanto palpa o epicôndilo lateral.	Positivo quando os sintomas do paciente são reproduzidos.
Teste da força da preensão[5] (ativo, com resistência)	O paciente fica sentado em um banco alto, com o ombro em adução e rotação neutra, o cotovelo flexionado em 90°, o antebraço em pronação/supinação neutra e o punho em aproximadamente 15° de extensão. Padronizar o tamanho da preensão para manter a consistência (p. ex., segunda posição no dinamômetro Jamar[6]).	Cuida-se para que o paciente aperte o dinamômetro com força máxima; portanto, é *permitida* a dor durante o teste (Fig. 11.1).	A força máxima produzida é comparada com o lado não afetado.
Teste de força da preensão sem dor[5,19-21] (ativo, com resistência)	Mesma posição do teste da força da preensão.	Cuida-se para que o paciente aperte o dinamômetro com o máximo de força possível, até o ponto em que aparece a dor. Orienta-se para o paciente indicar quando a dor começar (Fig. 11.1).	A força máxima "sem dor" produzida é comparada com o lado não afetado.
Teste de Maudsley para o dedo médio com resistência[22] (ativo, com resistência)	O ombro do paciente fica em 90° de flexão, o cotovelo em extensão total, o antebraço em pronação, com o punho em posição neutra e os dedos estendidos e separados.	Aplica-se resistência à ponta do dedo médio do paciente.	Positivo quando os sintomas do paciente são reproduzidos.
Teste de Mill[17,18] (alongamento passivo)	O ombro do paciente é mantido na lateral, o cotovelo em 90° de flexão, o antebraço em pronação com o punho e os dedos em flexão total.	Mantendo o punho do paciente em flexão, estende-se o cotovelo do paciente e avalia-se a resposta dele.	Positivo quando os sintomas do paciente são reproduzidos.
Teste de tensão do nervo radial (alongamento passivo)[15]	O ombro do paciente é mantido na lateral, o cotovelo em extensão total, o antebraço em pronação com o punho e os dedos em flexão total.	Avalia-se a reprodução dos sintomas.	Positivo quando os sintomas do paciente são reproduzidos.
Limiar de dor por pressão (passivo, algometria de pressão digital)	Usando um algômetro de pressão digital, aplica-se força sobre a origem do tendão extensor comum.	Avalia-se a reprodução dos sintomas.	A força máxima, no momento da dor, é comparada com o lado não afetado.

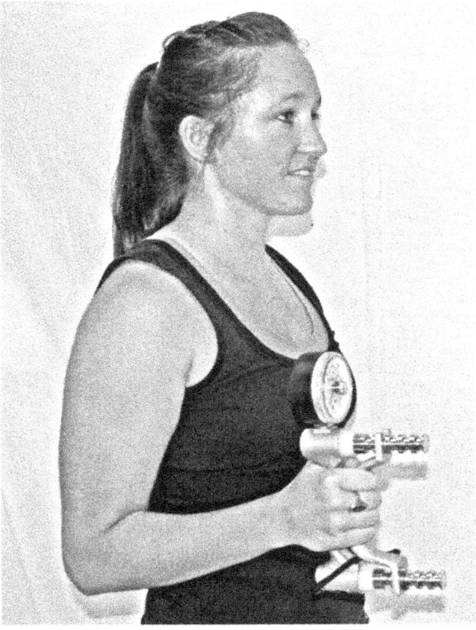

Figura 11.1 Dinamômetro de preensão usado para medir a força máxima da preensão sem dor (Jaymar, Clifton, NJ).

Tabela 11.2 INTERVENÇÕES DE TERAPIA MANUAL PARA EPICONDILALGIA LATERAL		
Região anatômica	Técnica	Breve descrição
Coluna cervical	Deslizamentos laterais[15,23]	Coloque o paciente em supino. O membro superior afetado deve ficar em uma posição de alongamento do nervo radial. Usando o espaço entre os dedos, o fisioterapeuta aplica deslizamentos laterais, no nível espinal C5/C6, em direção ao lado não afetado (p. ex., se o cotovelo direito for o afetado, o fisioterapeuta toca o aspecto lateral da região paraespinal direita com a mão do mesmo lado e, em seguida, promove um deslizamento lateral direto).
Cotovelo	Manipulação de Mill[13]	O paciente fica sentado com o braço em 90° de abdução do ombro e rotação interna (o suficiente para fazer com que o olécrano fique virado para cima). O fisioterapeuta aplica uma pequena amplitude, com um thrust de alta velocidade (grau V), no final da amplitude da extensão do cotovelo, mantendo o antebraço em pronação e o punho em flexão total (Fig. 11.2).
	Mobilizações com movimento de Mulligan	O paciente identifica uma atividade que recria a dor lateral no cotovelo, e o fisioterapeuta aplica uma força lateral ou posterolateral (sem thrust) na articulação umerorradial. Em geral, o fisioterapeuta estabiliza o úmero distal com uma mão, enquanto a outra toca o antebraço medial e promove uma força de mobilização direcionada lateralmente (Fig. 11.3).
	Massagem de fricção transversa[13,26]	O paciente fica sentado, confortavelmente, com o braço afetado apoiado em uma mesa, em flexão de 90° e com o antebraço em supinação. O fisioterapeuta mobiliza o tecido mole em direção ao epicôndilo lateral ou a 1 ou 2 cm de distância do epicôndilo lateral, com movimentos rápidos, perpendiculares ao tendão extensor comum.

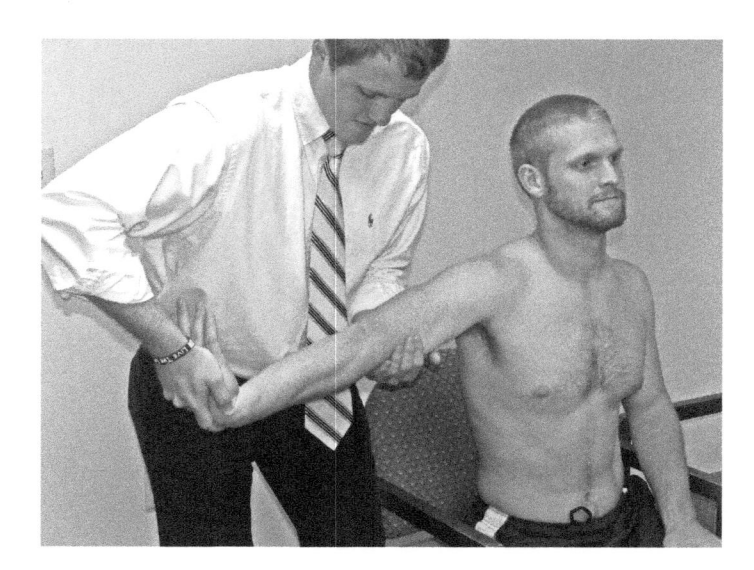

Figura 11.2 Manipulação de Mill.

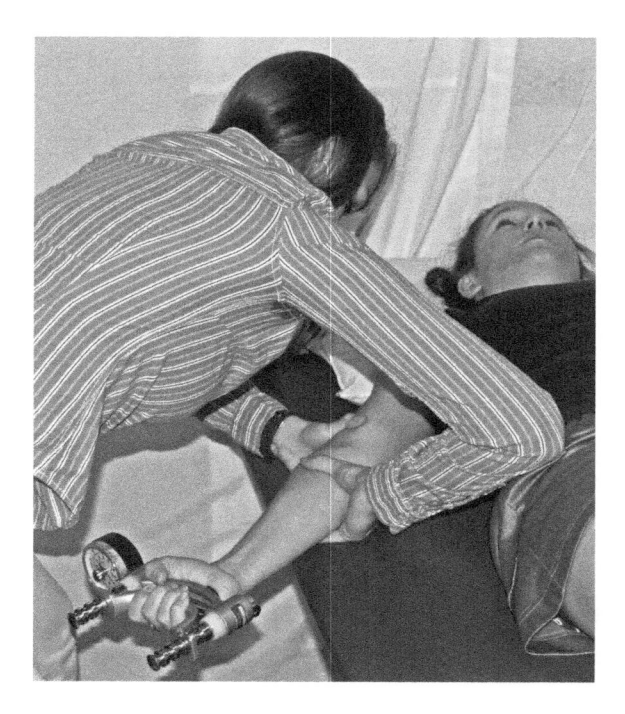

Figura 11.3 Mobilizações com movimento de Mulligan (deslizamento lateral), enquanto o paciente realiza um movimento doloroso (atividade de preensão).

Na ausência de imagens, uma sensação de final de movimento rígido na extensão do cotovelo pode servir de alerta ao fisioterapeuta para evitar manobras agressivas (opinião do autor). Vicenzino et al.[21] testaram a eficácia da mobilização com movimento de Mulligan em pacientes com palpação dolorosa sobre o epicôndilo lateral, preensão dolorosa e dor durante a extensão do segundo ou terceiro dedo, com resistência. Indivíduos com força de preensão sem dor maior do que 112N, no lado afetado, mas menor do que 336N, no lado não afetado, e com menos de 49 anos apresentaram maior propensão a uma resposta favorável no teste de mobilização com movimento de Mulligan (regra de predição clínica).

Os benefícios das técnicas de mobilização e manipulação articular são, provavelmente, mediados por um mecanismo neurofisiológico, enquanto a massagem de fricção transversa facilita a remodelagem do tecido pelo estresse físico.[1]

Intervenções de exercícios para a epicondilalgia lateral costumam incluir atividades de alongamento e de fortalecimento (Tab. 11.3).[27-29] Em geral, prescreve-se o alongamento por 30 segundos, com 3 a 5 repetições, pelo menos, duas vezes ao dia.[27,28] O fortalecimento comumente inclui três séries de 5 a 15 repetições, com frequência típica de uma vez ao dia como parte de uma rotina diária.[27,29] O exercício promove estresse intrínseco sobre a unidade musculotendinosa, o que estimula o corpo a adaptar-se de modo benéfico. Algumas das adaptações incluem aumento da resiliência do tecido e redução da neovascularização.[30,31] Um programa abrangente deve incluir atividades tanto de alongamento quanto de fortalecimento para os maiores grupos musculares do membro superior.

Muitas **modalidades físicas e complementares** têm sido propostas para trazer benefícios em casos de epicondilalgia lateral (Tab. 11.4). Historicamente, as modalidades têm sido usadas para reduzir a inflamação local. As modalidades de fisioterapia incluem várias formas físicas de energia, como crioterapia, ultrassom de baixa intensidade, fototerapia e *laser* de baixa potência. Na literatura, a efetividade dessas modalidades terapêuticas encontra-se misturada. [20,32,33] Intervenções mais recentes (p. ex., fototerapia, ultrassom de baixa intensidade e *laser* de baixa potência) tentam estimular mudanças na histologia do tecido e não tomam a inflamação como alvo, em especial, quando a condição é crônica.[7,20,32,34-36]

Em geral, o controle ortótico inclui várias formas de **imobilizadores de força contrária**.[37,38] Esses imobilizadores são projetados para redistribuir a força ao longo do tendão extensor comum e além da origem no epicôndilo lateral. Têm surgido evidências de melhoras na força da preensão funcional e de redução da dor em função do uso de imobilizadores de força contrária.[38] Entretanto, uma revisão abrangente, feita por Struijs et al.[37], não chegou a conclusões definitivas sobre a efetividade desse recurso.

Tabela 11.3 INTERVENÇÕES DE EXERCÍCIOS PARA EPICONDILALGIA LATERAL

Técnica	Grupo muscular	Breve descrição
Alongamento	Extensores do punho	Cotovelo em flexão de 90°, pronação total do antebraço e punho flexionado. Mantendo-se o punho em flexão total, estender o cotovelo (Fig. 11.4).
	Flexores do punho	Cotovelo em flexão de 90°, supinação total do antebraço e punho estendido. Mantendo-se o punho em extensão total, estender o cotovelo.
	Supinadores do antebraço	Com o cotovelo em 90° de flexão, fazer a pronação do antebraço.
	Pronadores do antebraço	Com o cotovelo em 90° de flexão, fazer a supinação do antebraço.
	Tensão do nervo radial (alongamento)	Deprimir a escápula, rodar internamente o ombro, estender totalmente o cotovelo (o antebraço faz a pronação, de forma automática, quando o cotovelo se estende com a articulação glenoumeral, em rotação interna) e flexionar o punho e os dedos.
Fortalecimento	Força de preensão	Começar por leves atividades de preensão (abaixo do limiar da dor), com o cotovelo em flexão e pronação/supinação neutra. Na progressão, aumentar a intensidade do aperto e colocar o cotovelo em extensão e o antebraço em pronação.
	Extensão do punho (isotônica)	Começar com o cotovelo em 90° de flexão e o antebraço em pronação total. Em seguida, estender o punho apenas com o peso da mão. Na progressão, primeiro aumentar a resistência, depois estender o cotovelo.
	Extensão do punho (ênfase excêntrica)[28,29]	Opção 1: começar com o cotovelo em flexão de 90° e o antebraço em pronação total. Em seguida, estender o punho passivamente (use a outra mão). Assim que o punho estiver estendido, abaixá-lo em flexão sob controle excêntrico dos seus extensores. Na progressão, primeiro aumentar a resistência, depois estender o cotovelo. Opção 2: regime de *FlexBar* (Fig. 11.5).
	Flexão do punho	Começar com o cotovelo em 90° de flexão e o antebraço em supinação total. Em seguida, flexionar o punho apenas com o peso da mão. Na progressão, primeiro aumentar a resistência, depois estender o cotovelo.
	Supinação do antebraço	Começar com o cotovelo em flexão de 90° e pronação total do antebraço. Supinar o antebraço apenas com o peso da mão. Na progressão, aumentar a resistência.
	Supinação do antebraço (ênfase excêntrica)	Começar com o cotovelo em flexão de 90° e pronação total do antebraço. Supinar o antebraço passivamente (usar a outra mão ou a gravidade). Com o antebraço supinado, abaixar em pronação sob controle excêntrico dos supinadores. Na progressão, aumentar a resistência.
	Pronação do antebraço	Começar com o cotovelo em flexão de 90° e supinação total do antebraço. Pronar o antebraço apenas com o peso da mão. Na progressão, aumentar a resistência.

SEÇÃO II: TRINTA E QUATRO CASOS CLÍNICOS 157

Tabela 11.4 INTERVENÇÕES COMPLEMENTARES SELECIONADAS PARA A EPICONDILALGIA LATERAL

Categoria da intervenção	Intervenção específica	Breve descrição
Órtese de contenção de força	Ortótico patenteado	Cinta da órtese colocada em volta do antebraço afetado, em região distal ao epicôndilo lateral.
Modalidades terapêuticas	Ultrassom[39] (baixa intensidade)	Ultrassom de baixa intensidade, com frequência de 1,5 MHz, ciclo de 20% e intensidade espacial média de 30 mW/cm^2. Observe que essa é uma aplicação de ultrassom especial (Exogen, Smith and Nephew Inc., Memphis, TN).
	Fototerapia[20]	Uma luz de baixa energia (40 W/cm^2), incoerente (sem sincronia) e de policromia (grande amplitude dos comprimentos de onda, 480-3.400 nm) polarizada (as ondas movem-se em planos paralelos), aplicada a uma distância de operação de 5 a 10 cm, três vezes por semana, durante quatro semanas, pode reduzir os sintomas.
	Laser de baixa potência[35]	Comprimento de onda de 904 nm, com baixa saída (5-50 mW) direcionado para a inserção do tendão no epicôndilo lateral, sobre uma área de 5 cm^2, com uma dose de 0,25-1,2 J por área de tratamento, parece ser a forma mais efetiva de aplicação de *laser* de baixa potência.
	Terapia elétrica[40]	O paciente fica sentado, confortavelmente, e segura um eletrodo de base na mão afetada, com o braço apoiado sobre a maca. O fisioterapeuta aplica um eletrodo-sonda nos pontos sensíveis específicos, em torno do epicôndilo lateral. Uma corrente direta desagradável e de baixa frequência (4 Hz) é aplicada por 30 s, e cada ponto sensível é estimulado, três vezes, em seis sessões de tratamento.

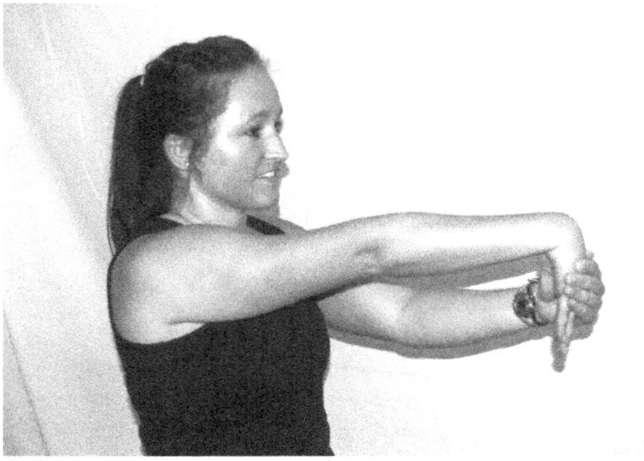

Figura 11.4 Alongamento dos extensores do punho com o cotovelo em extensão total.

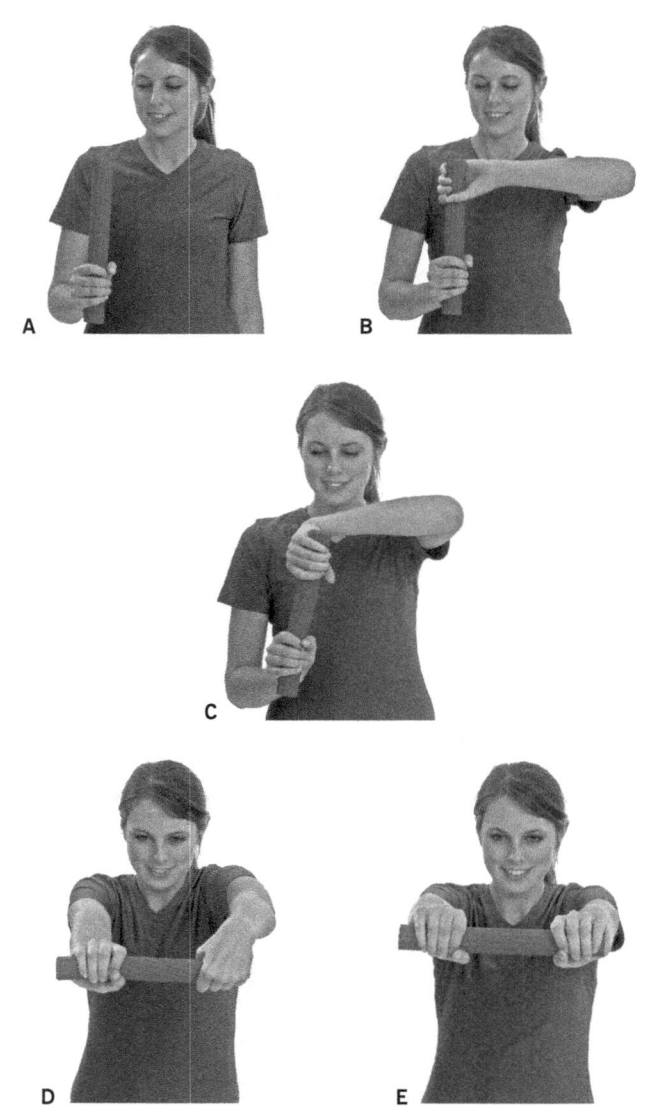

Figura 11.5 Regime *FlexBar* "Torção de Tyler" (reproduzida com permissão de www.Thera BandAcademy.com e de The Hygenic Corporation). **A**. Segurar a extremidade inferior da *FlexBar* com a mão afetada (direita) e o punho em extensão total. **B**. Segurar a extremidade superior da *FlexBar* com a outra mão, mantendo o lado afetado em extensão. **C**. A mão não afetada torce a *FlexBar*, flexionando ativamente o punho. **D**. Em seguida, movimentar a *FlexBar* até uma posição paralela ao chão, colocando o cotovelo afetado, enquanto mantém o punho em extensão. **E**. O punho afetado permite que a *FlexBar* "desenrole" (extensão excêntrica do punho), enquanto o punho não afetado mantém a posição flexionada.

Recomendações clínicas baseadas em evidências

SORT: Força da Taxonomia da Recomendação (do inglês, *Strength of Recommendation Taxonomy*)

A: Dados consistentes e de boa qualidade orientados para o paciente
B: Dados inconsistentes ou de qualidade limitada orientadas para o paciente
C: Dados consensuados, pratica mais utilizada, opinião de especialistas ou séria de casos orientados para a doença

1. No exame, a força da preensão sem dor é um sinal sensível para registro de danos associados à epicondilalgia lateral. **Grau A**
2. A terapia manual na coluna cervical é efetiva no tratamento da epicondilalgia lateral para indivíduos cuja patologia espinal cervical contribui para os sintomas. **Grau B**
3. Técnicas de mobilização do cotovelo e exercícios de alongamento e fortalecimento são intervenções efetivas no tratamento da epicondilalgia lateral. **Grau B**
4. Intervenções complementares, como ultrassom de baixa intensidade, fototerapia e *laser* de baixa potência, podem consistir em um tratamento efetivo da epicondilalgia lateral. **Grau C**
5. Órtese de contenção de força podem ser efetivos no tratamento da epicondilalgia lateral. **Grau C**

PERGUNTAS PARA REVISÃO

11.1 Em quais das seguintes atividades da vida diária, pacientes com epicondilalgia lateral têm *maior* probabilidade de incapacitação?

    A. Elevar o braço acima da cabeça
    B. Segurar uma pasta
    C. Digitar em um teclado
    D. Abrir uma gaveta

11.2 Quais das intervenções de terapia manual, a seguir, atingem diretamente o tecido contrátil da lateral do cotovelo?

    A. Deslizamentos laterais da coluna cervical
    B. Massagem de fricção transversa na origem dos extensores do punho
    C. Alongamento do flexor do punho (pelo movimento de extensão do punho)
    D. Mobilização com movimento (deslizamento lateral) em direção à articulação umerorradial

11.3 Qual dos músculos, a seguir, é o *mais* comumente afetado na tendinopatia associada à epicondilalgia lateral?

    A. Extensor radial curto do carpo
    B. Flexor ulnar do carpo
    C. Supinador
    D. Pronador redondo

RESPOSTAS

11.1 **B.** Segurar ou carregar objetos exige força na preensão estática. Em pacientes com epicondilalgia lateral, estão bem documentados danos à força da preensão, e essa força, em situações sem dor, considerada uma medida de avaliação clínica útil.

11.2 **B.** Há evidências que sustentam o uso de todas essas intervenções no tratamento da epicondilalgia lateral; entretanto, a massagem de fricção transversa é a única intervenção que atinge diretamente o tecido contrátil do tendão extensor comum.

11.3 **A.** Da musculatura lateral do cotovelo, o extensor radial curto do carpo é o músculo mais comumente afetado em casos de tendinopatia.

REFERÊNCIAS

1. Vicenzino B, Cleland JA, Bisset L. Joint manipulation in the management of lateral epicondylalgia: a clinical commentary. *J Man Manip Ther*. 2007;15:50-56.
2. Shiri R, Viikari-Juntura E, Varonen H, Heliovaara M. Prevalence and determinants of lateral and medial epicondylitis: a population study. *Am J Epidemiol*. 2006;164:1065-1074.
3. Walker-Bone K, Palmer KT, Reading I, Coggon D, Cooper C. Prevalence and impact of musculoskeletal disorders of the upper limb in the general population. *Arthritis Rheum*. 2004;51:642-651.
4. Nayak S, Ramanatha L, Krishnamurthy A, et al. Extensor carpi radialis brevis origin, nerve supply and its role in lateral epicondylitis. *Surg Radiol Anat*. 2010;32:207-211.
5. Haker E. Lateral epicondylalgia: diagnosis, treatment, and evaluation. *Crit Rev Phys Rehabil Med*. 1993;5:129-154.
6. Bhargava AS, Eapen C, Kumar SP. Grip strength measurements at two different wrist extension positions in chronic lateral epicondylitis-comparison of involved vs. uninvolved side in athletes and non athletes: a case-control study. *Sports Med Arthrosc Rehabil Ther Technol*. 2010;2:22.
7. Abate M, Silbernagel KG, Siljeholm C, et al. Pathogenesis of tendinopathies: inflammation or degeneration? *Arthritis Res Ther*. 2009;11:235.
8. Coombes BK, Bisset L, Vicenzino B. A new integrative model of lateral epicondylalgia. *Br J Sports Med*. 2009;43:252-258.
9. Vailas AC, Tipton CM, Laughlin HL, Tcheng TK, Matthes RD. Physical activity and hypophysectomy on the aerobic capacity of ligaments and tendons. *J Appl Physiol*. 1978;44:542-546.
10. Smidt N, Lewis M, VAN DER Windt DA, Hay EM, Bouter LM, Croft P. Lateral epicondylitis in general practice: course and prognostic indicators of outcome. *J Rheumatol*. 2006;33:2053-2059.
11. Sran M, Souvlis T, Vicenzino B, Wright A. Characterisation of chronic lateral epicondylalgia using the McGill pain questionnaire, visual analog scales, and quantitative sensory tests. *Pain Clinic*. 2002;13:251-259.
12. Wright A, Thurnwald P, Smith J. An evaluation of mechanical and thermal hyperalgesia in patients with lateral epicondylalgia. *Pain Clinic*. 1992;5:221-227.
13. Nagrale AV, Herd CR, Ganvir S, Ramteke G. Cyriax physiotherapy versus phonophoresis with supervised exercise in subjects with lateral epicondylalgia: a randomized clinical trial. *J Man Manip Ther*. 2009;17:171-178.
14. Maitland GD, Hengeveld E, Banks K, English K. *Maitland's Vertebral Manipulation*. 7th ed. Edinburgh: Elsevier Butterworth-Heinemann; 2005.
15. Elvey RL. Treatment of arm pain associated with abnormal brachial plexus tension. *Aust J Physiother*. 1986;32:225-230.

16. Vicenzino B, Neal R, Collins D, Wright A. The displacement, velocity and frequency profile of the frontal plane motion produced by the cervical lateral glide treatment technique. *Clin Biomech.* 1999;14:515-521.
17. Evans RC. *Illustrated Orthopedic Physical Assessment.* 3rd ed. St. Louis, MO: Mosby; 2009.
18. Cook C, Hegedus EJ. *Orthopedic Physical Examination Tests: An Evidence-Based Approach.* Upper Saddle River, NJ: Pearson Prentice Hall; 2008.
19. Stratford PW, Levy DR. Assessing valid change over time in patients with lateral epicondylitis at the elbow. *Clin J Sport Med.* 1994;4:88-91.
20. Stasinopoulos D. The use of polarized polychromatic non-coherent light as therapy for acute tennis elbow/lateral epicondylalgia: a pilot study. *Photomed Laser Surg.* 2005;23:66-69.
21. Vicenzino B, Smith D, Cleland J, Bisset L. Development of a clinical prediction rule to identify initial responders to mobilisation with movement and exercise for lateral epicondylalgia. *Man Ther.* 2009;14:550-554.
22. Roles NC, Maudsley RH. Radial tunnel syndrome: resistant tennis elbow as a nerve entrapment. *J Bone Joint Surg Br.* 1972;54:499-508.
23. Vicenzino B, Collins D, Wright A. The initial effects of a cervical spine manipulative physiotherapy treatment on the pain and dysfunction of lateral epicondylalgia. *Pain.* 1996;68:69-74.
24. Cleland J, Flynn T, Palmer J. Incorporation of manual therapy directed at the cervicothoracic spine in patients with lateral epicondylalgia: a pilot clinical trial. *J Man Manip Ther.* 2005;13:143-151.
25. Mulligan B. *Manual Therapy: "NAGS," "SNAGS," "MWMS," etc.* 4th ed. Wellington, NZ: Plane View Services Ltd; 1999.
26. Brosseau L, Casimiro L, Milne S, et al. Deep transverse friction massage for treating tendinitis. *Cochrane Database Syst Rev.* 2002;(4):CD003528.
27. Martinez-Silvestrini JA, Newcomer KL, Gay RE, Schaefer MP, Kortebein P, Arendt KW. Chronic lateral epicondylitis: comparative effectiveness of a home exercise program including stretching alone versus stretching supplemented with eccentric or concentric strengthening. *J Hand Ther.* 2005;18:411-420.
28. Svernlov B, Adolfsson L. Non-operative treatment regime including eccentric training for lateral humeral epicondylalgia. *Scand J Med Sci Sports.* 2001;11:328-334.
29. Tyler TF, Thomas GC, Nicholas SJ, McHugh MP. Addition of isolated wrist extensor eccentric exercise to standard treatment for chronic lateral epicondylosis: a prospective randomized trial. *J Shoulder Elbow Surg.* 2010;19:917-922.
30. Ohberg L, Alfredson H. Effects on neovascularisation behind the good results with eccentric training in chronic mid-portion Achilles tendinosis? *Knee Surg Sports Traumatol Arthrosc.* 2004;12:465-470.
31. Ohberg L, Lorentzon R, Alfredson H. Eccentric training in patients with chronic Achilles tendinosis: normalised tendon structure and decreased thickness at follow up. *Br J Sports Med.* 2004;38:8-11.
32. Manias P, Stasinopoulos D. A controlled clinical pilot trial to study the effectiveness of ice as a supplement to the exercise programme for the management of lateral elbow tendinopathy. *Br J Sports Med.* 2006;40:81-85.
33. Oken O, Kahraman Y, Ayhan F, Canpolat S, Yorgancioglu ZR, Oken OF. The short-term efficacy of laser, brace, and ultrasound treatment in lateral epicondylitis: a prospective, randomized, controlled trial. *J Hand Ther.* 2008;21:63-67.
34. Kohia M, Brackle J, Byrd K, Jennings A, Murray W, Wilfong E. Effectiveness of physical therapy treatments on lateral epicondylitis. *J Sport Rehabil.* 2008;17:119-136.

35. Bjordal JM, Lopes-Martins RA, Joensen J, et al. A systematic review with procedural assessments and meta-analysis of low level laser therapy in lateral elbow tendinopathy (tennis elbow). *BMC Musculoskelet Disord.* 2008;9:75.
36. Buchbinder R, Green SE, Youd JM, Assendelft WJ, Barnsley L, Smidt N. Shock wave therapy for lateral elbow pain. *Cochrane Database Syst Rev.* 2005;(4):CD003524.
37. Struijs PA, Smidt N, Arola H, Dijk CN, Buchbinder R, Assendelft WJ. Orthotic devices for the treatment of tennis elbow. *Cochrane Database Syst Rev.* 2002;(1):CD001821.
38. Jafarian FS, Demneh ES, Tyson SF. The immediate effect of orthotic management on grip strength of patients with lateral epicondylosis. *J Orthop Sports Phys Ther.* 2009;39:484-489.
39. Fu SC, Hung LK, Shum WT, et al. In vivo low-intensity pulsed ultrasound (LIPUS) following tendon injury promotes repair during granulation but suppresses decorin and biglycan expression during remodeling. *J Orthop Sports Phys Ther.* 2010;40:422-429.
40. Reza Nourbakhsh M, Fearon FJ. An alternative approach to treating lateral epicondylitis. A randomized, placebo-controlled, double-blinded study. *Clin Rehabil.* 2008;22:601-609.

Espondilolistese degenerativa

Ted Weber

CASO 12

Uma mulher aposentada de 60 anos, com diagnóstico de espondilolistese degenerativa (ED), foi encaminhada ao fisioterapeuta por um cirurgião ortopedico da coluna. Ela havia sentido dor, pela primeira vez, há cerca de quatro semanas, depois de caminhar em um campo de golfe e usar um carrinho para carregar os itens durante o torneio. A paciente disse que costumava usar carros de golfe motorizados, mas, naquele torneio tinham sido proibido. Segundo a paciente, a dor localiza-se na parte central da lombar, nas nádegas e na região posterior das coxas. Os sintomas pioram no decorrer do dia. Ela nega sinais ou sintomas intestinais ou urinários, mudanças de sensação, fraqueza ou episódios de "perder a força" nas pernas. A paciente está um pouco acima do peso (IMC = 28 kg/m^2) e não segue qualquer programa regular de exercícios, além do jogo de golfe a cada duas semanas. O seu histórico de saúde prévio inclui dores episódicas na lombar e uma cesariana no nascimento do segundo filho, 35 anos atrás. Ela tem um histórico de hiperlipidemia e diabetes melito tipo 2. Os seus objetivos são reduzir a dor para poder cozinhar para a família e completar 18 buracos do golfe, quinzenalmente, sem usar o carrinho motorizado.

▶ Com base no diagnóstico da paciente, o que se pode antecipar sobre os fatores que contribuíram para a sua condição?
▶ No exame, quais são os testes mais apropriados?
▶ Quais são as intervenções de fisioterapia mais apropriadas?
▶ Que complicações podem limitar a efetividade da fisioterapia?
▶ Qual é o prognóstico de reabilitação da paciente?

DEFINIÇÕES-CHAVE

ESPONDILOLISTESE DEGENERATIVA (ED): desenvolvimento de deslocamento anterior de uma vértebra sobre a vértebra subjacente, associado a alterações degenerativas e sem rompimento ou defeito no anel vertebral.

CLAUDICAÇÃO NEUROGÊNICA: dor, parestesia e cãibra, em uma perna ou nas duas, em função de um comprometimento neurológico; costuma ocorrer quando o indivíduo está de pé ou caminhando e desaparece quando ele fica sentado.

INSTABILIDADE SEGMENTAR: redução da capacidade do sistema de estabilização da coluna de manter as zonas espinais neutras dentro dos limites fisiológicos, de modo que não haja déficit neurológico, deformidade grave ou dor incapacitante.

ESTENOSE ESPINAL: estreitamento do canal espinal central ou do forame intervertebral, em um ou muitos níveis, podendo comprimir nervos e estruturas adjacentes.

ESPONDILÓLISE: defeito na porção dos pares interarticulares das vértebras; costuma ocorrer nas vértebras lombares inferiores.

ESPONDILOSE: mudanças degenerativas nos discos intervertebrais e mudanças nos osteófitos dos corpos vertebrais associados.

Objetivos

1. Descrever a espondilolistese (ED) e os potenciais fatores de risco associados a essa condição.
2. Promover intervenções educativas apropriadas para indivíduos com ED.
3. Elaborar e implementar intervenções de terapia manual para tratar danos comuns em indivíduos com ED.
4. Prescrever exercícios de força, resistência, flexibilidade e controle motor apropriados para indivíduos com ED.

Considerações sobre a fisioterapia

Considerações sobre a FT no tratamento do indivíduo com diagnóstico de espondilolistese degenerativa:

- ▶ **Cuidados/objetivos do plano geral de fisioterapia**: reduzir a dor; instruir a paciente a respeito do autocuidado e do monitoramento da condição; instruir a paciente a respeito dos mecanismos da dor e dos efeitos psicossociais; melhorar a força, a resistência, a flexibilidade e a estabilidade dos membros inferiores e da coluna; melhorar o controle motor dos estabilizadores da coluna em atividades recreativas e funcionais; estabelecer um regime regular de exercícios aeróbios; possibilitar a volta da paciente às atividades do golfe e da vida diária (AVDs) com um mínimo de sintomas.
- ▶ **Intervenções de fisioterapia**: instruir a paciente a respeito da patoanatomia e do histórico natural da condição, dos sinais de alerta que devem ser relatados ao médico, dos mecanismos da dor e dos efeitos psicossociais; realizar intervenções de terapia manual para tratar danos identificados na avaliação inicial; fazer exercícios de flexibilidade,

SEÇÃO II: TRINTA E QUATRO CASOS CLÍNICOS   **165**

força, resistência e controle motor para coluna e membros inferiores; realizar ativação segmentar dos estabilizadores profundos da coluna e incorporação em atividades funcionais; desenvolver condicionamento aeróbio geral.
▶ **Precauções durante a fisioterapia**: monitorar a linha de base e os sinais vitais no exercício (especialmente em função de fatores de risco de doenças cardiovasculares); monitorar a exacerbação dos sintomas relacionada à terapia; monitorar sinais suspeitos (bandeira amarela)
▶ **Complicações que interferem na fisioterapia**: monitorar sinais de alerta (bandeira vermelha), como progressão de sinais e sintomas neurológicos

Visão geral da patologia

A espondilolistese (ED) é um distúrbio adquirido, que ocorre na coluna e resulta em deslocamento anterior de uma vértebra sobre a subjacente (Fig. 12.1).[1] Diferentemente da espondilolistese espondilolítica, na ED, não há defeito nos pares interarticulares.[1] Geralmente, a ED afeta indivíduos mais maduros (> 40 anos de idade)[1], é cinco ou seis vezes mais comum entre mulheres[2] e três vezes mais comum em descendentes afro-americanos.[3] Suspeita-se que a maior incidência em mulheres seja ocasionada pela lassidão generalizada dos ligamentos em função de influências hormonais. Outros possíveis fatores de risco incluem gravidez, lassidão articular generalizada e hiperlordose.[1]

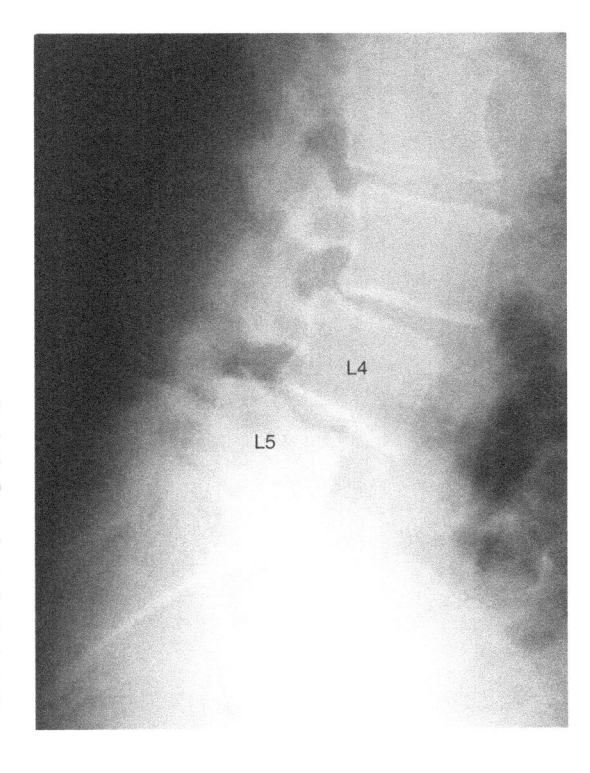

Figura 12.1 O raio X lateral da coluna lombar demonstra deslizamento anterior de 25% da L4 sobre a L5 devido a um defeito nos pares interarticulares da L4. Isso é chamado de espondilolistese. (Reproduzida, com permissão, de Brunicardi FC, Andersen DK, Billiar TR, Dunn DL, Hunter JG, Matthews JB, Pollock RE, eds. *Schwartz's Principles of Surgery*. 9th ed. New York: McGraw-Hill; 2010. Fig. 42.26.)

O processo da doença costuma começar na segunda década de vida, à medida que a degeneração primária do disco intervertebral leva à perda da altura do disco, lassidão segmentar, invasão anular sobre o forame neural e deformação e hipertrofia do ligamento amarelo.[4-6] A microinstabilidade inicial contribui para aumento da carga da faceta articular, hipertrofia da faceta, degradação da cartilagem e alongamento das cápsulas da faceta articular, dando lugar ao subsequente deslocamento do segmento.[5] O deslocamento anterior, combinado com alterações degenerativas, como hipertrofia e mau alinhamento da faceta e formação de osteófitos, estreita o canal espinal, resultando em estenose.[6] A força elástica dos ligamentos espinais sofre redução com o passar do tempo, podendo haver deslocamento da vértebra afetada.[7] O envelhecimento pode resultar também em redução da massa muscular dos estabilizadores lombares[6] (p. ex., multífidos, eretores da espinha e quadrado do lombo) e inadequação na estabilização muscular.[1]

A ED costuma ocorrer no segmento L4-L5.[1] A orientação coronal e os fortes ligamentos iliolombares do segmento L5-S1 evitam um subsequente deslocamento no segmento de movimento e transmitem forças superiormente.[1,5] Tem sido demonstrado que pacientes com ED apresentam alinhamento da faceta articular, no plano sagital mais pronunciado, em comparação com indivíduos que não sofrem de ED.[8] De modo similar, a incidência de ED é quatro vezes maior quando há uma L5 sacralizada.[2] Pacientes com ED no segmento L4-L5 costumam apresentar sinais na raiz do nervo de L5[2]; entretanto, pacientes com estenose grave também demonstram envolvimento da raiz do nervo de L4.[5]

O deslocamento anterior da vértebra superior, em geral, é leve (média de 14%). No entanto, uma vez que o arco neural permanece intacto, pequenas amplitudes de movimento podem resultar em estenose e compressão da cauda equina.[2] A progressão do deslizamento ocorre em 30 a 34% dos pacientes, mas, raras vezes, excede 25 a 30% da largura da vértebra inferior.[5,9] A maioria dos pacientes com ED e sem déficits neurológicos responde bem ao tratamento conservador.[10] A progressão do deslocamento anterior está associada a ocupações ou atividades que exigem flexão repetitiva da coluna.[10]

Manejo da fisioterapia do paciente

Para a maioria dos pacientes, o tratamento escolhido é **o conservador** (informações, exercícios, terapia manual, controle do estilo de vida, medicação oral), embora a cirurgia seja recomendada para pacientes com sintomas nos membros inferiores.[1,5] O prognóstico da reabilitação para pacientes com ED geralmente é bom, com apenas 10 a 15% de pacientes que buscam tratamento cirúrgico.[1] Matsunaga et al.[9] registraram ocorrência de progressão do deslizamento vertebral em apenas 34% dos pacientes e não encontraram correlação entre essa progressão e os sintomas clínicos. Permaneceram, durante os 10 anos de acompanhamento, sem sintomas neurológicos, 76% dos pacientes.[9] Por outro lado, entre aqueles que exibiram sintomas neurológicos na avaliação inicial (p. ex., claudicação neurogênica, sinais intestinais e urinários), 83% demonstraram piora desses sintomas quando sem cirurgia.

Medicamentos como anti-inflamatórios não esteroides, acetaminofeno, opioides, glicocorticoides, relaxantes musculares e antidepressivos podem ser prescritos pelo médico do paciente.[1,4] Injeções epidurais de glicocorticoide também podem ser usadas para aliviar edemas resultantes de irritação química e compressão mecânica do tecido neural.

Ainda não foi estabelecida a eficácia das injeções epidurais em pacientes com ED e estenose espinal.[1,4,10,11] Os fisioterapeutas devem monitorar os pacientes, observando possíveis reações adversas aos medicamentos, como distúrbio gástrico/úlcera ou reações alérgicas. Opioides costumam resultar em constipação e podem reduzir a pressão sanguínea a níveis perigosos em pacientes hipotensos; a dependência também preocupa. Opioides e relaxantes musculares interferem na capacidade de trabalho, na execução das AVDs e/ou na segurança do ato de dirigir ou operar máquinas. Os glicocorticoides costumam afetar o humor, elevar a pressão e a glicose sanguíneas e podem interferir no sono. Além disso, podem acelerar a perda mineral óssea.

O objetivo primário do fisioterapeuta é instruir a paciente sobre o controle dos sintomas e capacitá-la para retornar ao nível anterior nas AVDs e nas atividades de lazer, com o mínimo possível de sintomas. As intervenções de fisioterapia são específicas dos danos observados na paciente e incluem informações a respeito de proteção articular e da mecânica do corpo, fortalecimento da coluna e dos membros inferiores, exercícios de controle motor, terapia manual e condicionamento aeróbio.

Exame, avaliação e diagnóstico

É comum os pacientes com ED apresentarem dor lombar, mas também podem ter algum destes sintomas combinados: claudicação neurogênica, sinais e sintomas intestinais/urinários e radiculopatia.[1,11] A dor costuma piorar no decorrer do dia e à medida que o paciente muda de posição (p. ex., sentado ou de pé).[1] Dor nas pernas que, com frequência, migra de um lado para o outro é comum e independe dos sinais neurológicos.[1] Além disso, às vezes, observam-se pés frios, marcha alterada, sensação de que as pernas "vão ceder" e a síndrome das pernas agitadas.[1] Os pacientes com ED e estenose associada podem ter dor nas pernas e nádegas, que se exacerba quando caminham e alivia na flexão para a frente e/ou em atividades que criam mais espaço no canal central, como acontece quando se caminha ou se inclina para a frente ao empurrar um carrinho de compras.[5] À medida que o canal central se estreita, pode haver claudicação neurogênica em função de irritação mecânica da cauda equina ou de isquemia local induzida pelo exercício.[4]

Os pacientes com ED, em geral, apresentam restrições no movimento lombar, especialmente na extensão ativa, como resultado do estreitamento do canal espinal nessa direção do movimento.[5] Observou-se fraqueza em 15 a 20% dos pacientes; é comum afetar o miótomo L5 e, em geral, não resulta em perda de força funcional significativa.[5] Com frequência, a perda dos reflexos não serve para diagnóstico, pois a maioria dos pacientes mais maduros saudáveis apresenta redução de reflexos relacionada à idade.[5] Em geral, a elevação da perna reta é negativa.[1]

Comumente, imagens diagnósticas são usadas para confirmar o diagnóstico clínico de ED.[1] Radiografias laterais de flexão-extensão e de pé servem para quantificar a instabilidade e diagnosticar a ED, definida como um deslizamento maior do que 4 mm.[5,10] Esse critério tem uma proporção alta de falsos negativos, como demonstrado pela imagem positiva em 42% dos indivíduos *assintomáticos*.[12] A imagem por ressonância magnética é a técnica mais apropriada para avaliar os efeitos da estenose espinal associada à ED em estruturas neurais.[1,5,10] A ED oculta, que não se observa em radiografias com o paciente na posição supino, às vezes, pode ser detectada em uma imagem de ressonância magnética com carga axial.[1] A tomografia computadorizada pode fornecer imagens da orientação e patologia da faceta e pode ser usada em pacientes para os quais a ressonância é contraindicada.[5] Mielogramas podem incrementar as imagens de compressão da raiz do nervo e de estenose no canal central.[1] A eletromiografia (EMG) é usada para distinguir a neuropatia e a claudicação neurogênica em pacientes com diabetes melito e/ou neuropatia periférica.[5]

Há dois sistemas comumente usados que classificam o *grau* de deslocamento anterior da vértebra na espondilolistese. A classificação de Meyerding divide a espondilolistese em quatro níveis de acordo com a gravidade da translação (25, 50, 75, 100%).[3] O outro método, atribuído a Taillard, descreve o deslizamento como uma porcentagem do deslocamento anteroposterior da vértebra de cima sobre a vértebra subjacente.[3] Um outro sistema de classificação, de Marchetti-Bartolozzi, descreve a *etiologia* da espondilolistese, estabelecendo diferenças entre as formas adquiridas e as desenvolvidas (traumática, pós-cirúrgica, patológica e degenerativa).[3]

É preciso fazer um exame de fisioterapia abrangente para excluir sinais de alerta, como síndrome da cauda equina, fratura espinal e neoplasma. A Tabela 12.1 fornece um resumo das técnicas de exame sugeridas para pacientes com ED. As estruturas adjacentes, em especial a coluna torácica, as articulações sacroilíacas (SI) e os quadris, devem ser examinadas como fontes potenciais e/ou fatores que contribuem para dor e disfunção na lombar. Deve ser realizada uma avaliação neurológica para verificar o envolvimento dos miótomos, dos dermátomos e dos reflexos, bem como para estabelecer critérios de linha de base para o monitoramento da progressão da condição.

Tabela 12.1 TÉCNICAS PARA EXAME DE PACIENTES COM ED DEGENERATIVA

Nome do teste	Procedimento	Resultados
Flexão e extensão ativa da coluna	O paciente fica de pé. O fisioterapeuta posiciona-se atrás dele e segura o inclinômetro no nível vertebral de T12/L1. Em seguida, pede ao paciente faça uma inclinação (para a frente) até o limite máximo possível, mantendo os joelhos estendidos. Depois de voltar à posição inicial, o paciente faz a extensão para trás também até o limite máximo.[13]	ADM da coluna. Identificação de dor em amplitude(s) específica(s) do movimento. Restrições de movimento. Identificação de movimentos anormais durante o movimento ativo da coluna, incluindo: sinais de instabilidade, arco de movimento doloroso, sinal de Gowers, reversão do ritmo lombar e pélvico.
ADM ativa e passiva do quadril e testes especiais	Todos os planos cardinais de movimento. Testes de Thomas, Ely's e Ober.	Restrições no quadril. ADM ativa e passiva que podem resultar em movimento da coluna adverso ou dolorido.
Mobilidade articular passiva do quadril	O paciente fica deitado na posição supino, com a pelve presa por um cinto. O fisioterapeuta segura o fêmur do paciente com as duas mãos e aplica uma força de distração. Pode ser usada também uma tira de tração para aumentar a força aplicada. Técnicas de avaliação adicionais são descritas por Maitland.[14]	Hiper/hipomobilidade.

(Continua)

Tabela 12.1 TÉCNICAS PARA EXAME DE PACIENTES COM ED DEGENERATIVA (*Continuação*)		
Nome do teste	**Procedimento**	**Resultados**
Teste de mobilidade lombar/torácica posteroanterior (PA)	O paciente fica deitado, pronado sobre a cama hospitalar. Aplica-se uma força direcionada da região posterior para a anterior, nos níveis espinais-alvo, nas regiões lombar e torácica.[15]	A mobilidade do segmento é considerada hipomóvel ou hipermóvel. Intervenções diretas aplicadas para aumentar a mobilidade ou a estabilidade respectivamente.
Teste de instabilidade na posição pronada	Posição de teste Nº1: o paciente deita o tronco sobre a maca, deixando as pernas dobradas na beirada da maca e os pés apoiados no chão. O fisioterapeuta aplica uma pressão posteroanterior (PA) à coluna lombar na(s) área(s) que se suspeita estar instável. Posição de teste Nº2: em seguida, o paciente eleva as pernas, e o fisioterapeuta aplica novamente a pressão PA.[13]	Dor na primeira posição, que é eliminada na segunda, quando o fisioterapeuta aplica a pressão AP, indicando instabilidade lombar.
Teste da musculatura lateral (teste do apoio lateral)	O paciente fica deitado de lado, com o pé de cima à frente do pé de baixo. Usando o cotovelo inferior como apoio, o paciente eleva os quadris da cama, deixando apenas o pé e o cotovelo em contato com ela. O tempo de permanência máximo é registrado em segundos.[13]	O tempo que o paciente consegue permanecer na posição indica a resistência dos músculos do tronco.
Teste de resistência de extensão lombar	O paciente é posicionado em prono com um travesseiro sob o abdome. Enquanto ele mantém estabilização pélvica por meio de contração dos glúteos, pede-se ao paciente para manter o esterno sem tocar no chão pelo tempo máximo possível.[13]	O tempo que o paciente consegue manter essa posição indica a resistência dos músculos extensores do tronco. Se esse tempo for < 5s, o resultado será positivo para baixa resistência dos extensores lombares.
Elevação da perna reta	O paciente fica em supino. Coloca-se o inclinômetro logo abaixo do tubérculo tibial. O fisioterapeuta eleva a perna do paciente até o máximo de amplitude *sem dor*, enquanto mantém o joelho em extensão total.[13]	Sintomas radiculares em amplitudes < 70° sugerem um prognóstico menos favorável.
Elevação ativa da perna reta	O paciente fica em supino. Pede-se que ele levante as duas pernas, até tirá-las da cama, e mantenha a posição por 5 s.[13]	O tempo que o paciente é capaz de manter a posição indica a resistência muscular dos flexores do tronco. Se esse tempo for < 5s, o resultado será positivo para baixa resistência muscular dos flexores do tronco.

É preciso medir a amplitude do movimento (ADM) da coluna com um inclinômetro e observar com atenção qualquer movimento anormal (p. ex., sinais de instabilidade, arco de movimento doloroso, sinal de Gowers ou reversão do ritmo lombar e pélvico). Esses sinais podem indicar impossibilidade de controle do movimento lombar e sugerir a necessidade de exercícios de estabilização.[13] Deve-se medir a ADM ativa e passiva dos membros inferiores, uma vez que restrições nessas estruturas podem afetar o movimento da coluna. A elevação da perna reta positiva pode ser indicativa de sintomas radiculares e, portanto, sugerir um prognóstico menos favorável.[13] Para avaliar a capacidade de resistência dos músculos espinais, podem ser usados os testes de resistência dos extensores e de resistência muscular lateral (ou seja, o teste do apoio lateral).[16] O teste de elevação da perna reta ativa pode ser usado para determinar a força da flexão do tronco.[17]

Os movimentos acessórios passivos intervertebrais anteroposteriores devem ser testados em cada nível toracicolombar. A presença de hipermobilidade ou hipomobilidade nessas articulações pode ser usada para orientar intervenções[18] e/ou determinar o prognóstico.[13] O teste de instabilidade em prono também pode ser realizado tanto por motivos de avaliação quanto de prognóstico.[13] É preciso avaliar também as mobilidades articulares sacroilíaca, torácica e do quadril, pois restrições nessas articulações costumam afetar o movimento lombar.[18]

O resultado de medições com a *Patient Specific Functional Scale* (Escala Funcional Específica do Paciente)[19], o *Modified Oswestry Disability Questionnaire* (Questionário de Incapacitação de Oswestry Modificado)[20] e o *Fear Avoidance Beliefs Questionnaire* (Questionário de Crenças de Evitação do Medo)[21] deve ser usado para identificar objetivos centrados no paciente, quantificar a incapacitação e identificar sinais suspeitos/ sugerir prognósticos respectivamente.

Plano de atendimento e intervenções

O tratamento conservador deve ser a primeira opção para pacientes com espondilolistese, independentemente da presença de sintomas neurológicos.[11] Infelizmente, não há dados suficientes para determinar protocolos de tratamento conservador ideal para pacientes com ED.[1,4,13,22,23] A maior parte dos estudos que examinaram tratamentos conservadores para dor na lombar adotou amplos critérios de inclusão e não reconheceu sua natureza heterogênea.[13] Além disso, esses estudos possuem falhas metodológicas, incluindo: ausência de um grupo controle e/ou de randomização dos sujeitos; amostras pequenas; acompanhamento inadequado; avaliações de resultados sem validação.[4] Portanto, os médicos têm de confiar em parcos dados clínicos, em princípios biológicos, na compreensão da biomecânica e na própria capacidade de julgar com acerto o desenvolvimento das abordagens conservadoras. As comorbidades e a extensa amplitude das capacidades funcionais típicas dessa população também precisam ser consideradas ao planejar o tratamento. Deve-se criar uma abordagem de tratamento individualizada para o paciente, com foco no fornecimento de instruções, na fisioterapia e no exercício terapêutico.[4,24]

Na ED, os conceitos básicos da anatomia patológica e da biomecânica devem servir de base para a educação do paciente. Esses princípios ajudam o paciente a compreender a lógica da fisioterapia, o modo como é possível reduzir a exacerbação dos sintomas e o modo de minimizar os estresses que podem levar a degenerações subsequentes. Em especial, o paciente deve ser instruído sobre como evitar movimentos de amplitude final da coluna, em particular a flexão, que aplica ainda mais estresse às estruturas de estabilização passivas.[24] Erguer peso com a coluna em flexão e/ou rotação pode exacerbar esses estresses de maneira extrema seja qual for o tamanho da carga; portanto, devem ser ensinadas técnicas adequadas de levantamento de peso.[24] Por outro lado, a manutenção de uma leve flexão da lombar/inclinação pélvica posterior pode aumentar a área da seção transversal do canal espinal e do forame neural e melhorar os sintomas da estenose.[13] A fadiga pode reduzir a capacidade das estruturas de estabilização ativa de manter uma postura ideal.[13] Portanto, é importante que o paciente adquira força suficiente no membro inferior e na musculatura espinal para sustentar posturas de levantamento corretas e que também adquira resistência adequada para manter a postura correta durante todo o dia. Estratégias de marcha devem ser ensinadas para evitar uma fadiga excessiva, que possa levar a algum comprometimento da postura correta.

A descrição mecânica da patoanatomia do paciente deve incluir uma discussão sobre o provável diagnóstico favorável e o modo como as intervenções de fisioterapia podem contribuir para um bom resultado. Tem sido demonstrado que crenças inúteis (p. ex., pensar que o movimento piora os sintomas ou causa danos, considerar tudo uma catástrofe, ter expectativas ruins em relação à recuperação, adotar comportamentos de evitação por medo) afetam os resultados em pacientes com dor nas costas.[25] É preciso identificar essas crenças e tratá-las de modo específico no processo informativo da fisioterapia. Intervenções que abordem esses fatores de maneira específica têm apresentado melhores resultados.[26]

Alguns estudos sugerem que tratamentos focados apenas nas fontes anatômicas da dor devem ser substituídos por uma abordagem baseada em atividades que facilitam a retomada das atividades normais apesar da presença de dor, ou então devem ser complementados por essa abordagem.[25,26] O fisioterapeuta pode ajudar o paciente na identificação de atividades ou situações que causam desconforto, como atividades com extensão prolongada dos braços acima da cabeça, cargas axiais (p. ex., levantar peso, usar mochila) ou posturas inadequadas, sugerindo movimentos e estratégias posturais mais adequados. Informações adicionais relativas à identificação e ao controle de fatores psicológicos estão além do campo deste estudo de caso e podem ser encontradas em outras fontes.[27,28]

Intervenções de terapia manual, como mobilização dos segmentos espinais e dos membros inferiores, devem ser incluídas em caso de articulações hipomóveis. Uma revisão sistemática, incluindo um experimento de controle randomizado de alta qualidade, concluiu que a terapia manual combinada com exercícios pode ser benéfica para pacientes com estenose espinal.[29] Uma vez que muitos pacientes com ED, com frequência, apresentam sintomas estenóticos e déficits de flexibilidade e mobilidade similares aos de pacientes com estenose espinal, é razoável supor que técnicas manuais similares podem ser benéficas para essa população. Técnicas devem ser direcionadas para as articulações identificadas no exame como hipomóveis e podem contribuir para o estresse biomecânico adverso no segmento espondilolistético.

Whitman et al.[18] descobriram que um regime de exercícios baseado em flexão, combinado com caminhada na esteira com diminuição da sustentação do peso corporal e terapia manual, foi superior a um programa em que se utilizavam caminhada na esteira, exercícios de flexão e ultrassom subterapêutico para pacientes com estenose. Reduzindo a carga compressiva da espinha, a caminhada na esteira com diminuição da sustentação do peso corporal aumenta a área transversal do canal neural em relação a posições de sustentação do próprio peso.[30] Os sujeitos tiveram alívio de carga suficiente para caminhar sem sintomas, com o objetivo de reduzir a sustentação do peso corporal de acordo com o tolerável. Uma vez que, na maioria dos ambientes clínicos, não há aparelhos de treinamento que proporcionam a diminuição da sustentação do peso corporal, efeitos terapêuticos similares podem ser obtidos por meio de alívio da carga proporcionado pela terapia de exercícios aquáticos.[4] A progressão da tolerância da sustentação do peso pode ser alcançada pela variação da profundidade da água. No estudo de Whitman et al.[18], as técnicas de terapia manual incluíram mobilizações com e sem "thurst", alongamento manual das estruturas musculotendinosas da coluna e dos membros inferiores e exercícios de fortalecimento dos membros inferiores e do tronco. Os autores enfatizaram que as técnicas manuais foram aplicadas a múltiplas regiões do corpo (coluna torácica/lombar, pelve, quadril e tornozelo), de acordo com os danos identificados no exame inicial. Normalizar a ADM do quadril é particularmente importante para pacientes com ED, pois as restrições, em especial de extensão do quadril, podem resultar em extensão espinal excessiva. Técnicas manuais, como distração ou mobilização anterior da articulação do quadril, mobilização do tecido mole e alongamento de iliopsoas, tensor da fáscia lata e reto femoral, com frequência, são adequadas para pacientes com ED.

Exercícios terapêuticos devem ser prescritos para tratar não apenas déficits de força e ADM, mas também as maiores demandas de controle motor geradas pela coluna instável (Tab. 12.2). Por definição, pacientes com ED apresentam, pelo menos, um segmento motor com atenuação do apoio estrutural geralmente fornecido por discos, ligamentos, cápsulas

Tabela 12.2 EXERCÍCIOS TERAPÊUTICOS PARA PACIENTES COM ED

Nome do exercício	Posição inicial	Técnica do exercício
Exercício joelho no peito simples e duplo	Supino	O paciente leva uma ou as duas pernas na direção do peito, induzindo a flexão lombar. Na variante simples, a perna contralateral fica estendida, encostada na superfície de apoio.
Alongamento com rotação lombar	Deitado de lado	O paciente deita-se sobre o lado esquerdo do corpo. Mantém a perna esquerda estendida; o quadril e o joelho direitos flexionados. Coloca o pé direito no espaço do poplíteo da perna esquerda e deixa o joelho direito pender na direção do solo, na frente do joelho esquerdo, à medida que o tronco roda para a direita.
Extensão com *foam roller* (Fig. 12.2)	Supino	O paciente fica deitado, com o *foam roller* sob os segmentos torácicos rígidos/hipercifóticos e, mantendo as colunas cervical e lombar na posição neutra ou flexionada, estende a torácica sobre o rolo.
Ativação do transverso do abdome/oblíquo interno (Fig. 12.3)	Inicia-se em supino ou deitado de lado. A progressão inclui ficar sentado e, depois, de pé, e realizar atividades que antes causavam dor.	O fisioterapeuta palpa o abdome do paciente, cerca de 2,5 cm medialmente e um pouco inferiormente à espinha ilíaca anterossuperior. O paciente é orientado a expirar, afastando o abdome dos dedos do fisioterapeuta. Uma alternativa consiste em pedir ao paciente que eleve o assoalho pélvico (as mulheres devem elevar a vagina; os homens, os testículos). O fisioterapeuta deve sentir um leve achatamento do abdome do paciente. Não deve haver movimentação da coluna, protuberância do abdome nem compressão da caixa torácica. (Veja uma revisão dessa abordagem de tratamento e de sua progressão em Richardson e Jull et al.[37] e Richardson et al.[38]).

(Continua)

SEÇÃO II: TRINTA E QUATRO CASOS CLÍNICOS

Tabela 12.2 EXERCÍCIOS TERAPÊUTICOS PARA PACIENTES COM ED (*Continuação*)

Nome do exercício	Posição inicial	Técnica do exercício
Ativação segmentar do multífido (Fig. 12.4)	Deitado de lado	O paciente fica deitado de lado; o fisioterapeuta palpa a coluna adjacente aos processos espinhosos no nível da ED. Pede-se ao paciente que dilate um pouco os músculos que estão sob os dedos do fisioterapeuta. Uma alternativa consiste em pedir ao paciente que tente unir as espinhas ilíacas posterossuperiores. O fisioterapeuta deve sentir um leve desenvolvimento de tensão muscular. Não deve haver contração rápida da musculatura superficial, indicando ativação da musculatura espinal eretora da lombar. (Veja uma revisão dessa abordagem de tratamento e de sua progressão em Richardson et al.[37] e Richardson et al.[38]).
Inclinação pélvica posterior (Fig. 12.5)	Inicia-se em supino. Depois, de pé, encostado na parede. Em seguida, de pé, sem apoio.	A ativação dos estabilizadores profundos (transverso do abdome, oblíquo interno e multífido) é iniciada, como antes descrito, e seguida por inclinação posterior da pelve e achatamento da lombar contra a superfície de apoio. As regiões torácica e cervical da coluna são mantidas na postura neutra.
Apoio lateral (Fig. 12.6)	Deitado de lado	A ativação dos estabilizadores profundos é iniciada conforme antes descrito. O paciente deixa o cotovelo direito apoiado, diretamente abaixo da linha dos ombros. Em seguida, eleva o tronco, tirando-o da superfície de apoio e sustentando o peso do próprio corpo com o joelho e o cotovelo direitos. A coluna e as costelas são mantidas na posição neutra (Fig. 12.6A). Na progressão do exercício, em vez dos joelhos, são usados os pés como base de apoio (Fig. 12.6B).
Posição de quatro apoios com movimento dos membros superiores (MS)/inferiores (MI) (Fig. 12.7)	Quatro apoios	A ativação dos estabilizadores profundos é iniciada como descrito anteriormente. Mantendo uma postura espinal neutra, o paciente flexiona um membro superior (Fig.12.7A) ou estende um membro inferior (Fig. 12.7B) ou então flexiona e estende o membro superior contralateral e o membro inferior respectivamente (Fig. 12.7C).

articulares e arquitetura óssea. Panjabi referiu-se coletivamente a essas estruturas como "subsistema passivo".[31] O desenvolvimento de tensão no subsistema passivo é importante, em especial, para a estabilidade espinal em movimentos que ocorrem no final da amplitude. Em amplitudes médias de movimento – chamadas de "zona neutra" – o subsistema passivo oferece resistência mínima, mas pode, em vez disso, servir para percepção de movimento, fornecendo *feedback* ao subsistema de controle neural.[31] O subsistema ativo, que consiste nos tendões e músculos espinais, predominantemente, é o responsável por fornecer estabilidade em amplitudes com tensão mínima do subsistema passivo. Fritz et al.[24] levantaram a hipótese que o aumento no tamanho da zona neutra em relação à ADM total gera maiores demandas sobre o subsistema ativo e o subsistema de controle neural que lhe dá suporte. Têm sido observados indícios de aumento da dependência em relação ao subsistema ativo para fornecimento de estabilidade em pacientes com instabilidade espinal que sentem dor em amplitudes médias de movimento, e não na amplitude

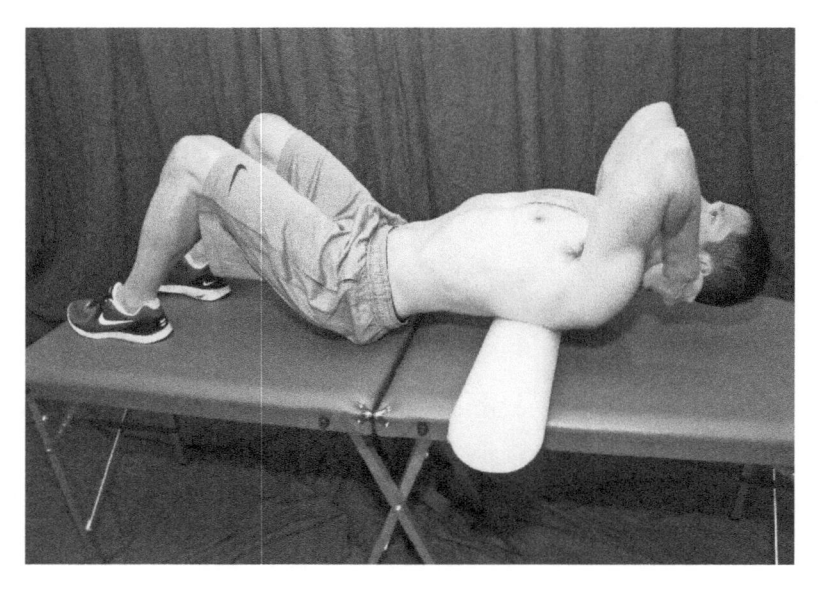

Figura 12.2 Exercício de extensão com *foam roller*.

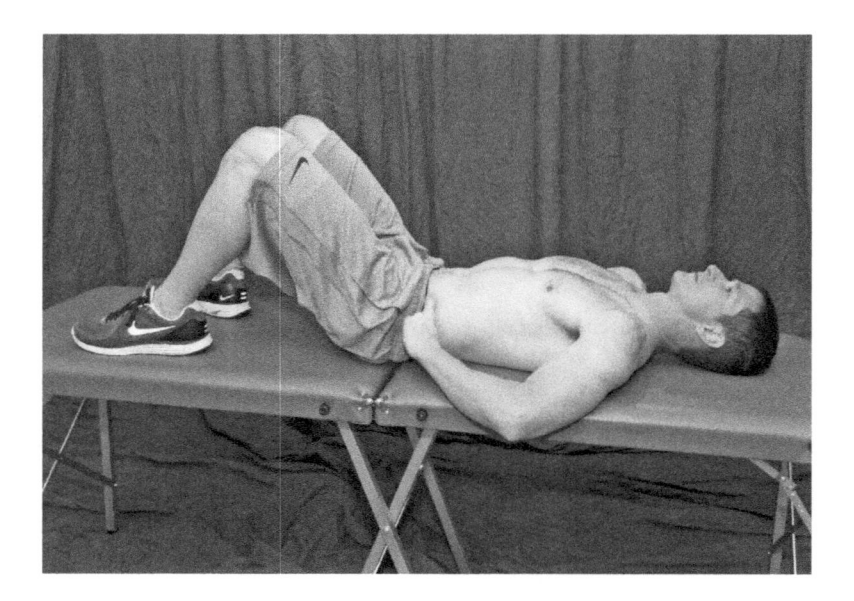

Figura 12.3 Ativação do transverso do abdome/oblíquo interno. O próprio paciente faz a palpação – retrai o abdome, afastando-o da própria mão, à medida que expira.

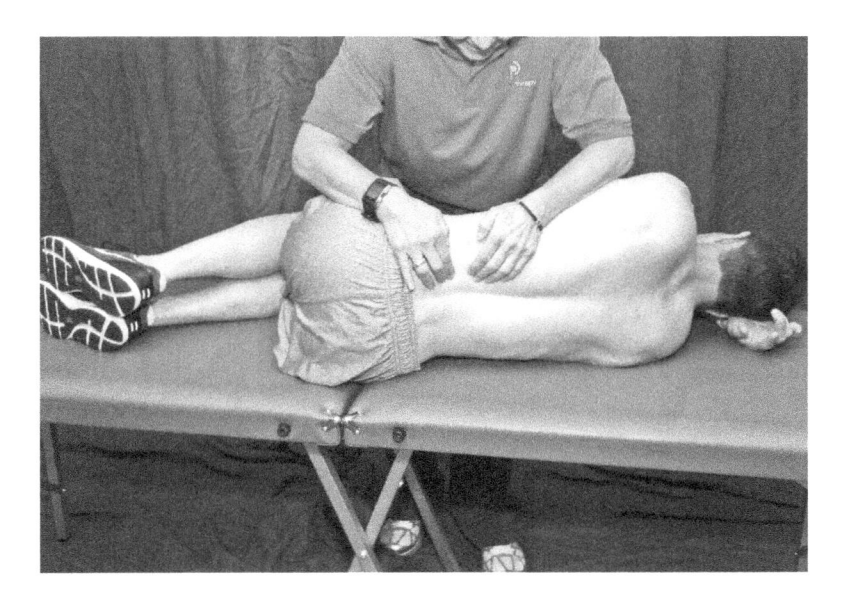

Figura 12.4 Ativação segmentar do multífido.

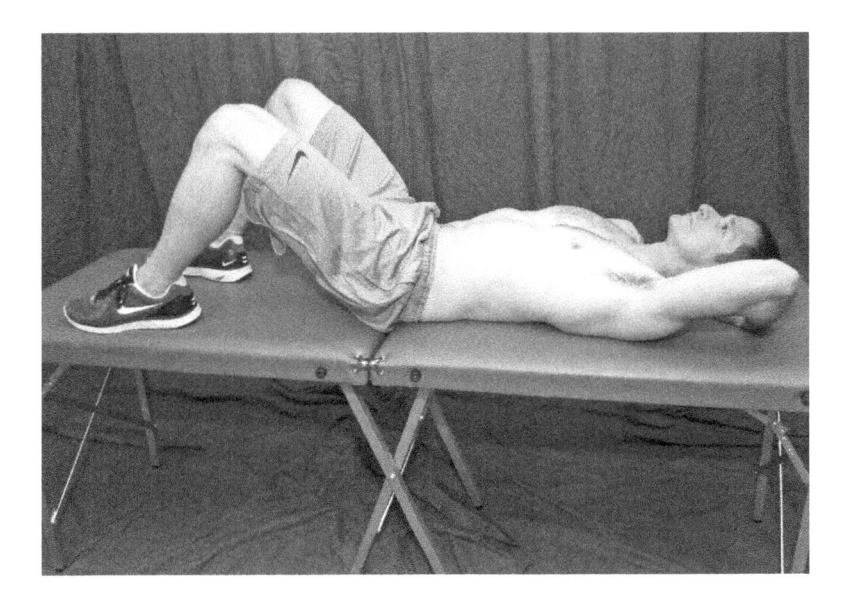

Figura 12.5 Inclinação pélvica posterior. O paciente contrai os músculos transverso do abdome e oblíquo interno, em seguida, inclina a pelve, posteriormente, e encosta a lombar na superfície de apoio.

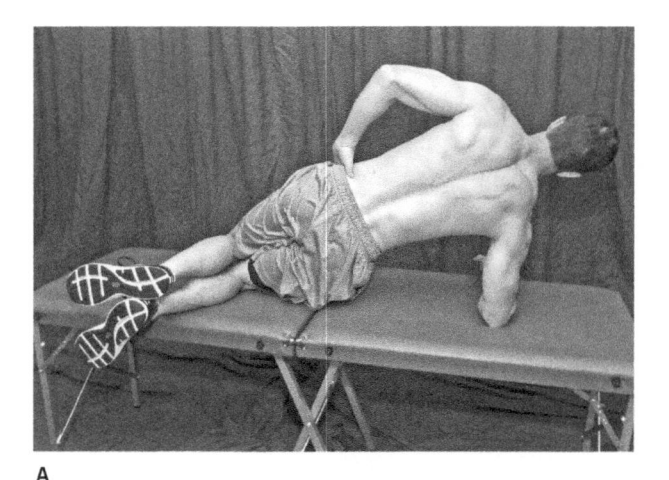

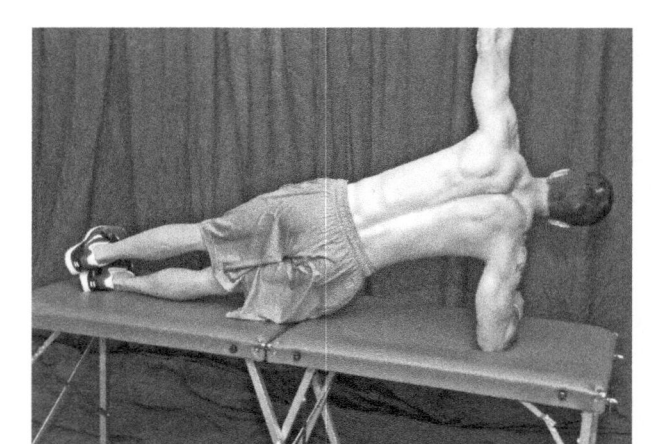

Figura 12.6 Apoio lateral.

final, apresentando sinais de instabilidade, arco de movimento doloroso, sinal de Gowers ou reversão do ritmo lombar e pélvico.[13] Além disso, aumento da oscilação postural[32,32], tempos de reação mais lentos[34] e problemas na ativação dos estabilizadores profundos antes de movimentos e cargas nos membros[35,36] podem sugerir alteração do controle neural em pacientes com dor na lombar em função de instabilidade espinal. Essas descobertas enfatizam a importância de se avaliar a quantidade e a qualidade do movimento e do treinamento do subsistema de controle neural para restaurar o controle muscular em todas as amplitudes médias de movimento (p. ex., introduzir, de maneira progressiva, su-

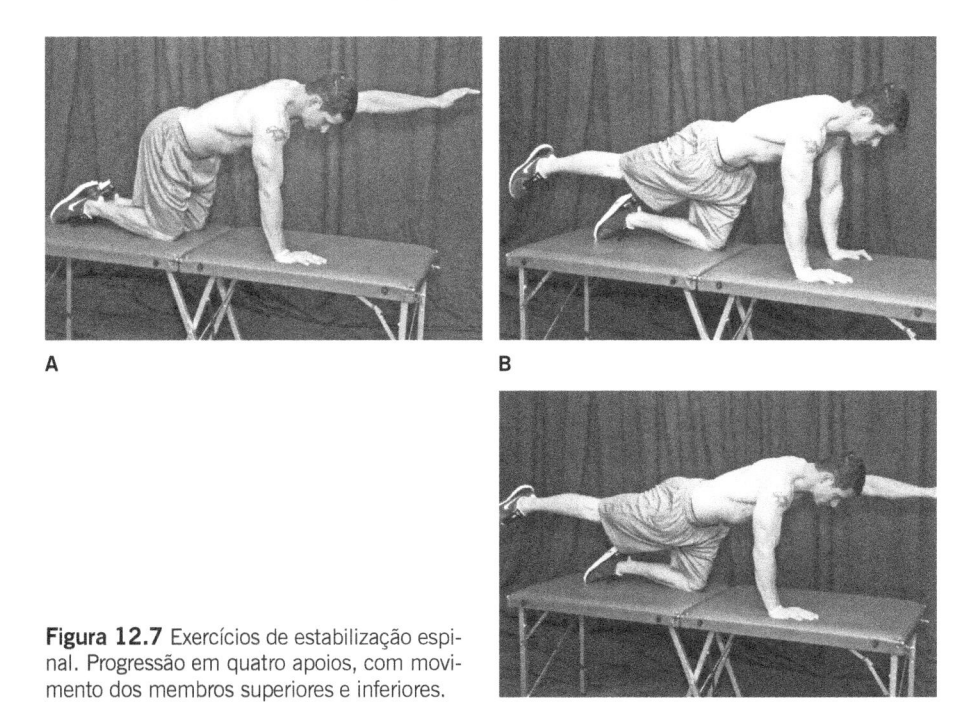

Figura 12.7 Exercícios de estabilização espinal. Progressão em quatro apoios, com movimento dos membros superiores e inferiores.

perfícies instáveis, bolas de terapia e atividades funcionais nos regimes de exercícios).[24,37] A má qualidade do movimento torna-se evidente quando o paciente perde a ativação das estruturas do subsistema ativo (p. ex., abdominais profundos, multífidos) e experimenta dor em movimentos de amplitude média e/ou retoma estratégias prévias de estabilização compensatória (p. ex., sinal de Gowers).

Embora poucos estudos de alta qualidade tenham avaliado exercícios de estabilização de modo específico para pacientes com espondilolistese, uma revisão sistemática recente, feita por McNeely et al.[22], identificou um estudo que atende aos critérios de inclusão e foi classificado como sólido. Nesse estudo, O'Sullivan et al.[39] destinaram, a pacientes com sintomas de espondilólise ístmica (fratura nos pares interarticulares) ou espondilolistese, um **regime de exercícios de estabilização espinal** de dez semanas, como originalmente descrito por Richardson et al.[37], ou atividades gerais de exercícios (grupo de controle). Os autores levantaram a hipótese que as dores e a disfunção na região lombar nessa amostra de população poderiam ser atribuídas à inabilidade do sistema de controle motor (ou seja, do sistema de controle neural) de coordenar de modo apropriado a contração muscular do tronco para estabilizar o segmento instável. Os sujeitos do grupo de estabilização espinal aprenderam, primeiro, a fazer a contração isolada dos músculos abdominais profundos (transverso do abdome e oblíquos internos) com coativação dos multífidos lombares no nível do defeito. Progressivamente, o treinamento incluiu movimentos dos membros e, mais tarde, incorporou a ativação muscular específica em atividades que antes agravavam os sintomas dos sujeitos. Uma vez que, segundo a hipótese, a disfunção nessa população resultaria de um déficit no controle motor, os autores enfatizaram a necessidade de avançar no treinamento do paciente apenas quando ele fosse capaz de fazer a contração isolada da musculatura profunda de forma confiável. Quando comparado com o controle, o grupo da estabilização espinal apresentou melhoras na dor e na função, segundo medição pelo Índice de Incapacitação de Oswestry (*Oswestry Disability Index*), mantidas até o 30º mês.[39]

A maioria dos pacientes com ED relata que a flexão lombar atenua os sintomas, e um guia de prática médica recente[40] recomenda uma **abordagem baseada na flexão** para pacientes com preferência direcional. A abordagem baseada na flexão enfatiza o fortalecimento dos flexores lombares (abdominais) e o alongamento das estruturas enrijecidas que inibem a flexão lombar (p. ex., extensores lombares, flexores do quadril e estruturas ligamentosas e capsulares associadas). Fritz et al.[24] sugeriram fortalecimento dos músculos abdominais, em especial do reto do abdome, em pacientes com instabilidade espinal. McGill[41], entretanto, descobriu que altos níveis de forças de compressão e de cisalhamento são impostos à coluna durante exercícios abdominais e sugeriu o apoio lateral (Fig. 12.6) como alternativa adequada ao fortalecimento da musculatura abdominal. De qualquer modo, seja qual for o exercício escolhido, o paciente deve ser instruído a inclinar a pelve posteriormente para promover a flexão lombar; no início, em supino, progredindo depois para a postura de pé. À medida que se torna mais apto a controlar a orientação pélvica, o paciente pode aprender a descobrir posições que aliviam os sintomas à medida que caminha e executa outras atividades funcionais ou de lazer.

Distalmente, estruturas enrijecidas na parte anterior do quadril podem resultar em inclinação pélvica anterior e extensão lombar quando o paciente está de pé ou no ponto médio das fases de apoio finais da marcha.[42] Alongar o iliopsoas, o reto femoral, o tensor da fáscia lata, os adutores anteriores do quadril e os flexores plantares do tornozelo e fortalecer os extensores do quadril e os abdutores posteriores do quadril facilita a manutenção de uma postura lombar flexionada. Alongar os extensores lombares e melhorar a extensão torácica, por meio da automobilização, com um *foam roller*, pode ajudar o paciente a assumir uma postura mais confortável. Melhorar a ADM dos isquiotibiais permite maior flexão para a frente sem demandar uma flexão lombar no final da amplitude, o que poderia aumentar o estresse sobre as estruturas lombares posteriores e exacerbar o deslizamento para a frente. Apesar da aceitação geral da abordagem baseada na flexão para pacientes com sintomas estenóticos, em uma revisão recente, concluiu-se que os regimes de exercícios que utilizam essa abordagem não se mostraram definitivamente melhores do que as outras abordagens.[4] Uma vez que pacientes com estenose espinal também têm apresentado denervação[43] e danos na função muscular extensora do tronco[44], o fortalecimento dos extensores espinais pode ser benéfico para essa população. Sinaki et al.[45] concluíram que, embora o regime de fortalecimento baseado na flexão tenha sido superior à abordagem baseada na extensão em pacientes com espondilolistese, exercícios que enfatizam os extensores espinais podem ser benéficos. Eles sugeriram que sejam evitados exercícios que levam o paciente à extensão espinal (p. ex., contrações isométricas ou aquelas que fazem o paciente passar da posição lombar flexionada à posição neutra). Em vez disso, os exercícios de estabilização espinal devem ser feitos na **posição de quatro apoios**, usando a extensão simples do braço ou da perna ou a extensão contralateral do braço ou da perna (Fig. 12.7), pois tem sido mostrado que essa posição ativa os extensores espinais sem sobrecarregar de forma excessiva a coluna, em comparação com a extensão do tronco em prono, que causa forças de sobrecarga muito maiores.[46]

O exercício aeróbio é benéfico no tratamento de dor lombar não específica[4], mas não foi especificamente validado para o tratamento da ED. Apesar disso, sugere-se o uso do exercício aeróbio com o objetivo terapêutico de melhorar o condicionamento cardiovascular, reduzir o comportamento de evitação por medo, modular a dor, controlar o peso corporal, melhorar os fatores hemodinâmicos nas estruturas neurais e musculoesqueléticas afetadas e controlar outras comorbidades, como doenças arteriais periféricas, diabetes melito e doenças coronarianas.[42] A bicicleta ergométrica é uma opção excelente de atividade aeróbia, pois promove a flexão espinal e ajuda a reduzir o potencial de claudicação neurogênica.[1] Natação, hidroterapia e caminhada com redução da sustentação do peso também têm sido sugeridas como formas apropriadas de condicionamento para pacientes com ED.[1,18]

Esforços recentes têm sido direcionados para a identificação daqueles pacientes que mais se beneficiam dos programas de exercícios terapêuticos. Hicks et al.[13] desenvolveram a **regra de predição de êxito** de um programa de estabilização para pacientes com instabilidade espinal. Os autores usaram um programa de estabilização de oito semanas, que incorporou princípios de exercícios similares àqueles do estudo conduzido por O'Sullivan et al.[39], e descobriram que a idade < 40 anos era um forte fator de predição de êxito, conforme definido por 50%, ou mais, de melhoria no Índice de Incapacitação de Oswestry (+LR = 3,7; 95% e CI = 1,6-8,3). Os autores sugeriram que pacientes mais jovens podem ter respondido melhor aos exercícios de estabilização espinal porque o aumento da idade está associado à redução da massa muscular. Assim, podem ser necessárias mais de oito semanas para gerar ganhos de força muscular suficientes para criar uma estabilidade significativa clinicamente em pacientes mais maduros. Inclusive na presença de comorbidades e fragilidade generalizada, têm sido registrados ganhos significativos mesmo em pacientes nonagenários quando se adota uma intensidade suficiente.[47] Dada a ampla variedade de danos, comorbidades e objetivos funcionais em pacientes com ED, o fisioterapeuta tem de ser criativo na seleção, modificação e progressão dos exercícios, a fim de tratar os déficits de cada paciente, de modo a atingir os objetivos funcionais específicos.

Pode-se considerar a opção da cirurgia para pacientes que não respondem ao tratamento conservador e que sofrem de dor persistente na perna, déficits neurológicos progressivos e redução significativa na qualidade de vida.[4,5] Alguns estudos mostraram que os **pacientes com ED e sintomas neurológicos** são mais propensos a apresentarem deterioração da condição sem cirurgia[10] e revelaram também maior melhora na dor, no funcionamento e na satisfação geral com cirurgia, em comparação a um tratamento conservador no quarto ano de acompanhamento.[47-49] Tem sido demonstrado que a fusão espinal é mais efetiva no alívio dos sintomas dos membros inferiores do que da dor lombar.[4,50] Entretanto, esses estudos não avaliaram resultados de longo prazo e descreveram ou controlaram mal o tratamento conservador. Também, é importante observar que intervenções cirúrgicas envolvem taxas significativas de morbidade e mortalidade, em especial entre pacientes mais velhos.[51-54] As intervenções cirúrgicas, sobretudo as fusões complexas, aumentaram de maneira drástica nos últimos tempos e têm resultado no crescimento de eventos adversos com ameaça à vida, no prolongamento das internações, em repetidas internações e em maior mortalidade e custos.[54] Foi evidenciado que complicações médicas graves, incluindo eventos cardiopulmonares ou acidentes cerebrovasculares, ocorrem em 4,7% dos pacientes com mais de 66 anos submetidos a uma fusão de nível simples e em 5,2% daqueles que passam por fusões complexas.[54] Esses dados não devem ser usados para assustar os pacientes, mas, sim, para informá-los sobre os potenciais riscos e benefícios envolvidos e sobre a preferência pela adoção agressiva de abordagens conservadoras de tratamento.

Recomendações clínicas baseadas em evidências

SORT: Força da Taxonomia da Recomendação (do inglês, *Strength of Recommendation Taxonomy*)

A: Dados consistentes e de boa qualidade orientados para o paciente
B: Dados inconsistentes ou de qualidade limitada orientados para o paciente
C: Dados consensuados, prática mais utilizada, opiniãp de especialistas ou série de casos orientados para a doença

1. A maioria dos indivíduos com espondilolistese degenerativa não precisa de cirurgia e sente redução da dor e melhora da função em resultado do tratamento conservador. **Grau A**
2. Intervenções de terapia manual para segmentos espinais hipomóveis e articulações de membros inferiores melhoram a percepção de recuperação, a dor, o funcionamento e a tolerância à caminhada em pacientes com sintomas estenóticos. **Grau B**
3. Um regime de exercícios específicos, voltado para o fortalecimento dos estabilizadores espinais profundos, melhora o funcionamento e reduz a dor em pacientes com espondilolistese. **Grau B**
4. Protocolos de tratamento baseados na flexão espinal podem melhorar o funcionamento e a dor lombar em indivíduos com espondilolistese degenerativa. **Grau B**
5. Exercícios para fortalecimento dos extensores espinais podem melhorar os resultados do paciente, mas devem ser feitos em uma amplitude que evite a extensão lombar (p. ex., na posição de quatro apoios). **Grau C**
6. Ser mais jovem (com idade < 40 anos) implica maior chance de êxito nos protocolos de tratamento de estabilização espinal para pacientes com instabilidade espinal. **Grau B**
7. Pacientes com espondilolistese degenerativa e sinais e sintomas neurológicos têm maior probabilidade de apresentar deterioração dos sintomas e sinais quando não realizam cirurgia. **Grau A**

PERGUNTAS PARA REVISÃO

12.1 Qual declaração é verdadeira em relação à espondilolistese degenerativa?

A. A instabilidade ocorre em geral no segmento L5/S1 em função da orientação sagital das facetas nesse segmento
B. A maioria dos pacientes com essa condição, no final, acaba precisando de cirurgia, pois o disco continua a se degenerar à medida que a pessoa envelhece
C. O tratamento conservador é a opção preferencial para a maioria dos pacientes, independentemente da presença de sinais neurológicos

D. Os sinais radiológicos estão estreitamente correlacionados com os sinais clínicos e com a progressão da condição
12.2 Um paciente com ED que apresenta dor lombar sem sinais neurológicos associados deve receber o seguinte prognóstico:

   A. Ruim, pois os sintomas dificilmente desparecem e, no final, o paciente precisa de cirurgia
   B. Incerto, pois os sintomas melhoram ou pioram sem fatores de prognóstico identificáveis
   C. Bom em curto prazo, mas pior à medida que o tempo passa, pois a maioria dos pacientes, no final, precisa de cirurgia
   D. Bom, pois a maioria dos pacientes fica bem em função do tratamento conservador e sem cirurgia

RESPOSTAS

12.1 **C.** Embora estudos tenham mostrado que a condição da maioria dos pacientes com sintomas nas pernas continua a se deteriorar quando não é feita cirurgia[10], o tratamento conservador é recomendado, inicialmente, para a maioria deles. É importante observar que esses estudos apresentaram definição ou controle ruim para o tratamento conservador.

12.2 **D.** A maioria dos pacientes com ED e sem déficits neurológicos responde bem ao tratamento conservador[10] e apenas 10% a 15% dos pacientes com ED acabam buscando cirurgia.[1] Foi demonstrado que ocorre progressão do deslizamento vertebral em apenas 34% dos pacientes e não foi descoberta nenhuma correção entre a progressão do deslizamento e os sintomas clínicos.[9] Permaneceram, em 10 anos de acompanhamento, sem sintomas neurológicos, 76% dos pacientes. A progressão do deslizamento está associada a ocupações ou atividades que exigem flexão repetitiva da coluna.[10]

REFERÊNCIAS

1. Kalichman L, Hunter DJ. Diagnosis and conservative management of degenerative lumbar spondylolisthesis. *Eur Spine J.* 2008;17:327-335.
2. Rosenburg NJ. Degenerative spondylolisthesis. *J Bone Joint Surg.* 1975;57:467-474.
3. Butt S, Saifuddin A. The imaging of lumbar spondylolisthesis. *Clin Radiol.* 2005;60:533-546
4. Atlas SJ, Delitto A. Spinal stenosis: surgical versus nonsurgical treatment. *Clin Orthop Relat Res.* 2006;443:198-207.
5. Herkowitz HN. Spine update. Degenerative lumbar spondylolisthesis. *Spine.* 1995;20:1084-1090.
6. Benoist M. Natural history of the aging spine. *Eur Spine J.* 2003;12:S86-S89.
7. Panjabi MM, Goel VK, Takata K. Physiologic strains in the lumbar spine ligaments. An in vitro biomechanical study 1981 Volvo Award in Biomechanics. *Spine.* 1982;7:192-203.
8. Grobler LJ, Robertson PA, Novotny JE, Pope MH. Etiology of spondylolisthesis. Assessment of the role played by facet joint morphology. *Spine.* 1993;18:80-91.
9. Matsunaga S, Ijiri K, Hayashi K. Nonsurgically managed patients with degenerative spondylolisthesis: a 10- to 18-year follow-up study. *J Neurosurg.* 2000;93:194-198.
10. Watters WC III, Bono CM, Gilbert TJ, et al. North American Spine Society. An evidence-based clinical guideline for the diagnosis and treatment of degenerative lumbar spondylolisthesis. *Spine J.* 2009;9:609-614.

11. Vibert BT, Sliva CD, Herkowitz HN. Treatment of instability and spondylolisthesis: surgical versus nonsurgical treatment. *Clin Orthop Relat Res.* 2006;443:222-227.
12. Hayes MA, Howard TC, Gruel CR, Kopta JA. Roentgenographic evaluation of the lumbar spine flexion-extension in asymptomatic individuals. *Spine.* 1989;14:327-331.
13. Hicks GE, Fritz JM, Delitto A, McGill SM. Preliminary development of a clinical prediction rule for determining which patients with low back pain will respond to a stabilization exercises program. *Arch Phys Med Rehabil.* 2005;86:1753-1762.
14. Maitland GD. *Peripheral Manipulation.* 3rd ed. Boston, MA: Butterworth-Heinemann; 1991.
15. Maitland GD, Hengeveld, E, Banks K, English K. *Maitland's Vertebral Manipulation.* 7th ed. Edinburgh: Elsevier Butterworth-Heinemann; 2005.
16. McGill SM, Childs A, Liebenson C. Endurance times for low back stabilization exercises: clinical targets for testing and training from a normal database. *Arch Phys Med Rehabil.* 1999;80:941-944.
17. Waddell G, Somerville D, Henderson I, Newton M. Objective clinical evaluation of physical impairment in chronic low back pain. *Spine.* 1992;17:617-628.
18. Whitman JM, Flynn TW, Childs JD, et al. A comparison between two physical therapy treatment programs for subjects with lumbar spinal stenosis: a randomized clinical trial. *Spine.* 2006;31: 2541-2549.
19. Young IA, Cleland JA, Michener LA, Brown C. Reliability, construct validity, and responsiveness of the neck disability index, patient-specific functional scale, and numeric pain rating scale in patients with cervical radiculopathy. *Am J Phys Med Rehabil.* 2010;89:831-839.
20. Fritz JM, Irrgang JJ. A comparison of the modified Oswestry low back pain disability questionnaire and the Quebec back pain disability scale. *Phys Ther.* 2001;81:776-788. Erratum in: *Phys Ther.* 2008;88:138-139.
21. Waddell G, Newton M, Henderson I, Somerville D, Main CJ. A fear-avoidance beliefs questionnaire (FABQ) and the role of fear-avoidance beliefs in chronic low back pain and disability. *Pain.* 1993;52:157-168.
22. McNeely ML, Torrance G, Magee DJ. A systematic review of physiotherapy for spondylolysis and spondylolisthesis. *Man Ther.* 2003;8:80-91.
23. Spratt KF, Weinstein JN, Lehmann TR, Woody J, Sayre H. Efficacy of flexion and extension treatments incorporating braces for low-back pain patients with retrodisplacement, spondylolisthesis, or normal sagittal translation. *Spine.* 1993;18:1839-1849.
24. Fritz JM, Erhard RE, Hagen BF. Segmental instability of the lumbar spine. *Phys Ther.* 1998;78:889-896.
25. Linton SJ, Shaw WS. Impact of psychological factors in the experience of pain. *Phys Ther.* 2011;91:700-711.
26. Nicholas MK, Linton SJ, Watson PJ, Main CJ. "Decade of the Flags" Working Group. Early identification and management of psychological risk factors ("yellow flags") in patients with low back pain: a reappraisal. *Phys Ther.* 2011;91:737-753.
27. Nicholas MK, George SZ. Psychologically informed interventions for low back pain: an update for physical therapists. *Phys Ther.* 2011;91:765-776.
28. Butler DS, Moseley GL. *Explain Pain.* Adelaide: Noigroup Publications; 2003.
29. Reiman MP, Harris JY, Cleland JA. Manual therapy interventions for patients with lumbar spinal stenosis: a systematic review. *NZ J Physiother.* 2009;37:17-28.
30. Willen J, Danielson B, Gaulitz A, Niklason T, Schonstrom N, Hansson T. Dynamic effects on the lumbar spinal canal: axially loaded CT-myelography and MRI in patients with sciatica and/or neurogenic claudication. *Spine.* 1997;22:2968-2976.

31. Panjabi MM. The stabilizing system of the spine. Part I. Function, dysfunction, adaptation, and enhancement. *J Spinal Disord*. 1992;5:383-389.
32. Luoto S, Taimela S, Hurri H, Pyykko I, Alaranta H. Psychomotor speed and postural control in low back pain patients. A controlled follow up study. *Spine*. 1996;21:2621-2627.
33. Nies N, Sinnott PL. Variations in balance and body sway in middle-aged adults. Subjects with healthy backs compared with subjects with low back dysfunction. *Spine*. 1991;16:325-330.
34. Luoto S, Hurri H, Alaranta H. Reaction times in patients with chronic low back pain. *Eur J Phys Med Rehabil*. 1995;5:47-50.
35. Hodges PW, Richardson CA. Inefficient muscular stabilization of the lumbar spine associated with low back pain. A motor control evaluation of transversus abdominis. *Spine*. 1996;21:2640-2650.
36. Hodges PW, Richardson CA. Contraction of the abdominal muscles associated with movement of the lower limb. *Phys Ther*. 1997;77:132-142.
37. Richardson CA, Jull GA. Muscle control-pain control. What exercises would you prescribe? *Man Ther*. 1995;1:2-10.
38. Richardson C, Hodges PW, Hides J; Manipulation Association of Chartered Physiotherapists. *Therapeutic Exercise for Lumbopelvic Stabilization: A Motor Control Approach for the Treatment and Prevention of Low Back Pain*. 2nd ed. Elsevier; 2004.
39. O'Sullivan PB, Phyty GD, Twomey LT, Allison GT. Evaluation of specific stabilizing exercise in the treatment of chronic low back pain with radiologic diagnosis of spondylolysis or spondylolisthesis. *Spine*. 1997;22:2959-2967.
40. Fritz JM, Cleland JA, Childs JD. Subgrouping patients with low back pain: evolution of a classification approach to physical therapy. *J Orthop Sports Phys Ther*. 2007;37:290-302.
41. McGill SM. Distribution of tissue loads in the low back during a variety of daily and rehabilitation tasks. *J Rehabil Res Dev*. 1997;34:448-458.
42. Backstrom KM, Whitman JM, Flynn TW. Lumbar spinal stenosis-diagnosis and management of the aging spine. *Man Ther*. 2011;16:308-317.
43. Leinonen V, Määttä S, Taimela S, et al. Paraspinal muscle denervation paradoxically good lumbar endurance, and an abnormal flexion-extension cycle in lumbar spinal stenosis. *Spine*. 2003;28:324-331.
44. Keller TS, Szpalski M, Gunzburg R, Spratt KF. Assessment of trunk function in single and multi-level spinal stenosis: a prospective clinical trial. *Clin Biomech*. 2003;18:173-181.
45. Sinaki M, Lutness MP, Ilstrup DM, Chy CP, Gramse RR. Lumbar spondylolisthesis: retrospective comparison and three-year follow-up of two conservative treatment programs. *Arch Phys Med Rehabil*. 1989;70:594-598.
46. Callaghan JP, Gunning JL, McGill SM. The relationship between lumbar spine load and muscle activity during extensor exercises. *Phys Ther*. 1998;78:8-18.
47. Weinstein JN, Tosteson TD, Lurie JD, et al. SPORT Investigators. Surgical versus nonsurgical therapy for lumbar spinal stenosis. *N Engl J Med*. 2008;358:794-810.
48. Pearson AM, Lurie JD, Blood EA, et al. Spine patient outcomes research trial: radiographic predictors of clinical outcomes after operative or nonoperative treatment of degenerative spondylolisthesis. *Spine*. 2008;33:2759-2766.
49. Weinstein JN, Lurie JD, Tosteson TD, et al. Surgical compared with nonoperative treatment for lumbar degenerative spondylolisthesis. Four-year results in the Spine Patient Outcomes Research Trial (SPORT) randomized and observational cohorts. *J Bone Joint Surg Am*. 2009;91:1295-1304.
50. Deyo RA. Back surgery: who needs it? *N Engl J Med*. 2007;356:2239-2243.

51. Reindl R, Steffen T, Cohen L, Aebi M. Elective lumbar spinal decompression in the elderly: is it a high risk operation? *Can J Surg*. 2003;46:43-46.
52. Ragab AA, Fye MA, Bohlman HH. Surgery of the lumbar spine for spinal stenosis in 118 patients 70 years of age or older. *Spine*. 2003;28:348-353.
53. Carreon LY, Puno RM, Dimar JR II, Glassman SD, Johnson JR. Perioperative complications of posterior lumbar decompression and arthrodesis in older adults. *J Bone Joint Surg Am*. 2003; 85-A:2089-2092.
54. Deyo RA, Mirza SK, Martin BI, Kreuter W, Goodman DC, Jarvik JG. Trends, major medical complications, and charges associated with surgery for lumbar spinal stenosis in older adults. *JAMA*. 2010;303:1259-1265.

Espondilolistese em um atleta jovem

Danny J. McMillian

CASO 13

Um jogador de futebol americano de 18 anos, estudante do Ensino Médio, foi encaminhado a uma clínica de fisioterapia após a avaliação de uma dor lombar central persistente. O ortopedista estabeleceu o diagnóstico de espondilolistese tipo IIB, de grau II, em L5/S1. O paciente não relatou histórico de trauma específico. A dor agrava-se quando o jogador está de pé ou caminha, levanta peso (especialmente com os braços estendidos acima da cabeça), inclina-se para trás ou faz a rotação do corpo. Quando ele fica sentado ou deitado, com os quadris e joelhos dobrados, a dor diminui. Fora isso, o seu histórico de saúde não apresenta nada de notável. O objetivo do paciente é voltar à prática de futebol americano o mais cedo possível.

- Quais são as prioridades do exame?
- No exame, que sinais podem ser associados a esse diagnóstico?
- Com base no diagnóstico do paciente, o que se pode antecipar a respeito dos fatores que contribuíram para essa condição?
- Quais são as intervenções de fisioterapia mais apropriadas?
- Que complicações podem limitar a efetividade da fisioterapia?
- Identifique os fatores psicológicos ou psicossociais presentes neste caso.

DEFINIÇÕES-CHAVE

ESTABILIDADE CENTRAL: habilidade dos músculos da região "central" (abdome, porção lombar da coluna, pelve e quadris) de proteger (ou seja, estabilizar) a lombar contra forças potencialmente danosas e de criar e/ou transferir forças entre os segmentos anatômicos durante os movimentos funcionais.

ESPONDILOLISTESE DISPLÁSICA: deslocamento translativo de um segmento vertebral sobre outro, causado por deficiência congênita dos elementos posteriores da coluna.

ESPONDILOLISTESE: deslocamento translativo ou alinhamento não anatômico de um segmento vertebral sobre outro.

ESPONDILÓLISE: defeito ou anormalidade dos pares interarticulares do arco vertebral.

Objetivos

1. Descrever a espondilolistese e identificar potenciais fatores de risco relacionados a esse diagnóstico.
2. Prescrever exercícios de amplitude de movimento articular e/ou de flexibilidade muscular para um paciente com espondilolistese.
3. Prescrever exercícios de controle motor a um atleta jovem com espondilolistese.

Considerações sobre a fisioterapia

Considerações sobre a FT no tratamento do indivíduo com diagnóstico de espondilolistese:

- **Cuidados/objetivos do plano geral de fisioterapia**: reduzir a dor; aumentar a flexibilidade muscular e a amplitude de movimento sem dor; aumentar a força, a resistência e o controle motor do quadrante inferior e da coluna; manter ou melhorar a capacidade de condicionamento físico aeróbio.
- **Intervenções de fisioterapia**: instruir o paciente em relação à anatomia funcional e à mecânica da patologia da lesão; utilizar modalidades e terapia manual para reduzir a dor e melhorar o movimento articular; realizar exercícios de flexibilidade muscular; fazer exercícios com sobrecarga para aumentar a força e a resistência muscular da região central e dos membros inferiores; praticar um programa de exercício aeróbio.
- **Precauções durante a fisioterapia**: dar atenção às precauções ou contraindicações relativas a exercícios, com base na(s) condição(ões) preexistente(s) do paciente; identificar e evitar posturas e condições de carga capazes de exacerbar a condição.
- **Complicações que interferem na fisioterapia**: observar potencial para aumentar a translação anterior da vértebra L5, com prejuízo neurológico nos membros inferiores.

Visão geral da patologia

A espondilolistese é definida como deslocamento translativo ou alinhamento não anatômico de um segmento vertebral sobre outro.[1] É mais comum na porção lombar da coluna, no segmento L5-S1, e em geral está associada a defeitos espondilolíticos nos pares interarticulares (Fig. 13.1). Na maioria dos casos, a patologia é causada por um estresse mecânico repetitivo, e a condição ocorre de forma progressiva, abrangendo desde uma reação de estresse impossível de ser detectada em radiografias comuns até uma fratura evidente.[2]

O estresse mecânico sobre os pares interarticulares aumenta em função das forças de extensão e rotação espinal.[3] Sendo assim, essa condição é mais frequente entre atletas envolvidos no bloqueio do futebol americano, no levantamento de peso com os braços estendidos acima da cabeça, no saque do tênis, no arremesso do beisebol, na ginástica e no nado estilo borboleta.[4] Na verdade, a espondilólise e a espondilolistese são as **lesões espinais mais comuns em atletas jovens**. Foi registrada uma incidência de 47% de espondilólise entre atletas jovens que buscam atendimento devido a dor lombar, em comparação com 5% na população em geral.[5] Por outro lado, os mesmos pesquisadores também relataram uma incidência de 11% de dor nas costas relacionada aos discos em atletas adolescentes, em comparação com 48% de incidência de dor discogênica nas costas na população adulta não atleta. A prevalência da espondilolistese estabiliza-se na idade adulta, e a natureza da etiologia de novas ocorrências após essa época tem sido considerada degenerativa.[1] A probabilidade de ocorrência de espondilolistese degenerativa é cerca de seis vezes maior em mulheres do que em homens.[6] A classificação da espondilolistese por tipo[7] e gravidade está descrita nas Tabelas 13.1 e 13.2, respectivamente.

A presença de dor e espondilolistese sintomática pode degradar o controle motor da coluna, levando a um desequilíbrio de carga sobre as estruturas espinais.[9] Portanto,

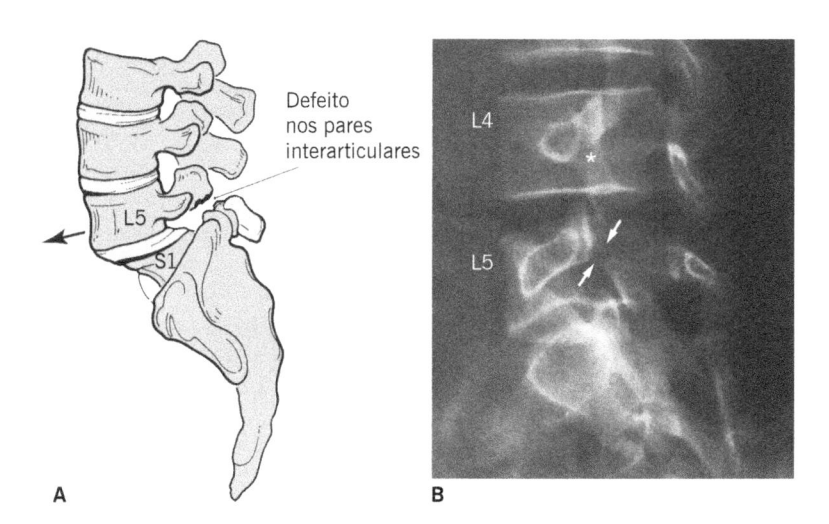

Figura 13.1 A. Diagrama da espondilolistese de L5 sobre S1 causada por espondilólise em L5. **B**. O Rx oblíquo da coluna lombar mostra espondilólise ou defeito nos pares no lado direito em L5 (setas). Observe os pares intactos em L4 (*). (Reproduzida com permissão de Chen MY, Pope TL, Ott DJ, eds. *Basic Radiology*. 2nd ed. New York: McGraw-Hill; 2011. Figure 13-12 A e B.)

Tabela 13.1 CLASSIFICAÇÃO DE TIPOS DE ESPONDILOLISTESE SEGUNDO WILTSE	
Tipo I – Displásica/congênita	Anormalidades congênitas no sacro superior ou no arco de L5 podem levar à ocorrência de olistese (deslizamento): • Tipo IA: facetas e elementos posteriores displásicos; geralmente associada a espinha bífida • Tipo IB: processo articular displásico com articulações da faceta orientadas no plano sagital • Tipo IC: outras anormalidades congênitas, como falha de formação ou de segmentação, produzindo espondilolistese
Tipo II – Ístmica	Lesão no interior dos pares interarticulares • Tipo IIA: fratura lítica por fadiga • Tipo IIB: alongamento (microfratura cicatrizada com alongamento) • Tipo IIC: fratura aguda subsequente a trauma
Tipo III – Degenerativa	Instabilidade intersegmentar, como no interior de articulações apofisárias, podendo levar a deslizamentos
Tipo IV – Traumática	Causada por fraturas em áreas do gancho ósseo que não sejam os pares interarticulares
Tipo V – Patológica	Resulta de doença óssea generalizada ou localizada (p. ex., osteogênese imperfeita, doença de Paget)

garantir o ótimo controle motor da região lombopélvica e da cadeia cinética inteira é uma prioridade. A otimização da estabilidade funcional do centro consiste em uma estratégia para melhorar e manter o controle da região espinal. A estabilidade central foi definida por Hodges como a restauração ou o reforço da capacidade do sistema neuromuscular de controlar e proteger a coluna contra incidência ou reincidência de lesões.[10] A estabilidade central pode ser conceitualizada como um produto da capacidade de controle muscular do tronco (força e resistência) e da coordenação e do controle desses mesmos músculos para melhorar o controle da lombar e da pelve.[10] Déficits no controle motor do tronco têm sido associados não apenas à dor nas costas, mas também ao aumento do risco de lesão nos membros inferiores.[11]

Tabela 13.2 CLASSIFICAÇÃO DE GRAVIDADE DA ESPONDILOLISTESE SEGUNDO MEYERDING	
Grau	Porcentagem de translação vertebral*
1	0-25%
2	26-50%
3	51-75%
4	76-100%
5	100%

*Calculada como a distância da translação dividida pelo diâmetro do corpo vertebral inferior X 100%.

Manejo da fisioterapia do paciente

Existem várias intervenções potencialmente efetivas para o paciente com espondilolistese. Exercícios terapêuticos devem ser prescritos para otimizar a capacidade de resposta neuromuscular e para aliviar restrições ao tecido mole que possam gerar lordose excessiva.[12-14] A terapia manual é indicada no tratamento de prejuízos de mobilidade identificados acima e abaixo da área da espondilolistese. Uma vez que o paciente deste caso está sentindo apenas dor intermitente relacionada a atividades provocativas, o uso rotineiro de modalidades terapêuticas e medicamentos não é um componente essencial do controle. Outros pacientes com essa condição podem apresentar maior necessidade de controle da dor e, nesse caso, serão beneficiados com modalidades terapêuticas selecionadas e analgésicos. É importante observar que pacientes com espondilolistese parecem não ter maior incapacitação devido à dor nas costas do que o público em geral.[15] A implicação dessa descoberta é que os médicos devem ser cautelosos a fim de não atribuir à espondilolistese *todo tipo de* dor nas costas nessa população.

O principal objetivo desse paciente e de outros com idade e nível de atividade similares é voltar à atividade sem dor e sem restrições, com um mínimo de risco de trauma futuro no tecido. O paciente deste caso expressou interesse em retornar ao futebol americano "o mais cedo possível". O terapeuta deve garantir que as expectativas do paciente em relação ao prognóstico e ao cronograma de reabilitação desejado sejam realistas. As instruções fornecidas ao paciente devem possibilitar a plena compreensão dos requisitos para a volta ao esporte. Uma vez que a categoria do diagnóstico do paciente, tipo IIB, sugere que a cicatrização do tecido foi completada, o principal determinante da prontidão para voltar a jogar será a capacidade dele de apresentar estabilidade dinâmica da coluna durante condições de carga que simulam o futebol americano.

Exame, avaliação e diagnóstico

Embora o paciente tenha passado pelo exame diagnóstico completo feito por um ortopedista, o fisioterapeuta deve realizar um exame neuromusculoesquelético abrangente para confirmar o estado atual do paciente e orientar o plano de atendimento de reabilitação. Se, por um lado, muitos indivíduos com essa condição são assintomáticos, por outro, indivíduos que apresentam espondilolistese tipo II costumam relatar dor central na lombar com variação de intensidade. Com frequência, a dor é descrita como fraca, contínua e incômoda. Não são incomuns sintomas que irradiam para as nádegas e a coxa posterior, embora os verdadeiros sintomas radiculares sejam mais prováveis em casos de espondilolistese degenerativa (tipo III), pois a combinação da degeneração do disco e da faceta costuma estreitar os forames neurais. Frequentemente, os pacientes relatam que a dor se agrava quando passam muito tempo em pé ou caminhando e quando se inclinam para trás ou giram o tronco. Em geral, a dor é aliviada quando eles se sentam ou deitam com os quadris e joelhos flexionados. O exame físico deve começar pela observação da postura. Embora seja comum, entre os pacientes, a apresentação de inclinação anterior da pelve e o aumento da lordose lombar, o indivíduo com dor pode ter redução da lordose relacionada com a retração muscular.[2] Na marcha, a passada pode estar encurtada a fim de diminuir o estresse rotacional da coluna ou para acomodar os isquiotibiais enrijecidos.[2]

Nesse paciente, enquanto qualquer movimento ativo da coluna pode estar limitado, a extensão da coluna tem maior probabilidade de recriar a dor. De modo similar, a extensão passiva e os movimentos acessórios passivos do segmento espondilolítico L5/S1 (p. ex., deslizamentos de posterior para anterior) podem provocar dor. O exame de fisioterapia tem de incluir o teste do comprimento dos músculos, com particular atenção à rigidez capaz de promover lordose lombar excessiva (p. ex., do iliopsoas, reto femoral e tensor da fáscia lata). O terapeuta deve avaliar se o paciente é capaz de ativar os músculos profundos do tronco (transverso do abdome e multífido) e deve aplicar os testes de movimento funcional para identificar padrões sugestivos de controle inadequado da cadeia cinética.

O diagnóstico da espondilolistese pode ser estabelecido com radiografias comuns.[1] As imagens oblíquas ajudam a identificar a espondilólise, e os Rx de flexão-extensão são usados para medir a instabilidade. Em caso de sinais radiculares ou outros sinais neurológicos, o mielograma de tomografia computadorizada e a imagem de ressonância magnética ajudam a determinar o local e o grau da estenose ou impacto.[1]

Plano de atendimento e intervenções

As intervenções de fisioterapia devem se basear no resultado do exame musculoesquelético. Com frequência, incluem a terapia manual e o exercício terapêutico para tratar danos na cinemática articular, rigidez muscular, fraqueza muscular e controle motor. A maioria dos pacientes com espondilolistese beneficia-se de intervenções terapêuticas que melhoram tanto a mobilidade quanto a estabilidade dinâmica.

Pacientes com espondilolistese com frequência apresentam *redução* da mobilidade na coluna torácica, nos quadris, nos músculos extensores lombares e nos músculos que inclinam anteriormente a pelve. Uma vez que um dos objetivos do paciente com espondilolistese sintomática é alcançar a estabilização dinâmica da coluna lombar, os danos da mobilidade nas regiões acima (coluna torácica) e abaixo (quadril) dela têm potencial para limitar de forma significativa a mobilidade funcional.[16] Otimizar a mobilidade do tórax e do quadril pode ajudar o paciente a estabilizar dinamicamente a lombar. Manipulação, mobilização, alongamento e uma série de exercícios de amplitude de movimento são opções de intervenção potencialmente apropriadas para as regiões da coluna torácica e do quadril. Uma vez que a espondilolistese aumenta o momento da extensão espinal, as intervenções também se destinam a reduzir a tensão sobre as estruturas lombares posteriores. Em geral, são indicados exercícios de flexão espinal para reduzir a carga sobre os tecidos vertebrais posteriores.[17] Esses exercícios podem diminuir a tensão nos músculos extensores lombares e alongar as estruturas passivas e ativas da lombar posterior.[18] Exemplos de exercícios de flexão incluem: em supino, levar os joelhos ao peito, abdominais com elevação do tronco e flexão lombar sentado ou em quatro apoios. Finalmente, o fisioterapeuta tem de otimizar o comprimento dos **músculos que inclinam a pelve anteriormente**. Por meio de suas ligações à pelve, alguns músculos têm potencial para exacerbar a espondilolistese, gerando uma inclinação da pelve quando estão encurtados. Portanto, deve-se incluir o alongamento estático e/ou dinâmico dos músculos iliopsoas, reto femoral e tensor da fáscia lata enrijecidos no programa de exercícios.[19]

Déficits na **estabilidade dinâmica do tronco** têm sido relacionados à dor nas costas[11], e estratégias para melhorar a estabilização espinal têm sido usadas para reduzir a dor e a incapacitação funcional em pacientes com espondilolistese.[12] A Tabela 13.3 apre-

Tabela 13.3 ABORDAGEM DE EXERCÍCIOS POR FASE PARA MELHORAR A ESTABILIDADE DINÂMICA DE ATLETAS COM ESPONDILOLISTESE

Fase e foco primário	Exercício/Atividade	Técnica
Fase I Foco no desenvolvimento de consciência cinestésica, controle motor fundamental e resistência em movimentos de baixa velocidade e ADM limitada.	Estabelecer a posição neutra da pelve ("coluna neutra").	Realizar essa atividade em várias posições funcionais (p. ex., supino, quatro apoios, sentado, de pé). O exercício consiste na inclinação anterior e posterior da pelve, de modo rítmico e isolado, de maneira que cada conjunto de repetições pare no ponto médio entre os extremos anterior e posterior do movimento. Podem ser necessárias técnicas de facilitação manual por parte do fisioterapeuta para iniciar o movimento pélvico isolado.
	Ativar o músculo transverso do abdome (TrA) e o multífido. A ativação deve ser confirmada em cada novo exercício incluído nesta fase. Logo após a confirmação, pode-se usar a estratégia da contração abdominal (*cinturão abdominal*) para ativar a musculatura central.	Esta atividade deve ser realizada em várias posições funcionais. Para ativar o transverso do abdome (TrA), o indivíduo pode contrair o umbigo na direção da coluna e um pouco para cima. Para confirmar a ativação desse músculo, o paciente ou o fisioterapeuta podem verificar a tensão bem na linha média e inferior à crista ilíaca anterossuperior. A ativação do multífido é monitorada pela palpação (pelo paciente ou fisioterapeuta) no ponto imediatamente lateral ao processo espinal lombar relevante, à medida que o paciente tenta "inchar" o músculo, forçando-o contra os dedos que fazem a palpação. As contrações tanto do TrA quanto do multífido devem ser leves e não devem perturbar o padrão rítmico da respiração. Observe se o paciente sai da posição pélvica neutra, pois isso provavelmente indica que os músculos globais do tronco estão tentando compensar a fraca ativação dos estabilizadores profundos. A ativação dos músculos do assoalho pélvico pode facilitar a coativação do TrA e do multífido. (Pode-se instruir o paciente a fazer a contração como se fosse interromper o fluxo da urina.)
	Progressão de elevação dos membros na posição de quatro apoios.	Na posição de quatro apoios, estabeleça a posição neutra da pelve. Forneça alterações progressivas a essa posição estável, elevando e estendendo os membros para fora da linha do tronco. Comece com elevações isoladas de cada braço e perna; depois, passe a elevações conjuntas braço/perna (Fig. 13.2). Não eleve os membros além da linha paralela à coluna. Interrompa a progressão caso não seja possível manter a posição neutra.

(*Continua*)

Tabela 13.3 ABORDAGEM DE EXERCÍCIOS POR FASE PARA MELHORAR A ESTABILIDADE DINÂMICA DE ATLETAS COM ESPONDILOLISTESE *(CONTINUAÇÃO)*

Fase e foco primário	Exercício/Atividade	Técnica
	Abdominais.	Comece em supino, com uma perna estendida, a outra dobrada (joelho flexionado) e a pelve e a lombar na posição neutra. Para fazer o abdominal, eleve a cabeça e a parte superior dos ombros, tirando-as da superfície da maca. O movimento acontece na coluna torácica e *não* na região lombar ou cervical. Inicialmente, as mãos são colocadas sob a lombar para monitorar o movimento nessa região (Fig. 13.3A). Mantenha o abdome contraído por alguns segundos, depois retorne lentamente à posição inicial e repita como indicado. Na progressão do exercício, use uma destas técnicas ou todas elas: eleve os cotovelos, tirando-os da maca; coloque as mãos na nuca (Fig. 13.3B); eleve a perna estendida. Interrompa a progressão caso não seja possível manter a posição neutra.
	Ponte em supino.	A partir da posição supino, com os joelhos flexionados cerca de 90°, comprima, de leve, o glúteo máximo bilateralmente. Aumente a ativação desse músculo de forma lenta, até que os quadris saiam um pouco do chão. Cuide da manutenção da posição neutra da pelve. Mantenha por alguns segundos, depois volte devagar à posição inicial e repita como indicado. Para reduzir a tendência de extensão da lombar em lugar do quadril, experimente flexionar completamente um quadril e realizar a ponte com apoio em uma única perna.
	Ponte lateral.	Comece na posição de lado modificada, com os quadris e joelhos flexionados e a parte superior do corpo sustentada pelo antebraço, apoiado no chão. Pressione o antebraço para gerar uma estabilização protetora da cintura escapular, depois, gradualmente, eleve a pelve, tirando-a do solo. A pelve deve fazer a translação para a frente, à medida que se eleva, de modo que seja alcançado o alinhamento dos joelhos, quadris e ombros no plano sagital. Mantenha por alguns segundos, depois volte lentamente à posição inicial e repita como indicado. Na progressão deste exercício, inicie com os joelhos estendidos e o pé da perna de cima no solo, diretamente em frente ao pé da perna de baixo (Fig. 13.4).

(Continua)

Tabela 13.3 ABORDAGEM DE EXERCÍCIOS POR FASE PARA MELHORAR A ESTABILIDADE DINÂMICA DE ATLETAS COM ESPONDILOLISTESE (*CONTINUAÇÃO*)

Fase e foco primário	Exercício/Atividade	Técnica
	Resistência rotacional de pé.	Comece de pé, com a pelve e a lombar na posição neutra e os músculos do tronco em leve contração do cinturão abdominal. Para treinar o controle das forças de rotação, comece com um bastão, ou tubo elástico, posicionado no nível do peito, no plano transverso. A alça da resistência é mantida, primeiramente, junto ao peito (Fig. 13.5A). Faça o exercício, estendendo devagar os cotovelos, a fim de aumentar a carga sobre o plano transverso (Fig. 13.5B). Mantenha por alguns segundos, depois retorne lentamente à posição inicial e repita como indicado. Cuide para que a estabilidade seja mantida em todos os planos do movimento.
Fase II Na progressão, aumente a velocidade, forneça uma resistência mais dinâmica e, em múltiplos planos, aumente a força, a potência e os desafios de coordenação, incorporando movimentos dos membros inferiores e superiores.	Progressão de investida (a fundo) com barra.	Inicialmente, faça investida (a fundo) com o peso do corpo nos planos cardinais. Cuide o alinhamento dos membros inferiores e a estabilidade da pelve/lombar durante todo o movimento. A progressão inclui manter uma carga equilibrada (p. ex., colete com peso, bola medicinal) no centro do peito. Depois, reduza a carga e mude a sua posição para longe da linha média.
	Arremessos da bola medicinal.	Uma bola medicinal que quica e uma parede sólida podem ser usadas para treinar a estabilidade reativa. O paciente deve arremessar e pegar a bola de volta de modo cada vez mais rápido, em uma pequena distância. Na progressão, aumente a carga, a velocidade e o volume do exercício como indicado. Para lançamentos na altura do peito, comece a seis pés da parede, na posição de um jogador na hora do lance, mantendo a bola perto do peito (Fig. 13.6A). Mantenha a posição, com a pelve e a coluna neutras, à medida que aumenta a velocidade do arremesso progressivamente. Para passes rotacionais, vire 90° na direção contrária à parede e assuma uma posição de jogador, com a bola posicionada bem na lateral externa da coxa que sustenta a maior parte do peso inicialmente (Fig. 13.6B). Assegure-se de que haja suficiente flexão do quadril/joelho, rotação interna do quadril e alinhamento vertical do tornozelo/joelho/quadril da perna mais afastada. A coluna torácica também deve rodar na direção contrária à da parede. Impulsione a perna de fora e "libere" essa perna, o quadril e a coluna torácica para gerar a força rotacional do arremesso. No início, os braços devem atuar como travas para transferir a força gerada pelas pernas e pela coluna torácica.

(Continua)

Tabela 13.3 ABORDAGEM DE EXERCÍCIOS POR FASE PARA MELHORAR A ESTABILIDADE DINÂMICA DE ATLETAS COM ESPONDILOLISTESE (CONTINUAÇÃO)

Fase e foco primário	Exercício/Atividade	Técnica
	Estímulos em vários planos usando uma bola para exercícios.	Pode-se usar uma bola para exercícios a fim de criar uma superfície instável capaz de apresentar desafios ao controle motor do tronco. Na posição da prancha, com as pernas apoiadas na bola (Fig. 13.7A), flexione os quadris, aproximando os joelhos do peito (Fig. 13.7B). Não permita que a lombar entre em extensão. Na posição da prancha, com os antebraços apoiados na bola, desloque a pressão dos antebraços em todas as direções a fim de incluir movimentos circulares. Com a parte superior das costas apoiada na bola, rode lentamente de um lado para o outro (Fig. 13.7C) para envolver os estabilizadores rotacionais.
	Levantamento de carga assimétrica.	Coloque um peso apropriado atrás do paciente, em uma altura que permita o alinhamento ótimo do tronco e dos membros inferiores (Fig. 13.8A). Levante o peso enquanto mantém a estabilidade do tronco (Fig. 13.8B). Observe possíveis movimentos anormais, principalmente no plano frontal.
	Levantamento assimétrico com investida.	Comece com um peso apropriado em uma das mãos, na altura do ombro (Fig. 13.9A). Faça o levantamento desse peso, flexionando levemente os quadris e os joelhos e estendendo-os em seguida, ao mesmo tempo em que eleva o peso acima da cabeça (Fig. 13.9B). Mantendo braço e tronco alinhados, faça levantamentos com investida (Fig. 13.9C). Os pontos-chave da execução incluem: alinhamento do braço perpendicular ao solo, manutenção da posição neutra da lombar e da pelve e alinhamento do quadril e joelho para a frente, no plano frontal.
Fase III Simulações das habilidades da atividade específica, com ênfase na eficiência dos movimentos dos componentes que apresentam maior desafio ao alinhamento neutro da coluna. São listadas sugestões apropriadas para um atacante de futebol americano.	Exercício de empurrar o trenó.	Primeiro, regule a altura da alça de acordo com as necessidades do paciente. Escolha uma carga adequada e peça ao paciente que fique na posição de postura atlética (com quadris e joelhos flexionados), com a pelve neutra e com ativação central. Mantenha a pelve neutra, pois a produção de força para empurrar o trenó é ativada por meio de uma potente extensão dos quadris, joelhos e tornozelos (Fig. 13.10).

(Continua)

Tabela 13.3 ABORDAGEM DE EXERCÍCIOS POR FASE PARA MELHORAR A ESTABILIDADE DINÂMICA DE ATLETAS COM ESPONDILOLISTESE *(CONTINUAÇÃO)*

Fase e foco primário	Exercício/Atividade	Técnica
	Carga isométrica axial.	Use uma barra e um aparelho de peso para criar uma carga isométrica axial (Fig. 13.11). A barra é colocada no encaixe do aparelho, onde fica normalmente para realização do exercício. Isso simula uma força semelhante àquela feita pelo atacante de futebol americano quando defende uma posição. Assegure-se de que o atleta mantenha a posição neutra da pelve e da lombar durante todo o período de aplicação da força, em geral com incrementos de 3 a 4 s. À medida que o atleta demonstra proficiência, ajuste a taxa de aplicação da força e o grau da carga para simular condições reais.
	Rotação do tronco de pé com "soco" unilateral.	Pode-se usar um cabo ou um tubo elástico para gerar resistência à rotação combinada de perna/tronco/braço, simulando um movimento comum em muitos esportes. A maior parte da rotação desse exercício é produzida nos quadris e na coluna torácica. Assegure-se de que a pelve e a coluna lombar sejam mantidas na posição neutra (Fig. 13.12A). Observe movimentos compensatórios do tronco nos planos sagital e frontal à medida que o atleta "dá um soco" para a frente (Fig. 13.12B).

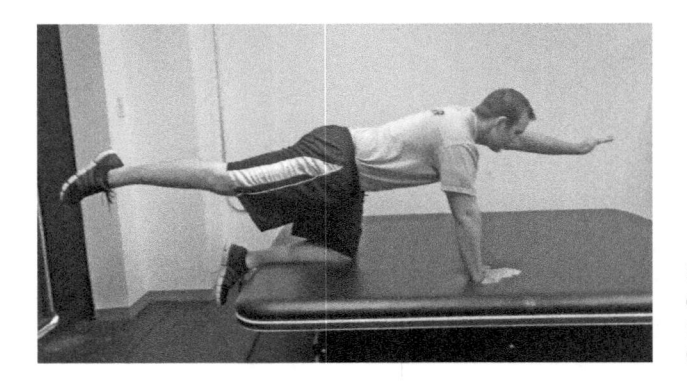

Figura 13.2 Progressão de elevação dos membros na posição de quatro apoios.

senta uma abordagem de três fases com base em uma estratégia de treinamento de Smith et al.[20] que pode ser usada para diminuir a dor e a incapacitação funcional em pacientes com espondilolistese. O propósito da primeira fase (fase I) é desenvolver a consciência cinestésica, promover o controle motor fundamental e melhorar a resistência em movimentos de baixa velocidade e em amplitude limitada. A maioria das atividades é direcionada para a pelve e a coluna lombar. Entretanto, a integração de atividades que envolvem os membros deve começar assim que ficar demonstrada a estabilização central básica. No único teste randomizado controlado destinado a estudar o efeito do treinamento central específico em pacientes com espondilólise ou espondilolistese, O'Sullivan et al.[12] forneceram dados que corroboram o uso do treinamento específico dos músculos abdominais

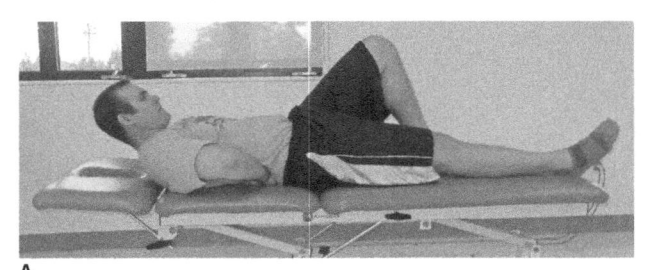

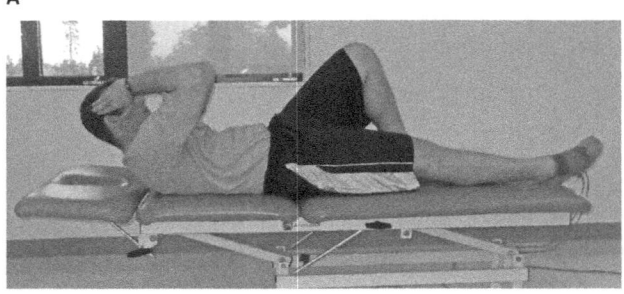

Figura 13.3 Abdominal. **A**. Progressão com elevação dos cotovelos. **B**. Progressão com as mãos na cabeça.

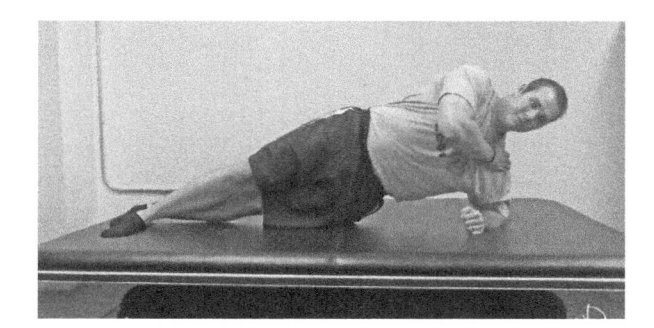

Figura 13.4 Ponte lateral.

profundos, combinado com a coativação dos multífidos lombares. Esse estudo, junto com a confirmação do papel do treinamento de ativação dos abdominais profundos e dos multífidos lombares no tratamento da dor lombar crônica[10], tem influenciado muitos fisioterapeutas a considerar esse tipo de treinamento como o fundamento da abordagem do controle motor para pacientes com danos lombares. No entanto, permanece a controvérsia sobre a *melhor* estratégia para promover o controle motor fundamental do tronco.

A prática comum de alcançar primeiro a ativação bilateral do abdominal transverso (p. ex., usando a manobra de contrair o abdominal, instruindo o paciente a recolher o umbigo para cima e para trás, na direção da coluna, enquanto apalpa as contrações do abdome transverso nos pontos medial e inferior às colunas ilíacas anterior e superior) antes do treinamento de estabilização total tem sido questionada.[22-24] Dados de Grenier et al. sugerem que o exercício do cinturão abdominal (contração conjunta de todos os músculos do abdome e das costas) gera maior estabilidade do tronco do que a ativação isolada

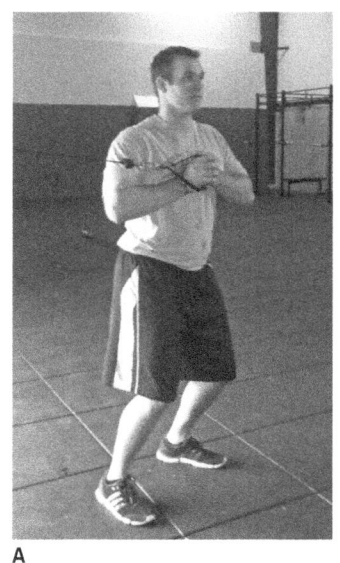

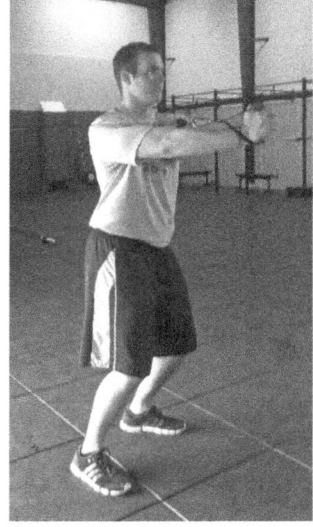

Figura 13.5
Resistência rotacional de pé.
A. Posição inicial.
B. Posição final.

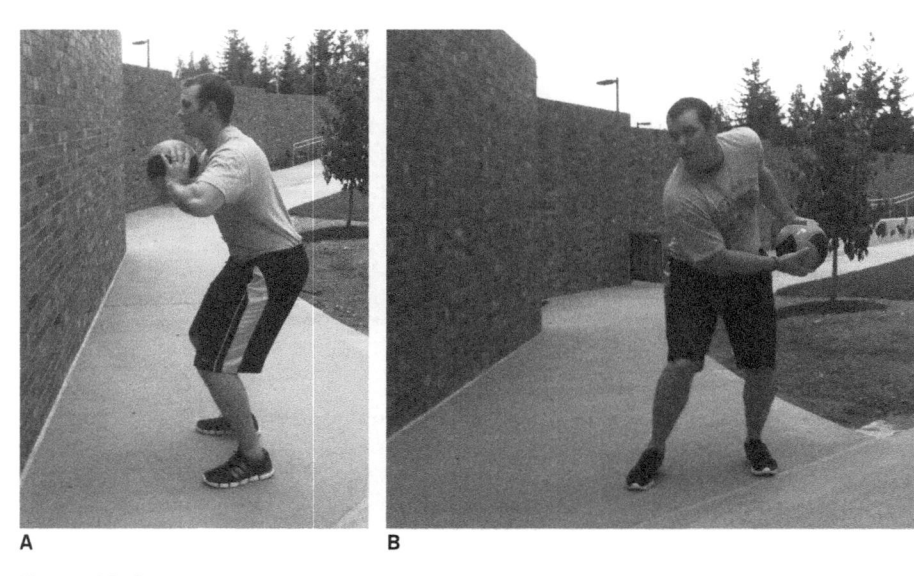

Figura 13.6 Arremessos da bola medicinal. **A**. Passe da bola medicinal na altura do peito. **B**. Passe da bola medicinal com rotação.

do transverso do abdome.[23] Dadas as incertezas da literatura sobre os recursos ótimos para estabilizar dinamicamente o tronco, um meio-termo razoável pode ser o seguinte:

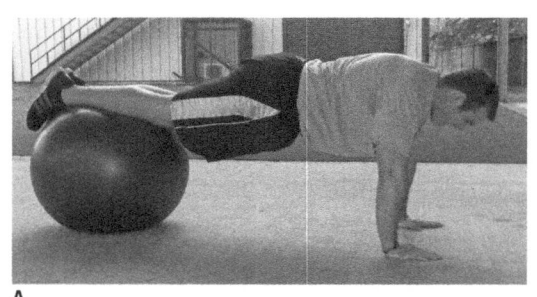

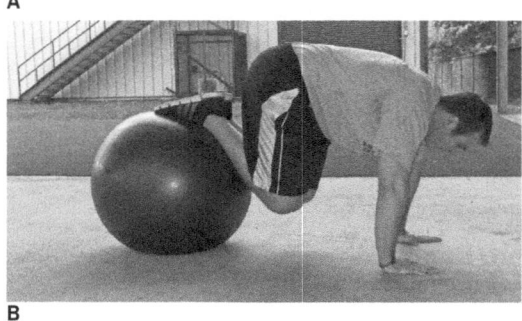

Figura 13.7 Estímulos em vários planos com a bola para exercício.
A. Prancha com a bola.
B. Prancha com as pernas dobradas. **C**. Torção com a bola.

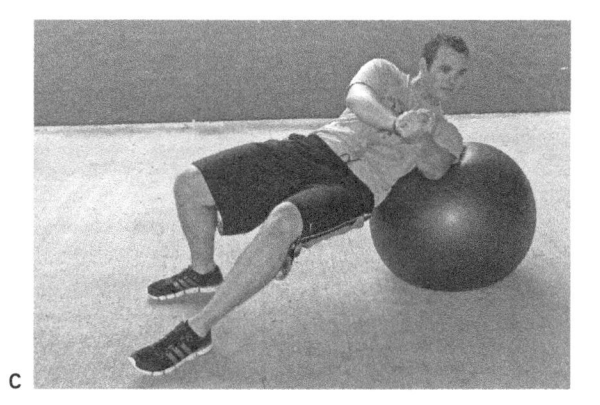

Figura 13.7 (*Continuação*). C

no início da reabilitação do paciente com danos na lombar, determinar a capacidade do paciente de ativar os estabilizadores profundos, como o transverso do abdome e o multífido em posições estáticas; depois, à medida que o exercício e as atividades progridem, enfatizar principalmente o alinhamento, a coordenação e a energia eficiente do movimento em vez da pré-ativação dos músculos que podem, ou não, fazer parte do programa ótimo de uma dada tarefa. Durante a fase II do treinamento, para melhorar a estabilidade dinâmica da coluna lombar, são introduzidas cargas progressivas, velocidade e investi-

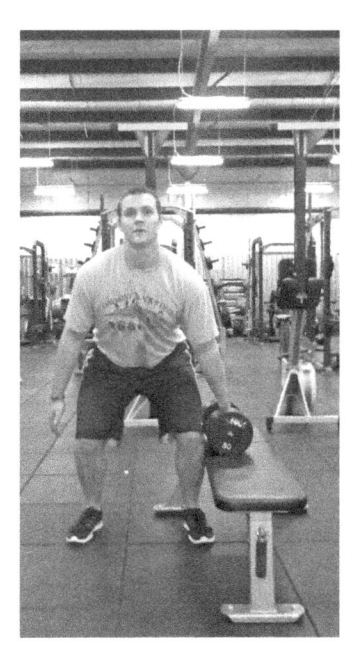

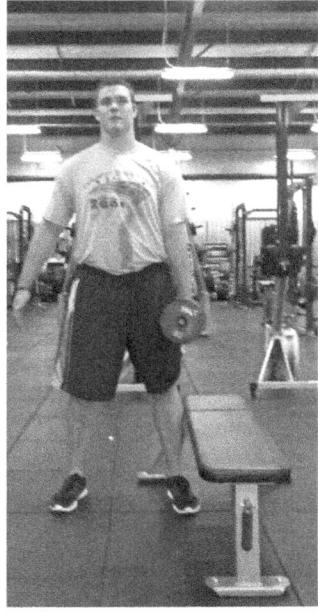

Figura 13.8
Levantamento assimétrico.
A. Posição inicial.
B. Posição final.   A   B

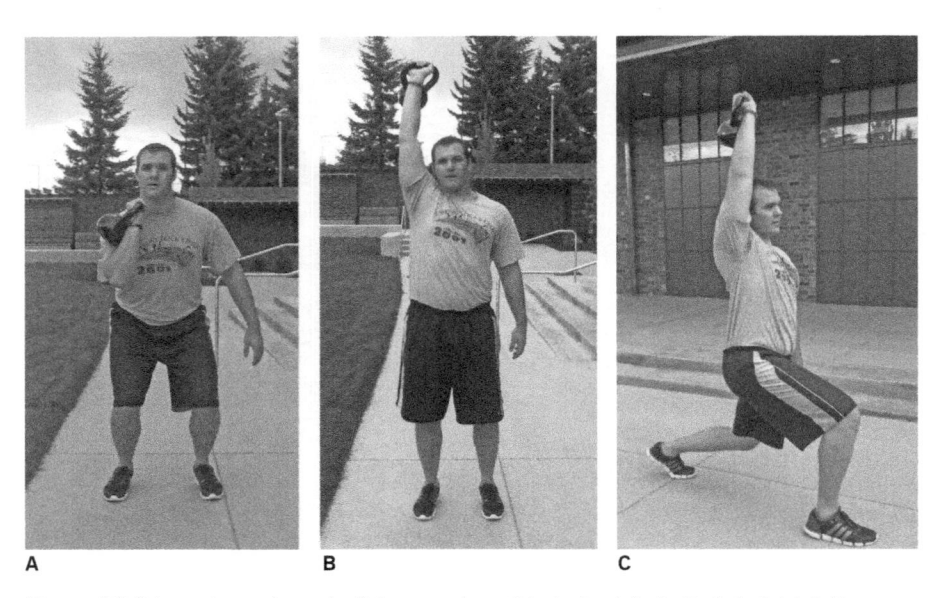

Figura 13.9 Levantamento assimétrico com investida (a fundo). **A.** Posição inicial. **B.** Posição final. **C.** Levantamento assimétrico com investida (a fundo).

da (a fundo) para impor desafios à estabilidade lombar recém-adquirida. Movimentos integrados mais complexos são introduzidos como indicado, com base na proficiência do paciente em movimentos simples e nas exigências específicas de suas atividades e seu esporte. A última fase do treinamento da estabilidade dinâmica inclui simulações de habilidades específicas da atividade, com ênfase na eficiência dos movimentos dos componentes que mais desafiam o alinhamento neutro da coluna. Entre os fatores que devem

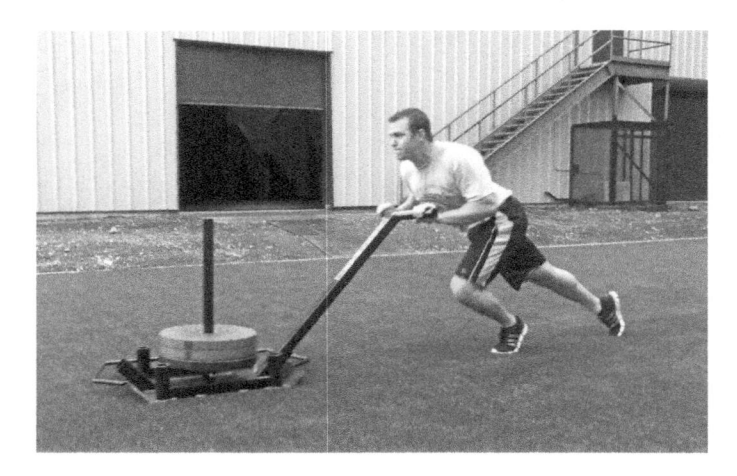

Figura 13.10 Exercício de empurrar o trenó.

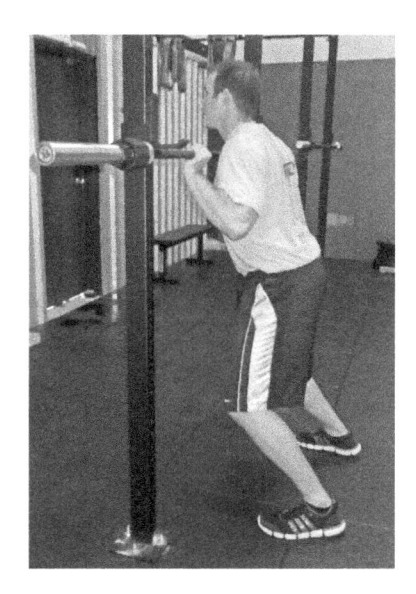

Figura 13.11 Carga isométrica axial para o tronco.

ser considerados estão as cargas específicas da profissão e do esporte, a aceleração, a velocidade, a coordenação e a resistência. Os modos de treinamento tradicionais do esporte

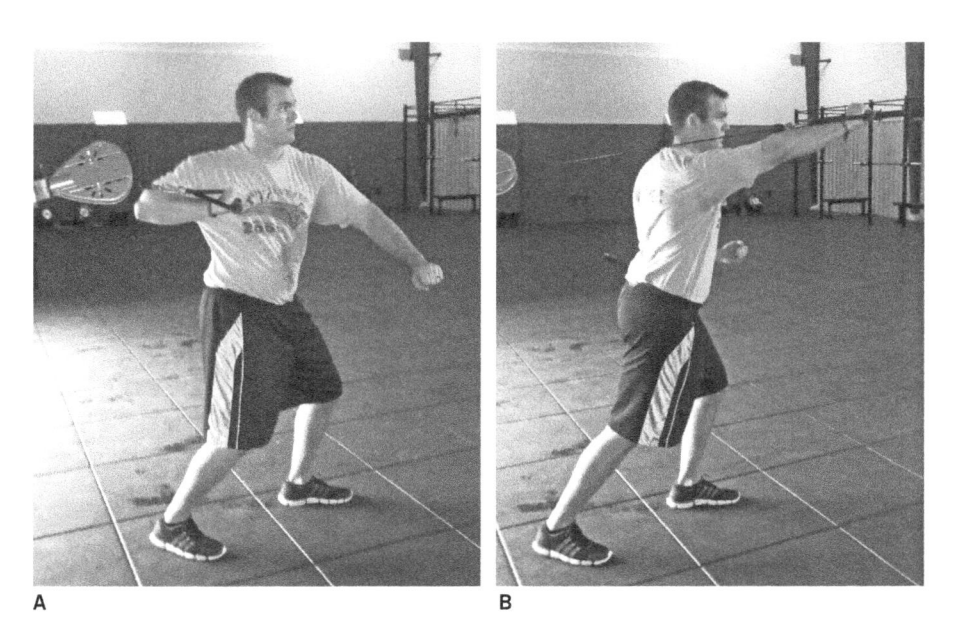

Figura 13.12 Rotação do tronco de pé. **A**. Posição inicial. **B**. Posição final com "soco" unilateral.

específico devem ser reavaliados à luz dos riscos e danos singulares do paciente. No caso descrito aqui, a prática tradicional do agachamento com sobrecarga alta para o atacante de futebol americano deve ser reconsiderada, levando-se em conta os dados que associam essa atividade à hiperextensão da coluna lombar e, portanto, à potencial exacerbação de condições como a espondilólise e a espondilolistese.[25]

Recomendações clínicas baseadas em evidências

SORT: Força da Taxonomia da Recomendação (do inglês, *Strength of Recommendation Taxonomy*)

A: Dados consistentes e de boa qualidade orientados para o paciente
B: Dados inconsistentes ou de qualidade limitada orientados para o paciente
C: Dados consensuados, prática mais utilizada, opinião de especialistas ou série de casos orientados para a doença

1. A espondilolistese e a espondilólise são as lesões espinais mais comuns em atletas jovens, especialmente em esportes que exigem extensão da coluna e forças rotacionais. **Grau A**
2. Alongar músculos rígidos que inclinam anteriormente a pelve é um componente efetivo do tratamento conservador para casos de espondilolistese. **Grau C**
3. Exercícios específicos destinados a aumentar a estabilidade dinâmica do tronco são associados a redução da dor e melhor funcionamento em pacientes com espondilolistese. **Grau B**

PERGUNTAS PARA REVISÃO

13.1 Qual atividade que provoca dor tem *menor* probabilidade de levantar suspeitas de espondilolistese como etiologia da dor nas costas?

   A. Uma rotina de ginástica de solo
   B. Treinamento para triatlo
   C. Prática intensiva do saque do tênis
   D. Prática intensiva do balanço do golfe (*driving*)

13.2 Escolha a estratégia de exercício *mais* apropriada para reabilitação de pacientes com espondilolistese.

   A. Exercícios de amplitude de movimento com flexão; alongamento dos músculos encurtados que promovem a inclinação pélvica anterior; exercícios de controle motor fundamental para os estabilizadores profundos do centro
   B. Exercícios de amplitude de movimento com extensão; alongamento dos músculos encurtados que promovem a inclinação pélvica anterior; simulações de habilidades específicas da atividade, com ênfase na eficiência dos movimentos dos componentes que mais desafiam o alinhamento neutro da coluna
   C. Exercícios de amplitude de movimento com flexão; alongamento dos músculos encurtados que promovem a inclinação pélvica anterior; exercícios de controle

motor fundamentais para os estabilizadores profundos do centro; progressão para simulações de habilidades específicas da atividade, com ênfase na eficiência dos movimentos dos componentes que mais desafiam o alinhamento neutro da coluna
D. Exercícios de amplitude de movimento com flexão; alongamento dos músculos encurtados que promovem a inclinação pélvica anterior; exercícios de resistência progressivos para todos os músculos do centro

RESPOSTAS

13.1 **B**. Atividades que envolvem a extensão da coluna lombar têm maior possibilidade de provocar sintomas em caso de espondilolistese.[2-4] Quando cargas axiais e rotação são acrescentadas à extensão, as forças sobre as estruturas vertebrais posteriores aumentam.[3] Os componentes do treinamento do triatlo (nado *crawl*, ciclismo e corrida) exigem pouco em termos de extensão e amplitude de movimento. As outras três atividades listadas incluem extensão espinal e componentes rotacionais significativos.

13.2 **C**. Os pacientes toleram mais os exercícios de amplitude de movimento que promovem a flexão do que aqueles que promovem a extensão.[17] O alongamento é mais efetivo quando aplicado aos músculos cujo encurtamento provoca inclinação anterior da pelve. A ativação dos estabilizadores profundos com frequência está prejudicada em pacientes com dor na lombar.[9] Portanto, são indicados exercícios específicos para promover a ativação.[12] Quando a ativação consistente dos estabilizadores profundos é alcançada, a progressão para desafios específicos da atividade permite ao fisioterapeuta determinar se as habilidades aprendidas em exercícios simples prévios serão transferidas para as atividades direcionadas a objetivos.[20,21]

REFERÊNCIAS

1. Metz LN, Deviren V. Low-grade spondylolisthesis. Neurosurg Clin N Am. 2007;18:237-248.
2. Herman MJ, Pizzutillo PD, Cavalier R. Spondylolysis and spondylolisthesis in the child and adolescent athlete. Orthop Clin N Am. 2003;34:461-467.
3. Chosa E, Totoribe K, Tajima N. A biomechanical study of lumbar spondylolysis based on a threedimensional finite element method. J Orthop Res . 2004;22:158-163.
4. O'Connor FG, d'Hemecourt PA, Nebzydoski M. Spondylolysis: a practical approach to an adolescent enigma. In: Seidenberg PH, Beutler AI, eds. The Sports Medicine Resource Manual . Philadelphia, PA: Saunders; 2008:418-421.
5. Micheli LJ, Wood R. Back pain in young athletes. Significant differences from adults in causes and patterns. Arch Pediatr Adolesc Med . 1995;149:15-18.
6. Vibert BT, Sliva CD, Herkowitz HN. Treatment of instability and spondylolisthesis: surgical versus nonsurgical treatment . Clin Orthop Relat Res . 2006;443:222-227.
7. Wiltse LL, Newman PH, Macnab I. Classification of spondylolysis and spondylolisthesis. Clin Orthop Relat Res. 1976;117:23-29.
8. Meyerding HW. Spondylolisthesis: surgical treatment and results. Surg Gynecol Obstet. 1932;54:371-377.
9. Hodges PW, Richardson CA. Relationship between limb movement speed and associated contraction of the trunk muscles. Ergonomics. 1997;40:1220-1230.

10. Hodges PW. Core stability exercise in chronic low back pain. Orthop Clin N Am. 2003;34:245-254.
11. Zazulak BT, Hewett TE, Reeves NP, Goldberg B, Cholewicki J. Deficits in neuromuscular control of the trunk predict knee injury risk: a prospective biomechanical-epidemiologic study. Am J Sports Med. 2007;35:1123-1130.
12. O'Sullivan PB, Phyty GD, Twomey LT, Allison GT. Evaluation of specific stabilizing exercise in the treatment of chronic low back pain with radiologic diagnosis of spondylolysis or spondylolisthesis. Spine. 1997;22:2959-2967.
13. O'Sullivan PB. Lumbar segmental "instability": clinical presentation and specific stabilizing exercise management. Man Ther . 2000;5:2-12.
14. Macedo LG, Maher CG, Latimer J, McAuley JH. Motor control exercise for persistent, nonspecific low back pain: a systematic review. Phys Ther . 2009;89:9-25.
15. Frennered AK, Danielson BI, Nachemson AL. Natural history of symptomatic isthmic low-grade spondylolisthesis in children and adolescents: a seven-year follow-up study. J Pediatr Orthop. 1991;11:209-213.
16. Van Dillen LR, Bloom NJ, Gombatto SP, Susco TM. Hip rotation range of motion in people with and without low back pain who participate in rotation-related sports. Phys Ther Sport. 2008;9:72-81.
17. Sinaki M, Lutness MP, Ilstrup DM, Chu CP, Gramse RR. Lumbar spondylolisthesis: retrospective comparison and three-year follow-up of two conservative treatment programs. Arch Phys Med Rehabil. 1989;70:594-598.
18. Brotzman SB. Low back injuries. In: Brotzman SB, Wilk KE, eds. Clinical Orthopaedic Rehabilitation. Philadelphia, PA: Mosby; 2003:557-558.
19. Sampsell E. Rehabilitation of the spine following sports injury. Clin Sports Med. 2010;29:127-156.
20. Smith CE, Nyland J, Caudill P, Brosky J, Caborn DN. Dynamic trunk stabilization: a conceptual back injury prevention program for volleyball athletes. J Orthop Sports Phys Ther. 2008;38:703-720.
21. Kibler WB, Press J, Sciascia A. The role of core stability in athletic function. Sports Med 2006;36:189-198.
22. Allison GT, Morris SL, Lay B. Feedforward responses of transversus abdominis are directionally specific and act asymmetrically: implications for core stability theories. J Orthop Sports Phys Ther. 2008;38:228-237.
23. Grenier SG, McGill SM. Quantification of lumbar stability by using 2 different abdominal activation strategies. Arch Phys Med Rehabil. 2007;88:54-62.
24. Brown SH, Vera-Garcia FJ, McGill SM. Effects of abdominal muscle coactivation on the externally preloaded trunk: variations in motor control and its effect on spine stability. Spine. 2006;31:E387-E393.
25. Walsh JC , Quinlan JF, Stapleton R, FitzPatrick DP, McCormack D . Three-dimensional motion analysis of the lumbar spine during "free squat" weight lift training. Am J Sports Med. 2007;35:927-932.

Dor lombar: manipulação

Carl DeRosa

CASO 14

Um homem de 52 anos procurou, por conta própria, uma clínica de fisioterapia para avaliar e tratar dor lombar (DL). Ele relata que tem tido surtos recorrentes de dor lombar nos últimos 12 meses e, na maior parte desses episódios, a dor tende a sumir por si só. Ocasionalmente, precisava procurar o médico da família devido aos episódios que não passavam. Na maioria das vezes, davam-lhe medicação anti-inflamatória não esteroide e um pequeno folheto com descrições de exercícios para a lombar. Ele estava percebendo que as exacerbações da dor agora duravam mais, e os surtos pareciam mais frequentes. O episódio de dor nas costas mais recente acontecera sete dias antes da visita à clínica. Ele é professor universitário e quer evitar que o episódio atual o impeça de trabalhar, como aconteceu em várias outras vezes.

▶ Quais são as perguntas-chaves para esclarecer as queixas do paciente e obter orientação para o exame?
▶ Quais intervenções de fisioterapia são mais apropriadas?
▶ Qual é o prognóstico de reabilitação?

DEFINIÇÕES-CHAVE

DOR LOMBAR AGUDA, SUBAGUDA E CRÔNICA: descrição clássica do curso da DL seguindo uma linha temporal; tipicamente, considera-se como aguda a dor que dura 0 a 4 semanas; subaguda, de um a três meses; e crônica, mais de três meses; as queixas mais comuns em relação às costas são exacerbações de uma condição recorrente que compõe esses descritores clássicos.

SÍNDROME DA DOR CRÔNICA: síndrome em que os aspectos psicossociais e comportamentais da dor excedem muito as influências lesivas mecânicas ou químicas presentes; síndrome da dor crônica e DL são condições distintas.

REGRA DE PREDIÇÃO CLÍNICA: uso de uma combinação específica de sinais, sintomas e aspectos do histórico e do exame físico para prever a probabilidade de êxito de uma estratégia específica de intervenção.

MANIPULAÇÃO: intervenção física destinada a direcionar uma força específica a uma região-alvo do corpo (com frequência uma articulação), identificada pela proporção de aplicação de força e localização dentro da amplitude de movimento (início, meio ou fim da amplitude avaliável); tipicamente, a *proporção* de aplicação da força é considerada na distinção entre a mobilização e a manipulação (ou seja, a manipulação é um *thrust* de *alta* velocidade).

DOR RADICULAR: dor com frequência surgida em função do estado inflamatório da raiz do nervo; esse estado diminui o limiar da raiz a estímulos mecânicos (tanto à tensão quanto à compressão).

DOR REFLEXA: dor sentida em local distante da verdadeira fonte anatômica do envolvimento ou da lesão; devido à extensiva inervação dos tecidos espinais, a dor pode ser sentida no quadrante inferior por causa do envolvimento dos tecidos lombares (ou no superior, em função do envolvimento dos tecidos cervicais), sem ter relação com o envolvimento das raízes dos nervos da região.

INSTABILIDADE SEGMENTAR: deslocamento ou movimento anormal entre dois segmentos ósseos resultante da aplicação de uma força; é uma entidade biomecânica que se distingue da hipermobilidade; os casos mais típicos são os movimentos de translação devido à aplicação de cargas de cisalhamento.

Objetivos

1. Listar aspectos-chave do histórico e do exame físico que possam ajudar a concluir se a dor lombar que o paciente está sentindo *não* tem natureza radicular.
2. Descrever como a regra de predição clínica de manipulação pode ser utilizada na estratégia de controle de um paciente com DL.
3. Fornecer uma base lógica para o uso do exercício terapêutico com a manipulação para otimizar o prognóstico de um paciente que apresenta exacerbação de uma condição de dor lombar recorrente.
4. Descrever como deve ser realizada a triagem do paciente que apresenta DL e dor nos membros inferiores, classificando-o na categoria de dor radicular ou não radicular.

SEÇÃO II: TRINTA E QUATRO CASOS CLÍNICOS   207

Considerações sobre a fisioterapia

Considerações sobre a FT no tratamento de indivíduos com diagnóstico de dor lombar mecânica:

- **Cuidados/objetivos do plano geral de fisioterapia**: reduzir a dor de modo rápido e com boa relação custo-benefício; iniciar um programa de atividades espinais ativas e graduais até chegar ao exercício terapêutico focado em melhorar o desempenho neuromuscular.
- **Intervenções de fisioterapia**: modular a dor por meio de mobilização ou manipulação espinal para regiões específicas; realizar exercícios de resistência para aumentar a força e a resistência musculares (especialmente para os extensores espinais, abdominais e musculatura dos quadris); fazer exercícios para melhorar o controle motor e o condicionamento aeróbio geral; proporcionar instruções a respeito de posição, cargas e atividades com potencial para exacerbar esse problema clínico específico, como determinado pela patologia mecânica deduzida a partir do exame físico.
- **Precauções durante a fisioterapia**: as técnicas de modulação da dor escolhidas não apresentam contraindicação; monitorar os sintomas de dor na perna para que não se estendam distalmente até o joelho; manter a sobrecarga do exercício dentro dos limites fisiológicos da condição espinal do paciente.
- **Complicações que interferem na fisioterapia**: fatores psicossociais que afetam o prognóstico, incluindo medo de se movimentar e baixa expectativa de recuperação; exacerbação da dor subsequente à intervenção de manipulação; reflexo distal dos sintomas como resultado da manipulação ou do regime de exercícios.

Visão geral da patologia

A dor lombar (DL) é a forma mais prevalente de desconforto musculoesquelético relatado por adultos.[1] A prevalência da DL não é tão dependente de processos degenerativos associados com a idade como se poderia esperar. Essa dor avança pela fase jovem e média da idade adulta, mas, na década dos sessenta, parece alcançar um *plateau* e depois declina nas décadas de vida subsequentes. É importante considerar também fatores socioeconômicos, pois eles são reconhecidos como potenciais fatores de risco de DL e incapacitação, contribuindo, no final, para seus custos diretos e indiretos. Uma maior prevalência da DL tem sido relacionada a fatores como baixo nível educacional[1], trabalhadores braçais inábeis[3] e trabalhadores com responsabilidades profissionais de grande demanda física.[4] Os custos totais da DL nos Estados Unidos excedem $100 bilhões por ano, sendo dois terços de custos indiretos devido à perda de salários e à redução da produtividade.[5]

A maioria dos custos da DL está associada ao manejo do transtorno *crônico*. Isso tem influência significativa sobre os objetivos do tratamento e a abordagem do fisioterapeuta no manejo da condição. O cuidado abrangente com o paciente que apresenta DL inclui tentativas de manejar o problema assim que ele se apresenta na clínica. Entretanto, e talvez mais importante, o manejo envolve a utilização de intervenções e de estratégias educativas apropriadas para minimizar o potencial de um episódio simples agudo de dor lombar que possa evoluir para uma síndrome de dor crônica. Além disso, o fisioterapeuta tem de reconhecer que a maioria dos episódios de DL não cirúrgica surgidos na clínica é um fenômeno recorrente (ou seja, o paciente aparece na clínica de fisioterapia com frequência por causa da exacerbação da condição crônica nas costas). Portanto, o foco das estratégias de intervenção é ajudar a evitar recorrências até o mínimo possível e fornecer informações ou estratégias a fim de ajudar o paciente a autocontrolar o problema recorrente nas costas.

Há numerosas razões para que problemas recorrentes nas costas sejam tão prevalentes. Os tecidos da coluna passam por mudanças fisiológicas em função do envelhecimento e de lesões. Como resultado dessas mudanças, a capacidade dos tecidos de suportar forças, em especial forças que atravessam a região lombar durante a sustentação de peso e os movimentos, não é facilmente atenuada pelos tecidos lombares. Quando essas forças excedem a capacidade fisiológica dos tecidos, ocorre dor por causa da ativação mecânica ou química do sistema nociceptivo dos tecidos.

Na dor lombar (assim como em outras áreas do sistema musculoesquelético), a capacidade que os tecidos possuem de suportar cargas mecânicas diminui com a idade.[6] Uma vez que a lombar é um centro importante de sustentação de peso, podem ocorrer lesões inclusive em atividades rotineiras simples da vida diária. O acúmulo dessas lesões ao longo da vida, combinado com o envelhecimento normal e os processos degenerativos, deixa as costas suscetíveis à reocorrência de lesões. O segmento espinal, por exemplo, pode ser visto como algo similar a um banquinho de três pernas, sendo a perna da frente o disco intervertebral e as duas pernas de trás as articulações apofisárias direita e esquerda. A artrite na articulação apofisária, sozinha ou em combinação com a degeneração do ânulo fibroso, resulta na redução da capacidade do segmento intervertebral de tolerar forças como a tensão, a compressão e o cisalhamento. Essas mudanças degenerativas resultam na perda da estabilidade espinal inerente. O colapso desses tecidos pode resultar em um movimento anormal entre os segmentos vertebrais, gerando instabilidade segmentar. A parcial degeneração da espessura das facetas das articulações apofisárias resulta em um segmento que não pode mais tolerar a carga compressiva quando comparado com o tecido normal saudável.[7] Quando a compressão excede a capacidade fisiológica desse tecido comprometido, o resultado é a dor ou o desconforto.

Na coluna, qualquer uma de suas estruturas inervadas que fornece *input* aferente ao sistema nervoso central tem potencial para suscitar sintomas de DL. Os tecidos e as estruturas, incluindo a dura-máter e as raízes dos nervos, as articulações apofisárias, o ânulo fibroso, os ossos, os ligamentos, a fáscia e os músculos, apresentam potencial de gerar dor quando danificados. Apesar de haver razoável compreensão da inervação e da lesão dos tecidos, nem sempre é possível identificar *com exatidão* qual estrutura anatômica está causando o episódio de dor. Na verdade, em muitas condições lombares, a presença de descobertas anormais em imagens (radiografias, tomografia computadorizada, ressonância magnética) não tem correlação com a presença ou ausência de sintomas clínicos.[8-10] Portanto, o tratamento da DL com base em um modelo de atendimento anatomopatológico em geral é infrutífero e caro.

Um dos poucos tecidos da coluna que pode ser considerado, com certo grau de segurança, como fonte da dor do paciente é a raiz do nervo. Quando a raiz do nervo está envolvida na síndrome de dor, apresenta-se um conjunto muito distinto de sintomas e/ou sinais. Há dois tipos de condições da raiz do nervo: a compressão e a irritação. A compressão da raiz do nervo pode gerar descobertas propriamente neurológicas, como fraqueza muscular, alterações nos reflexos e/ou nas perturbações sensoriais. A irritação da raiz do nervo, que com frequência se deve a um ambiente químico anormal, resultante de lesões no disco intervertebral, apresenta-se com um conjunto distinto de sintomas (em contraposição a sinais). Os sintomas dessa irritação incluem: maior dor na perna do que nas costas, região de dor claramente demarcada nos membros inferiores, dor com frequência abaixo do joelho, tipo de dor altamente incômoda e estressante, reprodução da dor nos membros inferiores em testes de tensão neural (especialmente na elevação da perna reta com resultado positivo) e aguda expansão periférica da dor durante movimentos espinais suaves. Entre os exemplos comuns dessa última, está a rápida e aguda expansão periférica da dor para as pernas nos graus iniciais de flexão lombar ativa ou passiva ou rotação lombar. Qualquer direção do movimento pode resultar na expansão periférica da real irritação da raiz do nervo. É característica da condição a necessidade de uma quantidade notavelmente pequena de movimento para evocar essa resposta dramática de dor.

Condições da lombar que não são de natureza radicular (ou seja, *não* se devem à irritação nem à compressão da raiz do nervo) apresentam-se de modos diversos, especialmente em relação ao reflexo nos membros inferiores. Qualquer tecido inervado existente na lombar pode refletir dor para os membros inferiores. Esses padrões de dor não radicular, tipicamente, apresentam condições em que a dor na lombar se agrava e preocupa mais o paciente do que o desconforto no membro inferior. Nas síndromes radiculares, o desconforto no membro inferior não fica tão bem demarcado e a gravidade da dor não é tão desconcertante quanto na verdadeira dor radicular. Isso contrasta com a situação do indivíduo que sente dor (radicular) na raiz do nervo, pois a dor no membro inferior, neste caso, com frequência é uma queixa mais problemática do que a dor na lombar. Portanto, um objetivo importante do exame (histórico e físico) é possibilitar ao fisioterapeuta discernir se a DL e a dor na perna sentidas pelo paciente apresentam-se como radicular (ou seja, realmente um problema na raiz do nervo) ou não radicular (ou seja, uma dor sentida nas costas e refletida para o membro inferior devido a uma lesão em alguma estrutura lombar, como as articulações apofisária ou sacroilíaca, músculos, ligamentos, fáscia, entre outros).

Manejo da fisioterapia do paciente

A **estratégia de tratamento para o paciente que apresenta uma exacerbação de um problema de DL recorrente** deve focar o alívio rápido da dor, seguido da progressão do paciente rumo a um programa ativo de exercícios para melhorar a força do tronco e da musculatura dos membros. Melhorar a saúde do sistema neuromuscular depois de conseguir aliviar a dor é um componente essencial do controle, pois a prioridade do tratamento deve ser minimizar as recorrências e o surgimento de problemas de dor mecânica nas costas capazes de evocar a síndrome de dor crônica.[11-14]

Exame, avaliação e diagnóstico

O exame de um paciente que procura a clínica por iniciativa própria para tratar a dor lombar exige duas triagens iniciais. A primeira para determinar se a dor referida é de origem mecânica ou não. A dor não mecânica é refletida das vísceras pélvicas ou abdominais ou de um neoplasma, do sistema vascular ou de outras condições médicas. Esse tipo de dor consiste naquela que, tipicamente, não piora em virtude de cargas mecânicas. Uma revisão do sistema e de questões relativas a uma perda recente de peso, febres, histórico médico anterior, dor noturna, distúrbios intestinais ou urinários e cirurgias recentes são elementos essenciais do histórico e do exame físico do paciente com DL. Comumente, os distúrbios mecânicos têm alguma resolução da dor em repouso ou quando se alivia a sustentação do peso do corpo e um padrão de dor que pode ser correlacionado com atividade, movimento ou cargas aplicadas. Com frequência, a dor familiar pode ser provocada por movimentos lombopélvicos específicos, posições ou em resposta a cargas aplicadas, em especial sobre articulações ou tecidos moles. Na ausência desses fenômenos, indica-se uma avaliação médica mais abrangente.

A segunda triagem consiste em confirmar se a queixa de dor do paciente é radicular ou não radicular. O questionamento cuidadoso a respeito do padrão da dor deve ser feito logo no início do exame: "A dor nas costas é pior do que a dor na perna?". Ou, ao contrário, "A dor na perna é mais desconcertante do que a dor nas costas?". Respostas afirmativas a essas perguntas ajudam o fisioterapeuta a determinar se a condição tem maior probabilidade de ser não radicular ou radicular, respectivamente. Além disso, dores que causam enjoo, localizam-se abaixo do joelho e possuem distribuição no dermátomo claramente demarcada são fortes indicadoras de dor radicular. A queixa de fraqueza no membro inferior também pode indicar distúrbio radicular. Quando o histórico revela suspeita de uma condição radicular, devem ser feitos testes confirmatórios no exame físico, como elevação da perna reta, teste *Slump*, avaliação do miótomo e do reflexo e exame do dermátomo.

Um episódio agudo de dor também consiste em oportunidade para determinar se a regra de predição clínica para manipulação pode ser usada. Os aspectos-chave do histórico e do exame físico ajudam a determinar se o paciente atende algum ou todos os critérios para manipulação da região lombopélvica. Pesquisas têm sugerido que os pacientes que atendem tais critérios podem sentir mudanças significativas no padrão e na percepção da dor por meio da aplicação de manipulação, instruções para permanecer ativo e prescrição de uma progressão de exercícios.[15,16] **Os pacientes que têm maior probabilidade de serem beneficiados com a manipulação da região lombopélvica** apresentam: duração de sintomas inferior a 16 dias, nenhum sintoma distal ao joelho, hipomobilidade lombar, pelo menos um quadril com mais de 35º de amplitude na rotação interna passiva e pontuação inferior a 19 no Questionário de Crença de Evitação de Medo (FABQ, do inglês, *Fear Avoidance Belief Questionnaire*). A probabilidade de um bom resultado em função da manipulação lombar aumentou de 45% para 95% com a presença de quatro ou mais dessas descobertas no exame.[15] Os critérios apresentados nessa regra de predição clínica são mais sugestivos de etiologias não radiculares da dor, que seriam beneficiadas pelo uso de manipulação. Isso ilustra porque a segunda triagem é importante na determinação da natureza radicular ou não radicular da síndrome.

Subsequente à publicação dessa regra de predição clínica, foi sugerida uma regra pragmática que ajuda a simplificar a forma de prever a probabilidade dos pacientes com DL experimentarem melhorias extremas em relação à dor e à percepção de incapacitação em função da manipulação da região lombar e pélvica.[17] Nessa regra pragmática, dois fatores ajudam a prever a melhoria: duração dos sintomas inferior a 16 dias e ausência de sintomas distais ao joelho. Nesse estudo, os sujeitos tiveram uma mudança moderada a grande na probabilidade de resultado positivo após a aplicação da manipulação lombar. A aplicação clínica dessa regra pode ser ilustrada por um exemplo. Ao examinar um paciente com DL, o médico da família pode determinar se seria indicado o encaminhamento a um fisioterapeuta para manipulação espinal. O fisioterapeuta precisará perguntar ao paciente apenas há quanto tempo os sintomas se manifestam e se eles se estendem distalmente ao joelho. Isso reduz a necessidade de que o médico da família aplique o Questionário de Crenças de Evitação de Medo e faça o exame da amplitude de movimento do quadril e da mobilidade espinal.

Posteriormente, essa regra de predição clínica foi validada com duas técnicas de manipulação diferentes: a manipulação da região lombopélvica e a manipulação rotacional lombopélvica.[18] A combinação da manipulação e de exercícios de estabilização para pacientes que atendem a essa regra de predição clínica pode trazer benefícios ainda maiores, especialmente ao se considerar que um dos objetivos é minimizar recorrências.[19] Reduzir a dor e a incapacidade são objetivos razoáveis quando o histórico e o exame físico revelam fatores de predição coincidentes com a regra de predição clínica para DL.

No caso do paciente deste caso, o histórico subjetivo contém três dos cinco fatores de predição (sete dias de duração dos sintomas, ausência de dor abaixo do joelho e pontuação maior que 19 no FABQ) de benefícios em função da aplicação da manipulação, instruções para permanecer ativo e prescrição de uma progressão de exercícios. O exame físico vai revelar se os dois fatores de predição restantes estão presentes (hipomobilidade lombar e amplitude de movimento (ADM) de rotação interna do quadril). O exame físico deve começar com o paciente na posição de pé. A avaliação inclui: postura nos planos frontal e sagital; movimento ativo da coluna lombar em inclinação para a frente; inclinação para a frente combinada com inclinação lateral; inclinação para trás; inclinação para trás combinada com inclinação lateral; pressão extra em cada uma dessas direções e efeito do padrão de dor nesses movimentos repetidos; e análise da marcha.

Na posição supino, pode ser avaliada a ADM ativa e passiva do quadril e vários estresses provocativos aplicados na região sacroilíaca pela alavanca do fêmur. A flexão total dos quadris começa a flexionar a pelve sobre a coluna lombar; isso pode ser comparado com os resultados obtidos na flexão ativa de pé. Pode-se fazer o teste de elevação da perna reta e o exame efetivo dos reflexos e miótomos dos membros inferiores nessa posição.

Na posição pronada, é possível avaliar ainda melhor a ADM do quadril, em particular a ADM da rotação interna e externa.[20] Podem ser aplicados estresses sacroilíacos adicionais, seguidos de testes *spring* (mola) de posterior para anterior (PA) na coluna lombar; eles aplicam uma força compressiva ao longo das articulações apofisárias e um estresse de cisalhamento entre os segmentos espinais lombares adjacentes. A resposta aos estresses de compressão e de cisalhamento sobre a lombar deve ser comparada aos resultados dos testes de extensão e extensão-inclinação lateral executados durante a parte do exame em que o paciente fica de pé. Forças aplicadas de posterior para anterior sobre cada processo espinal lombar ou bilateralmente sobre a região dos processos transversos lombares podem ser usadas para determinar hipomobilidade, assim como para determinar se as forças de compressão e de cisalhamento aplicadas à lombar reproduzem a dor familiar ao paciente.

O propósito do exame físico não é identificar com precisão a estrutura anatômica considerada problemática (modelo anatomopatológico), mas sim determinar as cargas ou posições que reproduzem a dor familiar ao paciente (modelo patomecânico). A Figura 14.1 mostra várias cargas aplicadas sobre a lombar. As informações reunidas a partir da

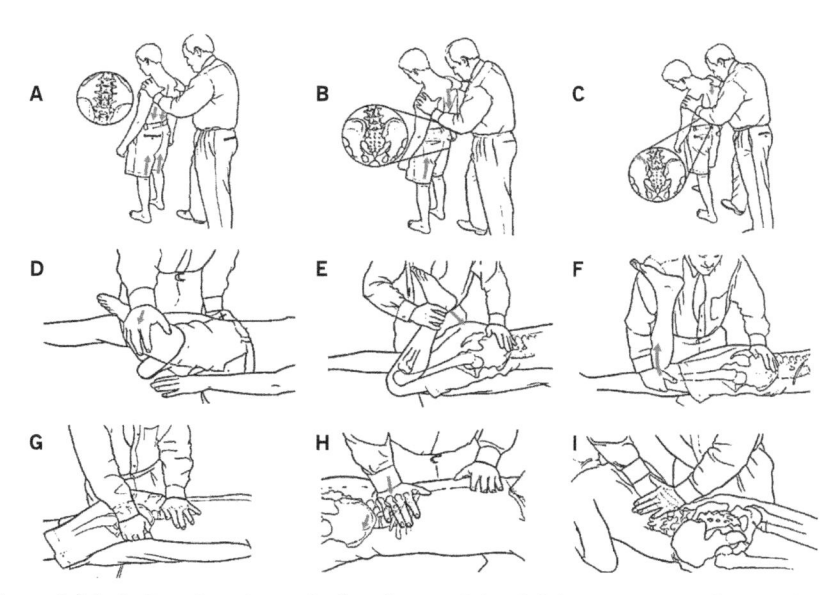

Figura 14.1 A. Pressão extra na inclinação para trás. O fisioterapeuta retrai manualmente a escápula para focar a força de extensão na parte superior da lombar. Uma força vertical gradual vinda de cima provoca extensão. **B.** Inclinação para trás, inclinação lateral para a esquerda e leve rotação para a direita, com pressão extra da parte superior para a inferior no ombro direito. **C.** Modificação do exame de pé para aumentar a extensão, a compressão e os estresses de cisalhamento sobre o triângulo lombossacral esquerdo, posicionando o membro inferior esquerdo em extensão e, depois, fazendo com que o paciente incline-se para trás e para o lado esquerdo. O examinador aplica uma pressão extra com a mão direita. Avalia-se, então, a resposta do paciente a essa extensão de final de amplitude e à compressão. **D.** O membro inferior esquerdo do paciente é colocado na posição FABER (flexão passiva, abdução, rotação externa). À medida que o examinador orienta o fêmur em direção à mesa, esse movimento estressa a articulação sacroilíaca esquerda e gera uma pequena força de rotação sobre a junção lombossacral. **E.** Teste da flexão passiva em prono para avaliar o comprimento do reto femoral. Quando esse músculo está com tamanho reduzido, a flexão passiva do joelho pode causar um estresse de torção anterior sobre o ílio, que é transferido para a lombar como extensão lombossacral, o que aumenta a compressão da faceta e o estresse de cisalhamento. O movimento rotatório anterior da pelve antes que o joelho atinja 90° de flexão é um sinal positivo. **F.** Extensão femoral passiva em prono. O examinador eleva o fêmur do paciente além do ponto em que a musculatura anterior da coxa e a cápsula articular ficam estendidas. Isso resulta em extensão superior, ao longo dos segmentos espinais lombares restantes. **G.** Aplicação de forças passivas compressivas e de cisalhamento sobre a pelve e a coluna. Com a mão de cima, o examinador faz pressão para baixo e, com a de baixo, para cima, até que as forças se igualem. Um resultado positivo é a reprodução de sintomas familiares. **H.** Força rotatória da região posterior para a anterior, em prono, aplicada à coluna ilíaca posterossuperior e ao ílio direito. A intenção é determinar se o movimento provoca uma dor familiar. **I.** Aplicação de estresse de final de amplitude à lombar em extensão. Pede-se ao paciente que se apoie nos cotovelos. O examinador coloca os dedos indicador e médio de uma das mãos sobre a lateral do processo espinal. A outra mão é colocada sobre esses dois dedos para orientar a força na direção dos processos articulares inferiores. (Reproduzida com permissão de Carl DeRosa, PT, Phd, FAPTA.)

SEÇÃO II: TRINTA E QUATRO CASOS CLÍNICOS   213

determinação da mecânica nociceptiva (ou seja, quais posições e estresses reproduzem os sintomas do paciente) podem ser usadas para prescrever as atividade e exercício na intervenção.

Plano de atendimento e intervenções

O paciente deste caso foi cuidadosamente examinado, e o fisioterapeuta concluiu que a DL era uma dor de origem mecânica e com um componente não radicular. A principal queixa do paciente é a dor; as queixas secundárias são perda na função (preocupação com recorrências, medo de não poder continuar a trabalhar, incapacidade de realizar as atividades normais da vida diária sem medo da exacerbação da dor). Consequentemente, o histórico de saúde e o exame médico sugerem que o foco da intervenção deve ser aliviar a dor rapidamente e fornecer estratégias para maximizar a saúde física (em especial a força geral) a fim de minimizar a probabilidade de recorrências. Com o colapso dos tecidos conjuntivos especializados da coluna (p. ex., discos intervertebrais, articulações apofisárias) em função do avanço da idade, o sistema neuromuscular torna-se o principal meio de atenuar cargas. Portanto, dar atenção à melhoria da eficiência neuromuscular, em especial do tronco e dos quadris, deve ser um aspecto importante do atendimento.

O paciente atendia aos critérios da regra de predição clínica de DL, e a manipulação da região lombopélvica foi usada com êxito. Essa manipulação foi realizada pela aplicação da intervenção com o paciente na posição supino, pois seguiram a regra de predição clínica original, mas seria possível obter êxito também com a manipulação rotacional lombar.[18] A fim de documentar a manipulação escolhida de uma maneira compreensível e reproduzível, foi seguida a sugestão de Mintken et al..[21,22] Fazer a documentação nesse modelo permite que a intervenção seja claramente compreendida e potencialmente replicada e evita o uso de descrições biomecânicas de técnicas de manipulação, modo que possui pouco embasamento científico. O modelo utilizado sugeria um padrão de documentação das técnicas de manipulação, utilizando os seis descritores a seguir: taxa de aplicação da força, localização na amplitude do movimento disponível, direcionamento da força, alvo da força, movimento estrutural relativo e posição do paciente. Assim, a técnica aplicada a esse paciente foi documentada como alta velocidade, amplitude final, força rotacional esquerda no ílio esquerdo sobre a coluna lombar, em supino (Fig. 14.2).

Depois de deixar a dor do paciente em um nível satisfatório por meio da intervenção de manipulação, o fisioterapeuta pode usar os resultados do exame físico para desenvolver uma série de **exercícios de estabilização** destinados a melhorar o controle motor e a força do tronco. A prescrição de exercício inicial incorpora os resultados do exame físico, determinando posições e movimentos sem dor. O treinamento inicial foca o fortalecimento dos músculos abdominais e dos extensores da parte lombar das costas. Esses exercícios podem melhorar a incapacitação percebida tanto a curto quanto a longo prazo em pacientes com DL recorrente.[23] O paciente deve ser instruído a relatar qualquer periferização da dor durante exercícios ou atividades da vida diária.

O fisioterapeuta precisa enfatizar, nas explicações ao paciente, que o objetivo é a *centralização* da dor (ou seja, a dor é sentida em um local mais proximal, em resposta a movimentos repetidos ou posições sustentadas). O conceito de centralização da dor

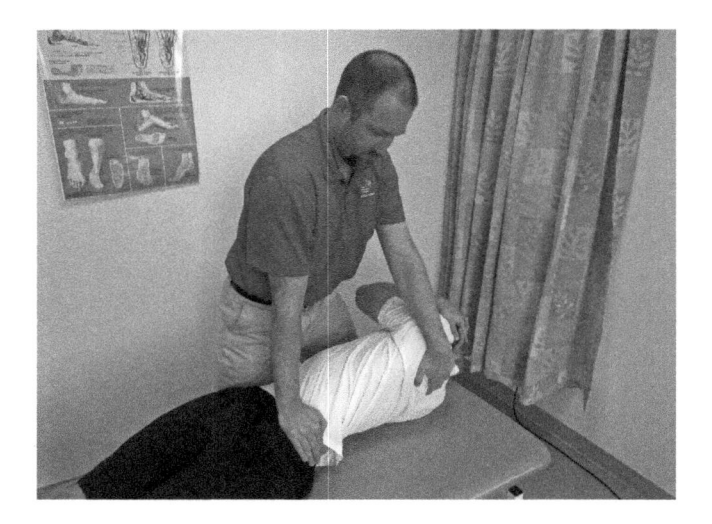

Figura 14.2 Técnica de manipulação: velocidade alta, amplitude final, força rotacional esquerda no ílio esquerdo sobre a coluna lombar, em supino.

deve ser utilizado como uma maneira de determinar quando é necessário aumentar a frequência e a intensidade do programa de exercícios.[24] Exercícios cuidadosamente administrados, com ênfase no controle motor, são efetivos para DL não específica e não radicular. Adotar exercícios de controle motor para a coluna é mais do que ensinar ao paciente a posição "neutra" da coluna. Em vez disso, o fisioterapeuta tem de incorporar os resultados do exame físico para determinar os movimentos e as posições da coluna lombar com menor potencial de exacerbação da dor. Para alguns pacientes, isso pode significar um desvio de flexão; para outros, um desvio de extensão. Os resultados obtidos no exame físico ditam o necessário controle da coluna a uma atividade sem dor. Uma revisão sistemática[14] de testes controlados randomizados concluiu que o controle motor, quando usado de modo isolado ou com intervenções adicionais, reduziu a DL e a incapacitação.[25,26]

Além dos exercícios de estabilização, deve-se prescrever para o paciente **exercícios de resistência progressiva e exercícios dinâmicos** em uma intensidade mais elevada. Para o paciente deste caso, os exercícios a seguir servem de excelente estímulo de fortalecimento da musculatura do tronco e dos quadris: agachamentos livres (exercícios de agachamento sem peso, com atenção especial à execução), agachamento com impulso (agachamentos com um salto e braços acima da cabeça no final), balanços com *kettlebel*, enfatizando o movimento dos quadris, exercícios de prancha dinâmicos (posição de prancha, com flexão alternada dos quadris) e exercícios de polia de pé, enfatizando movimentos de puxar, de remada e de rotação dos quadris, tomando cuidado para evitar movimentos rotatórios lombares. Monitorar a rotação lombar é especialmente importante, pois ela aplica cargas compressivas excessivas sobre as articulações apofisárias lombares e estresses de extensão ao ânulo fibroso. Também tem sido mostrado que programas com esses mencionados exercícios têm efeito positivo sobre pacientes com exacerbações recorrentes de um problema crônico nas costas.[27,28]

Recomendações clínicas baseadas em evidências

SORT: Força da Taxonomia da Recomendação (do inglês, *Strength of Recommendation Taxonomy*)

A: Dados consistentes e de boa qualidade orientados para o paciente
B: Dados inconsistentes ou de qualidade limitada orientados para o paciente
C: Dados consensuados, prática mais utilizada, opinião de especialistas ou série de casos orientados para a doença

1. Para minimizar recorrências de dores nas costas e um potencial problema de dor mecânica nas costas que pode evoluir para uma síndrome de dor crônica, a estratégia de controle dos pacientes com exacerbação de uma DL recorrente deve focar o alívio rápido da dor, com progressão subsequente para exercícios de fortalecimento da musculatura do tronco e dos membros. **Grau A**
2. A manipulação pélvica é efetiva no tratamento da dor lombar em indivíduos que apresentam determinados critérios no histórico e no exame físico. **Grau A**
3. A estabilização espinal e os exercícios de resistência específicos para a musculatura do tronco e dos quadris são intervenções efetivas no controle da dor lombar aguda, subaguda ou recorrente. **Grau B**

PERGUNTAS PARA REVISÃO

14.1 Qual das seguintes características da dor tem *menor* probabilidade de ter sido causada por irritação da raiz do nervo?

   A. Dor na perna mais forte do que dor nas costas
   B. Dor no membro inferior claramente demarcada, em oposição a uma dor geral, fraca e contínua
   C. Dor nas costas que piora com o levantamento de objetos
   D. Dor abaixo do joelho

14.2 A manipulação pode ser considerada a melhor intervenção para um paciente que apresenta dor lombar quando:

   A. Há dor abaixo do joelho que piora em função da extensão espinal
   B. O surgimento de sintomas está dentro de um período de duas semanas e pode ser identificada uma hipomobilidade generalizada no teste *spring* (mola) na coluna lombar, da região posterior para a anterior
   C. Mais espasmos e defesa musculares são detectados em um lado quando comparado com o outro
   D. Os testes *slump* e de elevação da perna reta dão resultado positivo

RESPOSTAS

14.1 **C.** O aumento da pressão entre os discos, que ocorre durante o levantamento de objetos, quando a coluna é flexionada, está relacionado à patologia no disco. Dor na perna mais forte do que dor nas costas (opção A) e dor abaixo do joelho (opção D) são típicos indicadores de dor na raiz do nervo. A dor claramente demarcada no membro inferior sugere um padrão de reflexo específico (p. ex., padrão do dermátomo), que às vezes se deve à irritação da raiz de um nervo (opção B).

14.2 **B.** As opções A e C não possuem correlação comprovada por evidências com a utilização da manipulação espinal. O resultado positivo nos testes *slump* e de elevação da perna reta (opção D) é mais indicativo de patologia na raiz do nervo, condição que pode contraindicar a manipulação.

REFERÊNCIAS

1. Picavet HS, Schouten JS. Musculoskeletal pain in the Netherlands: prevalences, consequences and risk groups, the DMC(3)-study. Pain . 2003;102:167-178.
2. Goetzel RZ, Hawkins K, Ozminkowski RJ, Wang S. The health and productivity cost burden of the "top 10" physical and mental health conditions affecting six large U.S. employers in 1999. J Occup Environ Med. 2003;45:5-14.
3. Papageorgiou AC, Macfarlane GJ, Thomas E, Croft PR, Jayson MI, Silman AJ. Psychosocial factors in the workplace—do they predict new episodes of low back pain? Evidence from the South Manchester Back Pain Study. Spine . 1997;22:1137-1142.
4. Lee P, Helewa A, Goldsmith CH, Smythe HA, Stitt LW. Low back pain: prevalence and risk factors in an industrial setting. J Rheumatol . 2001;28:346-351.
5. Katz JN. Lumbar disc disorders and low-back pain: socioeconomic factors and consequences. J Bone Joint Surg Am . 2006;88 Suppl 2:21-24.
6. Leveille SG. Musculoskeletal aging. Curr Opin Rheumatol . 2004;16:114-118.
7. Dunlop RB, Adams MA, Hutton WC. Disc space narrowing and facet joints. J Bone Joint Surg Br. 1984;66:706-710.
8. Wiesel SW, Tsourmas N, Feffer HL, Citrin CM, Patronas N. A study of computer-assisted tomography. I. The incidence of positive CAT scans in an asymptomatic group of patients. Spine. 1984;9: 549-551.
9. Boden SD, Davis DO, Din TS, Patronas NJ, Wiesel SW. Abnormal magnetic-resonance scans of the lumbar spine in asymptomatic subjects. A prospective investigation. J Bone Joint Surg Am. 1990;72:403-408.
10. Savage RA, Whitehouse GH, Roberts N. The relationship between the magnetic resonance imaging appearance of the lumbar spine and low back pain, age, and occupation in males. Eur Spine J. 1997;6:106-114.
11. Airaksinen O, Brox JI, Cedraschi C, et al. COST B13 Working Group on Guidelines for Chronic Low Back Pain. Chapter 4. European guidelines for the management of chronic nonspecific low back pain. Eur Spine J. 2006;15 Suppl 2:S192-300.
12. Chou R, Qaseem A, Snow V, et al. Clinical Efficacy Assessment Subcommittee of the American College of Physicians; American Pain Society Low Back Pain Guidelines Panel. Diagnosis and treatment of low back pain: a joint clinical practice guideline from the American College of Physicians and the American Pain Society. Ann Intern Med. 2007;147:478-491.
13. Savigny P, Watson P, Underwood M. Guideline Development Group. Early management of persistent non-specific low back pain: summary of NICE guidance. BMJ. 2009;338:b1805.
14. Rainville J, Hartigan C, Martinez E, Limke J, Jouve C, Finno M. Exercise as a treatment for chronic low back pain. Spine J. 2004;4:106-115.
15. Flynn T, Fritz J, Whitman J, et al. A clinical prediction rule for classifying patients with low back pain who demonstrate short-term improvement with spinal manipulation. Spine . 2002;27:2835-2843.

16. Childs JD, Fritz JM, Flynn TW, et al. A clinical prediction rule to identify patients with low back pain most likely to benefit from spinal manipulation: a validation study. Ann Int Med. 2004;141:920-928.
17. Fritz JM, Childs JD, Flynn TW. Pragmatic application of a clinical prediction rule in primary care to identify patients with low back pain with a good prognosis following a brief spinal manipulation intervention. BMC Fam Prac. 2005;6:29.
18. Cleland JA, Fritz JM, Kulig K, et al. Comparison of the effectiveness of three manual therapy techniques in a subgroup of patients with low back pain who satisfy a clinical prediction rule: a randomized clinical trial. Spine . 2009;34:2720-2729.
19. Fritz JM, Whitman JM, Childs JD. Lumbar spine segmental mobility assessment: an examination of validity for determining intervention strategies in patients with low back pain. Arch Phys Med Rehabil. 2005;86:1745-1752.
20. Ellison JB, Rose SJ, Sahrmann SA. Patterns of hip rotation range of motion: a comparison between healthy subjects and patients with low back pain. Phys Ther. 1990;70:537-541.
21. Mintken PE, DeRosa C, Little T, Smith B; American Academy of Orthopaedic Manual Physical Therapists. AAOMPT clinical guidelines: a model for standardizing manipulation terminology in physical therapy practice. J Orthop Sports Phys Ther. 2008;38:A1-6.
22. Mintken PE, DeRosa C, Little T, Smith B. A model for standardizing manipulation terminology in physical therapy practice. J Man Manip Ther. 2008;16:50-56.
23. Rasmussen-Barr E, Ang B, Arvidsson I, Nilsson-Wikmar L. Graded exercise for recurrent low-back pain: a randomized controlled trial with 6-, 12-, and 36-month follow-ups. Spine. 2009;34:221-228.
24. Kilpikoski S, Airaksinen O, Kankaanpaa M, Leminen P, Videman T, Alen M. Interexaminer reliability of low back pain assessment using the McKenzie method. Spine. 2002;27:E207-214.
25. Macedo LG, Maher CG, Latimer J, McAuley JH. Motor control exercise for persistent, nonspecific low back pain: a systematic review. Phys Ther. 2009;89:9-25.
26. Macedo LG, Smeets RJ, Maher CG, Latimer J, McAuley JH. Graded activity and graded exposure for persistent nonspecific low back pain: a systematic review. Phys Ther. 2010;90:860-879.
27. Rainville J, Jouve CA, Hartigan C, Martinez E, Hipona M. Comparison of short- and long-term outcomes for aggressive spine rehabilitation delivered two versus three times per week. Spine J. 2002;2:402-407.
28. Smith C, Grimmer-Sommers K. The treatment effect of exercise programmes for chronic low back pain. J Eval Clin Practice . 2010;16:484-491.

Lombar: hérnia de disco – *abordagem da técnica de energia muscular*

Jason Brumitt
Melissa Murray
Jandra Mueller

CASO 15

Um homem de 36 anos, trabalhador da construção civil, procurou, por conta própria, uma clínica de fisioterapia com a queixa de dor lombar e de dor que se irradiava da parte posterior do quadril esquerdo do quadril até a lateral do pé. A dor havia surgido três semanas antes, durante um projeto de manutenção residencial. Tudo começou quando ele se preparava para erguer um aparelho de ar condicionado. O paciente relatou que se inclinou para pegar o aparelho, sentiu uma dor intensa e penetrante e caiu imediatamente no chão. Em seguida, precisou de ajuda da esposa para entrar em casa. Permaneceu deitado durante as primeiras 24 horas após o acidente, na posição pronada, no sofá ou na própria cama. Ele disse ainda que, nos últimos três dias, tinha conseguido caminhar e ficar de pé por períodos breves. Entretanto, o nível de dor atual está no grau 5 da escala analógica visual com máximo de 10, e ele sente também uma dor que se irradia distalmente até o joelho. Os sinais e sintomas são consistentes com hérnia de disco lombar. O objetivo do paciente é voltar ao trabalho o mais cedo possível.

- Com base no suposto diagnóstico do paciente, o que se pode antecipar a respeito dos fatores que contribuíram para essa condição?
- No exame, que sinais podem ser associados a esse diagnóstico?
- Quais são as intervenções de fisioterapia mais apropriadas?
- Que complicações podem limitar a efetividade da fisioterapia?

DEFINIÇÕES-CHAVE

TÉCNICA DE ENERGIA MUSCULAR (TEM): técnica de terapia manual em que a contração muscular (ou seja, a "energia muscular") feita pelo paciente é compatível com a força produzida pelo fisioterapeuta, aplicada na direção oposta.

AVALIAÇÃO DO MOVIMENTO INTERVERTEBRAL PASSIVO (MIVP): técnica manual usada para avaliar o movimento segmentar fisiológico passivo entre as vértebras.

Objetivos

1. Compreender a anatomia, a biomecânica e o funcionamento dos discos lombares intervertebrais.
2. Descrever sinais e sintomas relacionados a hérnia de disco lombar e identificar potenciais fatores de risco associados a esse diagnóstico.
3. Descrever a técnica de energia muscular e as indicações clínicas propostas.
4. Descrever os dados que comprovam a eficácia do uso da técnica de energia muscular como uma intervenção para tratamento de indivíduos com núcleo pulposo herniado (NPH) na coluna lombar.

Considerações sobre a fisioterapia

Considerações sobre a FT no tratamento de indivíduos com diagnóstico de hérnia de disco lombar:

- **Cuidados/objetivos do plano geral de fisioterapia:** reduzir a dor; aumentar a flexibilidade muscular; aumentar a força no quadrante inferior; aumentar a resistência muscular do tronco; prevenir ou minimizar a perda da capacidade de condicionamento aeróbio.
- **Intervenções de fisioterapia:** instruir o paciente a respeito da anatomia funcional e da mecanopatologia da lesão; utilizar técnica de energia muscular, modalidades e terapia manual para reduzir a dor, exercícios de flexibilidade muscular, exercícios de resistência para aumentar a capacidade de resistência muscular do tronco e para aumentar a força dos músculos dos membros inferiores, programa de exercícios aeróbios.
- **Precauções durante a fisioterapia:** monitorar os sinais vitais; estar atento a precauções ou contraindicações ao exercício com base na(s) condição(ões) preexistentes do paciente.
- **Complicações que interferem na fisioterapia:** obrigações profissionais que exigem do paciente uma posição flexionada da coluna lombar.

Visão geral da patologia

A anatomia funcional da coluna lombar consiste em cinco vértebras lombares, articulações intervertebrais, discos intervertebrais e ligamentos e músculos regionais. Cada disco intervertebral (Fig. 15.1) fica posicionado entre duas vértebras adjacentes e consiste em ânulo fibroso, núcleo pulposo e placas terminais cartilaginosas (também conhecidas como placas terminais vertebrais). Essas placas (fibrocartilagem e cartilagem hialina) estão nas porções superior e inferior do disco. Os discos intervertebrais não têm suprimen-

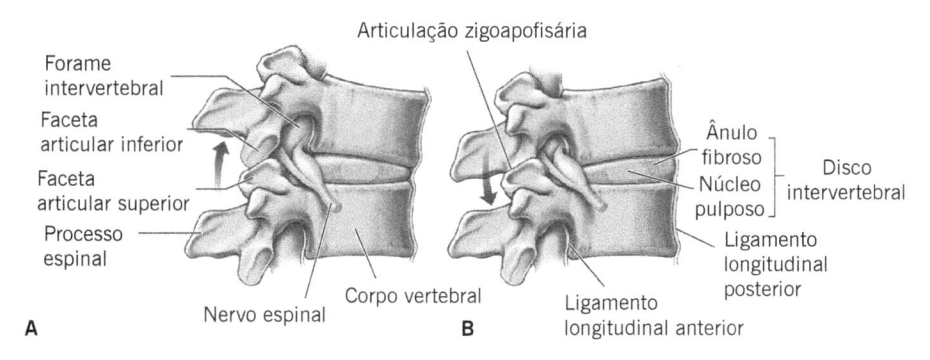

Figura 15.1 Visão lateral das vértebras e dos discos intervertebrais. **A.** Flexão espinal. **B.** Extensão espinal. (Reproduzida, com permissão, de Morton MA, Foreman KB, Albertine KH, eds. The Big Picture: Gross Anatomy. New York: McGraw-Hill; 2011. Figura 1-4.)

to sanguíneo, e dois terços internos do ânulo não tem inervação.[1-3] A porção externa do disco intervertebral é o ânulo fibroso, que consiste em fibras de colágeno organizadas em camadas concêntricas, orientadas em um ângulo de 65º verticalmente.[1] Essas fibras de colágeno formam ângulos em direções opostas em cada camada (lamela). A porção interna do disco é o núcleo pulposo – uma estrutura feita de gelatina, que contém água, proteoglicanos e colágeno.[1,2] Em indivíduos jovens, mais de 90% do núcleo pulposo consiste em água.[2] Os proteoglicanos ajudam a atrair uma quantidade significativa de água.[3] À medida que o indivíduo envelhece, os discos intervertebrais perdem água, elastina e proteoglicanos e ganham colágeno.[2]

Os discos intervertebrais têm várias funções.[1-3] O ânulo fibroso resiste a forças e transmite estas pela coluna.[2,3] A orientação das fibras no ânulo ajuda na resistência a cargas de torção.[2,3] O núcleo pulposo atua absorvendo choque e transmitindo cargas ao longo do disco, em resposta a forças compressivas.[2,3] O disco também contribui para a flexibilidade segmentar da coluna.[1-3]

Pode ocorrer hernia na presença de degeneração do disco e exposição a cargas patomecânicas repetidas. Na coluna de um indivíduo mais jovem e saudável, a carga compressiva (tanto externa quanto interna) deforma o núcleo pulposo e aumenta a pressão no interior do disco. O aumento da pressão no interior do disco em resposta à carga é distribuído radialmente até o ânulo fibroso ou até as placas terminais adjacentes.[3,4] A degeneração dos discos intervertebrais – devido à perda de água no núcleo pulposo e/ou à degeneração ou rupturas das fibras anulares – muda a capacidade dos discos de aceitarem cargas e forças em várias posturas.

A flexão da coluna lombar cria uma carga compressiva ao longo da porção anterior dos discos lombares (Fig. 15.1A). Essa carga compressiva pode fazer o núcleo pulposo migrar posteriormente e o aumento das forças de extensão impactarem a porção posterior do disco. O aspecto posterior do ânulo fibroso é a porção do disco intervertebral que corre maior risco de danos. Anatomicamente, essa região é mais fina em relação às lamelas localizadas centralmente. Do ponto de vista patomecânico, a flexão espinal e/ou a flexão com rotação geram aumento das cargas de extensão, que podem contribuir para rupturas

Tabela 15.1 CLASSIFICAÇÕES DO NÚCLEO PULPOSO HERNIADO	
Nome	Descrição
Protruso	O material do núcleo pulposo migra para uma área de fibras anulares danificadas. Há um edema do disco, mas as fibras anulares periféricas continuam intactas.
Saliente	O material do núcleo pulposo migra pelas fibras anulares periféricas.
Isolado	O material do núcleo pulposo herniado desconecta-se do disco.

anulares. O grau de migração do núcleo pulposo depende da extensão das fibras anulares danificadas. A Tabela 15.1 lista classificações de núcleos pulposos herniados (NPH) com base no grau da lesão no disco.

Manejo da fisioterapia do paciente

Várias intervenções conservadoras são usadas para tratar indivíduos com um núcleo pulposo herniado.[5-8] As mais comuns incluem terapia manual, tração mecânica, exercício e modalidades terapêuticas.[5-13] A técnica da energia muscular (TEM) é o tipo de terapia manual mais usada por fisioterapeutas, osteopatas e outros profissionais da reabilitação.[14,15] Foi sugerido que a TEM pode aumentar o comprimento de um músculo encurtado, melhorar a mobilidade articular e aumentar a força muscular.[16] Caso seja identificada uma restrição no movimento vertebral ou uma área de retração muscular na coluna torácica ou lombar durante o exame, o fisioterapeuta deve decidir se a TEM é indicada. Para usar essa técnica, ele aplica uma força manual direcionada à "correção" da disfunção no segmento vertebral ou do comprimento do músculo encurtado. O paciente reage à força aplicada pelo fisioterapeuta com uma força igual na direção contrária. Essa técnica é adotada quando há necessidade de tratar uma disfunção no movimento vertebral. Além da TEM, o fisioterapeuta pode utilizar modalidades terapêutica, técnicas de fisioterapia adicionais (mobilizações articulares) e/ou prescrever exercícios terapêuticos. O propósito deste caso é descrever o uso da TEM para um paciente com suspeita de NPH.

Exame, avaliação e diagnóstico

O exame de fisioterapia do paciente com suspeita de NPH ou com esse diagnóstico confirmado consiste em observar a postura e a marcha, fazer o teste de amplitude de movimento (ADM) ativa e passiva, o teste de flexibilidade muscular, a avaliação neurológica (dermátomos, miótomos e reflexos lombares), os testes de força e resistência muscular, o teste de movimento intervertebral passivo e a varredura articular periférica (exame de "liberação" das articulações adjacentes).

O paciente com NPH pode apresentar dor (centralizada na coluna lombar ou periferizada até os membros inferiores), parestesia nos membros inferiores, redução da amplitude de movimento ativa na lombar, espasmos musculares paraespinais e hipomobilidade segmentar espinal.[22] Quando apresenta fraqueza muscular em uma distribuição miotômica, o paciente deve ser encaminhado a um cirurgião especializado (ortopedista ou neurocirurgião) para exame.

O teste de movimento intervertebral passivo (MIVP) tem sido apontado por fisioterapeutas como método de avaliação do movimento segmentar.[18-21] Quando são identificados segmentos espinais com movimento fisiológico, técnicas de terapia manual podem ser direcionadas aos segmentos hipomóveis. A melhoria no movimento segmentar pode melhorar a amplitude de movimento ativa na coluna lombar e pode ajudar a reduzir sintomas.[19] No entanto, a confiabilidade do teste de MIVP varia de acordo com a região avaliada.[18-21] Em particular, o **teste de MIVP da coluna lombar** tem baixa confiabilidade.[20,21] Hicks et al.[20] relataram a confiabilidade de cada aplicador (quatro deles) na identificação da mobilidade intersegmentar na coluna lombar. Os aplicadores realizaram um teste de posterior para anterior (PA; um tipo de MIVP) para cada processo espinal da coluna lombar do sujeito. Foi pedido que cada aplicador descrevesse o movimento dos segmentos como hipermóvel, normal ou hipomóvel. A confiabilidade de cada aplicador para a avaliação do movimento de cada segmento foi baixa. O valor de *kappa* nas medições da confiabilidade variaram de -0,02 (CI – intervalo de segurança, *confidence interval*, de 95%; -0,25-0,28), em L3, a 0,26 (CI de 95%; -0,01-0,53), em L1. Os pesquisadores também calcularam a confiabilidade entre os aplicadores no teste de movimento segmentar, com base no fato de ter sido considerado que o sujeito tinha pelo menos um segmento hipermóvel ou pelo menos um hipomóvel. Inclusive com o uso desse amplo cenário classificatório, a confiabilidade entre aplicadores continuou fraca. A confiabilidade para identificar qualquer segmento "hipomóvel" foi pior (*kappa* = 0,18; CI de 95%; 0,05-0,32), e a confiabilidade de identificar "qualquer" segmento "hipermóvel" também foi baixa (*kappa* = 0,30; CI de 95%; 0,13-0,47). Mais recentemente, Landel et al.[21] avaliaram a validade e a confiabilidade de cada aplicador do teste de movimento segmentar na coluna lombar. Um fisioterapeuta (segundo o relato, com 15 anos de experiência em terapia manual) realizou testes PA na coluna lombar de um sujeito *enquanto* coletavam varreduras de imagens de ressonância magnética (IRM, em uma máquina aberta). O fisioterapeuta observou os segmentos lombares "mais móveis" e os "menos móveis". A partir da varredura de IRM, foi medido o ângulo intervertebral delineado pelas placas vertebrais terminais adjacentes, e a diferença entre os ângulos intervertebrais foi usada para identificar e quantificar o movimento lombar segmentar.[21,22] Um segundo fisioterapeuta (segundo o relato, com 16 anos de experiência de terapia manual) realizou testes PA centrais na coluna lombar *fora* da máquina de IRM e também foi solicitado a relatar quais seriam os segmentos mais e menos móveis. Os dois fisioterapeutas chegaram à mesma conclusão quanto ao "segmento menos móvel" (*kappa* = 0,71; CI de 95%; 0,48-0,94). No entanto, não concordaram quanto ao "segmento mais móvel" (*kappa* = 0,29; CI de 95%; -0,13-0,71).[21] Em relação à validade das avaliações de PA, a correlação entre a mobilidade segmentar medida a partir dos movimentos anatômicos durante as varreduras de IRM e pelo fisioterapeuta foi fraca.[21] Para o segmento menos móvel: *kappa* = 0,04 (CI de 95% = -0,16-0,24); para o segmento mais móvel: *kappa* = 0,00 (CI de 95%; -0,09-0,08).[21] Com base nessas descobertas, Landel et al.[21] sugeriram que o teste PA talvez não seja um teste válido para avaliação da mobilidade articular. Apesar da baixa confiabilidade de cada aplicador e da baixa validade comparada com uma medição anatômica objetiva do movimento intervertebral, muitos fisioterapeutas utilizam MIVPs para identificar disfunção na mobilidade articular e para orientar intervenções de terapia manual.

Como alternativa ou complemento, para não depender apenas dos MIVPs na identificação de disfunção articular, o fisioterapeuta pode avaliar a flexibilidade geral do paciente para determinar "se e como" a TEM pode ser uma intervenção apropriada. Indivíduos com suspeita de NPH podem apresentar desvios posturais e retração muscular. Quando observados de costas, às vezes fica evidente um deslocamento lateral (que aparece como se o paciente estivesse inclinado para um lado), junto com espasmos musculares protetores. Esses espasmos musculares e/ou retração no membro inferior com frequência limitam a ADM ativa da região lombar e pélvica. Durante o exame inicial, o fisioterapeuta deve avaliar a ADM espinal lombar ativa do paciente na posição de pé. Com o paciente em prono e supino, o fisioterapeuta deve avaliar a ADM passiva da coluna lombar, a ADM ativa e passiva dos quadris e realizar o teste do comprimento muscular (flexibilidade) da coluna lombar e dos quadris. Quando o paciente apresenta deslocamento lateral, com frequência se observam espasmos musculares e/ou inflexibilidade muscular nos paraespinais lombares (no lado para o qual o paciente se inclina). Em vez de um deslocamento lateral, o paciente pode apresentar espasmos musculares bilaterais na coluna lombar. Outros músculos que podem apresentar espasmos ou retração muscular preexistente (tanto ipsilateral quanto bilateral) incluem os piriformes, iliopsoas e isquiotibiais.

Plano de atendimento e intervenções

Muitos estudos têm registrado melhorias nas medições de ADM, dor e/ou incapacidade ao se utilizar a TEM em populações assintomáticas e sintomáticas (Tab. 15.2).[23-30] Há falta de consistência em relação à duração da execução de cada técnica TEM (intervalo de 5 a 10 segundos) e ao número de repetições a serem executadas em cada sessão de treinamento.[23-30]

Schenk et al.[23] relataram que a TEM aumentou significativamente a ADM ativa de rotação cervical em sujeitos assintomáticos com constatada restrição de movimento em comparação com um grupo de controle. Smith et al.[28] avaliaram o efeito da TEM sobre a flexibilidade dos isquiotibiais em 40 sujeitos assintomáticos. Os sujeitos foram randomizados em dois grupos. O primeiro grupo foi submetido a um alongamento dos isquiotibiais por 30 segundos, após cada contração isométrica, usando a TEM dos isquiotibiais contra uma resistência (7 a 10 segundos de manutenção de uma contração isométrica voluntária de 40% do máximo). O segundo grupo foi submetido a um alongamento dos isquiotibiais por três segundos após a TEM (o mesmo procedimento da TEM aplicado ao primeiro grupo). Ambos os grupos tiveram melhoras significativas na flexibilidade dos isquiotibiais; entretanto, não houve diferença entre os grupos. Estudos adicionais relataram aumentos significativos na extensão lombar[24], rotação torácica[25], abertura da boca[27], flexibilidade dos isquiotibiais[29-31] e amplitude do movimento cervical[32].

A maioria das pesquisas tem avaliado o efeito da TEM em indivíduos assintomáticos – poucos estudos tratam do **efeito da TEM em pacientes com patologia**. Os estudos que avaliam o efeito dessa técnica em pacientes com patologia sintomática têm mostrado resultados positivos; no entanto, falhas no modelo metodológico limitam a possibilidade de extrapolação desses resultados a populações de pacientes mais amplas. Ainda são necessárias outras pesquisas.

Tabela 15.2 RESUMO DA SELEÇÃO DOS ESTUDOS QUE AVALIAM O EFEITO DA TÉCNICA DE ENERGIA MUSCULAR (TEM)

Autor (ano)	Sujeitos	Intervenção	Resultado
Schenk et al. (1994)[23]	18 adultos assintomáticos (9 mulheres) com restrição na ADM ativa cervical Randomizados em 2 grupos: TEM (média de idade = 24 anos) ou controle (média de idade = 27 anos)	1. Grupo TEM: Procedimento para tratar a restrição cervical: a. Mantendo 5 s isométricos (resistindo à direção da rotação) b. 3 repetições c. 8 sessões × 4 semanas 2. Grupo controle: Sem intervenção	Melhora significativa na ADM da rotação cervical ativa ($p = 0,04$, respectivamente) Nenhuma mudança no movimento cervical
Schenk et al. (1997)[24]	26 adultos assintomáticos (13 mulheres) com restrição na ADM ativa lombar Randomizados em 2 grupos: TEM e controle (média de idade em ambos os grupos: 25 anos)	1. Grupo TEM: Procedimento para tratar a restrição na extensão lombar no segmento L5/S1: a. Mantendo 5 s isométricos (resistindo à direção da rotação) b. 4 repetições c. 8 sessões × 4 semanas 2. Grupo controle: Sem intervenção	Melhora significativa na amplitude de movimento da extensão lombar ($p = 0,000$); grau de mudança = 6,9° Sem mudança no movimento lombar
Lenehan et al. (2003)[25]	59 adultos assintomáticos (37 mulheres; média de idade = 24 anos) com restrição na ADM ativa de rotação torácica Randomizados em 2 grupos: TEM e controle	1. Grupo TEM: Procedimento para aumentar a rotação torácica (em um dos lados): a. Mantendo 5 s isométricos b. 4 repetições 2. Grupo controle: Sem intervenção	Aumento significativo na ADM de rotação torácica ativa no lado (com restrição) tratado ($p < 0,005$) Sem mudança no movimento torácico
Wilson et al. (2003)[26]	16 adultos com dor lombar aguda (8 mulheres) Randomizados em 2 grupos: TEM (média de idade = 31 ± 9 anos) e controle (média de idade = 32 ± 9 anos)	1. Grupo TEM: Procedimento da TEM para tratar a restrição na flexão e na inclinação lateral e exercícios de reeducação neuromuscular 8 sessões × 4 semanas 2. Grupo controle: Terapia manual placebo e exercícios de reeducação neuromuscular 8 sessões × 4 semanas	Melhora significativamente maior na pontuação no Índice de Incapacitação de Oswestry do grupo da TEM, quando comparado ao grupo controle na quarta semana ($p < 0,05$)

(*Continua*)

Tabela 15.2 RESUMO DA SELEÇÃO DOS ESTUDOS QUE AVALIAM O EFEITO DA TÉCNICA DE ENERGIA MUSCULAR (TEM) (CONTINUAÇÃO)

Autor (ano)	Sujeitos	Intervenção	Resultado
Blanco et al. (2006)[27]	90 adultos (48 mulheres; média de idade 25 ± 4,3 anos) com PGMF latente no músculo masseter Randomizados em 3 grupos: TEM, tensão-contratensão (TCT) ou controle	1. Procedimento do grupo TEM: a. Abrir a boca contra uma resistência; em seguida, fazer contrações do masseter por 6 s (fechar a boca contra uma resistência com 25% da "força disponível) b. Período de 5 s de descanso c. Boca aberta (ainda mais) contra uma resistência d. 3 séries 2. Grupo TCT: Técnica aplicada ao PGMF do masseter com posição de tratamento mantida por 90 s 3. Grupo de controle: Sem intervenção	Aumento significativo na abertura ativa da boca após a TEM ($p < 0,001$) O resultado foi maior no tratamento TEM (1,46). Grupo TEM: no aumento da abertura da boca, significativamente melhor do que os grupos TCT e controle ($p < 0001$)
Smith et al. (2008)[28]	40 adultos; média de idade de 22,1 ± 3,5 anos; 75% de flexibilidade nos isquiotibiais[a] Randomizados em 2 grupos: TEM (30 s de alongamento) ou TEM (3 s de alongamento)	1. Grupo TEM #1 (2 sessões, 2 semanas) a. Contração isométrica dos isquiotibiais contra uma resistência, 7-10 s, 40% da MCVI b. 2-3 s de descanso c. 30 s de alongamento dos isquiotibiais, seguidos de 10 s de descanso com as pernas sobre a maca d. Foram realizadas 3 repetições 2. Grupo TEM #2 (2 sessões, 2 semanas): a. Igual ao outro grupo b. Igual ao outro grupo c. 3 s de alongamento dos isquiotibiais d. Flexão passiva do quadril até a amplitude disponível e. Foram realizadas 4 repetições	Melhoras significativas na flexibilidade dos isquiotibiais na sessão e entre as sessões para cada grupo ($p < 0,01$) Nenhum diferença entre os grupos

(Continua)

Tabela 15.2 RESUMO DA SELEÇÃO DOS ESTUDOS QUE AVALIAM O EFEITO DA TÉCNICA DE ENERGIA MUSCULAR (TEM) (*CONTINUAÇÃO*)

Autor (ano)	Sujeitos	Intervenção	Resultado

Shadmehr et al. (2009)[29]	30 mulheres (faixa de 20 a 25 anos) com redução de, pelo menos, 30° na extensão do joelho (paciente em supino com o quadril flexionado a 90°)[a] Randomizados em 2 grupos: alongamento estático ou TEM	1. Alongamento estático dos isquiotibiais[b] (3 séries x mantendo 10 s, 10 sessões)
		2. Procedimento TEM[b]:
		  a. Contração isométrica dos isquiotibiais contra uma resistência com duração de 10 s a 50% da MCVI
		  b. Período de descanso de 10 s
		  c. Joelho estendido pelo fisioterapeuta e mantido por 10 s
		  d. 3 séries x mantendo 10 s, 10 sessões
			Melhoria significativa na flexibilidade dos isquiotibiais em ambos os grupos ($p < 0,01$) Nenhuma diferença entre os grupos

Selkow et al. (2009)[30]	20 sujeitos (4 mulheres) com relato de dor lombar e pélvica Randomizados em 2 grupos: TEM (média de idade = 24,1 ± 7,1 anos) e controle (média de idade = 29,7 ± 11,9 anos)	1. Grupo TEM:
		  a. TEM com o paciente na posição do teste de Thomas, mantendo 5 s
		  b. 5 s de descanso entre cada repetição da TEM
		  c. 1 sessão de tratamento
		2. Grupo controle: alongamento simulado
			Selkow et al. (2009)[30] Redução significativa na dor ao longo de um período de 24 horas no grupo TEM ($p = 0,03$) Aumento significativo na dor no grupo controle ($p = 0,03$)

[a]Posição do Teste de Flexibilidade dos Isquiotibiais: paciente em supino, quadril flexionado a 90°, joelho estendido.
[b]Alongamento estático e posições da TEM similares à posição do teste de flexibilidade[a]; PGMF, pontos de gatilho miofascial.
MCVI, máxima contração voluntária isométrica.

    Wilson et al.[26] realizaram a primeira investigação para avaliar o efeito da TEM em pacientes com dor lombar aguda. Os pacientes foram tratados duas vezes por semana, durante quatro semanas, por um fisioterapeuta. No primeiro dia, o grupo experimental foi submetido a 20 minutos de calor úmido na lombar, seguidos de um procedimento da TEM. Nesse grupo, os sujeitos também tiveram um programa de exercícios para casa com um componente específico da TEM. O grupo de controle recebeu o calor úmido antes de uma terapia manual placebo e teve prescrição do mesmo programa de exercícios para casa do grupo experimental, mas sem o componente específico da TEM. No grupo experimental, os sujeitos foram reavaliados a cada sessão e tratados com a TEM quando a restrição de movimento avaliada ainda persistia. O programa de exercícios para casa da TEM foi revisto de acordo com cada sujeito e aprimorado. O grupo de controle continuou recebendo o calor úmido a cada sessão, terapia manual placebo em sessões de tratamento escolhidas randomicamente e programa de exercícios para casa. Após quatro semanas, o grupo do tratamento da TEM apresentou melhora na pontuação no Índice de Incapacitação de Oswestry (ODI, do inglês, *Oswestry Disability Index*) significativamente maior do que aquela observada no grupo de controle. Calculou-se o valor do efeito do tratamento em 2,39 a partir da mudança percentual na pontuação no ODI do momento pré ao pós-intervenção, indicando um grande efeito da TEM na redução da incapacitação.

A técnica da energia muscular (TEM) pode ser uma opção de intervenção apropriada para o paciente com NPH. As Figuras 15.2 a 15.5 demonstram uma TEM que pode ser usada na avaliação e no tratamento de restrições no segmento lombar inferior, como originalmente descrito por Wilson et al..[26] Para o paciente deste caso, com espasmo muscular bilateral no eretor espinal lombar, a retração nesse eretor restringe a ADM de flexão lombar e pode restringir também a rotação e a flexão lateral na região lombar. Em primeiro lugar, a fisioterapeuta identifica um processo espinal na lombar. Passivamente, ela estende os membros inferiores da paciente até o ponto em que se percebe restrição de movimento no segmento lombar (Fig. 15.2); em seguida, a fisioterapeuta flexiona o tronco da paciente até o nível do segmento espinal restrito (Fig. 15.3). Para melhorar a flexibilidade do eretor da espinha, a fisioterapeuta posiciona a lombar da paciente em flexão lateral, elevando os membros inferiores (Figs. 15.4 e 15.5). Depois, a paciente recebe instruções para baixar as pernas na direção da superfície da maca contra uma resistência correspondente, aplicada pela fisioterapeuta; isso faz a paciente contrair os músculos da lombar no lado mais próximo da superfície da mesa. Cada repetição da contração contra a resistência é mantida por 5 s.

Um segundo estudo investigou mudanças de curto prazo associadas com a TEM após uma sessão de tratamento. Selkow et al.[30] avaliaram o efeito de uma sessão de TEM em 20 adultos que sentiam dor lombar e pélvica há seis semanas e não tinham buscado tratamento médico anteriormente. Os sujeitos randomizados no grupo de tratamento TEM foram submetidos a 4 repetições de TEM (mantendo 5 s, com 5 s de descanso entre as repetições), na posição do teste de Thomas modificado. O posicionamento dos pacien-

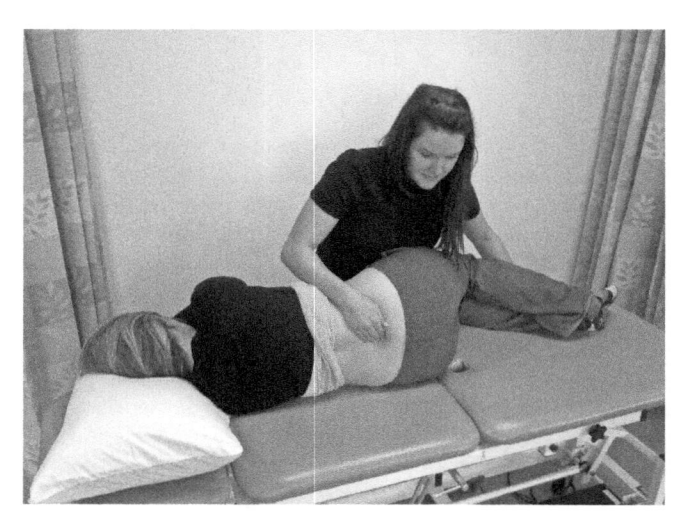

Figura 15.2 A fisioterapeuta identifica o processo espinal na lombar. Em seguida, estende passivamente os membros inferiores da paciente até o ponto em que se percebe movimento no segmento lombar (considere L5 para esse exemplo).

SEÇÃO II: TRINTA E QUATRO CASOS CLÍNICOS 229

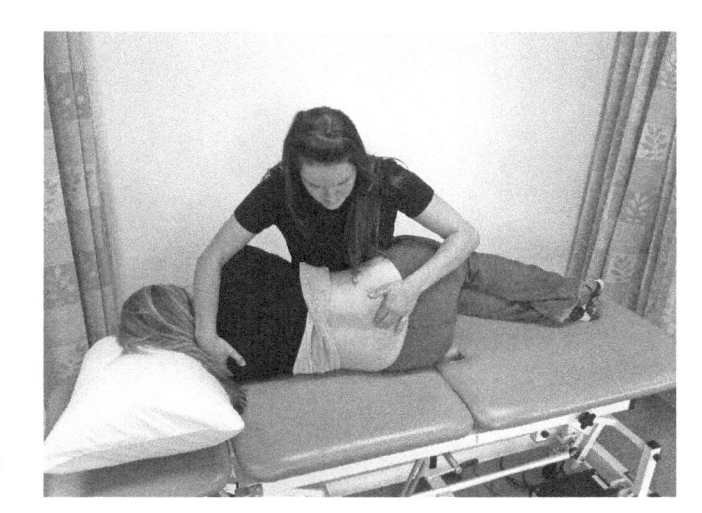

Figura 15.3 Com o braço direito, a fisioterapeuta flexiona o tronco da paciente até o nível do processo espinal L5.

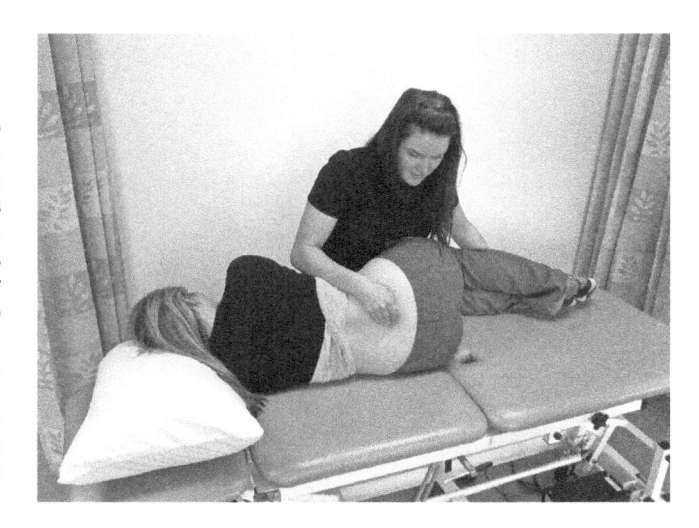

Figura 15.4 Com o braço esquerdo, a fisioterapeuta movimenta os membros inferiores da paciente em sua direção, flexionando os quadris até perceber movimento no nível do processo espinal L5. Como o braço direito, ela roda posteriormente a coluna da paciente até o ponto em que se percebe movimento na L5.

tes baseou-se em descobertas associadas com testes especiais para a articulação sacroilíaca (SI). No lado em que se julgava haver uma rotação anterior do osso ilíaco, o membro inferior foi colocado sobre o ombro do fisioterapeuta. A outra perna ficou apoiada na ponta da maca, e o fisioterapeuta posicionou a mão sobre a coxa do paciente. O procedimento TEM consistiu no seguinte: o paciente empurrava a perna de cima contra o ombro do fisioterapeuta, e a de baixo contra a sua mão. Essa técnica foi sugerida para "corrigir" a disfunção da SI. Os autores não descreveram quais eram os músculos-alvo específicos durante esse procedimento, embora se possa supor que a TEM direcionava-se ao grupo dos isquiotibiais no lado em que se pressentia a rotação anterior do osso ilíaco e ao gru-

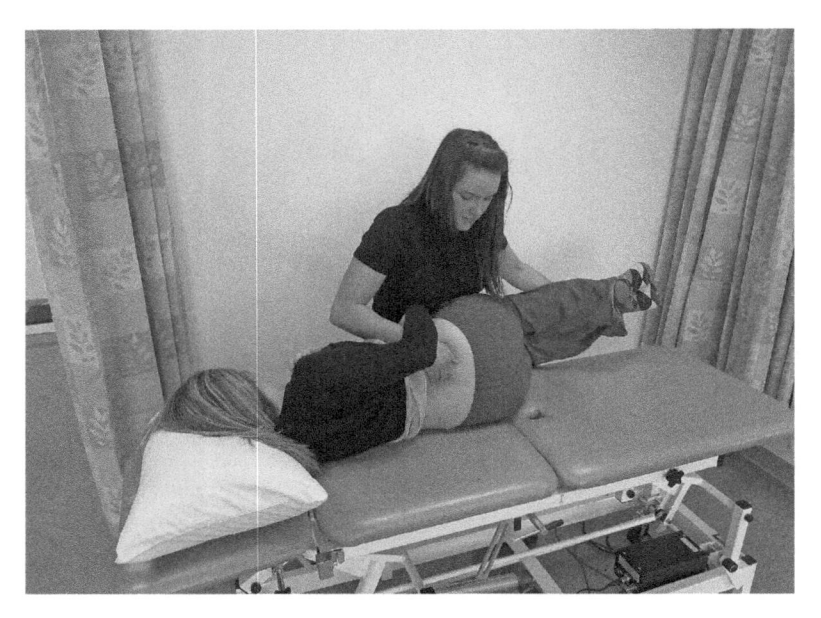

Figura 15.5 Com o braço esquerdo, a fisioterapeuta gera uma flexão lateral da coluna lombar, elevando os membros inferiores da paciente. Em seguida, dá instruções para que a paciente abaixe as pernas em direção à superfície da maca, enquanto produz uma resistência. Cada repetição é mantida por 5 segundos. Wilson et al.[26] repetiram o tratamento quatro vezes.

po do iliopsoas e/ou reto femoral no outro lado.[30] Os sujeitos randomizados no grupo controle foram tratados com uma técnica de terapia manual de simulação. Vinte e quatro horas após a intervenção, o grupo TEM apresentou uma redução média estatisticamente significativa na dor mais forte (segundo medição na escala analógica visual), enquanto o grupo controle relatou um aumento médio significativo na dor.

Além da TEM, outras intervenções (p. ex., exercícios terapêuticos, outras formas de terapia manual, modalidades terapêuticas) podem ser usadas para reduzir a dor e melhorar o funcionamento em pacientes com NPH. Este caso forneceu dados atuais que confirmam o uso de uma técnica de energia muscular para tratar pacientes com NPH lombar. Nos Casos 16, 17 e 18, são apresentadas a utilização da tração mecânica, o uso de diagnóstico e terapia mecânicas (MDT ou Mckenzie) e o uso de uma abordagem de terapia manual norueguesa (Ola Grimsby).

Recomendações clínicas baseadas em evidências

SORT: Força da Taxonomia da Recomendação (do inglês, *Strength of Recommendation Taxonomy*)

A: Dados consistentes e de boa qualidade orientados para o paciente
B: Dados inconsistentes ou de qualidade limitada orientados para o paciente

C: Dados consensuados, prática mais utilizada, opinião de especialistas ou série de casos orientados para a doença

1. O teste do movimento intervertebral passivo (MIVP) para a coluna lombar tem uma baixa confiabilidade de cada aplicador. **Grau B**
2. O teste do movimento intervertebral passivo da coluna lombar tem baixa correlação com o movimento intersegmentar medido pela imagem de ressonância magnética. **Grau B**
3. A técnica da energia muscular reduz a dor lombar dos pacientes. **Grau B**

PERGUNTAS PARA REVISÃO

15.1 Ao aplicar uma força compatível à contração muscular do paciente durante uma técnica de energia muscular, o fisioterapeuta mantém cada repetição por quanto tempo?

   A. 4 a 8 segundos
   B. 5 a 10 segundos
   C. 10 a 20 segundos
   D. 20 a 30 segundos

15.2 Como é classificado um núcleo pulposo herniado por meio das fibras anulares periféricas?

   A. Protruso
   B. Saliente
   C. Isolado
   D. Intrusivo

RESPOSTAS

15.1 **B.** Cinco segundos é o tempo mais comumente usado para manter cada repetição; entretanto, alguns estudos têm avaliado efeitos de TEMs mantidas por 10 segundos.
15.2 **A.**

REFERÊNCIAS

1. Bogduk N. Clinical Anatomy of the Lumbar Spine and Sacrum. 4th ed. Edinburgh: Elseiver; 2005:11-28.
2. Moore KL, Dalley AF. Clinically Oriented Anatomy. 5th ed. Philadelphia, PA: Lippincott Williams & Wilkins; 2006.
3. Porterfield JA, DeRosa C. Mechanical Low Back Pain. Perspectives in Functional Anatomy. 2nd ed. Philadelphia, PA: WB Saunders; 1991:121-168.
4. McGill SM. Low Back Disorders. Evidence-Based Prevention and Rehabilitation. 2nd ed. Champaign, IL: Human Kinetics; 2007:44-47.
5. Hahne AJ, Ford JJ, McMeeken JM. Conservative management of lumbar disc herniation with associated radiculopathy: a systematic review. Spine. 2010;35:E488-504.
6. Chou R, Atlas SJ, Stanos SP, Rosenquist RW. Nonsurgical interventional therapies for low back pain: a review of the evidence for an American Pain Society clinical practice guideline. Spine. 2009;34:1078-1093.

7. Weinstein JN, Lurie JD, Tosteson TD, et al. Surgical versus nonoperative treatment for lumbar disc herniation: four-year results for the Spine Patient Outcomes Research Trial (SPORT). Spine. 2008;33:2789-2800.
8. Oliphant D. Safety of spinal manipulation in the treatment of lumbar disk herniations: a systematic review and risk assessment. J Manipulative Physiol Ther. 2004;27:197-210.
9. Donelson R, Aprill C, Medcalf R, Grant W. A prospective study of centralization of lumbar and referred pain. A predictor of symptomatic discs and anular competence. Spine. 1997;22:1115-1122.
10. Gillan MG, Ross JC, McLean IP, Porter RW. The natural history of trunk list, its associated disability and the influence of McKenzie management. Eur Spine J. 1998;7:480-483.
11. Bronfort G, Haas M, Evans RL, Bouter LM. Efficacy of spinal manipulation and mobilization for low back pain and neck pain: a systematic review and best evidence synthesis. Spine J. 2004;4:335-356.
12. Takasaki H, May S, Fazey PJ, Hall T. Nucleus pulposus deformation following application of mechanical diagnosis and therapy: a single case report with magnetic resonance imaging. J Man Manip Ther. 2010;18:153-158.
13. Gagne AR, Hasson SM. Lumbar extension exercises in conjunction with mechanical traction for the management of a patient with a lumbar herniated disc. Physiother Theory Pract. 2010;26:256-266.
14. Fryer G. Muscle energy technique: an evidence-informed approach. Int J Osteopath Med. 2011;14:3-9.
15. Fryer G, Ruszkowski W. The influence of contraction duration in muscle energy technique applied to the atlanto-axial joint. J Osteopath Med. 2004;7:79-84.
16. Greenman P. Principles of Manual Therapy. 2nd ed. Baltimore, MD: Williams & Wilkins; 1996.
17. Strayer A. Lumbar spine: common pathology and interventions. J Neurosci Nurs. 2005;37:181-193.
18. Brismee JM, Gipson D, Ivie D, et al. Interrater reliability of a passive physiological intervertebral motion test in the mid-thoracic spine. J Manipulative Physiol Ther. 2006;29:368-373.
19. Piva SR, Erhard RE, Childs JD, Browder DA. Inter-tester reliability of passive intervertebral and active movements of the cervical spine. Man Ther. 2006;11:321-330.
20. Hicks GE, Fritz JM, Delitto A, Mishock J. Interrater reliability of clinical examination measures for identification of lumbar segmental instability. Arch Phys Med Rehabil. 2003;84:1858-1864.
21. Landel R, Kulig K, Fredericson M, Li B, Powers CM. Intertester reliability and validity of motion assessments during lumbar spine accessory motion testing. Phys Ther. 2008;88:43-49.
22. Powers CM, Kulig K, Harrison J, Bergman G. Segmental mobility of the lumbar spine during a posterior to anterior mobilization: assessment using dynamic MRI. Clin Biomech. 2003;18:80-83.
23. Schenk R, Adelman K, Rousselle J. The effects of muscle energy technique on cervical range of motion. J Man Manip Ther. 2004;2:149-155.
24. Schenk RJ, MacDiarmid A, Rousselle J. The effects of muscle energy technique on lumbar range of motion. J Man Manip Ther. 1997;5:179-183.
25. Lenehan KL, Fryer G, McLaughlin P. The effect of muscle energy technique on gross trunk range of motion. J Osteopath Med. 2003;6:13-18.
26. Wilson E, Payton O, Donegan-Shoaf L, Dec K. Muscle energy technique in patients with acute low back pain: a pilot clinical trial. J Orthop Sports Phys Ther. 2003;33:502-512.

27. Rodriguez Blanco C, Fernandez de la Penas C, Hernandez Xumet JE, Pena Algaba C, Fernandez Rabadan M, Lillo de al Quintana MC. Changes in active mouth opening following a single treatment of latent myosfascial trigger points in the masseter muscle involving post-isometric relaxation or strain/counterstrain. J Bodyw Mov Ther. 2006;10:197-205.
28. Smith M, Fryer G. A comparison of two muscle energy techniques for increasing flexibility of the hamstring muscle group. J Bodyw Mov Ther. 2008;12:312-317.
29. Shadmehr A, Hadian MR, Naiemi SS, Jalaie S. Hamstring flexibility in young women following passive stretch and muscle energy technique. J Back Musculoskeletal Rehabil. 2009;143-148.
30. Selkow NM, Grindstaff TL, Cross KM, Pugh K, Hertel J, Saliba S. Short-term effect of muscle energy technique on pain in individuals with non-specific lumbopelvic pain: a pilot study. J Man Manip Ther. 2009;17:E14-18.
31. Ballantyne F, Fryer G, McLaughlin P. The effect of muscle energy technique on hamstring extensibility: the mechanism of altered flexibility. J Osteopath Med. 2003;6:59-63.
32. Burns DK, Wells MR. Gross range of motion in the cervical spine: the effects of osteopathic muscle energy technique in asymptomatic subjects. J Am Osteopath Assoc. 2006;106:137-142.

Lombar: hérnia de disco – *abordagem de tração*

Jason Brumitt

CASO 16

Um homem de 36 anos, trabalhador da construção civil, procurou, por conta própria, uma clínica de fisioterapia com a queixa de dor lombar e de dor que se irradiava da parte posterior do quadril esquerdo até a lateral do pé. As dores tinham surgido três semanas antes, durante um projeto de manutenção residencial. Tudo começou quando ele se preparava para erguer um aparelho de ar condicionado. O paciente relatou que se inclinou para pegar o aparelho, sentiu uma dor intensa e penetrante e caiu imediatamente no chão. Em seguida, precisou de ajuda da esposa para entrar em casa. Permaneceu deitado durante as primeiras 24 horas após o acidente, na posição pronada, no sofá ou na própria cama. Ele disse ainda que, nos últimos três dias, tinha conseguido caminhar e ficar de pé por períodos breves. Entretanto, o nível de dor atual está no grau 5 da escala analógica visual com máximo de 10, e ele sente também uma dor que se irradia distalmente até o joelho. Os sinais e sintomas são consistentes com hérnia de disco lombar. O objetivo do paciente é voltar ao trabalho o mais cedo possível.

▶ Com base no suposto diagnóstico do paciente, o que se pode antecipar a respeito dos fatores que contribuíram para essa condição?
▶ No exame, que sinais podem ser associados a esse diagnóstico?
▶ Quais são as intervenções de fisioterapia mais apropriadas?
▶ Que complicações podem limitar a efetividade da fisioterapia?

DEFINIÇÕES-CHAVE

REGRA DE PREDIÇÃO CLÍNICA (RPC) PARA O TRATAMENTO: ferramenta desenvolvida a partir de pesquisas, que pode ajudar o fisioterapeuta a escolher o(s) tratamento(s) mais efetivo(s), com base nas descobertas feitas a partir do histórico e do exame clínico do paciente.

ELEVAÇÃO DA PERNA RETA CRUZADA: teste clínico especial destinado a identificar a presença de um núcleo pulposo herniado; o resultado positivo está relacionado à reprodução dos sintomas do paciente quando a perna "assintomática" (sem radiculopatia) é erguida passivamente.[1]

RADICULOPATIA LOMBOSSACRAL: conjunto de sinais e sintomas (p. ex., dor irradiante, dormência e/ou fraqueza nas nádegas ou no membro inferior) devido a uma lesão na raiz do nervo na parte lombossacral da coluna.

Objetivos

1. Compreender a anatomia, a biomecânica e o funcionamento dos discos lombares intervertebrais.
2. Descrever sinais e sintomas relacionados a hérnia de disco lombar e identificar potenciais fatores de risco associados a esse diagnóstico.
3. Descrever a tração mecânica e as indicações clínicas propostas.
4. Descrever a regra de predição clínica preliminar de pacientes com núcleo pulposo herniado que podem se beneficiar de um tratamento com tração mecânica.

Considerações sobre a fisioterapia

Considerações sobre a FT no tratamento de indivíduos com diagnóstico de hérnia de disco lombar:

▶ **Cuidados/objetivos do plano geral de fisioterapia**: reduzir a dor; aumentar a flexibilidade muscular; aumentar a força no quadrante inferior; aumentar a resistência muscular do tronco; prevenir ou minimizar a perda da capacidade de condicionamento aeróbio.
▶ **Intervenções de fisioterapia**: instruir o paciente a respeito da anatomia funcional e da mecanopatologia da lesão; utilizar tração, modalidades terapêuticas e terapia manual para reduzir a dor, exercícios de flexibilidade muscular, exercícios de resistência para aumentar a capacidade de resistência muscular do tronco e para aumentar a força dos músculos dos membros inferiores, programa de exercícios aeróbios.
▶ **Precauções durante a fisioterapia**: monitorar os sinais vitais; estar atento a precauções ou contraindicações ao exercício com base na(s) condição(ões) preexistentes do paciente.
▶ **Complicações que interferem na fisioterapia**: obrigações profissionais que exigem do paciente uma posição flexionada da coluna lombar; contraindicações associadas à tração mecânica; instabilidade articular ou fratura; gravidez; tumor; hérnia de hiato; osteoporose; dor aguda; claustrofobia.

SEÇÃO II: TRINTA E QUATRO CASOS CLÍNICOS 237

Manejo da fisioterapia do paciente

Várias intervenções conservadoras são usadas por fisioterapeutas que tratam pacientes com núcleo pulposo herniado (NPH).[2-5] Intervenções comuns incluem tração, exercício, terapia manual e modalidades terapêuticas.[2-10] Tem sido relatada a indicação do uso da tração para pacientes com NPH, compressão da raiz do nervo (devido a estenose do forame, osteófito ou NPH), hipomobilidade articular, espasmo ou rigidez muscular.[11-13] Técnicas de tração mecânica e manual ou autotração têm sido desenvolvidas.[14] O propósito deste caso é descrever o uso da tração mecânica para um paciente com suspeita de NPH.

A tração, modalidade física que remonta a Hipócrates, tem sido usada por fisioterapeutas para tratar disfunções na coluna.[14] Vários mecanismos têm sido propostos para explicar os benefícios clínicos do uso da tração mecânica em pacientes com NPH.[13,15] Em primeiro lugar, quando se aplica a força de tração, ocorre redução da pressão no interior dos discos, o que pode ajudar a reduzir (via sucção) as suas partes herniadas.[15] Em segundo lugar, tensionar o ligamento longitudinal posterior pode gerar uma força contra a herniação.[15] Em terceiro, a tração pode ajudar a diminuir a rigidez muscular e/ou relaxar os espasmos musculares.[13,15]

Apesar do uso generalizado da tração, a sua eficácia mecânica em caso de disfunção da coluna tem sido questionada na literatura. Várias revisões sistemáticas concluíram que o uso da **tração mecânica em pacientes com dor lombar (DL) devido a NPH** ou não se justifica ou não pode ser recomendado como intervenção de tratamento por falta de estudos de boa qualidade.[16-19] Clarke et al.[19], por sua vez, concluíram que ainda são necessários estudos adicionais para determinar a eficácia da tração mecânica em pacientes com DL, com ou sem dor no nervo ciático.

Uma limitação crítica associada à determinação da eficácia de qualquer tratamento para DL consiste no fato de que muitos estudos usam amostras heterogêneas em relação à *etiologia* das dores lombares. Talvez seja impossível demonstrar melhoras significativas em uma população heterogênea com dor lombar, especialmente se certas etiologias de dor nas costas não são afetadas pela tração (ou são afetadas negativamente). Na literatura, verifica-se uma tendência recente de identificar sujeitos que sofrem melhora significativa na medição dos resultados e depois analisar essa população em busca de características clínicas similares. Em outras palavras, a análise secundária tem o objetivo de determinar *quais* etiologias da DL foram afetadas positiva ou negativamente pela intervenção investigada.

Fritz et al.[20] registraram um **subgrupo de pacientes** que passou por melhoras clínicas quando tratado com tração mecânica. Nesse estudo, os pacientes foram randomizados em dois grupos. A prescrição para um deles incluiu exercícios baseados em extensão, mobilizações articulares e informações a respeito da condição. O segundo grupo recebeu esse mesmo programa de tratamento mais o uso da tração mecânica. Os autores descobriram que os sujeitos que, durante a avaliação inicial, haviam apresentado periferização dos sintomas em resposta ao movimento de extensão espinal, no final, tiveram uma redução média significativamente maior na incapacitação (medida pelo Índice de Incapacitação de Oswestry) após o tratamento com a tração mecânica, em comparação com o grupo sem tração. Eles também observaram que os sujeitos tratados com tração apresentaram melhora na média significativamente maior no teste de elevação da perna reta cruzada. Com base nas próprias descobertas, Fritz et al.[11,20] sugeriram que sujeitos com "sintomas nas pernas (distal em relação às nádegas), sinais de compressão da raiz do nervo e periferização nos movimentos de extensão ou na elevação da perna reta cruzada" poderiam formar um subgrupo que se beneficiaria com o uso de tração mecânica.

Cai et al.[21] registraram variáveis descontínuas com esboço de regras de predição clínica para pacientes com dores lombares que melhoravam ao usar a tração mecânica. Sujeitos com diagnóstico de DL e dor e/ou dormência na lombar, nádegas ou membros inferiores foram tratados com três sessões de tração mecânica (na posição supino ou pronada, com força de tração de 30 a 40% do peso corporal, ciclo de rendimento de 30 s de trabalho/10 s de descanso e sessão de tratamento de 15 minutos) ao longo de um período de nove dias. Dos 129 sujeitos, 25 registraram benefícios advindos da tração. Nesses 25 sujeitos, quatro variáveis foram associadas a um resultado bem-sucedido: indivíduos com mais de 30 anos de idade, baixa pontuação de evitação por medo (pontuação < 21 na subescala de trabalho do Questionário de Crenças de Evitação por Medo), sem déficits neurológicos e com emprego em atividade não braçal. Cai et al.[21] relataram que, quando o indivíduo apresentava todas essas quatro variáveis, ele tinha 69% de chance de resultado bem-sucedido no tratamento com tração mecânica.

Exame, avaliação e diagnóstico

O exame de fisioterapia do paciente com suspeita de NPH ou com esse diagnóstico confirmado consiste em observar a postura e a marcha, fazer o teste de amplitude de movimento (ADM) ativa e passiva, o teste de flexibilidade muscular, a avaliação neurológica (dermátomos, miótomos e reflexos lombares), os testes de força e resistência muscular, o teste de movimento intervertebral passivo e a varredura articular periférica (exame de liberação das articulações adjacentes).

O paciente com NPH pode apresentar dor (centralizada na coluna lombar ou periferizada até os membros inferiores), parestesia nos membros inferiores, redução da amplitude de movimento ativa na lombar, espasmos musculares paraespinais e hipomobilidade segmentar espinal.[22]

Quando apresenta fraqueza muscular em uma distribuição miotômica, o paciente deve ser encaminhado a um cirurgião especializado (ortopedista ou neurocirurgião) para exame. Durante o exame inicial, o fisioterapeuta deve avaliar a ADM ativa da lombar do paciente na posição de pé. Com o paciente na posição pronada ou supino, o fisioterapeuta deve avaliar a ADM passiva da coluna lombar e a ADM ativa e passiva das vértebras, além de realizar os testes de alongamento muscular (flexibilidade) da coluna lombar e dos quadris. Quando o paciente apresenta deslocamento lateral, frequentemente se observam espasmos musculares e/ou inflexibilidade muscular nos paraespinais lombares (no lado para o qual o paciente se inclina). Em vez de um deslocamento lateral, o paciente pode apresentar espasmos musculares bilaterais na coluna lombar. Entre os outros músculos que podem apresentar espasmos ou inflexibilidade muscular preexistente (tanto ipsi quanto bilateralmente), estão o piriforme, o iliopsoas e os isquiotibiais.

Plano de atendimento e intervenções

O fisioterapeuta pode usar vários parâmetros para manipular o aparelho de tração mecânica antes de iniciar a intervenção. A Tabela 16.1 apresenta variáveis já publicadas para os parâmetros de tratamento por tração (posição do paciente, frequência do tratamento, duração da sessão de tratamento, ciclo de rendimento, força de tração e tipo de tração). Por enquanto, **nenhum conjunto específico de parâmetros de tratamento por tração** mostrou-se superior na redução da dor ou na melhora dos resultados da medição funcional.

Unlu et al.[25] avaliaram a eficácia da tração mecânica em comparação com duas outras modalidades para pacientes com dores agudas na região lombar em função de um NPH. Os sujeitos (homens = 18, mulheres = 42) eram similares em termos de idade (média de 44,5 anos; faixa etária de 20 a 60 anos) e tinham manifestações clínicas similares (diagnóstico de NPH com dor que se irradiava para o membro inferior) às do paciente do caso relatado aqui. Os sujeitos foram diagnosticados com NPH por um fisiatra via exame físico e imagens diagnósticas. Foi feita a randomização dos sujeitos em três grupos de tratamento: tração mecânica (5 vezes por semana, durante 3 semanas, em supino com quadris e joelhos flexionados a 90°, ciclo de rendimento de 30 segundos de trabalho: 10 segundos de descanso, força de tração de 35 a 50% do peso corporal), ultrassom (1,5 W/cm^2, contínuo, 8 minutos) ou *laser* de baixa potência (50 mV; comprimento de onda de 830 nm). Os autores relataram melhoras significativas na dor, na amplitude de movimento na flexão lateral, na sensibilidade muscular, no movimento de elevação da perna reta (medido em graus) e na pontuação de incapacitação (medida pelo Questionário de

Tabela 16.1 PARÂMETROS DE TRATAMENTO DESCRITOS PARA TRAÇÃO LOMBAR	
Variável	Parâmetro
Posição do paciente	Pronada[20, 21, 23] Supino (com quadris e joelhos flexionados até 90°)[10, 21, 24-26]
Frequência do tratamento	1 a 2 vezes/semana[20] 2 a 3 vezes/semana[12] 5 dias/semana[25]
Tempo de tratamento	10 min[12] 12 min[20] 15 min[10, 21, 25] 20 min[10, 12, 26]
Ciclo de rendimento do tratamento	Intermitente, 30 s de trabalho/10 s de descanso[21, 25] Estático[12,26,27]
Força de tração (% do peso do paciente)	10% a 60%[20,23-26]
Tipo de tração	Descompressão vertebral axial (DVA)[14] Tração manual (couraça pélvica)[24,28] Tração invertida[27] Tração mecânica[12,21,25-27]

Incapacitação de Roland e pelo Questionário de Incapacitação de Oswestry Modificado) entre a linha de base e a maioria dos pontos de acompanhamento (três semanas, um mês e três meses) para cada grupo. Além disso, os autores relataram redução significativa no tamanho do NPH (medido em imagens por ressonância magnética) para cada grupo. Entretanto, os autores não descobriram diferenças significativas entre os grupos em nenhuma das medições feitas e em nenhum dos marcos temporais do acompanhamento. Eles concluíram que qualquer um dos três tratamentos poderia ser eficaz para pacientes com NPH. Porém, uma vez que os autores não incluíram um grupo placebo (sem intervenção), o efeito do histórico ou da maturação natural não pode ser excluído como fator que teria contribuído para a média das melhorias observadas.

Além da tração mecânica, outras intervenções (p. ex., exercícios terapêuticos, outras formas de terapia manual, modalidades) podem ser adotadas durante a sessão de tratamento de um paciente com NPH. Gagne et al.[10] descreveram o uso de tração mecânica e de exercícios baseados em extensão para tratar um paciente de 49 anos com NPH em L5-S1. O paciente recebeu 14 visitas durante um período de cinco semanas e a prescrição de exercícios baseados em extensão no decorrer das primeiras cinco visitas. A tração mecânica foi incluída nas nove últimas visitas. No final da 14ª visita, o paciente já não relatou mais formigamento nem dormência na perna esquerda.

Este caso forneceu evidências atualizadas para o uso da tração mecânica no tratamento de pacientes com NPH lombar. Nos casos 15, 17 e 18, apresenta-se o uso da técnica de energização muscular, da terapia e diagnóstico manual (ou McKenzie) e da abordagem de terapia manual eclética norueguesa (Ola Grimsby).

Recomendações clínicas baseadas em evidências

SORT: Força da Taxonomia da Recomendação (do inglês, *Strength of Recommendation Taxonomy*)

A: Dados consistentes e de boa qualidade orientados para o paciente
B: Dados inconsistentes ou de qualidade limitada orientados para o paciente
C: Dados consensuados, prática mais utilizada, opinião de um especialistas ou série de casos orientados para a doença

1. Revisões sistemáticas não comprovam nem refutam a eficácia da tração mecânica no tratamento de sinais e sintomas devido a núcleo pulposo herniado. **Grau A**
2. A presença de critérios específicos a partir do histórico subjetivo e do exame físico pode ajudar a predizer quais pacientes com NPH serão beneficiados com o uso da tração mecânica. **Grau B**
3. Vários parâmetros de tratamento com tração mecânica (p. ex., duração do tratamento, posições do paciente, ciclo de rendimento, etc.) têm sido usados para pacientes com NPH. **Grau B**

PERGUNTAS PARA REVISÃO

16.1 A tração mecânica pode ser indicada para todos estes diagnósticos, *exceto*:

A. Núcleo pulposo herniado

B. Fratura por compressão
C. Hipomobilidade articular
D. Estenose dos forames intervertebrais

16.2 Fritz et al.[20] e Cai et al.[21] desenvolveram duas regras de predição clínica preliminar para ajudar na tomada de decisão clínica quando se considera o uso de tração mecânica para pacientes com NPH. Qual destas quatro declarações é *mais* precisa em relação a essas duas regras?

   A. Cada regra de predição clínica tem três variáveis, sendo uma variável comum a dois estudos
   B. Fritz et al. sugeriram que a tração mecânica é indicada para pacientes com centralização dos sintomas na linha de base
   C. Cai et al. relataram que a tração mecânica pode beneficiar pacientes com mais de 30 anos, cujo emprego envolve basicamente o trabalho no computador
   D. O resultado positivo no teste de levantar a perna estendida cruzada, em relação à elevação da perna envolvida, pode sugerir a presença de um NPH

RESPOSTAS

16.1 **B.** Qualquer tipo de fratura é contraindicação para o uso de tração mecânica.
16.2 **C.** De acordo com os resultados de suas pesquisas, Cai et al.[21] descobriram que as duas variáveis apresentadas (acima de 30 anos, com atividade profissional sem trabalho braçal) estavam relacionadas a uma maior probabilidade de êxito no resultado do uso de tração mecânica.

REFERÊNCIAS

1. Jonsson B, Stromqvist B. Clinical appearance of sciatica due to disc herniation: a systematic review. J Spinal Dis. 1996;9:32-38.
2. Hahne AJ, Ford JJ, McMeeken JM. Conservative management of lumbar disc herniation with associated radiculopathy: a systematic review. Spine. 2010;35:E488-E504.
3. Chou R, Atlas SJ, Stanos SP, Rosenquist RW. Nonsurgical interventional therapies for low back pain: a review of the evidence for an American Pain Society clinical practice guideline. Spine. 2009;34:1078-1093.
4. Weinstein JN, Lurie JD, Tosteson TD, et al. Surgical versus nonoperative treatment for lumbar disc herniation: four-year results for the Spine Patient Outcomes Research Trial (SPORT). Spine. 2008;33:2789-2800.
5. Oliphant D. Safety of spinal manipulation in the treatment of lumbar disk herniations: a systematic review and risk assessment. J Manipulative Physiol Ther. 2004;27:197-210.
6. Donelson R, Aprill C, Medcalf R, Grant W. A prospective study of centralization of lumbar and referred pain. A predictor of symptomatic discs and anular competence. Spine. 1997;22:1115-1122.
7. Gillan MG, Ross JC, McLean IP, Porter RW. The natural history of trunk list, its associated disability and the influence of McKenzie management. Eur Spine J. 1998;7:480-483.
8. Bronfort G, Haas M, Evans RL, Bouter LM. Efficacy of spinal manipulation and mobilization for low back pain and neck pain: a systematic review and best evidence synthesis. Spine J. 2004;4:335-356.

9. Takasaki H, May S, Fazey PJ, Hall T. Nucleus pulposus deformation following application of mechanical diagnosis and therapy: a single case report with magnetic resonance imaging. J Man Manip Ther. 2010;18:153-158.
10. Gagne AR, Hasson SM. Lumbar extension exercises in conjunction with mechanical traction for the management of a patient with a lumbar herniated disc. Physiother Theory Pract. 2010;26:256-266.
11. Hebert J, Koppenhaver S, Fritz J, Parent E. Clinical prediction for success of interventions for managing low back pain. Clin Sports Med. 2008;27:463-479.
12. Harte AA, Gracey JH, Baxter GD. Current use of lumbar traction in the management of low back pain: results of a survey of physiotherapists in the United Kingdom. Arch Phys Med Rehabil. 2005;86:1164-1169.
13. Saunders HD. Lumbar traction. J Orthop Sports Phys Ther. 1979;1:36-45.
14. Beattie PF, Nelson RM, Michener LA, Cammarata J, Donley J. Outcomes after a prone lumbar traction protocol for patients with activity-limiting low back pain: a prospective case series study. Arch Phys Med Rehabil. 2008;89:269-274.
15. Cameron MH. Physical Agents in Rehabilitation: From Research to Practice. 3rd ed. St. Louis, MO: Saunders/Elsevier; 2009.
16. Philadelphia Panel. Philadelphia Panel evidence-based clinical practice guidelines on selected rehabilitation interventions for low back pain. Phys Ther. 2001;81:1641-1674.
17. Macario A, Pergolizzi JV. Systematic literature review of spinal decompression via motorized traction for chronic discogenic low back pain. Pain Pract. 2006;6:171-178.
18. Clarke JA, van Tulder MW, Blomberg SE, et al. Traction for low-back pain with or without sciatica. Cochrane Database Syst Rev. 2007;18:CD003010.
19. Clarke J, van Tulder M, Blomberg S, de Vet H, van der Heijden G, Bronfort G. Traction for low back pain with or without sciatica an updated systematic review within the framework of the Cochrane collaboration. Spine. 2006;31:1591-1599.
20. Fritz JM, Lindsay W, Matheson JW, et al. Is there a subgroup of patients with low back pain likely to benefit from mechanical traction? Spine. 2007;32:E793-E800.
21. Cai C, Pau YH, Lim KC. A clinical prediction rule for classifying patients with low back pain who demonstrate short-term improvement with mechanical lumbar traction. Eur Spine J. 2009;18:554-561.
22. Strayer A. Lumbar spine: common pathology and interventions. J Neurosci Nurs. 2005;37:181-193.
23. Cevik R, Bilici A, Gur A, et al. Effect of a new traction technique of prone position on distraction of lumbar vertebrae and its relation with different application of heating therapy in low back pain. J Back Musculoskeletal Rehabil. 2007;20:71-77.
24. Meszaros TF, Olson R, Kulig K, Creighton D, Czarnecki E. Effect of 10%, 30%, and 60% body weight traction on the straight leg raise test of symptomatic patients with low back pain. J Orthop Sports Phys Ther. 2000;30:595-601.
25. Unlu Z, Tasci S, Tarhan S, Pabuscu Y, Islak S. Comparison of 3 physical therapy modalities for acute pain in lumbar disc herniation measured by clinical evaluation and magnetic resonance imaging. J Manipulative Physiol Ther. 2008;31:191-198.
26. Borman P, Keskin D, Bodur H. The efficacy of lumbar traction in the management of patients with low back pain. Rheumatol Int. 2003;23:82-86.
27. Guvenol K, Tuzun C, Peker O, Goktay Y. A comparison of inverted spinal traction and conventional traction in the treatment of lumbar disc herniations. Physiother Theory Pract. 2000;16:151-160.
28. Corkery M. The use of lumbar harness traction to treat a patient with lumbar radicular pain: a case report. J Man Manip Ther. 2001;191-197.

Coluna lombar: hérnia de disco – abordagem de diagnóstico e terapia mecânica (*McKenzie*)

Jolene Bennett
Barbara J. Hoogenboom

CASO 17

Um homem de 36 anos, trabalhador da construção civil, procurou por conta própria uma clínica de fisioterapia com a queixa de dor lombar e dor que se irradia da parte posterior esquerda do quadril até a lateral do pé. As dores tinham surgido três semanas antes, durante um projeto de manutenção residencial. Tudo começou quando ele se preparava para erguer um aparelho de ar-condicionado. O paciente relatou que se inclinou para pegar o aparelho, sentiu uma dor intensa e penetrante e caiu imediatamente no chão. Em seguida, precisou de ajuda da esposa para entrar em casa. Ele permaneceu deitado durante as primeiras 24 horas após o acidente, na posição pronada, no sofá ou na própria cama. Disse ainda que, nos últimos três dias, tinha conseguido caminhar e ficar de pé por períodos breves. Entretanto, o nível de dor atual está no grau 5 da escala analógica visual com máximo de 10, e ele sente também uma dor que se irradia distalmente até o joelho. Os sinais e sintomas são consistentes com hérnia de disco lombar. O objetivo do paciente é voltar ao trabalho o mais cedo possível.

▶ Com base no suposto diagnóstico do paciente, o que se pode antecipar a respeito dos fatores que contribuíram para essa condição?
▶ No exame, que sinais podem ser associados a esse diagnóstico?
▶ Quais são as intervenções de fisioterapia mais apropriadas?
▶ Que complicações podem limitar a efetividade da fisioterapia?

DEFINIÇÕES-CHAVE

CENTRALIZAÇÃO: fenômeno em que a dor vinda da coluna para o membro distal é logo ou finalmente cessada em resposta à aplicação deliberada de estratégias de carga; a dor periférica progressivamente se retrai na direção proximal, às vezes associada com o desenvolvimento ou aumento simultâneo da dor proximal; segundo a descrição de McKenzie[1], a centralização ocorre na síndrome de desarranjo.

PREFERÊNCIA DIRECIONAL/DIAGNÓSTICO E TERAPIA MECÂNICA: preferência por postura ou movimentos em certa direção (característica da síndrome de desarranjo); descreve quando o aumento de posturas ou movimentos em determinada direção intensifica, elimina ou centraliza sintomas e posturas ou movimentos na direção oposta, o que, com frequência, faz os sintomas piorarem.[1]

ESTRATÉGIAS DE CARGA: movimentos, posições ou cargas dinâmicos ou estáticos aplicados com o objetivo de estressar estruturas específicas; as cargas dinâmicas são movimentos repetidos, as estáticas são posturas sustentadas; estratégias de cargas significativas, posturas e movimentos repetidos são aqueles que alteram os sintomas.[1]

Objetivos

1. Compreender a anatomia do disco lombar e a sua resposta mecânica a diferentes movimentos direcionais da coluna.
2. Descrever o sistema de classificação do Diagnóstico e Terapia Mecânica (DTM) ou Terapia de McKenzie.
3. Descrever o processo de avaliação de McKenzie e o modo como descobertas objetivas determinam o sistema de classificação das síndromes.
4. Descrever como descobertas objetivas feitas no exame determinam a abordagem de tratamento das síndromes.
5. Prescrever intervenções apropriadas para cada fase da condição – da lesão aguda à completa restauração da função.
6. Descrever indícios da eficácia da abordagem de McKenzie no tratamento de distúrbios lombares.

Considerações sobre a fisioterapia

Considerações sobre a FT no tratamento de indivíduos com diagnóstico de hérnia de disco lombar:

▶ **Cuidados/objetivos do plano geral de fisioterapia**: redução da dor; centralização da dor radicular; restauração da amplitude de movimento total do tronco sem dor subsequente; retorno a todas as tarefas do trabalho.
▶ **Intervenções de fisioterapia**: movimentos repetidos, com preferência direcional, para centralizar e eliminar a dor na perna e na coluna lombar; instruções ao paciente relativas a exercícios com movimentos repetidos, postura, mecânica corporal para atividades da vida diária e tarefas profissionais.

▶ **Precauções durante a fisioterapia**: posicionamento e uso dos braços nos movimentos repetidos para a coluna lombar: às vezes, os membros superiores não conseguem sustentar o peso corporal durante os exercícios e, por isso, pode ser necessário o uso de posições alternativas.
▶ **Complicações que interferem na fisioterapia**: desarranjo irredutível quando a periferização dos sintomas (aumento ou piora dos sintomas distais) ocorre em resposta a movimentos repetidos ou estratégias de cargas.

Manejo da fisioterapia do paciente

O sistema McKenzie (também conhecido como Diagnóstico e Terapia Mecânica ou DTM) classifica lesões musculoesqueléticas na coluna e nos membros. Ele consiste em **três síndromes distintas: de desarranjo, de disfunção e de postura**. O histórico subjetivo do paciente e a resposta a movimentos ativos durante o exame contribuem para a classificação da síndrome e, portanto, para a identificação da abordagem de tratamento específica que deve ser adotada. O exame físico é composto de diversos estresses por carga, aplicados aos tecidos da coluna ou das articulações periféricas. Cada síndrome tem um conjunto singular de respostas aos testes com carga. A identificação correta da síndrome ajuda o fisioterapeuta a definir o tratamento mecânico adequado. Uma característica específica do sistema McKenzie é o processo do exame, no qual o paciente executa vários padrões de movimento diferentes enquanto o fisioterapeuta observa a resposta a cada direção de movimento para poder determinar a classificação da síndrome.[1]

A síndrome observada com mais frequência é a do desarranjo.[1] Segundo a definição de Robin McKenzie, o "desarranjo interno perturba a posição normal de descanso das superfícies afetadas. O deslocamento interno do tecido articular, seja qual for a sua origem, faz a dor permanecer constante até o momento em que ele seja reduzido. O deslocamento interno do tecido articular obstrui os movimentos."[1] A ruptura do menisco, no joelho, é um exemplo da síndrome de desarranjo. Essa ruptura pode provocar um bloqueio mecânico, que, por sua vez, pode limitar o funcionamento do joelho como um todo; a direção das forças mecânicas ao longo do joelho muda a dor. O deslocamento do disco intervertebral interno também é classificado, com frequência, como síndrome do desarranjo.

Hernia de disco é um termo não específico, usado para indicar que o material do disco foi deslocado e/ou houve uma fissura ou ruptura do ânulo do disco. O disco intervertebral é móvel e pode ser uma fonte de dor gerada mecanicamente por duas vias.[2] Em primeiro lugar, as fissuras radiais no interior da parede do ânulo alteram as suas propriedades de sustentação de carga. Isso provoca uma distribuição desproporcional da sustentação do peso do corpo e estressa as lamelas externas inervadas. Em segundo lugar, o deslocamento interno do material do disco também pode ser uma fonte potencial de dor. A posição do material do disco é influenciada pela postura espinal e, especialmente, pela flexão ou extensão espinal prolongada. Essas condições causam deslocamento do material do disco de acordo com a direção.[2-9] No paciente deste caso, a carga irregular do disco intervertebral com uma posição de flexão do tronco fortemente carregada pode causar dor neurogênica.[5]

A abordagem de McKenzie usa movimentos repetidos no plano sagital para avaliar e tratar os sintomas do paciente. Além disso, a síndrome do desarranjo pode ser classificada como redutível ou irredutível, com base na integridade do mecanismo hidrostático no interior da parede do disco. Quando ocorre em um disco com parede externa intacta, a hérnia é considerada redutível, e os movimentos repetidos podem aliviar os estresses mecânicos sobre o disco. Quando ocorre em um disco com parede externa *não* intacta, o desarranjo é considerado irredutível, e os movimentos repetidos não produzem melhora da dor nem dos sintomas dos pacientes.[1]

A apresentação clínica associada à síndrome do desarranjo inclui centralização de quaisquer sintomas distais (p. ex., dor nas pernas) e redução da dor durante a aplicação de estratégias de carga terapêuticas. A dor associada ao desarranjo muda quando são induzidos movimentos direcionais, à medida que as forças mudam no interior do disco intervertebral (devido às variadas posições da coluna). A dor pode estar presente durante o movimento e na sua amplitude final. A amplitude de movimento no plano sagital com frequência fica limitada na flexão quando o desarranjo responde a estratégias de carga de extensão. À medida que se reduz o desarranjo com movimentos repetidos (extensão), a amplitude de movimento do paciente na flexão deve melhorar e voltar ao nível normal. McKenzie subclassifica a síndrome do desarranjo em sintomas simétricos centrais, assimétricos unilaterais no joelho e assimétricos unilaterais abaixo do joelho. O leitor é direcionado ao livro de Robin McKenzie, intitulado *The Lumbar Spine Mechanical Diagnosis and Therapy*, para uma discussão mais aprofundada dessas subclassificações.[1]

A direção da hérnia do disco também é importante na orientação da abordagem de tratamento. Parece que mais de 50% dos desarranjos começam centralmente no disco; cerca de 25%, posteriormente. À medida que o desarranjo se estende em direção à dura-máter e à raiz do nervo, mais de 50% dos casos apresentam deslocamento posterolateral e outros 25%, deslocamento posterocentral. Uma vez que a maioria dos desalinhos ocorre no plano sagital, a flexão e extensão lombares são parte do mecanismo da lesão e também consistem em via de tratamento por movimentos repetidos. Menos de 10% dos desarranjos do disco têm hérnia lateral direta, o que pode exigir a presença de forças de torção ou laterais como componentes do tratamento. A maioria dos desarranjos ocorre nos níveis L4-L5 e L5-S1.[1]

O termo *centralização* é associado à síndrome do desarranjo e é citado extensivamente na literatura em discussões sobre hérnia de disco.[10-15] A centralização é a resposta a estratégias de carga terapêuticas. Com a centralização, ocorre desaparecimento progressivo da dor, da direção distal para a proximal, e os sintomas diminuem de intensidade a cada movimento progressivo. Por exemplo, em um indivíduo com dor distal à lombar (p. ex., dor radicular), o tratamento bem-sucedido faz deslocar a dor de locais amplamente mais distais para outros mais centrais, até que, finalmente, a dor desapareça.[1]

A síndrome de disfunção é caracterizada por dor devido à deformação mecânica de tecido estruturalmente danificado e limitação na amplitude de movimento na direção afetada. Um exemplo de síndrome de disfunção é a capsulite adesiva da articulação glenoumeral. Essa condição é uma restrição do tecido mole que limita a amplitude de movimento. O paciente relata dor principalmente na amplitude final do movimento disponível. Quando a carga mecânica é liberada, a dor desaparece. A síndrome de disfunção é incomum na coluna lombar; a prevalência registrada é de menos de 20% de todos os pacientes com dor lombar tratados por fisioterapeutas com a abordagem DTM.[1] A síndrome de disfunção pode estar na direção da flexão, extensão ou deslizamento lateral e é denominada de acordo com a direção que sofre limitação. Por exemplo, se há limitação na flexão, a síndrome pode ser rotulada de síndrome de disfunção da flexão. O tratamento para a disfunção é o alongamento repetido *na* direção em que se dá a limitação.

A síndrome postural caracteriza-se pela presença de dor apenas quando o tecido normal deforma-se durante um período de tempo prolongado (p. ex., quando o paciente fica sentado em uma postura descuidada, com a cabeça inclinada por muito tempo). Essa síndrome é tratada com exercícios de correção postural e ensino ao paciente. Raras vezes, é observada clinicamente; entretanto, caso haja carga postural anormal continuada, isso pode elevar à síndrome de desarranjo ou disfunção.[1] A Tabela 17.1 esboça as características das três síndromes definidas por Robin McKenzie.

Exame, avaliação e diagnóstico

São componentes-chave da abordagem de McKenize o uso do formato de histórico estruturado ou de questionamento subjetivo e o acompanhamento com uma sequência consistente de testes dos movimentos. É imperativo testar todos os planos do movimento e repetir de forma suficiente até obter uma resposta consistente do paciente na reação sintomática a cada movimento. Além disso, é importante informar que o propósito do exame é avaliar a resposta à sua *principal* queixa ou dor em relação aos padrões de movimento. Às vezes, o paciente descreve que tem uma sensação de alongamento ou outra resposta fisiológica secundária durante o teste de movimentos direcionais. O fisioterapeuta precisa distinguir essas respostas secundárias daquelas que são consistentes com a principal queixa do paciente.

O processo de avaliação de McKenzie segue uma ordem muito específica. A chave é realizar os mesmos procedimentos para cada paciente em busca de consistência e abrangência em todas as áreas da avaliação. Com base no mecanismo da lesão e das características da dor, pode ser que o fisioterapeuta levante a hipótese de que o paciente tem um desarranjo lombar. No entanto, é preciso fazer o exame completo de testes de movimentos repetidos para confirmar essa hipótese. O objetivo do exame é determinar quais posições e movimentos facilitam a melhora da dor e do funcionamento. O teste de movimentos repetidos aplica estresse mecânico aos tecidos espinais em diferentes direções para expor a natureza mecânica ou não mecânica da lesão. As respostas do paciente ao teste permitem que o fisioterapeuta determine a síndrome específica e a preferência direcional para o tratamento adequado. Durante os testes de movimento, o fisioterapeuta precisa conhecer a dor da linha de base e saber se ela ocorre durante o movimento e/ou na amplitude final do movimento. Depois que o paciente retorna à posição inicial do movimento, o fisioterapeuta já deve saber como o movimento afetou a dor na linha de base e/ou a amplitude de movimento. As possíveis respostas incluem: (1) aumento, redução ou ausência de alteração da dor na linha de base durante o movimento direcional; (2) centralização, periferização ou ausência de alteração da dor na linha de base durante ou após a carga; (3) desaparecimento da dor em resultado da carga; (4) melhoria, piora ou ausência de alteração da dor após a carga; (5) presença ou ausência de dor no final da amplitude durante a aplicação da carga; (6) aumento, redução ou ausência de alteração na amplitude de movimento após a carga (resposta mecânica); (7) a dor piora/não piora ou melhora/não melhora após a carga (resposta da dor).[1] A Tabela 17.2 resume as possíveis respostas ao teste de movimentos repetidos para determinar se o paciente tem síndrome de disfunção ou de desarranjo.

Tabela 17.1 CARACTERÍSTICAS DAS SÍNDROMES DE DIAGNÓSTICO E TERAPIA MECÂNICA[1]			
Características do paciente e apresentação clínica	Desarranjo	Disfunção	Postural
Idade (anos)	Geralmente dos 20 aos 50	Geralmente acima dos 30, exceto após trauma ou desarranjo	Geralmente abaixo dos 30
Dor *Constância* *Localização*	Constante ou intermitente Localizada e/ou refletida	Intermitente Localizada (refletida apenas em caso de raiz do nervo aderência)	Intermitente Localizada
Histórico *Surgimento* *Motivo*	Gradual ou súbito Com frequência, relacionado a posições prolongadas ou movimentos repetidos	Gradual Histórico de trauma	Gradual Estilo de vida sedentário
Agravamento dos sintomas *Tipo de carga* *Ciclo diurno*	Carga estática/dinâmica na amplitude média ou final Agravamento de manhã e à tarde	Carga estática/dinâmica na amplitude final Sem ciclo diurno	Carga estática na amplitude final Agravamento no final do dia
Melhora dos sintomas	Posição oposta à que causa dor	Posições que não levam o tecido encurtado à amplitude final	Mudança de posição e quando ativo
Resultados do exame associados a cada síndrome	Pode haver deformidade aguda Dor durante o movimento Dor que muda de local e/ou intensidade Dor centralizada ou periferizada Paciente melhora ou piora em resultado de cargas ou movimentos repetidos Mudanças rápidas na dor e na amplitude de movimento	Relato de dor apenas na amplitude final do movimento Dor interrompida assim que se remove o alongamento Dor que não muda de local nem de intensidade Paciente não melhora nem piora em resultado de cargas ou movimentos repetidos	Movimento não produz dor Amplitude de movimento normal Posições de amplitude final sustentadas podem produzir dor local
Tratamento	Correção da deformidade Movimentos repetidos na direção que centraliza a dor Postura correta Ensinar ao paciente sobre prevenção e autocontrole dos sintomas	Movimentos repetidos ou alongamentos na direção que produz dor na amplitude final ou que produz movimento limitado Postura correta Ensinar ao paciente sobre prevenção e autocontrole dos sintomas	Postura correta Ensinar sobre prevenção

As principais diferenças entre as síndromes de disfunção e de desarranjo são se a dor aparece apenas na amplitude final do movimento e se há aumento ou redução na amplitude de movimento após a aplicação de carga sobre o tecido por meio de movimento repetidos. A síndrome de disfunção em geral não apresenta dor, a não ser que o tecido receba uma carga na amplitude final e, ainda neste caso, assim que se supre o estresse mecânico, a dor desaparece rapidamente. A **síndrome de desarranjo**, por sua vez, **apresenta uma preferência direcional, e a aplicação de uma carga nessa direção reduz e centraliza a dor**. A chave é determinar *se* o movimento repetido no plano sagital (flexão ou extensão) centraliza a dor distal. No desarranjo, os movimentos repetidos produzem uma resposta mecânica e aumentam a amplitude de movimento limitada na linha de base. Quando o paciente apresenta deslocamento lateral do tronco, o fisioterapeuta deve testar a amplitude do movimento de deslizamento lateral nas duas direções para determinar se há envolvimento de um componente lateral no bloqueio mecânico da amplitude do movimento lombar. Se for confirmada essa suspeita de envolvimento, será preciso tratar o componente lateral *antes* de realizar movimentos sagitais repetidos. No teste do componente lateral, o paciente fica de pé, mantendo os pés a uma distância equivalente à largura dos ombros. Para realizar o movimento de deslizamento para o lado direito, o paciente movimenta os quadris para a esquerda enquanto mantém o tronco na posição neutra. O fisioterapeuta pode ajudar o paciente a realizar movimento, colocando uma mão sobre o ombro esquerdo e a mão oposta sobre a crista ilíaca direita e aplicando uma força ao longo da linha média. Os ombros devem permanecer paralelos ao solo. Uma vez que o padrão desse movimento é um conceito difícil para muitos pacientes, com frequência, é preciso que o fisioterapeuta faça uma demonstração e forneça orientações táteis. O movimento é um deslizamento e não uma inclinação lateral. Pede-se ao paciente que faça uma repetição do movimento de deslizamento lateral, enquanto o fisioterapeuta observa a resposta ao movimento. Em seguida, são realizados movimentos repetidos e observadas a resposta, em termos de sintoma, e as limitações da amplitude de movimento. Quando se notam restrições e sintomas, a sequência de tratamento deve começar pela determinação da preferência direcional, seguida de movimentos repetidos para centralizar os sintomas distais.[1]

Com base no teste de movimentos repetidos realizado com o paciente neste estudo de caso, concluiu-se que ele tinha uma síndrome de desarranjo com preferência na direção da extensão. A abordagem DTM no exame exige que o fisioterapeuta não hesite em pedir ao paciente que faça movimentos repetidos, ainda que ele experimente dor durante o movimento e na sua amplitude final. É importante levar o paciente à amplitude de movimento disponível em cada movimento repetido e monitorar comportamentos sintomáticos, como a centralização.

Plano de atendimentos e intervenções

De acordo com McKenzie, os tratamentos passivos ou "químicos" (p. ex., estimulação elétrica, ultrassom, gelo) não diminuem a dor causada por deformação mecânica.[1] Além disso, nenhum tratamento mecânico, como mobilização ou movimentos repetidos, acaba definitivamente com a dor que surge a partir de estresses químicos (p. ex., inflamação). Esses princípios são a base da abordagem de McKenzie para tratamento de qualquer tipo de dor musculoesquelética por meio de movimentos repetidos.[2]

Tabela 17.2 EXAME FÍSICO DA COLUNA COM TESTE DE MOVIMENTOS REPETIDOS

Teste físico	Disfunção				Desarranjo			
	Dor durante o teste	Centralização ou periferização	Dor na amplitude final	Resposta da ADM	Dor durante o teste	Centralização ou periferização	Dor na amplitude final	Resposta da ADM
Flexão em pé	Não	Nenhum efeito	Sim, em cada repetição	Nenhum efeito	Aumenta	Periferização	Sim	Nenhum efeito
Extensão em pé	Não	Nenhum efeito	Não	Nenhum efeito	Diminui	Centralização	Sim	Extensão aumentada/ flexão aumentada
Flexão na posição supino	Não	Nenhum efeito	Sim, em cada repetição	Nenhum efeito	Aumenta	Periferização	Sim	Nenhum efeito
Extensão na posição pronada	Não	Nenhum efeito	Não	Nenhum efeito	Diminui	Centralização	Sim	Extensão aumentada/ flexão aumentada

O grau de dor química e mecânica presente em cada caso específico de lesão deve ser determinado durante o exame subjetivo e objetivo e na avaliação subsequente.[1] As características da dor química incluem constância, surgimento logo após a lesão, presença de sinais cardinais de inflamação, agravamento prolongado da dor em função de movimentos repetidos e dor que não responde a nenhum movimento (ou seja, o movimento não reduz, não elimina e não centraliza a dor). Por outro lado, a dor mecânica caracteriza-se por intermitência, prolongada redução, eliminação ou centralização da dor induzida por movimentos repetidos e preferência direcional, de modo que uma direção do movimento faz a dor diminuir, enquanto a direção oposta faz a dor aumentar. O paciente deste caso apresentava dor química e mecânica que estava começando a ceder aos poucos. Isso é indicado pela melhora de sua tolerância a caminhadas e a curtos períodos de tempo em pé.

A abordagem de tratamento de McKenzie é dividida de acordo com três estágios de cura.[1] O primeiro é a inflamação, que dura um período máximo de uma semana quando tratada pronta e corretamente. Durante essa fase, os princípios mais importantes do tratamento são minimizar a inflamação por meios químicos e eliminar os estresses mecânicos por meio do posicionamento corporal correto e/ou de movimentos na amplitude sem dor. Para o paciente deste caso, com lesão no disco L4-5, o tratamento mecânico inclui gelo. O posicionamento correto do corpo ou os movimentos incluem ficar deitado em prono, com progressão para a posição pronada estática, com apoio nos cotovelos, durante intervalos de cinco minutos, conforme tolerado. Movimentos repetidos agressivos aplicados durante o estágio da inflamação podem retardar a cura.[1] Duas a quatro semanas após a lesão, o paciente entra no estágio reparador e curativo. Nessa fase, deve-se aplicar um estresse repetido aos tecidos espinais e, mais especificamente, ao disco, a fim de facilitar a reparação do tecido ao longo das linhas de estresse funcionais e de aumentar a força elástica dos tecidos em processo de cicatrização. O paciente deve chegar ao limite da rigidez, mas os movimentos não devem causar dor prolongada após a finalização dos movimentos. Para o paciente deste caso, o tratamento inclui progressão da posição deitado em prono para extensões em prono (Fig. 17.1), com o objetivo de recuperar toda a extensão do tronco disponível. Durante esse estágio, os movimentos devem ser trabalhados no limite da rigidez e da dor, e o paciente deve estar no controle da produção de força na amplitude final do movimento (Fig. 17.2). A área não deve ser excessivamente estressada, pois isso pode causar outro surgimento de inflamação, retardando assim a recuperação do paciente. O estágio final é de remodelagem e começa cerca de cinco semanas após a lesão. Nele, devem ser aplicados estresses regulares suficientes para fornecer tensão sem causar dano, de modo que o colágeno seja alongado e fortalecido. Durante a remodelagem, pode ser necessária mais força para gerar esses estresses; isso inclui aplicar pressão física extra fornecida pelo fisioterapeuta (Fig. 17.3), mobilização (Fig. 17.4) ou manipulação quando a centralização e os sintomas não estão totalmente eliminados. O objetivo é retornar à amplitude total de movimento em todas as direções para que seja recuperado o funcionamento pleno. A Tabela 17.3 apresenta modelos de intervenções para o paciente deste caso durante cada estágio da cura.

Na abordagem DTM, usam-se posturas estáticas, mas o mais comum são os movimentos dinâmicos para determinar qual síndrome está presente; em seguida, optam-se por movimentos dinâmicos ou repetidos, de acordo com a síndrome a ser tratada. A orientação para o número de movimentos é de 10 a 15 repetições por série. O número de séries usado no tratamento depende do grau dos sintomas, mas, em geral, varia de 2 a 4 por sessão de exercícios. É necessário um mínimo de 4 a 5 sessões de exercício por dia

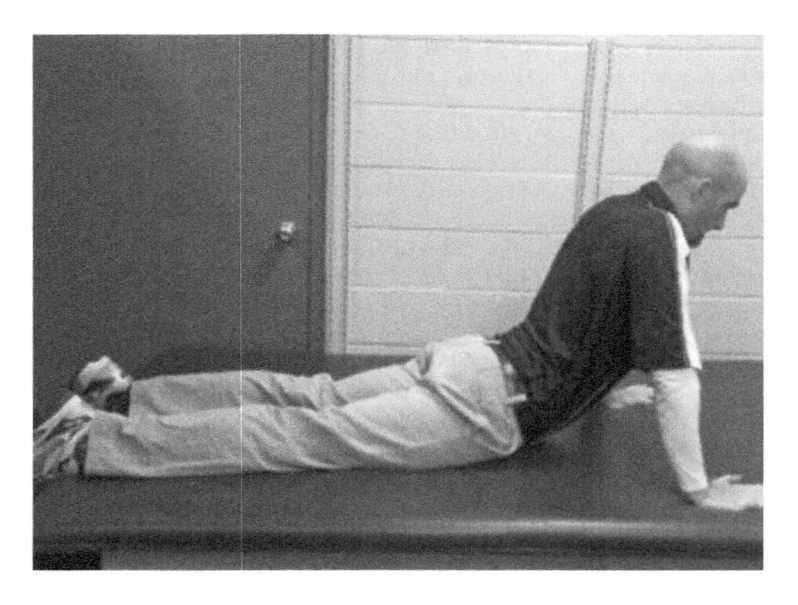

Figura 17.1 Forças dinâmicas geradas pelo paciente: extensão lombar na amplitude final.

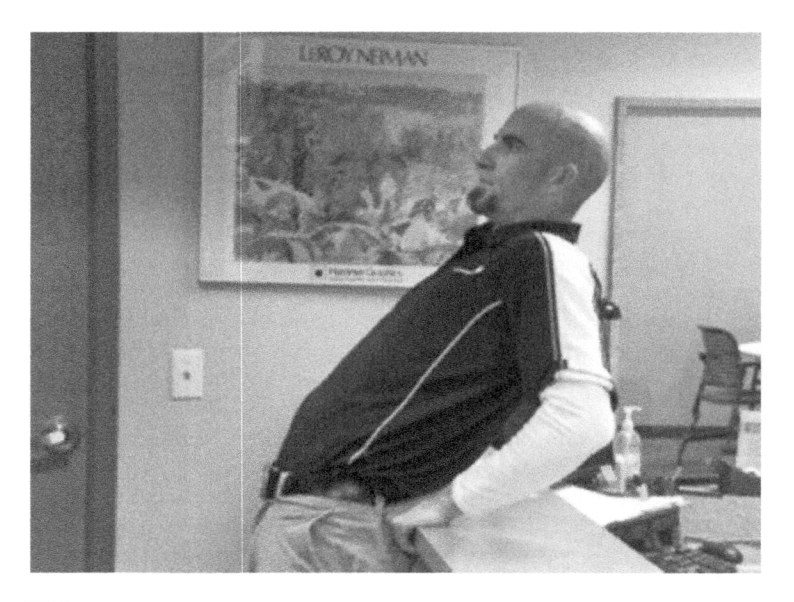

Figura 17.2 Forças dinâmicas geradas pelo paciente: extensão lombar na amplitude final, com apoio na beirada de um balcão para conseguir uma pressão extra.

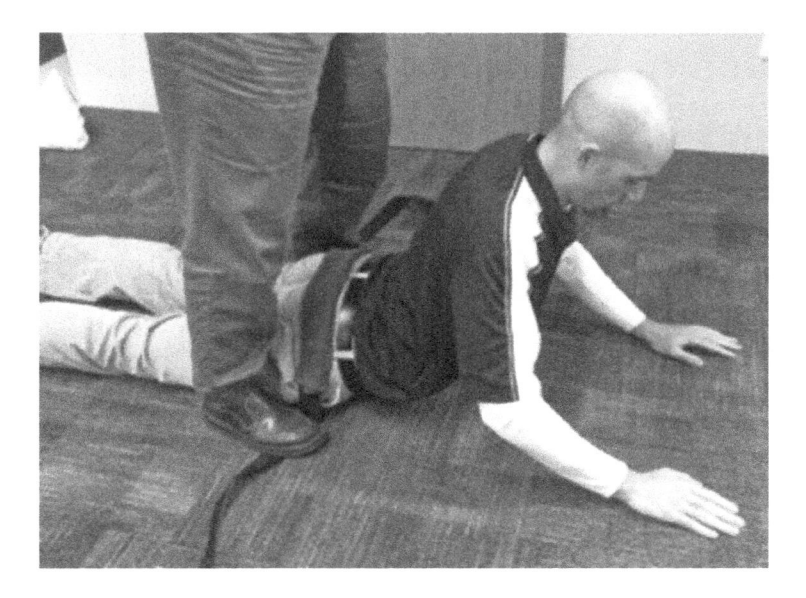

Figura 17.3 Forças dinâmicas geradas pelo paciente: extensão lombar na amplitude final, com fixação pelo cinto para conseguir uma pressão extra.

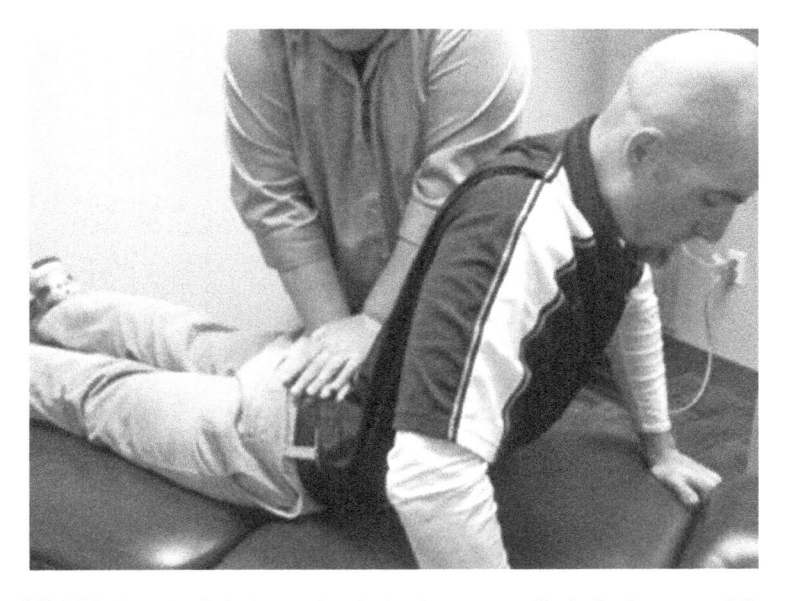

Figura 17.4 Movimento dinâmico: extensão lombar na amplitude final, com mobilização de pressão extra gerada pelo fisioterapeuta.

Tabela 17.3 INTERVENÇÕES DE ACORDO COM OS ESTÁGIOS DA CURA		
Lesão e inflamação (primeira semana)	**Reparo e cicatrização** (da segunda à quarta semana)	**Remodelagem** (a partir da quinta semana)
Descanso relativo Deitado em prono, apoiado nos cotovelos: posicionamento estático na amplitude média, com progressão para a posição da amplitude final	Posição em prono, sem sustentação do peso do corpo, com progressão para posição de pé, com sustentação do peso do corpo Extensões em prono Paciente se movimenta até a amplitude média Paciente se movimenta até a amplitude final (Fig. 17.1) Paciente se movimenta até a amplitude final e ele próprio aplica uma pressão extra (Fig. 17.2)	Posição em prono: paciente se movimenta até a amplitude final, e o fisioterapeuta aplica uma pressão extra, usando um cinto para fixação (Fig. 17.3) Mobilização ou manipulação feita pelo fisioterapeuta (Fig. 17.4)

para produzir alguma mudança clínica nos sintomas. Os movimentos repetidos devem incluir um breve relaxamento entre cada repetição, e o paciente deve tentar fazer movimentos tão passivos quanto possível. No caso descrito neste capítulo, pede-se ao paciente que relaxe os músculos das nádegas e da lombar, usando apenas os membros superiores para realizar a extensão completa do tronco na posição pronada.[1] A principal orientação em relação ao número e à frequência das repetições do exercício é observar a tolerância do paciente à carga e a sua resposta em termos de sintomas.

A eficácia do **Diagnóstico e Terapia Mecânica (DTM)** tem sido testada como uma abordagem clínica para tratamento da dor lombar. Petersen et al.[10] realizaram um experimento controlado randomizado, comparando a manipulação com *thrust* e o ensino ao paciente, em um programa de tratamento que combinava o método DTM e a educação do paciente. O estudo reuniu 350 pacientes com relato de sintomas de dor lombar surgidos há mais de seis semanas e caracterizados por centralização ou periferização. Um grupo recebeu manipulação com e sem *thrust* com massagem no ponto de gatilho, enquanto o grupo DTM foi tratado com movimentos repetidos com preferência direcional, sem uso de técnicas de mobilização ou manipulação. No acompanhamento de 2 e 12 meses, o grupo DTM apresentou melhora significativa no nível da incapacitação (como medido pelo Questionário de Incapacitação de Roland Morris modificado, com 23 itens) em comparação com o grupo da manipulação.

A centralização e a preferência direcional são componentes-chave da abordagem de McKenzie. Werneke et al.[11] realizaram um estudo de coorte prospectivo longitudinal para determinar a prevalência da linha de base da preferência direcional. O estudo reuniu 584 pacientes com dor lombar não específica centralizada, não centralizada ou sem classificação. Eles descobriram que a prevalência geral de preferência direcional e de centralização foi de 60% e 41%, respectivamente. Isso foi investigado para determinar se as classificações prediziam o estado funcional e a intensidade da dor quando o paciente recebia alta. Os pacientes cujos sintomas mostravam preferência direcional (PD) *com* centralização na avaliação inicial relataram um estado funcional significativamente melhor e menos dor no final do tratamento do que os pacientes cuja condição havia sido classificada como PD sem centralização. Long et al.[12] também examinaram a preferência direcional e acompanharam 312 pacientes com diferentes graus de dor lombar. Desses 312, 74% dos pacientes tinham preferência direcional: 83% responderam à extensão; 7% responderam à flexão; e 10% tiveram respostas classificadas como laterais. Os sujeitos nos quais foi identificada uma preferência direcional foram depois randomizados em subgrupos: exercícios direcionais de acordo com a preferência direcional; exercícios direcionais opostos à preferência direcional; ou exercícios não direcionais. Após 2 semanas (3 a 6 visitas), o grupo do exercício direcional que realizou exercícios de acordo com a preferência direcional experimentou redução significativa da dor, do uso de medicação contra dor e de medições de incapacitação comparadas às dos dois outros grupos de tratamento. Um terço do grupo que fazia exercícios com direção oposta à preferencial abandonou o estudo porque não estava percebendo melhoras ou porque os sintomas tinham se agravado. Em um estudo de acompanhamento, Long et al.[13] investigaram muitos fatores que prediziam um resultado favorável quando os pacientes eram agrupados de acordo com a presença ou ausência de preferência direcional. Os resultados revelaram que os pacientes do grupo de exercícios na direção considerada apropriada na avaliação inicial apresentaram probabilidade 7,8 vezes maior de um bom resultado em duas semanas do que aqueles que seguiram um programa de reabilitação que desconsiderava a preferência direcional. Nesse estudo, uma redução mínima de 30% no Questionário de Incapacitação de Roland-Morris foi a marca de medição usada para determinar um bom resultado.

Uma revisão sistemática conduzida por Clare et al.,[14] em 2004, incluiu seis estudos controlados randomizados/quase randomizados para investigar a eficácia da centralização e da preferência direcional. Os autores dessa metanálise concluíram que, segundo sugerem os estudos revisados, a abordagem DTM é mais efetiva do que os tratamentos comparados, que consistiam em medicamentos, folheto explicativo e fortalecimento em um acompanhamento de curto prazo (menos de três meses). Um estudo controlado randomizado, realizado em vários centros por Browder et al.,[15] examinou a efetividade de uma abordagem de tratamento baseada na extensão usada para pacientes com dor lombar. O grupo de 48 pacientes que respondeu com centralização aos movimentos de extensão, posteriormente, foi randomizado em dois grupos. O primeiro realizou exercícios/mobilização para promover a extensão lombar; o segundo, exercícios de fortalecimento lombar e pélvico. Nos acompanhamentos de uma semana, quatro semanas e seis meses, o grupo do exercício baseado na extensão demonstrou maior redução da incapacitação quando comparado com o grupo do fortalecimento.[15]

Este caso forneceu dados atuais para o uso do DTM no controle de pacientes com núcleo pulposo herniado (NPH) lombar. Nos casos 15, 16 e 18, apresenta-se o uso da técnica de energia muscular, tração mecânica e terapia manual norueguesa eclética (Ola Grimsby).

Recomendações clínicas baseadas em evidências

SORT: Força da Taxonomia da Recomendação (do inglês, *Strength of Recommendation Taxonomy***)**

A: Dados consistentes e de boa qualidade orientados para o paciente
B: Dados inconsistentes ou de qualidade limitada orientados para o paciente

C: Dados consensuados, prática mais utilizada, opinião de especialistas ou série de casos orientados para a doença

1. O sistema de classificação de McKenzie, que aponta três síndromes distintas (de desarranjo, de disfunção e de postura) para lesões da coluna e membros, fornece uma abordagem sistemática para orientar o exame do paciente e potenciais estratégias de tratamento. **Grau C**
2. Quando a abordagem de McKenzie determina a preferência direcional na avaliação inicial e planeja exercícios de movimentos repetidos de acordo com essa preferência, ocorre redução da intensidade da dor e da incapacitação. **Grau A**
3. A abordagem de tratamento de McKenzie é efetiva na redução da dor e na melhora do funcionamento em adultos com dor lombar em comparação com manipulação, exercícios de fortalecimento, medicação e folhetos educativos. **Grau B**

PERGUNTAS PARA REVISÃO

17.1 A síndrome de desarranjo apresenta todas as características a seguir, *exceto*:

   A. Reprodução da dor apenas na amplitude final do movimento
   B. Reprodução da dor nas amplitudes média e final do movimento
   C. Demonstração de preferência direcional em resposta a movimentos repetidos
   D. Centralização dos sintomas distais em resposta a movimentos repetidos

17.2 Os fatores-chave da dor mecânica consistem em todas as características a seguir, *exceto*:

   A. Centralização dos sintomas distais em função de movimentos repetidos
   B. Preferência direcional em resposta a movimentos repetidos
   C. Dor intermitente
   D. Dor constante

RESPOSTAS

17.1 **A.** A síndrome de disfunção é a única que apresenta dor apenas na amplitude final do movimento.

17.2 **D.** A constância não é uma característica da dor mecânica. Essa dor diminui ou desaparece quando a carga mecânica é removida da estrutura dolorida.

REFERÊNCIAS

1. McKenzie R, May S. *The Lumbar Spine: Mechanical Diagnosis and Therapy.* Waikanae, New Zealand: Spinal Publications; 2003.
2. Bogduk N. *Clinical Anatomy of the Lumbar Spine and Sacrum.* 3rd ed. New York: Churchill Livingstone; 1997.
3. Bogduk N. The anatomy and physiology of nociception. In: Crosbie J, McConnell J, eds. *Key Issues in Musculoskeletal Physiotherapy.* Oxford: Butterworth-Heineman; 1993.
4. Bogduk N. Innervation, pain patterns, and mechanism of pain production. In: Twomey LT, Taylor JR, eds. *Physical Therapy of the Low Back.* New York: Churchill Livingstone; 1994.
5. Schnebel BE, Simmons JW, Chowning J, Davidson R. A digitizing technique for the study of movement of intradiscal dye in response to flexion and extension of the lumbar spine. *Spine.* 1988;13:309-312.

6. Beattie PF, Brooks WM, Rothstein JM, et al. Effect of lordosis on the position of the nucleus pulposus in supine subjects. A study using magnetic resonance imaging. *Spine*.1994;19:2096-2102.
7. Fennell AJ, Jones AP, Hukins DW. Migration of the nucleus pulposus within the intervertebral disc during flexion and extension of the spine. *Spine*. 1996;21:2753-2757.
8. Brault JS, Driscoll DM, Laako LL, Kappler RE, Allin EF, Glonek T. Quantification of lumbar intradiscal deformation during flexion and extension, by mathematical analysis of magnetic resonance imaging pixel intensity profiles. *Spine*.1997;22:2066-2072.
9. Edmondston SJ, Song S, Bricknell RV, et al. MRI evaluation of lumbar spine flexion and extension in asymptomatic individuals. *Man Ther.* 2000;5:158-164.
10. Petersen T, Larsen K, Nordsteen J, Olsen S, Fournier G, Jacobsen S. The McKenzie method compared with manipulation when used adjunctive to information and advice in low back pain patients presenting with centralization or peripheralization: a randomized controlled trial. *Spine*. 2011;36:1999-2010.
11. Werneke MW, Hart DL, Cutrone G, et al. Association between directional preference and centralization in patients with low back pain. *J Orthop Sports Phys Ther*. 2011;41:22-31.
12. Long A, Donelson R, Fung T. Does it matter which exercise? A randomized control trial of exercise for low back pain. *Spine*. 2004;29:2593-2602.
13. Long A, May S, Fung T. The comparative prognostic value of directional preference and centralization: a useful tool for front-line clinicians? *J Man Manip Ther*. 2008;16:248-254.
14. Clare HA, Adams R, Maher CG. A systematic review of efficacy of McKenzie therapy for spinal pain. *Aust J Physiother*. 2004;50:209-216.
15. Browder DA, Childs JD, Cleland JA, Fritz JM. Effectiveness of an extension-oriented treatment approach in a subgroup of subjects with low back pain: a randomized clinical trial. *Phys Ther*. 2007;87:1608-1618.

Lombar: hérnia de disco – abordagem de Ola Grimsby

Shelly Coffman

CASO 18

Um homem de 36 anos, trabalhador da construção civil, procurou por conta própria uma clínica de fisioterapia, relatando dor lombar e dor que se irradia da parte posterior esquerda do quadril até a lateral do pé. As dores tinham surgido três semanas antes, durante um projeto de manutenção residencial. Tudo começou quando ele se preparava para erguer um aparelho de ar-condicionado. O paciente relatou que se inclinou para pegar o aparelho, sentiu uma dor intensa e penetrante e caiu imediatamente no chão. Em seguida, precisou de ajuda da esposa para entrar em casa. Ele permaneceu deitado durante as primeiras 24 horas após o acidente, em prono, no sofá ou na própria cama. Disse ainda que, nos últimos três dias, tinha conseguido caminhar e ficar de pé por períodos breves. Entretanto, o nível de dor atual está no grau 5 da escala analógica visual, com máximo de 10, e ele sente também uma dor que se irradia distalmente até o joelho. Os sinais e sintomas são consistentes com hérnia de disco lombar. O objetivo do paciente é voltar ao trabalho o mais cedo possível.

- Com base no suposto diagnóstico do paciente, o que se pode antecipar a respeito dos fatores que contribuíram para essa condição?
- No exame, que sinais podem ser associados a esse diagnóstico?
- Quais são as intervenções de fisioterapia mais apropriadas?
- Que complicações podem limitar a efetividade da fisioterapia?

DEFINIÇÕES-CHAVE

MOBILIZAÇÃO ARTICULAR: técnica de terapia manual que consiste em movimentos passivos direcionados à articulação e com velocidade, amplitude e tempo de manutenção variados.

TERAPIA MANUAL: técnicas de toque elaboradas para diagnosticar e tratar estruturas do tecido mole e das articulações.

ABORDAGEM DE OLA GRIMSBY: programa norueguês de pós-graduação em fisioterapia ortopédica, o qual enfatiza a terapia manual e a prescrição de exercícios.

MOBILIZAÇÃO DO TECIDO MOLE: técnica de terapia manual que consiste na aplicação de forças manuais direcionadas com o objetivo de melhorar a mobilidade do tecido mole.

Objetivos

1. Descrever a abordagem de terapia manual baseada em Ola Grimsby para diagnóstico de disfunção musculoesquelética e seleção de intervenções conservadoras.
2. Descrever dados que comprovam a eficácia do uso da abordagem de terapia manual baseada em Ola Grimsby para tratamento de pacientes com dor lombar devido a núcleo pulposo herniado.

Considerações sobre a fisioterapia

Considerações sobre a FT no tratamento de indivíduos com diagnóstico de hérnia de disco lombar:

- ▶ **Cuidados/objetivos do plano geral de fisioterapia:** reduzir a dor; aumentar a flexibilidade muscular; aumentar a força do quadrante inferior; melhorar o recrutamento muscular e a resistência dos estabilizadores da região central; prevenir ou minimizar a perda da capacidade de condicionamento aeróbio; restaurar os mecanismos normais da articulação e do tecido mole; melhorar a vascularidade para aumentar o fluxo sanguíneo/oxigenação no tecido mole local, a fim de ajudar na reparação do tecido.
- ▶ **Intervenções de fisioterapia:** instruir o paciente a respeito da anatomia funcional, da patomecânica da lesão e dos mecanismos corporais efetivos; usar técnicas de terapia manual; usar técnicas de facilitação neuromuscular e reeducação; planejar exercícios de flexibilidade muscular; planejar exercícios para aumentar a resistência muscular dos estabilizadores centrais globais e locais e a força da musculatura dos membros inferiores; prescrever programas de exercícios aeróbio; usar a Progressão de Exercícios Terapêuticos Científicos (STEP, do inglês, *Scientific Therapeutic Exercise Progression*).
- ▶ **Precauções durante a fisioterapia:** monitorar os sinais vitais; determinar precauções ou contraindicações para o exercício com base em condições preexistentes do paciente.
- ▶ **Complicações que interferem na fisioterapia:** obrigações profissionais que exigem que o paciente assuma uma posição de flexão da lombar.

Manejo da fisioterapia do paciente

As técnicas de mobilização das articulações e do tecido mole são formas de terapia manual utilizadas por muitos profissionais da área de saúde, inclusive por fisioterapeutas. O objetivo da fisioterapia manual é restaurar a mobilidade de articulações com hipomobilidade (ou "restritas") e reduzir a tensão em músculos rígidos para o paciente retornar aos padrões ótimos de movimento com diminuição da dor. Fisioterapia manual pode ajudar a reduzir a dor aguda ou crônica e/ou outros sintomas relacionados a disfunção articular e lesões no tecido mole lombar.

O propósito deste caso é descrever a avaliação e o tratamento por meio da abordagem de Ola Grimsby para um paciente com suspeita de núcleo pulposo herniado (NPH). A abordagem da terapia manual de Ola Grimsby surgiu do modelo norueguês de diagnóstico e tratamento da disfunção de movimento. O profissional avalia o grau subjetivo do jogo articular (movimento acessório passivo), usando a escala de Kaltenborn com gradação de 0 a VI (0 é a articulação ancilosada; III, a articulação com mobilidade passiva normal; VI, a articulação patologicamente instável).[1] As técnicas de mobilização para articulações com hipomobilidade são indicadas para inibição da dor e dos receptores, deformação do colágeno, lubrificação articular e/ou liberação de compressão (p. ex., aprisionamento meniscoide em que se prende o coxim fibroadiposo na articulação da faceta).[2] O tratamento é direcionado de acordo com a condição do paciente e a patologia específica. A postura e os movimentos ativos do paciente indicam ao fisioterapeuta quais são as posições mais confortáveis e capazes de aliviar os estresses mecânicos e/ou químicos. Portanto, a decisão de flexionar, estender, inclinar lateralmente ou rodar a coluna depende do tecido-alvo, ou seja, do tecido que deve ser reparado ou cicatrizado, assim como do conforto do paciente. Os exercícios para vascularização são um componente-chave da abordagem de Ola Grimsby e, com frequência, são os primeiros a serem prescritos. Em caso de lesão aguda ou crônica de um disco intervertebral, há aumento da concentração de glicosaminoglicanos (GAGs), grupo diversificado de polissacarídeos que compõe a matriz do núcleo pulposo.[3,4] Uma vez que os GAGs têm cargas negativas, o aumento da sua concentração pode induzir um edema osmótico.[5] O objetivo dos exercícios para vascularização é ajudar a direcionar o edema que se acumula em torno do disco herniado, levando-o para *fora* do tecido do nervo.[6] Em um estudo prospectivo que incluiu 21 pacientes com NPH lombar diagnosticado por tomografia computadorizada, Delauche-Cavallier et al.[7] demonstraram que a redução do tamanho do núcleo estava relacionada com a diminuição da dor na raiz do nervo em consequência do tratamento conservador.

Exercícios têm sido sempre parte integral do plano de tratamento no modelo de terapia manual norueguesa. O modelo de exercícios STEP surgiu na terapia de exercícios da prática médica norueguesa. No STEP, escolhe-se uma quantidade de exercícios específica (p. ex., repetições, períodos de descanso entre as repetições, quantidade de resistência, séries, etc.) para treinar a "qualidade funcional". As qualidades funcionais referem-se à vascularização, à resistência e à força dos tecidos envolvidos, ao volume muscular, à velocidade do movimento e à potência. A seleção e a manipulação das variáveis dos exercícios são necessárias para determinar estímulos ótimos para a reparação e a regeneração dos tecidos, inibição da dor, redução da defesa muscular e melhoria da amplitude de movimento articular. Para todos os programas de exercícios, é importante não agravar mais o sistema que já está metabolicamente alterado em função da cura de tecidos lesionados. A abordagem de Ola Grimsby enfatiza o início lento dos exercícios para nervos provavelmente isquêmicos por causa de um alto conteúdo local de GAGs e de uma retração muscular.[8] No caso do paciente deste caso, por exemplo, a lesão inicial, ocorrida três semanas antes, disparou a sequência de defesa muscular e de aumento do conteúdo de GAGs em torno do tecido do disco lesionado e do forame por onde passa o nervo. Portanto, a dor e a compressão do nervo estão inibindo o funcionamento motor, de modo que os exercícios iniciais *não* devem ter como alvo o aumento da força. Em vez disso, são encorajados o descanso e uma atividade geral inicial para facilitar a redução da concentração de GAGs e melhorar os sinais neurológicos. Nesse estágio agudo (1 a 7 dias),[9] é fundamental não aplicar calor e nenhuma outra modalidade que aumente significativamente a circulação na área, pois isso causaria uma inflamação. No início do estágio agudo, o ideal são exercícios leves de vascularização para promover o fluxo sanguíneo e levar oxigênio ao tecido hipóxico. À medida que sai do estado agudo, o paciente entra em uma fase mista, na qual o nervo fica menos comprimido, porém mais irritado – esse é o início do estágio crônico.[10] Devem ser incorporadas articulações (p. ex., técnicas de mobilização articular) para restaurar a mobilidade articular, evitar aderências e manter o movimento. Só devem ser aplicadas mobilizações espinais depois do quarto dia após a lesão inicial.[11] Indicam-se mobilizações articulares quando movimentos articulares ativos e/ou passivos estão limitados, causam dor ou indicam uma sensação de final de movimento capsular ou perda do movimento acessório. As técnicas de mobilização articular podem aumentar a mobilidade articular disponível, reduzir a dor, melhorar a lubrificação e a nutrição articular, inibir a defesa muscular via aferentes inibidores e melhorar a consciência proprioceptiva.[1]

Exame, avaliação e diagnóstico

A abordagem de Ola Grimsby para a reabilitação musculoesquelética utiliza uma **Pirâmide de Diagnóstico** para cada paciente (Fig. 18.1). Essa pirâmide surgiu a partir do método de avaliação diferencial do doutor James Cyriax.[12] Ela prevê uma abordagem sistemática de avaliação de tecidos possivelmente envolvidos a fim de chegar a um diagnóstico clínico preciso. A Pirâmide de Diagnóstico não foi concebida como um método de exame diagnóstico abrangente para qualquer tipo de dano. Deve servir como guia para investigações e avaliações diretas. O diagnóstico clínico tem de ser feito com base no histórico (comorbidades, relato subjetivo), nas observações do paciente e nos resultados do exame físico. Os elementos da Pirâmide de Diagnóstico incluem: observação inicial; histórico e entrevista abrangentes; inspeção estrutural; movimentos ativos, passivos e com resistência; exame das articulações proximais e distais em relação à área envolvida; e palpação. Cada camada de tecido (da pele ao osso) deve ser avaliada em mais de um dos seguintes aspectos: cor, temperatura, dor e qualidade do tecido. A avaliação inclui um teste neurológico (dermátomos, miótomos, reflexos do tendão profundo), testes especiais para refinar os diagnósticos de trabalho, jogo articular e jogo segmentar (determinado pela avaliação de 3 a 5 oscilações por segmento espinal). Informações de exames de imagem disponíveis também são incorporadas ao diagnóstico diferencial. A compilação de todas

Pirâmide de diagnóstico

Instituição: _____ Data: _____
Paciente: _____ Fisioterapeuta: _____
Diagnóstico do médico:

Total dos tecidos lesionados	PELE	SUB-CUTÂNEA	LIGAMENTO/FASCIA	MÚSCULO/TENDÃO	CÁPSULA ARTICULAR	BOLSA	ARTICULAÇÃO/CARTILAGEM	COMPRESSÃO	NERVO	DISCO	OSSO	VASCULAR	METABOLISMO
Raio X/RM lab/TC/EMG	144	145	146	147	148	149	150	151	152	153	154	155	156
JOGO SEGMENTAR	131	132	133	134	135	136	137	138	139	140	141	142	143
JOGO ARTICULAR	118	119	120	121	122-extremidade	123	124	125-bloqueado	126	127	128	129	130
TESTES ESPECIAIS	105	106	107	108	109	110	111	112	113	114	115	116	117
TESTES NEUROLÓGICOS	92	93	94	95	96	97	98	99	100	101	102	103	104
PALPAÇÃO	79	80	81	82	83	84	85	86	87	88	89	90	91
MOVIMENTO COM RESISTÊNCIA	66	67	68	69	70-coluna	71	72	73	74	75	76	77	78
MOVIMENTO PASSIVO	53	54	55	56	57	58	59	60	61	62	63	64	65
MOVIMENTO ATIVO	40	41	42	43	44	45	46	47	48	49	50	51	52
INSPEÇÃO ESTRUTURAL	27	28	29	30	31	32	33	34	35	36	37	38	39
HISTÓRICO E ENTREVISTA	14	15	16	17	18	19	20	21	22	23	24	25	26
OBSERVAÇÃO INICIAL	1	2	3	4	5	6	7	8	9	10	11	12	13
CHAVE	PELE	SUB-CUTÂNEA	LIGAMENTO/FASCIA	MÚSCULO/TENDÃO	CÁPSULA ARTICULAR	BOLSA	ARTICULAÇÃO/CARTILAGEM	COMPRESSÃO ARTICULAR	NERVO	DISCO	OSSO	VASCULAR	METABOLISMO

CHAVE:
- **+** Positivo significa indicativo do tecido
- **x** Eliminado
- **o** Necessários outros testes (ou testes de confirmação)
- **?** Teste (informação) não determina o tecido
- **−** Não é indicativo do tecido
- Teste não se aplica à ELIMINAÇÃO do tecido
- Tecido eliminado ou confirmado por esse bloqueio

Figura 18.1 Pirâmide de Diagnóstico de Ola Grimsby, elaborada para ajudar o fisioterapeuta a chegar a um diagnóstico clínico preciso. Ela fornece uma abordagem sistemática de exame de tecidos que possivelmente estão envolvidos e podem contribuir para dano ou limitações de atividade apresentados pelo indivíduo. (Reproduzida com permissão de Grimsby O. *Clinical & Scientific Rationale for Modern Manual Therapy*. Ola Grimsby Institute. MT-1 página: EVAL7, 1998.)

essas informações ajuda o fisioterapeuta a determinar os tecidos envolvidos (chamados de "tecido em lesão") e a chegar a um diagnóstico sólido.

Às vezes, é útil entender como o fisioterapeuta pode usar a Pirâmide de Diagnóstico para organizar o exame físico. Primeiro, o fisioterapeuta inicia o exame observando o paciente (na parte inferior da Pirâmide de Diagnóstico, Fig. 18.1). Isso inclui o modo como o paciente se movimenta, a presença de marcha antálgica, a velocidade do movimento, etc. Por exemplo, quando o paciente deste caso caminhou pelo consultório, ficou evidente que tinha um deslocamento lateral. Portanto, na coluna inferior, intitulada "Observação inicial", o fisioterapeuta devia marcar, com um "+", os itens tendão muscular, cápsula articular, bolsa, cartilagem articular, compressão articular, nervo e disco, pois, nesse ponto do exame, todas essas sete estruturas estão entre os elementos que podem estar envolvidos na marcha antálgica observada. À medida que o exame prossegue, da parte inferior da pirâmide até o topo, os itens de cada coluna são avaliados em termos de sua possível contribuição para a disfunção e lesão do tecido. O fisioterapeuta, assim que termina a avaliação (ou seja, chega ao topo da Pirâmide de Diagnóstico), pode avaliar visualmente cada coluna para determinar o principal tecido lesionado (ou seja, a coluna com o maior número de "+").

Para a avaliação postural, o paciente fica de pé. O fisioterapeuta faz a observação do paciente de frente, de lado e de costas. No caso relatado neste capítulo, o paciente apresentou deslocamento lateral para a direita, coluna toracolombar reta e ombro esquerdo posicionado um pouco abaixo do direito. Ainda com o paciente de pé, avalia-se a amplitude de movimento ativa da coluna lombar (observada como Movimento Ativo na coluna mais à esquerda da Pirâmide de Diagnóstico). A flexão tinha redução de 90% (limitada por dor na área lombar central) e a extensão, de 20% (com dor na mesma distribuição).

A avaliação neurológica pode ser realizada com o paciente sentado ou na posição supino, dependendo do seu conforto. Neste caso, o reflexo patelar (L3-L4) apresentou diminuição à esquerda (1+) e situação normal à direita (2+).[13] O teste do miótomo, no qual o paciente fica sentado, revelou envolvimento dos miótomos de L4 e L5, indicado por fraqueza nos músculos tibial anterior direito e extensor longo do hálux. Nos outros testes manuais, não foi observada fraqueza nos membros inferiores bilaterais. O paciente também demonstrou diminuição da sensação (ao toque leve e a alfinetadas) nos dermátomos L5 e S1.

A palpação revelou pontos de gatilho significativos na musculatura paravertebral L3-L4, na faceta direita de T12, no quadrado lombar direito e no psoas esquerdo. Foi notado desequilíbrio pélvico, via palpação das cristas ilíacas anterossuperior e posterosuperior e nas tuberosidades isquiáticas, no exame do paciente nas posições de pé, supino e pronado. A rolagem-compressão da pele demonstrou redução significativa da mobilidade fascial na região central, de L1 a L5. A rolagem-compressão é uma técnica manual que tem sido usada, de acordo com relatos, para avaliar a mobilidade fascial.[14] Ela envolve comprimir e rolar as camadas da pele entre os dedos.

Com base no histórico subjetivo do paciente e em descobertas neurológicas positivas (envolvimento dos reflexos do tendão profundo e dos dermátomos e miótomos de L4-L5), vários testes especiais foram realizados para ajudar a elucidar o envolvimento neurológico. O paciente teve resultado positivo no teste de elevação da perna reta bilateralmente a 60°, com dor central aguda na lombar. Essa descoberta sugere significativa irritação do nervo ciático.[15,16] O teste de Cram também foi executado. Esse teste é similar ao teste de elevação da perna reta. O fisioterapeuta flexiona passivamente o quadril do paciente até 120°, mantendo o joelho deste flexionado, e aplica uma pressão com o polegar à fossa poplítea. Enquanto aplica uma pressão consistente, o fisioterapeuta estende de forma passiva o joelho do paciente enquanto mantém a flexão do quadril. O indício de resultado positivo no teste de Cram é a dor (em geral nas costas) quando o joelho está estendido e é feita uma pressão consistente do polegar na fossa poplítea. O paciente deste caso teve resultado positivo no teste de Cram do lado direito, o que indica uma lesão no disco.[17] O resultado positivo no teste *Slump* (mais dor no joelho esquerdo do que no direito quando estendidos) também sugeriu irritação neural na coluna lombossacral.[18] O teste de dobrar o joelho em prono e o teste de envolvimento da raiz do nervo lombar superior deram resultados negativos. Por último, foi realizado o teste de cisalhamento do disco. Este é um teste manual, em que o paciente fica deitado de lado, com os quadris e joelhos flexionados. O fisioterapeuta estabiliza um segmento lombar e mobiliza o segmento inferior a este na direção anteroposterior. O resultado positivo nesse teste é indicado pela percepção de aumento da mobilidade articular e pela potencial reprodução da dor. O resultado do paciente deste caso foi positivo em L4-L5, sugerindo comprometimento do disco.[20]

Uma das principais características da abordagem de Ola Grimsby é a **avaliação da mobilidade articular espinal passiva** (movimentos intervertebrais passivos – MIVP) quando o paciente está deitado de lado, e não na posição pronada. Assim, o fisioterapeuta pode colocar as duas mãos sobre o segmento vertebral que vai ser avaliado e pode tensionar o tecido, flexionando os quadris e a lombar do paciente. Formou-se a hipótese de que essa posição isola melhor o segmento a ser examinado do que em prono. O fisioterapeuta aplica de 3 a 5 oscilações (em flexão, extensão, rotação ou inclinação lateral) por segmento para determinar o grau de mobilidade passiva.[21-24] Embora seja usada com frequência por médicos para identificar hipo ou hipermobilidade, a utilidade diagnóstica da avaliação manual da mobilidade articular espinal tem sido questionada. Em 2005, Abbot et al.[25] observaram 27 fisioterapeutas, treinados em terapia manual avançada, avaliar o movimento intervertebral acessório passivo (MIVAP) e o movimento intervertebral fisiológico passivo (MIVFP) de 123 pacientes com dor lombar recorrente crônica. Os examinadores classificaram a mobilidade articular espinal de cada sujeito por meio de uma escala ordinal. Também, foram feitas radiografias de flexão-extensão para cada sujeito, a fim de medir a rotação angular e a translação sagitais. Para determinar a especificidade e a sensibilidade da avaliação manual da mobilidade segmentar, os dados coletados por cada fisioterapeuta foram comparados com um padrão de critérios de instabilidade na coluna lombar (radiografias de flexão-extensão). Embora os MIVFPs tenham sido específicos para a instabilidade segmentar lombar tanto de rotação (0,97 – 0,99) quanto de translação (0,98 – 0,995), a sua sensibilidade para esses dois tipos de instabilidade foi muito baixa. Esses resultados revelaram que o teste dos MIVFPs feito por fisioterapeutas manuais experientes identifica com precisão pacientes que não apresentam instabilidade lombar, mas não identifica com precisão aqueles que apresentam instabilidade. Resultados similares foram obtidos com os MIVAPs. Os testes de MIVAP foram muito específicos (0,88 – 0,89), mas não sensíveis (0,29 – 0,33). Outras discussões sobre a precisão do teste de MIVP podem ser lidas no Caso 15. Para o paciente deste caso, o teste de mobilidade revelou hipomobilidade de Grau I+ (significativa) de T12 a L3 em flexão. Foi registrada hipomobilidade de Grau II (moderada), em L3-L4, na rotação para a esquerda (com dor), em T10-L4, na rotação para a direita (avaliada quando o paciente estava deitado sobre o lado esquerdo) e em L4-L5 na extensão. Foi registrada hipermobilidade de Grau IV (moderada) no teste de flexão, em L4-L5.

Com base no histórico, na observação e nos resultados físicos reunidos a partir do trabalho com a Pirâmide de Diagnóstico, formou-se a hipótese de que o paciente deste caso tinha ruptura anular em L4-L5, concomitante com instabilidade segmentar. Os danos identificados eram dor, postura alterada, mobilidade segmentar alterada (tanto hipo quanto hipermobilidade), redução da mobilidade do tecido mole e retração muscular, redução do desempenho no trabalho e limitação da capacidade de realizar atividades da vida diária (AVDs).

Plano de tratamento e intervenções

Os objetivos do tratamento para o paciente com suspeita NPH em L4-L5 são: aumentar a estabilidade dinâmica lombossacral, melhorar a mobilidade das articulações e do tecido mole e restaurar completamente a capacidade de trabalho e de realização das atividades da vida diária. Para o paciente deste caso, identificado com restrição de mobilidade lombar superior, usam-se mobilizações articulares para aumentar a mobilidade articular e incorpora-se uma técnica de energia muscular (TEM) para tratar o desequilíbrio pélvico resultante da rigidez na musculatura toracolombar e lombopélvica. Além de usar mobilizações das articulações e do tecido mole, incorporam-se instruções e progressões de exercícios STEP para treinar cada qualidade funcional (Tab. 18.1). São incluídas também progressões de exercícios de fortalecimento e de estabilização central. A utilização do exercício como remédio é um conceito importante da abordagem de Ola Grimsby e do modelo de exercícios STEP. O exercício é dosado especificamente, de acordo com o nível de dano atual do paciente. Isso significa que os exercícios não devem exacerbar a dor da linha de base. Além disso, eles devem ser dosados com atenção específica para a reserva metabólica atual do paciente, ou seja, a quantidade de energia disponível para processos celulares adicionais, além daquela requerida pelo funcionamento corporal normal e pela reparação normal dos tecidos.[26]

O STEP é uma terapia de exercícios que combina o uso de equipamentos especificamente desenvolvidos (sem assistência manual) com exercícios realizados pelo paciente sob a constante supervisão do fisioterapeuta. É importante que o equipamento seja desenvolvido com o objetivo de estimular de modo ótimo os sistemas corporais funcionais relevantes (neuromuscular, articular, circulatório e respiratório) e de atingir precisamente o alvo, ou seja, os tecidos lesionados identificados durante o exame. Para alcançar esse efeito, o paciente realiza os exercícios a partir de certa posição inicial (determinada pelo fisioterapeuta), com uma direção de movimento específica, em uma amplitude total ou parcial de movimento, seguindo uma gradação de quantidade de resistência. O programa de exercícios é elaborado de modo específico e individual, para cada paciente, com base no teste muscular, articular e funcional, assim como no diagnóstico específico do paciente. O STEP também inclui reavaliação do programa a cada visita, com base nos resultados objetivos daquele dia. A dosagem específica de exercícios baseia-se no princípio de 1 (uma) repetição máxima (RM)[27] com uma resistência escolhida a partir das porcentagens de 1 RM. A aplicação do exercício, como esboçada nos princípios do STEP, exige a

Tabela 18.1 RESUMO DAS RECOMENDAÇÕES E DA PROGRESSÃO DO TREINAMENTO STEP COM RESISTÊNCIA PARA O PACIENTE COM NPH LOMBAR

Qualidade funcional	Seleção	Sequência	Resistência	Volume	Intervalos de descanso	Frequência
Reparação do tecido Redução da dor e do edema	Uma única articulação	Livre da dor ou sem dor	No início, assistida ou 0% de 1RM; até 50% de 1RM No início, 0 a 10% de 1RM; progressão para 50% de 1RM	1 a 5 séries, 10 a 60 repetições/série. Começar com 2 séries de 10 a 15 repetições, avaliar a resposta Aumentar até 30 a 50 repetições rápidas, conforme tolerado	> 1 minuto	1 a 5 vezes/dia; 7 dias/semana Tentar fazer 2 a 5 vezes/dia inicialmente, conforme a dor permitir
Mobilização	Uma única articulação	No início, distração para inibir a dor e a compressão articular. Progressão com deslizamento articular	Assistida, até 50% de 1RM Começar com 0% de 1RM e aumentar progressivamente até 50%	1 a 5 séries, 10 a 60 repetições/série. Em caso de deformação/alteração do colágeno, manter por 3 a 5 segundos Para este paciente, iniciar com uma pequena amplitude de movimento e muitas repetições (2 séries de 15 ou 20 repetições) para obter uma leve mobilização; aumentar progressivamente para 20 a 50 repetições	Nenhum	1 a 5 vezes/dia; 7 dias/semana
Coordenação	Exercícios para uma ou várias articulações	No início, exercícios de equilíbrio; depois, em um único plano, progredir para o triplanar, combinado com movimentos e padrões FNP	Assistida até 50% de 1 RM. Para este paciente, começar com cerca de 30% de 1 RM; aumentar para 50% de 1 RM	2 a 5 séries, 10 a 50 repetições/série Para este paciente, começar com 2 séries de 10 repetições; aumentar para 20 a 30 repetições/série	1 minuto	1 a 3 vezes/dia; 7 dias/semana

(Continua)

Tabela 18.1 RESUMO DAS RECOMENDAÇÕES E DA PROGRESSÃO DO TREINAMENTO STEP COM RESISTÊNCIA PARA O PACIENTE COM NPH LOMBAR *(Continuação)*

Qualidade funcional	Seleção	Sequência	Resistência	Volume	Intervalos de descanso	Frequência
Vascularização	Exercício para uma ou várias articulações	No início, no padrão da defesa; depois, avançar além da defesa muscular	55% a 65% de 1 RM	1 a 3 séries de 20 a 30 repetições Para este paciente, começar com 2 séries de 20 repetições; aumentar progressivamente para 30 repetições	Agudo: até a respiração ficar estável Subagudo: > 30 s	Uma vez ao dia; 7 dias/semana
Resistência	Exercício para uma ou várias articulações	Frequências diferentes para grupos musculares pequenos e grandes	50 a 70% de 1 RM Para este paciente, iniciar com 50% de 1 RM e aumentar rapidamente para 70% de 1 RM	1 a 3 séries, 20 a 30 repetições/série Começar com 2 séries de 20 repetições	1 a 2 minutos para grande número de repetições (≥ 20)	2 a 3 vezes/semana para iniciantes/casos agudos Aumentar para 3 a 4 vezes/semana à medida que a dor diminui
Hipertrofia	Exercício para uma ou várias articulações	Grupos musculares pequenos > grupos musculares grandes Uma única articulação > várias articulações Baixa intensidade > alta intensidade	60 a 80% de 1 RM Para este paciente: 60 a 70% de 1 RM Aumentar para 80% quando ele for liberado para o programa de exercícios independente em casa	2 a 3 séries de 6 a 12 repetições	1 a 2 minutos	No início, 2 a 3 vezes/semana; depois, 2 a 4 vezes por semana
Força	Primeiramente, exercício para várias articulações	Grupos musculares pequenos > grandes Uma única articulação > várias articulações Baixa intensidade > alta intensidade	60 a 80% de 1 RM Para este paciente, 60 a 70% de 1 RM Aumentar para 80% quando ele for liberado para o programa de exercícios independente em casa	1 a 3 séries de 6 a 12 repetições	1 a 2 minutos; para a musculatura central: 2 a 3 minutos	No início, 2 a 3 vezes/semana; depois, 2 a 4 vezes/semana

Reproduzido com permissão de Rivard J, Grimsby O. Science, Theory and Clinical Application in Orthopaedic Manual Physical Therapy. The Academy of Graduate Physical Therapy, Inc. Volume 3, page xiv, 2009.

compreensão prévia da avaliação muscular e articular. Tem sido recomendada a exigência do treinamento formal em terapia manual para utilização do STEP, pois a sua aplicação é considerada resultado da combinação da terapia manual e do conhecimento sofisticado dos princípios das cargas biomecânicas e de força.[28]

Tem sido demonstrado que o uso do STEP melhora o funcionamento e reduz a incapacitação em adultos com dor lombar crônica e pós-discectomia.[29-31] Em um estudo de pacientes pós-cirurgia de discectomia submetidos a oito semanas de um regime clínico de exercícios, iniciado quatro semanas após a cirurgia, houve redução significativa da dor e da incapacitação a partir da linha de base (pré-cirurgia). Mais pacientes do grupo do exercício clínico relataram estar melhor de saúde, seis e doze meses após a cirurgia, do que aqueles do grupo que fez apenas exercícios leves em casa. O programa de exercícios permitiu que os pacientes se movimentassem com independência mais rapidamente do que aqueles que participaram do regime de exercício limitado em casa; além disso, possibilitou também a volta do primeiro grupo ao trabalho mais cedo do que o último grupo.[29]

Inicialmente, o plano de atendimento deste paciente deve incluir tratamentos duas vezes por semana; depois, uma vez por semana, à medida que os sintomas e o nível funcional melhorarem. No primeiro dia, é importante orientar o paciente em relação a postura, anatomopatologia, mecanismos corporais e mecânica dos discos e das articulações. Quando o paciente compreende a sua verdadeira condição e as expectativas do tratamento, isso facilita o cumprimento das instruções e o alcance de bons resultados em geral. Na primeira visita, deve-se prescrever apenas exercícios de vascularização para redução das concentrações de GAGs locais. Este é um exercício de vascularização comum para a lombar: o paciente fica deitado de lado, e o fisioterapeuta pede que ele faça uma leve rotação da pelve e da lombar, em uma amplitude de movimento pequena, enquanto mantém a parte superior do corpo estável, encostada no colchonete ou no chão. Esse exercício contrai e relaxa a musculatura paravertebral, além de atingir o objetivo duplo de impelir os mediadores químicos inflamatórios para fora da região afetada e de promover a circulação de sangue e oxigênio nos tecidos lesionados. Para evitar o agravamento do processo inflamatório, o paciente é aconselhado a não usar modalidades de calor. Para reduzir a inflamação, ele é encorajado a usar gelo e a movimentar-se de forma geral.

Na segunda visita ao fisioterapeuta, o foco desloca-se para a inibição neuromuscular. O fisioterapeuta pode usar a mobilização do tecido mole e/ou técnicas de manter/relaxar para reduzir os espasmos musculares e normalizar o recrutamento motor, bem como técnicas de mobilização articular para reduzir a defesa muscular tônica. Uma técnica de energia muscular para tratar a rigidez observada no músculo quadrado lombar e/ou espasmos e desequilíbrio pélvico pode ajudar na restauração do funcionamento normal em um ritmo mais rápido. O fisioterapeuta flexiona passivamente o quadril direito do paciente, que fica deitado em supino, mantendo o joelho dele flexionado. O profissional pede ao paciente que faça a extensão do quadril e, ao mesmo tempo, aplica uma resistência a esse movimento. Essa contração isométrica dos isquiotibiais é mantida por cerca de 10 segundos e repetida três vezes. A contração dos músculos isquiotibiais promove a rotação posterior da hemipelve direita (ílio, acetábulo, ísquio e púbis), opondo resistência à distensão anterior do quadrado lombar que sofre espasmos. Exercícios de estabilização central da flexão e da extensão do tronco devem ser acrescentados ao programa de exercícios em casa, a fim de possibilitar maiores ganhos funcionais e estímulos diários de reparação.

No tratamento com o programa STEP, as qualidades enfatizadas inicialmente são a resistência e a força. Na terceira visita, inicia-se o programa STEP com resistência, porque, nessa etapa, os níveis de dor estão diminuídos, o movimento está menos retraído e o deslocamento lateral também sofreu redução; todos esses aspectos indicam redução da inflamação. Dessa forma, três exercícios são realizados: o passarinho bebendo água (Fig. 18.2), o abdominal inclinado (Fig. 18.3) e a rotação sentado (Fig. 18.4). Uma vez que este paciente está saindo da fase aguda, o objetivo volta-se para a resistência e o treinamento muscular. São feitas 20 a 30 repetições de cada exercício, em 2 a 3 séries. Nenhum dos exercícios deve exacerbar a dor. À medida que o paciente melhora e consegue tolerar, por períodos limitados, algumas das posições e atividades que antes eram muito doloridas (p. ex., aumento da tolerância à posição sentado, deitado, de pé, etc.), o programa STEP deve avançar, incluindo movimentos de exercícios de flexão e rotação combinadas, com resistência e foco no fortalecimento.

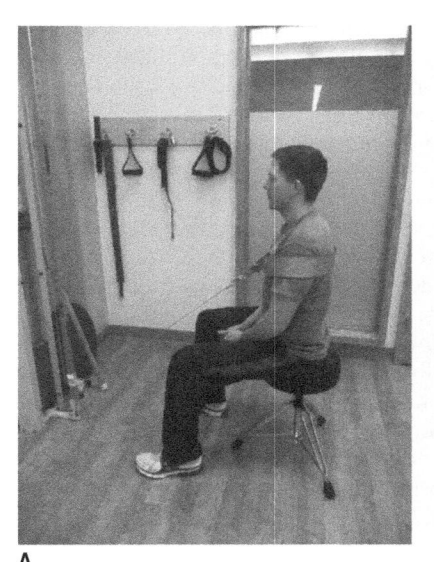

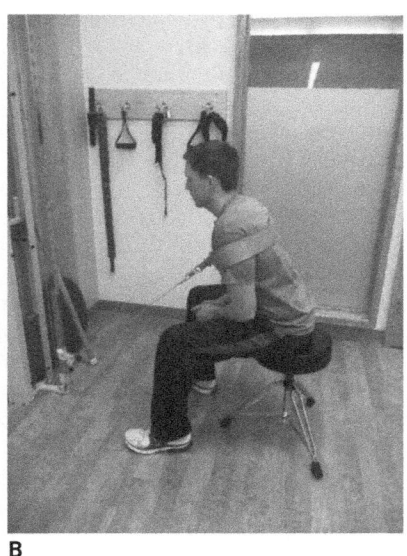

A   **B**

Figura 18.2 Exercício do passarinho bebendo água. **A**. Para iniciar o exercício, o paciente fica sentado em um banquinho, com os quadris e joelhos em um ângulo de 90°, com uma faixa elástica colocada no tronco, na altura do peito, e atada ao aparelho polia, com a força de tração do peso para baixo em um ângulo de 45°. **B**. O fisioterapeuta orienta o paciente a manter a postura ereta e a flexionar o quadril, inclinando-se cerca de 45°. Esse exercício ativa o músculo eretor da espinha bilateralmente, trabalhando de modo excêntrico na inclinação para a frente e de modo concêntrico na volta à posição flexionada. Para que esse movimento ocorra, o paciente precisa contrair de modo excêntrico e lento os extensores da coluna, enquanto se inclina para a frente, contra a resistência fornecida pelo aparelho de polia com peso. O objetivo é fortalecer o eretor da espinha e estabilizar os segmentos lombares inferiores, contra o peso do tronco e a força da gravidade, aspecto particularmente importante na realização das atividades da vida diária. O exercício sempre deve ser feito em uma amplitude de movimento sem dor; se o paciente sente dor ao se movimentar até 45°, indica-se a limitação da amplitude.

SEÇÃO II: TRINTA E QUATRO CASOS CLÍNICOS   271

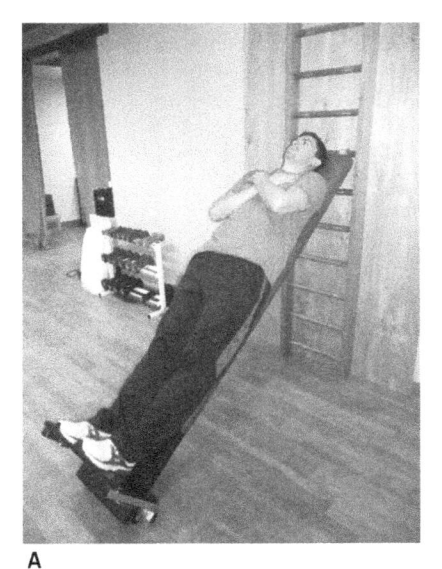

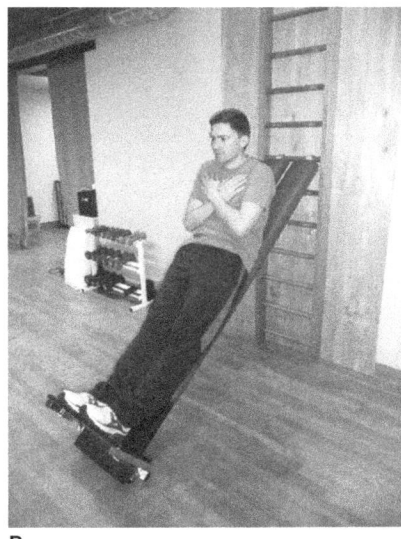

A   B

Figura 18.3 Exercício abdominal inclinado. **A**. O paciente fica em supino, na prancha inclinada, com os braços cruzados sobre o peito. Na fase inicial do tratamento, a prancha fica mais elevada para reduzir a carga contra a gravidade, em um nível em que o paciente possa trabalhar os flexores/abdominais do tronco de modo lento e controlado. **B**. Pede-se ao paciente para realizar a flexão de uma vértebra de cada vez, conscientemente, tirando as costas da prancha de modo lento, ao longo da amplitude de movimento, até o sacro. Em seguida, ele deve ficar sentado com as costas eretas, como se fosse puxado na direção do teto, revertendo depois o movimento, encostando cada vértebra de uma vez na prancha, começando pelo sacro até ficar, de novo, completamente deitado. Esse exercício envolve os abdominais superior e inferior, minimiza a ativação do psoas, enfatiza a mobilização toracolombar e a coordenação articular da flexão/extensão. O objetivo é automobilizar os segmentos T12 a L3, que tinham apresentado hipomobilidade na flexão fisiológica e passiva, envolvendo ativamente os músculos abdominais e promovendo o movimento em toda a amplitude de movimento, em uma série de repetições.

Os exercícios de extensão e rotação combinadas são acrescentados nas visitas posteriores, uma vez que essa posição combinada promove a posição de atrito (*close-packing*) das articulações da faceta. Exercícios de mobilização de extensão toracolombar podem ser acrescentados para facilitar a disponibilização do movimento melhorado *além* de sua região lombar hipermóvel. Uma vez que o paciente tinha rigidez de T12 a L3 e hipermobilidade abaixo desses segmentos, um exercício apropriado seria colocar o paciente sentado em uma cadeira, mantendo a flexão máxima do quadril e da coluna lombar inferior. Com as mãos cruzadas atrás da nuca, o paciente tenta erguer o tronco, deixando os cotovelos apontados para a frente, mas mantendo a flexão lombar inferior. O objetivo desse exercício é mobilizar os segmentos superiores da lombar e, ao mesmo tempo, proteger a coluna lombar inferior (Fig. 18.5). A progressão geral do programa STEP no sentido da força e da resistência continua a partir do fortalecimento excêntrico, para facilitar maior estabilidade e atividade dos receptores em torno das estruturas articulares.

A   **B**

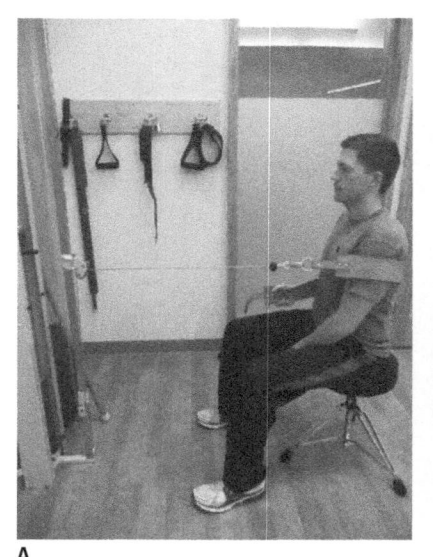

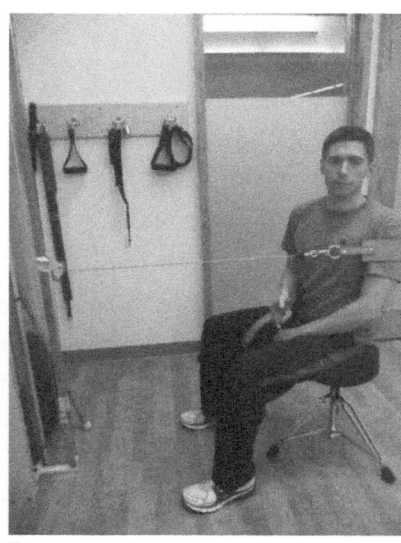

Figura 18.4 Exercício de rotação espinal sentado. **A.** O paciente fica sentado em um banquinho, com os quadris e os joelhos a 90°, com a ponta de uma faixa de peso atada ao braço, na altura do ombro, e a outra ponta na mão direita, passando pelas costas. O puxador da pilha de peso fica bem à frente do ombro do paciente no qual foi atada a faixa. **B.** O fisioterapeuta dá instruções ao paciente para rodar lentamente o tronco para a esquerda, vencendo a resistência do peso, enquanto mantém a pelve apoiada e equilibrada no banquinho. O objetivo do exercício é aumentar a coordenação dinâmica em torno de um eixo rotatório torácico e lombar, envolvendo os multífidos de modo concêntrico e excêntrico.

À medida que o tecido do disco se reconstitui e o paciente avança no programa de fortalecimento, as suas capacidades funcionais melhoram bastante. Nessa etapa, os sinais neurais já devem ter sido resolvidos. Nas etapas posteriores do atendimento deste caso, é preciso direcionar o foco para as restrições de flexão e rotação identificadas na coluna lombar superior e na torácica inferior. Mobilizações articulares devem ser incorporadas para restaurar os padrões normais de movimento. Para o programa de exercícios em casa, a abordagem STEP enfatiza a resistência com pesos maiores, a inclusão da potência como qualidade funcional a ser treinada e o aumento geral do grau de desafio. Antes de liberar o paciente da fisioterapia, o plano de tratamento deve focar a força e a resistência postural, assim como o fornecimento de instruções relativas ao autocuidado constante, à ergonomia e à incorporação de intervalos de descanso para evitar ou reduzir a probabilidade de episódios recorrentes de dor nas costas.

Este caso apresentou dados comprovados do uso da abordagem de Ola Grimsby para tratar um paciente com NPH lombar. Nos casos 15, 16 e 17, são apresentados, respectivamente, a utilização de uma técnica de energia muscular, o uso da tração mecânica e o uso do Diagnóstico e Terapia Mecânica (ou McKenzie).

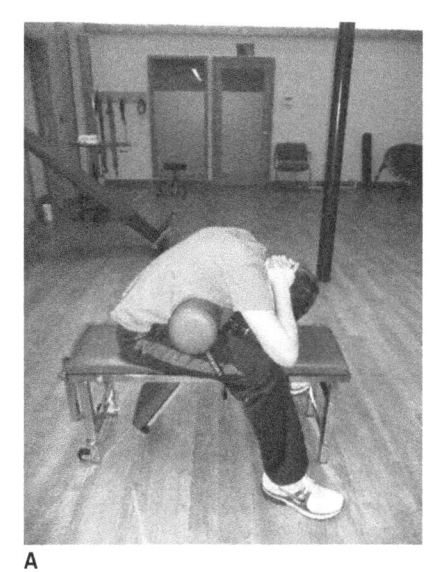

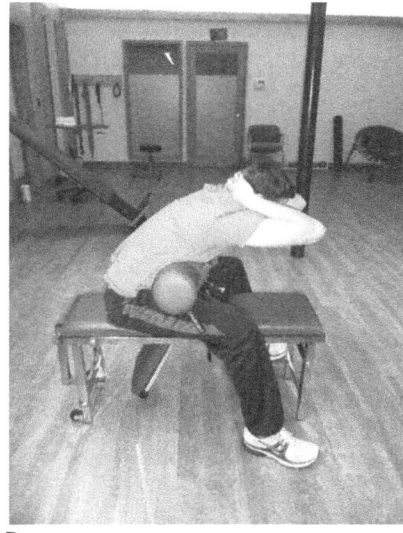

Figura 18.5 Exercício de mobilização toracolombar. **A.** O paciente senta-se sobre o banco, de pernas abertas, com os pés apoiados no chão, na frente dos joelhos, para poder levar o centro do movimento para a frente. Ele se inclina sobre um rolo de espuma firme, flexionando a coluna, e cruza as mãos na nuca, mantendo os cotovelos apontados para baixo. **B.** O paciente vai erguendo os cotovelos lentamente, de forma paralela ao chão, enquanto mantém a flexão da lombar (mantendo também o momento de flexão sobre o rolo). Isso cria um momento de mobilização ao longo da coluna torácica inferior, pouco antes do local do rolo de espuma. O objetivo desse exercício é automobilizar a junção toracolombar em que foi observada rigidez e, ao mesmo tempo, proteger a lombar inferior, direcionando o estresse para fora da região lombar inferior extramóvel, fornecendo opções de movimento adicionais além da lombar e criando maior mobilidade toracolombar.

Recomendações clínicas baseadas em evidências

SORT: Força da Taxonomia da Recomendação (do inglês, *Strength of Recommendation Taxonomy*)

A: Dados consistentes e de boa qualidade orientados para o paciente
B: Dados inconsistentes ou de qualidade limitada orientados para o paciente
C: Dados consensuados, prática mais utilizada, opinião de especialistas ou série de casos orientados para a doença

1. A Pirâmide de Diagnóstico delineia uma abordagem sistemática para orientar o exame e os possíveis tecidos envolvidos na apresentação clínica do paciente. **Grau C**
2. Quando avaliados por um fisioterapeuta, os movimentos intervertebrais passivos possuem alta especificidade, mas baixa sensibilidade em comparação com o movimento intervertebral, como medido por radiografias de flexão-extensão. **Grau B**

3. O STEP de Ola Grimsby reduz a incapacitação, diminui a dor e melhora o funcionamento de pacientes com dor lombar na execução de tarefas da vida cotidiana. **Grau B**

PERGUNTAS PARA REVISÃO

18.1 Entre as qualidades funcionais que devem ser treinadas no programa de exercícios STEP, estão todas as seguintes, *exceto*:

A. Força
B. Resistência
C. Equilíbrio
D. Vascularização

18.2 O fortalecimento excêntrico é parte importante do programa de treinamento STEP:

A. No início, para melhorar a vascularização
B. Mais no final do programa, para melhorar a atividade receptora
C. Mais no final do programa, para melhorar a potência geral
D. No meio do programa, para promover a transição da resistência para a força

RESPOSTAS

18.1 **C**. O equilíbrio não é uma qualidade funcional treinada no STEP.
18.2 **B**. Exercícios de fortalecimento excêntricos são acrescentados mais no final do programa. Eles acrescentam mais um grau de dificuldade e ajudam no treinamento dos receptores, garantindo a estabilidade articular, e não a potência (opção C). O treinamento excêntrico seria agressivo demais se usado no início do programa de exercícios terapêuticos (opção A).

REFERÊNCIAS

1. Kaltenborn F. *Manual Mobilization of the Joints. Volume 11: The Spine.* 4th ed. Oslo: Olaf Norlis Bokhandel; 2002.
2. Fryer G. Intervertebral dysfunction: a discussion of the manipulable spinal lesion. *J Osteopath Med.* 2003;6:64-73.
3. Hendry NG. The hydration of the nucleus pulposus and its relation to intervertebral disc derangement. *J Bone Joint Surg Br.* 1958;40-B:132-144.
4. Ishihara H, Warensjo K, Roberts S, Urban JP. Proteoglycan synthesis in the intervertebral disk nucleus: the role of extracellular osmolality. *Am J Physiol.* 1997;272:C1499-C1506.
5. Roberts S, Urban JP, Evans H, Eisenstein SM. Transport properties of the human cartilage endplate in relation to its composition and calcification. *Spine.* 1996;21:415-420.
6. Castro WH, Assheuer J, Schulitz KP. Haemodynamic changes in lumbar nerve root entrapment due to stenosis and/or herniated disc of the lumbar spinal canal–a magnetic resonance imaging study. *Eur Spine J.* 1995;4:220-225
7. Delauche-Cavallier MC, Budet C, Laredo JD, et al. Lumbar disc herniation. Computed tomography scan changes after conservative treatment of nerve root compression. *Spine.* 1992;17:927-933.

8. Inkinen RI, Lammi MJ, Lehnonen S, Puustjarvi K, Kaapa E, Tammi MI. Relative increase of biglycan and decorin and altered chondroitin sulfate epitopes in the degenerating human intervertebral disc. *J Rheumatol*. 1998;25:506-514.
9. Akeson W, Woo S, Amiel D, Coutts, R, Daniel D. The connective tissue response to immobility. *Clin Orthop Rel Res*. 1973;93:356-361.
10. Grimsby O. Residency course curriculum. *Manual Therapy Part I*, Jan, 1991.
11. Grimsby O, Rivard J. *Science, Theory and Clinical Application in Orthopaedic Manual Physical Therapy*. The Academy of Graduate Physical Therapy; 2008.
12. Pettman E. A history of manipulative therapy. *JMMT*. 2007;15:165-174.
13. Hislop HJ, Montgomery J. *Daniels and Worthingham's Muscle Testing: Techniques of Manual Examination*. 8th ed. St. Louis, MO: Saunders Elsevier; 2007.
14. Sherman KJ, Dixon MW, Thompson D, Cherkin DC. Development of a taxonomy to describe massage treatments for musculoskeletal pain. *BMC Complement Altern Med*. 2006;6:24.
15. Rabin A, Gerszten PC, Karausky P, Bunker CH, Potter DM, Welch WC. The sensitivity of the seated straight-leg raise test compared with the supine straight-leg raise test in patients presenting with magnetic resonance imaging evidence of lumbar nerve root compression. *Arch Phys Med Rehabil*. 2007;88:840-843.
16. Deville WL, van der Windt DA, Dzaferagic A, Bezemer PD, Bouter LM. The test of Lasegue: systematic review of the accuracy in diagnosing herniated discs. *Spine*. 2000;25:1140-1147.
17. Solomon J, Nadler SF, Press J. Physical exam of the lumbar spine. In: Malanga GA, ed. *Musculoskeletal Physical Examination: An Evidence-based Approach*. Philadelphia, PA: Elsevier Mosby; 2006:189-226.
18. Majlesi J, Togay H, Unalan H, Toprak S. The sensitivity and specificity of the slump and the straight leg raising tests in patients with lumbar disc herniation. *J Clin Rheumatol*. 2008;14:87-91.
19. Herron LD, Pheasant HC. Prone knee-flexion provocative testing for lumbar disc protrusion. *Spine*. 1980;5:65-67.
20. Laslett M, Aprill CN, McDonald B, Young SB. Diagnosis of sacroiliac joint pain: validity of individual provocation tests and composites of tests. *Man Ther*. 2005;10:207-218.
21. Ola Grimsby Residency Course Notes, Chapter 14, Lumbar Spine, P. 100. Ola Grimsby Institute 2004.
22. Keating JC Jr, Bergmann TF, Jacobs GE, Finer BA, Larson K. Interexaminer reliability of eight evaluative dimensions of lumbar segmental abnormality. *J Manipulative Physiol Ther*. 1990;13:463-470.
23. Strender LE, Sjoblom A, Sundell K, Ludwig R, Taube A. Interexaminer reliability in physical examination of patients with low back pain. *Spine*. 1997;22:814-820.
24. Abbot JH. Lumbar segmental hypomobility: criterion-related validity of clinical examination items (a pilot study). *NZ J Physiother*. 2003;31:3-9.
25. Abbot JH, McCane B, Herbison P, Moginie G, Chapple C, Hogarty T. Lumbar segmental instability: a criterion-related validity study of manual therapy assessment. *BMC Musculoskelet Disord*. 2005;6:56.
26. Holten O, Faugli HP. *Medisinsk Treningsterapi (Medical Exercise Therapy)*. Ilniversitetsforlaaet. 0608 Oslo, Norway; 1996.
27. Delorme TL. Restoration of muscle power by heavy resistance exercises. *J Bone Joint Surg*. 1945;27:645-667.
28. Jacobsen F, Holten O, Faugli P, Leirvik R. Medical Exercise Therapy. *Fysioterapeuten*.1992;7:19-22.

29. Newsome RJ, May S, Chiverton N, Cole AA. A prospective, randomised trial of immediate exercise following lumbar microdiscectomy: a preliminary study. *Physiotherapy*. 2009;95:273-279.
30. Torstensen TA, Ljunggren AE, Meen HD, Odland E, Mowinckel P, Geijerstam S. Efficiency and costs of medical exercise therapy, conventional physiotherapy, and self exercises in patients with chronic low back pain: a pragmatic, randomized, single-blinded, controlled trial with 1-year follow-up. *Spine*.1998;23:2616-2624.
31. Danielsen JM, Johnsen R, Kibsgaard SK, Hellevik E. Early aggressive exercise for postoperative rehabilitation after disectomy. *Spine*. 2000;25:1015-1020.

Epifisiólise proximal do fêmur (EPF)

Michael D. Ross
Kristi A. Greene

CASO 19

Uma garota de 11 anos, com história de piora progressiva de dor no joelho direito nos últimos cinco meses, foi encaminhada ao fisioterapeuta. A paciente tem um índice de massa corporal de 24 kg/m² e um histórico de saúde anterior sem fatos notáveis. Ao ser avaliada pelo fisioterapeuta, ela apresentou um padrão de marcha antálgica, com o membro inferior direito em leve rotação externa. No exame do joelho, não se observaram dados excepcionais, e o teste não reproduziu a queixa principal de dor. Entretanto, a paciente sentiu dor anterolateral durante o exame do quadril direito. Foi observada limitação na amplitude de movimento da flexão e da rotação interna do quadril direito tanto em situação ativa quanto passiva, e esses movimentos reproduziram a dor no quadril e no joelho. Com base no histórico e no exame físico, o fisioterapeuta ficou preocupado com uma possível epifisiólise proximal do fêmur.

▶ No exame, que sinais podem ser associados ao diagnóstico de epifisiólise proximal do fêmur?
▶ Quais são as prioridades do exame?
▶ Com base no diagnóstico da paciente, quais seriam os possíveis fatores que contribuíram para essa condição?
▶ Quais são as intervenções de fisioterapia mais apropriadas?
▶ Qual é o prognóstico de reabilitação da paciente?

DEFINIÇÕES-CHAVE

FIXAÇÃO CIRÚRGICA *IN SITU*: tratamento padrão de epifisiólise proximal do fêmur em que um parafuso é fixado à fise e à epífise para evitar avanços na progressão do deslocamento.

LINHA DE KLEIN: método de avaliação da epifisiólise proximal do fêmur na radiografia anterior ou posterior do quadril, traçando uma linha ao longo da borda superior do colo femoral; no quadril normal, a linha de Klein faz intersecção com a parte da epífise femoral; no indivíduo com epifisiólise proximal do fêmur, a linha de Klein fica nivelada com a epífise ou lateral a ela.

EPIFISIÓLISE PROXIMAL DO FÊMUR: deslocamento posterior e inferior da epífise femoral proximal (cabeça femoral) sobre a metáfise (colo femoral) através da fise femoral proximal (placa de crescimento).

EPIFISIÓLISE PROXIMAL DO FÊMUR ESTÁVEL: classificação feita de acordo com a estabilidade mecânica; significa que o indivíduo é capaz de apoiar o peso do corpo com ou sem muletas, mas pode apresentar uma marcha antálgica.

EPIFISIÓLISE PROXIMAL DO FÊMUR INSTÁVEL: classificação feita de acordo com a estabilidade mecânica; significa que o deslocamento, por ser dolorido demais e instável, não permite que o indivíduo apoie o peso do corpo, nem mesmo com muletas.

Objetivos

1. Descrever a epifisiólise proximal do fêmur e identificar os fatores de risco relacionados a essa condição.
2. Identificar os exames de imagens diagnósticas apropriados necessários para a identificação da epifisiólise proximal do fêmur.
3. Descrever as intervenções de fisioterapia mais apropriadas para um paciente com epifisiólise proximal do fêmur.
4. Descrever o prognóstico de um indivíduo com epifisiólise proximal do fêmur.

Considerações sobre a fisioterapia

Considerações sobre a FT no tratamento de indivíduos com suspeita de epifisiólise proximal do fêmur:

- ▶ **Cuidados/objetivos do plano geral de fisioterapia:** evitar a progressão do deslocamento; evitar complicações, como a osteonecrose e a condrólise.
- ▶ **Intervenções de fisioterapia:** ensinar ao paciente a anatomia funcional e a mecanopatologia da lesão; educar o paciente sobre o padrão de marcha sem apoio do peso do corpo no membro inferior afetado; encaminhamento a radiografias; caso as radiografias confirmem o diagnóstico de epifisiólise proximal do fêmur, será preciso encaminhar o paciente com urgência a um cirurgião ortopedista para considerar as opções cirúrgicas adequadas no devido tempo.

- **Precauções durante a fisioterapia:** evitar apoiar o peso do corpo no membro inferior afetado.
- **Complicações que interferem na fisioterapia:** progressão do deslocamento, osteonecrose, condrólise, desenvolvimento de epifisiólise proximal do fêmur contralateralmente.

Visão geral da patologia

Epifisiólise proximal do fêmur (EPF) ocorre quando há deslocamento posterior e inferior da epífise femoral proximal (cabeça do fêmur) sobre a metáfise (colo femoral).[1,2] O deslocamento acontece através da fise femoral proximal (placa de crescimento), em geral como resultado de microfraturas crônicas ao longo da fise devido a cargas fisiológicas resultantes do crescimento rápido durante a adolescência.[3,4]

Registros indicam que a incidência geral de EPF em crianças com idade entre 9 e 16 anos é de 10,80 casos por 100 mil crianças, com maior incidência entre os meninos (13,35 casos por 100 mil) do que entre meninas (8,07 casos por 100 mil).[5] A idade média no momento do diagnóstico é de 12 a 13,5 anos para meninas e meninos, respectivamente.[5] Crianças hispânicas e negras são mais comumente afetadas do que as caucasianas.[5,6]

Embora a etiologia seja normalmente multifatorial, o resultado consiste no aumento dos estresses de cisalhamento ao longo da fise enfraquecida. Os fatores anatômicos de risco de EPF incluem a retroversão do fêmur, o aumento da obliquidade da fise e o enfraquecimento do complexo do anel pericondrítico.[7] Fatores biomecânicos e bioquímicos também podem contribuir de modo relevante para o desenvolvimento da EPF. A maioria dos indivíduos afetados apresenta índice de massa corporal acima do percentil 95 para a sua idade (IMC para a idade).[8] A paciente deste caso tem IMC de 24, o que deixa o seu IMC para a idade no percentil 94[8], sendo este um dos fatores que contribuíram para o desenvolvimento da EPF. Quanto maior a massa corporal, maiores são as forças de cisalhamento ao longo da fise, levando, potencialmente, ao enfraquecimento e eventual deslocamento da epífise femoral sobre a metáfise. Indivíduos com EPF em um dos membros têm maior risco de EPF contralateral, uma vez que tem sido observado um envolvimento bilateral em 20% a 50% dos pacientes.[6,9] A epifisiólise proximal do fêmur pode estar associada com distúrbios endócrinos ou metabólicos (p. ex., hipotireoidismo, hipertireoidismo, deficiência do hormônio de crescimento, hipogonadismo, pan-hipopituitarismo, doença renal).[2] Portanto, indivíduos cujo perfil não é típico de EPF (p. ex., jovens, IMC normal ou baixo para a idade)[10] devem ser encaminhados a uma avaliação de problemas endócrinos ou metabólicos.[11]

A epifisiólise proximal do fêmur é classificada, com mais frequência, em função da estabilidade mecânica, que pode ser estável ou instável. Cerca de 90% dos casos de EPF são classificados como estáveis.[10,12] Indivíduos com EPF estável conseguem sustentar o peso do próprio corpo com ou sem muletas, mas às vezes adotam uma marcha antálgica.[13] Por outro lado, aqueles com EPF instável não conseguem sustentar o peso do próprio corpo, nem com muletas, pois o deslocamento é dolorido e instável demais.[10] A classificação da EPF com base na estabilidade mecânica é importante porque os indivíduos com a variante estável apresentam melhor prognóstico em relação à melhora dos resultados e ao menor número de complicações quando comparados com os casos instáveis.[5] Todos os pacientes com suspeita de EPF precisam ser encaminhados a um cirurgião ortopedista com urgência. Entretanto, devido ao maior risco de osteonecrose, o encaminhamento de pacientes com EPF instável deve ser feito de forma emergencial. O diagnóstico precoce de EPF está relacionado a um melhor prognóstico. Por consequência, atrasos no diagnóstico e a sustentação continuada do peso corporal podem levar a progressão da EPF, posteriores deformidades, atraso na intervenção cirúrgica e complicações, como osteonecrose e condrólise.[2]

Manejo da fisioterapia do paciente

Quando há motivo para suspeita de EPF com base no histórico e nos resultados do exame físico, o fisioterapeuta deve fornecer ao paciente informações sobre a anatomia funcional e a mecanopatologia da lesão. É necessário evitar a sustentação do peso corporal[10], por isso o fisioterapeuta deve treinar o paciente a fim de desenvolver um padrão de marcha sem apoio do peso do corpo no membro inferior afetado. Além disso, o paciente deve ser encaminhado a uma radiografia e, caso seja confirmado o diagnóstico de EPF, será preciso fazer o encaminhamento urgente a um cirurgião ortopedista, de modo a serem consideradas opções cirúrgicas adequadas para o devido momento.[14] Após a cirurgia, o principal objetivo da maioria dos indivíduos lesionados é voltar à atividade sem dor, com a maior rapidez e segurança possíveis e de um modo que não sobrecarregue os tecidos em cicatrização.

Exame, avaliação e diagnóstico

O sintoma mais comum do jovem com EPF é a dor localizada, que costuma surgir na região do quadril ou da virilha ou, com menor frequência, na região distal da coxa e do joelho.[1,14,15] A Tabela 19.1 descreve os aspectos clínicos da condição do quadril de indivíduos jovens a fim de facilitar a definição do diagnóstico.[16] As condições estão listadas em ordem de frequência (ou seja, as mais comuns no início). A dor da EPF piora quando os pacientes realizam atividades; eles costumam relatar que não conseguem praticar atividades esportivas. Quando o paciente apresenta, principalmente, dor distal na coxa e no joelho, há o risco de o fisioterapeuta não levar em consideração a possibilidade de EPF, focando o exame e o tratamento na área específica dos sintomas.[15] Isso pode atrasar o diagnóstico da etiologia dos sintomas e levar à subsequente progressão da EPF, com potencial resultado adverso. Portanto, em pacientes jovens com queixa de dor distal na coxa e no joelho, é preciso examinar o quadril com atenção.

Na maioria dos casos, a dor relacionada à EPF desenvolve-se de modo insidioso e piora de maneira progressiva ao longo de várias semanas, sem um mecanismo claro de lesão.[10,17] Se for esse o caso, o paciente pode apresentar uma marcha antálgica (ou seja, a EPF é do tipo estável), mantendo o membro inferior na posição de abdução e rotação externa (Fig. 19.1).[18] Em menos de 10% dos casos, a dor da EPF é grave e está relacionada a um incidente traumático, como uma queda.[2] Nesse caso, o paciente às vezes não consegue apoiar o peso do corpo no membro inferior envolvido, nem mesmo quando usa muletas, pois a dor e a instabilidade são graves (ou seja, a EPF é do tipo instável).

SEÇÃO II: TRINTA E QUATRO CASOS CLÍNICOS   281

Tabela 19.1 DIAGNÓSTICO DIFERENCIAL DE DOR NO QUADRIL EM INDIVÍDUOS JOVENS

Condição	Idade (anos)	Aspectos clínicos	Diagnóstico
Estiramento na virilha	Todas as idades	Dor após movimento súbito ou forçado	Radiografia para eliminar hipótese de epifisiólise proximal do fêmur
Apofisite no quadril	12-25	Dor no quadril relacionada à atividade	Histórico de esforço repetitivo; radiografia para eliminar hipótese de fraturas
Fratura com avulsão da apófise do quadril e da pelve	12-25	Dor após movimento súbito ou forçado	Histórico de trauma; radiografia
Sinovite transitória	<10	Marcha antálgica ou dor no quadril	Radiografia; exames laboratoriais; ultrassonografia
Fraturas	Todas as idades	Dor após evento traumático	Histórico de trauma significativo; radiografia
Fraturas por estresse no colo femoral e pelve	12-25	Dor no quadril relacionada à atividade; surgimento insidioso	Histórico de esforço repetitivo; radiografia do quadril; cintilografia óssea; imagens por ressonância magnética
Epifisiólise proximal do fêmur	9-16	Dor no quadril, virilha, coxa ou joelho; marcha antálgica	Radiografia bilateral do quadril
Doença de Legg-Calvé-Perthes	4-9	Dor indefinida no quadril, redução da rotação interna do quadril	Radiografia do quadril ou imagens por ressonância magnética
Artrite séptica	Todas as idades	Febre, marcha antálgica, dor no quadril	Radiografia; exames laboratoriais; aspiração articular

Modificada com permissão de Peck D., *Slipped capital femoral epiphysis: diagnosis and management*. Am Fam Physician. 2010; 82:259-62.

Para avaliar a **amplitude de movimento (ADM) do quadril**, o fisioterapeuta deve comparar os dados do quadril envolvido com os dados do outro quadril. Limitação e dor na flexão e na rotação interna do quadril são achados comuns em pacientes com EPF.[2] Quando o paciente consegue flexionar o quadril além de 90°, obrigatoriamente o quadril entra em rotação externa à medida que o colo femoral proeminente entra em contato com o acetábulo (devido ao deslocamento posterior e inferior da epífise femoral proximal).[2] Com frequência, o exame do joelho é normal, inclusive quando a principal queixa é dor refletida no joelho ou na coxa distal.[15]

O **diagnóstico de EPF deve ser considerado** em qualquer paciente com idade entre 9 e 16 anos e com queixa primária de dor no quadril, na virilha, na coxa e no joelho e marcha antálgica.[16] As **radiografias com visão anterior a posterior bilateral e lateral** (visão lateral Pata de Rã para a EPF estável; visão lateral *cross-table* para a EPF instável, a fim

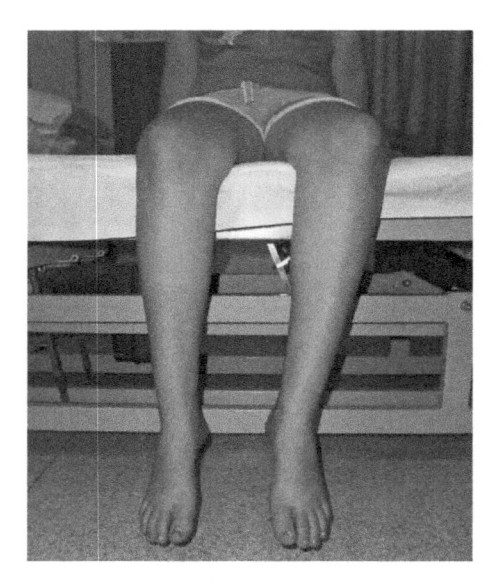

Figura 19.1 Menina de 11 anos com epifisiólise proximal do fêmur no lado esquerdo. Observe que o quadril esquerdo está em leve abdução e rotação externa.

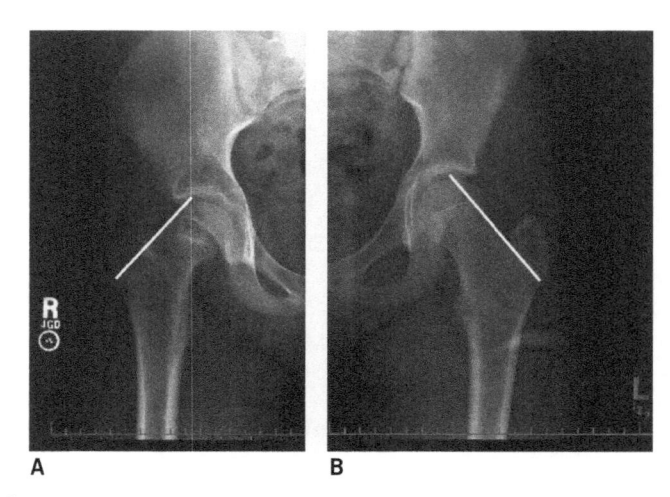

A   B

Figura 19.2 Radiografias do quadril com visão anterior a posterior de uma menina de 11 anos com histórico e resultados do exame físico indicativos de epífise da cabeça do fêmur deslocada. **A**. Quadril direito envolvido da paciente, com a linha de Klein posicionada um pouco lateralmente em relação à epífise do fêmur, aspecto consistente com a epifisiólise proximal do fêmur. Osteopenia femoral proximal e alargamento da fise também podem ser observados. **B**. Quadril esquerdo não envolvido da paciente, com a linha de Klein intersectando a epífise femoral. (Reproduzida com permissão de Michael D. Ross.)

de minimizar o desconforto do paciente e o risco de maior progressão do deslocamento) permitem a comparação entre os membros e são cruciais no estabelecimento do diagnóstico de uma EPF.[1,14,18] Ao solicitar radiografias, é importantíssimo informar ao radiologista que há suspeita de EPF; assim, será possível confirmar ou eliminar essa hipótese de modo adequado. Uma vez que há certo risco de EPF bilateral no início da manifestação,[6,9] é importante notar que a aparência simétrica das fises não significa necessariamente que as duas apresentam-se normais.

Na visão radiográfica anterior a posterior, a linha de Klein pode ser usada para avaliar a suspeita de EPF. Desenha-se uma linha ao longo da borda superior do colo femoral e observa-se o seguinte.[1] Na articulação normal do quadril, essa linha intersecta uma porção da epífise femoral; no paciente com EPF, ela fica nivelada com a epífise ou então um pouco lateral à epífise. As imagens radiográficas anterior a posterior (Fig. 19.2) ou a visão lateral Pata de Rã (Fig. 19.3) da paciente deste caso[19] mostram linha de Klein posicionada um pouco lateralmente à epífise do fêmur, osteopenia femoral proximal e alargamento da fise. A osteopenia correlaciona-se bem com o histórico de cinco meses de dor no joelho direito e provável limitação do apoio do peso do corpo no membro inferior direito. O alargamento da fise pode ser visto nos estágios iniciais do distúrbio, antes da observação do deslocamento posteroinferior da epífise femoral proximal.

Para pacientes com radiografias normais ou inconclusivas e alto grau de suspeita de EPF, a varredura óssea ou a imagem por ressonância magnética pode ser útil na confirmação do diagnóstico. No estágio "pré-deslocamento", a cintilografia óssea pode mostrar aumento da absorção no aspecto proximal do colo femoral, e a ressonância magnética pode mostrar anormalidades na fise.

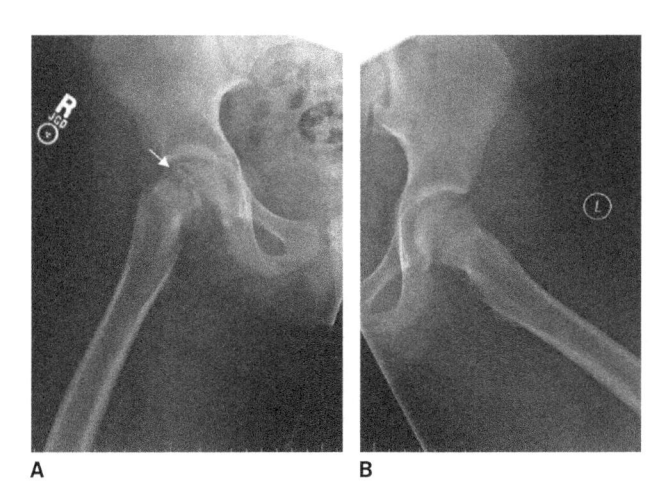

Figura 19.3 Radiografias com visão lateral Pata de Rã de uma menina de 11 anos com histórico e resultados do exame físico indicativos de epífise da cabeça do fêmur deslocada. **A**. Quadril direito envolvido da paciente, apresentando deslocamento inferior da epífise femoral, consistente com EPF (seta). **B**. Quadril esquerdo não envolvido da paciente. (Reproduzida com permissão de Michael D. Ross.)

Plano de tratamento e intervenções

A confirmação do diagnóstico de EPF às vezes é difícil e, no início, os médicos podem desconsiderar essa hipótese, em especial quando os pacientes apresentam sintomas vagos, que parecem não estar relacionados ao quadril.[19-21] O prognóstico do paciente com EPF com frequência depende do momento em que se determina o diagnóstico, pois isso afeta a adequação do prazo de realização da intervenção cirúrgica.[20-23] Atrasos de diagnóstico podem levar à osteonecrose e à condrólise, assim como ao surgimento precoce da osteoartrite do quadril.[24,25]

Uma vez diagnosticada a EPF, o tratamento típico do paciente consiste em prevenir a progressão do deslocamento por meio da estabilização cirúrgica da fise.[1,26] Devido ao risco de progressão do deslocamento, o paciente com EPF deve ser encaminhado a um cirurgião ortopédico e não deve apoiar o peso do corpo no membro inferior envolvido enquanto não for realizada a cirurgia. Como a cirurgia é o tratamento inicial para EPF, existem poucos dados sobre abordagens de tratamento conservador, inclusive sobre fisioterapia.[2,16] A **abordagem de tratamento cirúrgico** para deslocamento estável leve a moderado é a fixação *in situ* da epífise com um único parafuso, que costuma promover a fixação adequada (Fig. 19.4).[1,21,26-28] Tem sido demonstrado que essa técnica é efetiva e apresenta taxas baixas de recorrência e complicações.[21,27]

A EPF instável é uma lesão mais grave do que a EPF estável.[16] Há certa controvérsia em relação à especificidade da cirurgia, inclusive quanto ao momento ideal da intervenção cirúrgica, à necessidade de uma tração pré-operatória, à importância do realinhamento da epífise e à indicação da colocação profilática de pino no quadril contralateral.[14,27] Apesar disso, no tratamento da EPF instável, deve-se considerar o suprimento de sangue da cabeça do fêmur, pois tem sido relatado um grau bem alto de osteonecrose após a intervenção cirúrgica, por volta de 50%, enquanto outros estudos mostram uma

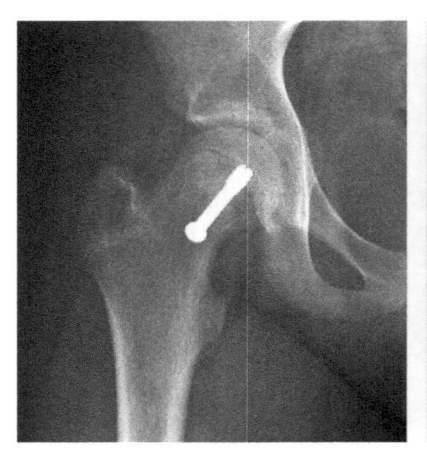

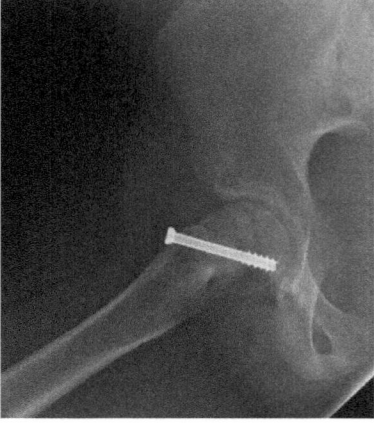

Figura 19.4 Radiografias anterior a posterior (imagem da esquerda) e visão lateral Pata de Rã (imagem da direita) do quadril direito de uma menina de 11 anos após uma fixação *in situ* para tratar a epifisiólise proximal do fêmur. (Reproduzida com permissão de Michael D. Ross.)

variação entre 3 e 15%.²⁹ A abordagem de tratamento cirúrgico para o deslocamento instável costuma acarretar descompressão da articulação do quadril (para reduzir a pressão intra-articular), com leve redução fechada, dependendo do grau de deformidade e fixação com um ou dois parafusos.²

Comumente, os pacientes apoiam o peso do corpo com a ponta dos pés (no caso da EPF instável, não sustentam o peso do corpo) nas seis primeiras semanas após a cirurgia. É preciso um monitoramento radiográfico e clínico cuidadoso para garantir o fechamento apropriado da fise femoral proximal sem progressão do deslocamento.² Permite-se ao paciente o retorno gradual ao apoio total do peso do corpo e às atividades diárias normais depois de seis semanas (embora esse período às vezes seja mais longo para pacientes com EPF instável), mas atividades esportivas costumam ficar restritas até o fechamento da fise. Depois dele, finalmente, os pacientes podem retomar, de forma progressiva, suas atividades esportivas.¹⁴

Devido à escassez de pesquisas sobre a reabilitação pós-cirurgia de indivíduos com EPF, não está claro o papel do fisioterapeuta após a intervenção cirúrgica. Apesar disso, se houver encaminhamento do paciente depois da cirurgia, o fisioterapeuta deve observar os resultados do exame musculoesquelético, tomando precauções associadas com a cirurgia. Especificamente, ele deve garantir que o paciente cumpra as restrições de apoio do peso do corpo e de realização de atividades. Assim que o paciente conseguir sustentar o próprio peso e progredir nas atividades de reabilitação, qualquer aumento da dor ou redução da amplitude do movimento do quadril terá de ser comunicado ao cirurgião ortopédico, pois isso às vezes consiste nos primeiros sinais de que o paciente pode estar avançando de maneira rápida demais, e a consequência disso pode ser o atraso do fechamento da fise. Quando o paciente for capaz de começar a reabilitação, as intervenções de fisioterapia pós-estabilização cirúrgica de uma EPF podem incluir: educação do paciente relativa à anatomia funcional, à patomecânica da lesão e a restrições/modificações das atividades; treinamento da marcha; exercícios de amplitude de movimento do quadril; exercícios com resistência para aumentar a força e a resistência da musculatura do centro (*core*) e dos membros inferiores; exercícios aeróbios; e uma progressão de exercícios funcionais apropriada assim que o paciente é liberado para o retorno às atividades esportivas.

Recomendações clínicas baseadas em evidências

SORT: Força da Taxonomia da Recomendação (do inglês, *Strength of Recommendation Taxonomy*)

A: Dados consistentes e de boa qualidade orientados para o paciente
B: Dados inconsistentes ou de qualidade limitada orientados para o paciente
C: Dados consensuados, prática mais utilizada, opinião de especialistas ou série de casos orientados para a patologia

1. O exame físico de indivíduos com epifisiólise proximal do fêmur em geral revela marcha antálgica, redução da rotação interna do quadril e rotação externa obrigatória quando o quadril flexiona-se além de 90º. **Grau C**
2. Os fisioterapeutas devem considerar o diagnóstico de EPF quando um indivíduo jovem apresenta marcha antálgica e dor na virilha, no quadril, na coxa ou no joelho. **Grau C**

3. Quando o histórico e os resultados do exame físico indicam uma EPF, a radiografia convencional deve incluir visões anterior a posterior e lateral dos quadris (visões laterais Pata de Rã para a EPF estável; visões laterais *cross-table* para a EPF instável).
   Grau C
4. O tratamento padrão da EPF estável é a fixação *in situ* com um único parafuso.
   Grau C

PERGUNTAS PARA REVISÃO

19.1 Um fisioterapeuta está avaliando um menino de 12 anos que tem dor moderada na virilha e no joelho. O paciente consegue apoiar o peso do corpo, mas apresenta marcha antálgica. A rotação interna está limitada e dolorida e, quando o quadril é flexionado de forma passiva, ele entra em abdução e rotação externa. Inicialmente, qual das seguintes modalidades de imagens diagnósticas deve ser indicada para avaliar a hipótese de epifisiólise proximal do fêmur?

   A. Radiografias de visões anterior a posterior e *cross-table* lateral
   B. Radiografias de visões anterior a posterior e Pata de Rã lateral
   C. Cintilografia óssea
   D. Imagens por ressonância magnética

19.2 Qual dos seguintes tratamentos é mais apropriado para um paciente com epifisiólise proximal do fêmur estável?

   A. Descompressão do centro (*core*)
   B. Curetagem e enxerto ósseo
   C. Fixação com parafuso *in situ*
   D. Artroplastia total do quadril

RESPOSTAS

19.1 **B.** Por conseguir apoiar o peso do corpo, possivelmente, esse paciente seria classificado como um indivíduo que apresenta epifisiólise proximal do fêmur estável. Portanto, a imagem apropriada incluiria radiografias das visões anterior a posterior e Pata de Rã lateral. As radiografias de visões anterior a posterior e *cross-table* lateral (opção A) seriam indicadas para uma EPF instável (ou seja, quando o paciente não consegue sustentar o peso do próprio corpo). A cintilografia óssea e as imagens por ressonância magnética (opções C e D) não são indicadas como modalidades inicialmente necessárias para pacientes com EPF. Essas últimas modalidades seriam úteis para um paciente com radiografias normais ou inconclusivas e com elevado grau de suspeita de EPF.

19.2 **C.** O tratamento padrão para EPF estável é a fixação *in situ* com um único parafuso acanulado.

REFERÊNCIAS

1. Aronsson DD, Loder RT, Breur GJ, Weinstein SL. Slipped capital femoral epiphysis: current concepts. *J Am Acad Orthop Surg*. 2006;14:666-679.

2. Gholve PA, Cameron DB, Millis MB. Slipped capital femoral epiphysis update. *Curr Opin Pediatr.* 2009;21:39-45.
3. Harris WR. The endocrine basis for the slipping of the femoral head. *J Bone Joint Surg Br.* 1950;32:5-10.
4. Watts HG. Fractures of the pelvis in children. *Orthop Clin North Am.* 1976;7:615-624.
5. Lehmann CL, Arons RR, Loder RT, Vitale MG. The epidemiology of slipped capital femoral epiphysis: an update. *J Pediatr Orthop.* 2006;26:286-290.
6. Loder RT. The demographics of slipped capital femoral epiphysis. An international multicenter study. *Clin Orthop Relat Res.* 1996;322:8-27.
7. Cohen M, Gelberman RH, Griffin PP, Kasser J, Emans JB, Millis MB. Slipped capital femoral epiphysis: assessment of epiphyseal displacement and angulation. *J Pediatr Orthop.* 1986;6:259-264.
8. Manoff EM, Banffy MB, Winell JJ. Relationship between body mass index and slipped capital femoral epiphysis. *J Pediatr Orthop.* 2005;25:744-746.
9. Riad J, Bajelidze G, Gabos PG. Bilateral slipped capital femoral epiphysis: predictive factors for contralateral slip. *J Pediatr Orthop.* 2007;27:411-414.
10. Loder RT, Richards BS, Shapiro PS, Reznick LR, Aronson DD. Acute slipped capital femoral epiphysis: the importance of physeal stability. *J Bone Joint Surg Am.* 1993;75:1134-1140.
11. Papavasiliou KA, Kirkos JM, Kapetanos GA, Pournaras J. Potential influence of hormones in the development of slipped capital femoral epiphysis: a preliminary study. *J Pediatr Orthop B.* 2007;16:1-5.
12. Loder RT, Starnes T, Dikos G, Aronsson DD. Demographic predictors of severity of stable slipped capital femoral epiphyses. *J Bone Joint Surg Am.* 2006;88:97-105.
13. Loder RT. Slipped capital femoral epiphysis in children. *Curr Opin Pediatr.* 1995;7:95-97.
14. Loder RT. Slipped capital femoral epiphysis. *Am Fam Physician.* 1998;57:2135-2142, 2148-2150.
15. Matava MJ, Patton CM, Luhmann S, Gordon JE, Schoenecker PL. Knee pain as the initial symptom of slipped capital femoral epiphysis: an analysis of initial presentation and treatment. *J Pediatr Orthop.* 1999;19:455-460.
16. Peck D. Slipped capital femoral epiphysis: diagnosis and management. *Am Fam Physician.* 2010;82:259-262.
17. Kasper JC, Gerhardt MB, Mandelbaum BR. Stress injury leading to slipped capital femoral epiphysis in a competitive adolescent tennis player: a case report. *Clin J Sport Med.* 2007;17:72-74.
18. Houghton KM. Review for the generalist: evaluation of pediatric hip pain. *Pediatr Rheum Online J.* 2009;7:10.
19. Greene KA, Ross MD. Slipped capital femoral epiphysis in a patient referred to physical therapy for knee pain. *J Orthop Sports Phys Ther.* 2008;38:26.
20. Rahme D, Comley A, Foster B, Cundy P. Consequences of diagnostic delays in slipped capital femoral epiphysis. *J Pediatr Orthop B.* 2006;15:93-97.
21. Katz DA. Slipped capital femoral epiphysis: the importance of early diagnosis. *Pediatr Ann.* 2006;35:102-111.
22. Loder RT. Correlation of radiographic changes with disease severity and demographic variables in children with stable slipped capital femoral epiphysis. *J Pediatr Orthop.* 2008;28:284-290.
23. Carney BT, Weinstein SL, Noble J. Long-term follow-up of slipped capital femoral epiphysis. *J Bone Joint Surg Am.* 1991;73:667-674.
24. Kocher MS, Bishop JA, Weed B, Hresko MT, Kim YJ, Kasser JR. Delay in diagnosis of slipped capital femoral epiphysis. *Pediatrics.* 2004;113:e322-e325.

25. Green DW, Reynolds RA, Khan SN, Tolo V. The delay in diagnosis of slipped capital femoral epiphysis: a review of 102 patients. *HSS J.* 2005;1:103-106.
26. Givon U, Bowen JR. Chronic slipped capital femoral epiphysis: treatment by pinning in-situ. *J Pediatr Orthop B.* 1999;8:216-222.
27. Kalogrianitis S, Tan CK, Kemp GJ, Bass A, Bruce C. Does unstable slipped capital femoral epiphysis require urgent stabilization? *J Pediatr Orthop B.* 2007;16:6-9.
28. Morrissy RT. Slipped capital femoral epiphysis-natural history, etiology, and treatment. *Instr Course Lect.* 1980;29:81-86.
29. Loder RT. Unstable slipped capital femoral epiphysis. *J Pediatr Orthop.* 2001;21:694-699.

Osteoartrite (OA) do Quadril

Paul Reuteman

CASO 20

Um homem de 58 anos veio por conta própria a uma clínica ambulatorial de fisioterapia com a queixa principal de dor na parte anterolateral do quadril direito. A intensidade da dor e a progressão de suas limitações funcionais levaram-no a buscar assistência médica. Foi feito um exame diagnóstico de imagem, que revelou sinais de osteoartrite do quadril (Fig. 20.1). Seu médico, clínico geral, o encaminhou a um ortopedista para discutir opções cirúrgicas. Entretanto, o paciente optou por uma via conservadora para tratar seus sintomas e marcou uma consulta com um fisioterapeuta. Ele descreve que sente dor intermitente no quadril, a qual se agrava ao ficar de cócoras, ao subir degraus e quando faz rotação do quadril durante atividades com pesos. Não tem sido capaz de prosseguir com seu programa habitual de condicionamento físico cardiovascular por causa da dor. Sua meta é retornar a seu nível prévio de função durante as atividades da vida cotidiana e retomar seu programa de treinamento cardiovascular e de fortalecimento na academia de seu clube.

▶ Com base no diagnóstico do paciente, quais são os fatores que contribuem para sua condição?
▶ Que sinais de exame e prioridades estão associados à osteoartrite do quadril?
▶ Quais são as limitações funcionais e vantagens do paciente?
▶ Quais são as intervenções de fisioterapia mais apropriadas para um paciente com osteoartrite do quadril?

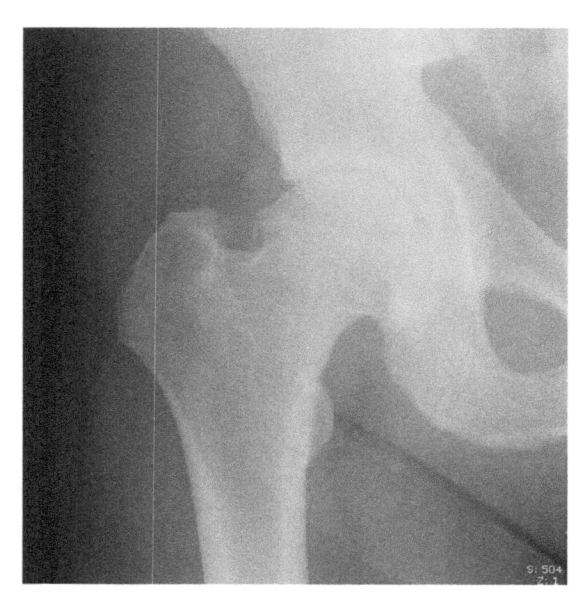

Figura 20.1 Radiografia anteroposterior (AP) do quadril direito mostrando alterações escleróticas, diminuição do espaço articular e osteófito na margem articular superior.

DEFINIÇÕES-CHAVE

FISIOTERAPIA BASEADA EM DÉFICIT: intervenções de fisioterapia abordando déficits musculoesqueléticos modificáveis associados a função diminuída e/ou dor relacionada a aumento de atividade; a decisão de utilizar intervenções específicas baseia-se na avaliação contínua dos déficits do paciente e em como eles são afetados por cada intervenção. À medida que a situação do paciente muda, o plano de assistência é modificado.

HIPOMOBILIDADE ARTICULAR: diminuição do movimento normal de uma articulação devido a disfunção da superfície articular, doença ou lesão traumática que afeta osso, músculo, ligamento ou a própria articulação; frequentemente leva à amplitude limitada de movimentos ativos e passivos.

MOBILIZAÇÃO ARTICULAR: movimento passivo direcionado às estruturas articulares visando obter um efeito terapêutico (aumento de movimentos da articulação e/ou diminuição da dor); uma manobra com *thrust* de alta velocidade e baixa amplitude é uma técnica de mobilização também conhecida como manipulação articular.

OSTEOARTRITE: integridade da cartilagem articular danificada associada com alterações no osso subjacente e nas margens articulares; essas alterações, com frequência, levam à dor, perda de mobilidade e de força muscular, deficiência de função e diminuição da qualidade de vida.

INTERDEPENDÊNCIA REGIONAL: teoria de que a disfunção proximal e/ou distal pode contribuir para dor na articulação envolvida.

Objetivos

1. Utilizar evidências e diretrizes de prática clínica para exame e tratamento de um indivíduo com osteoartrite do quadril.
2. Prescrever terapia manual apropriada e variação de atividades de movimento articular para um indivíduo com osteoartrite do quadril.
3. Prescrever exercícios terapêuticos apropriados, inclusive de resistência e extensão, para uma pessoa com osteoartrite do quadril.

Considerações sobre a fisioterapia

Considerações sobre a FT durante o tratamento do indivíduo com diagnóstico de osteoartrite do quadril:

▶ **Cuidados/objetivos do plano geral de fisioterapia:** melhorar a mobilidade articular e a amplitude de movimentos; diminuir a dor e aumentar a função; aumentar a força muscular; aumentar a tolerância às atividades da vida diárias; prevenir ou minimizar a perda de capacidade física aeróbica.
▶ **Intervenções de fisioterapia:** ensino do paciente em relação à anatomia funcional e à anatomopatologia; terapia manual na região lombopélvica e na articulação do quadril para diminuir a dor e melhorar os movimentos; exercícios de resistência para aumentar a força muscular e a resistência dos músculos do tronco e extremidades inferiores; exercícios aeróbicos para aumentar o condicionamento cardiovascular; prevenção primária de dano articular adicional.
▶ **Precauções durante a fisioterapia:** monitorar sinais vitais, monitorar a reprodução de sintomas durante o tratamento, abordar atividades que são contraindicadas para pacientes com osteoartrite do quadril.

Visão geral da patologia

A dor do quadril devido à osteoartrite (OA) é uma das causas mais comuns de dor no quadril em adultos mais velhos.[1,2] Osteoartrite da articulação do quadril é uma síndrome clínica com sinais e sintomas relacionados a problemas na integridade da cartilagem articular e alterações no osso subjacente e nas margens articulares. Essas alterações levam, com frequência, à dor, perda da mobilidade e da força muscular, função deficiente e qualidade de vida diminuída.[3,4] A causa da osteoartrite é multifatorial e diversos fatores de risco têm sido identificados. A idade parece ser o mais comum, pois a condição afeta principalmente aqueles com 50 anos ou mais.[1]

Radiografias são o padrão-ouro atual para diagnóstico de OA do quadril. A escala de Kellgren Lawrence definiu quatro graus de OA do quadril com base no estreitamento do espaço articular, nas alterações esclerosantes do osso subcondral e na presença de osteófitos.[5] Para profissionais que não têm acesso frequente a imagens radiográficas, o **American College of Rheumatology estabeleceu critérios clínicos** para ajudar na identificação de pacientes com OA do quadril[6]. A partir desses critérios, os pacientes são classificados como tendo OA do quadril se relatam sofrer de dor no quadril, com idade maior que 50 anos e se apresentam qualquer um dos seguintes grupos de achados: (1) amplitude de movimentos (ADM) de rotação interna do quadril < 15° e ADM de flexão do quadril ≤ 115°; (2) ADM de rotação interna do quadril >15°, mas acompanhada de dor e duração da rigidez matinal do quadril < 60 minutos.[6]

Um estudo de 2008 em 72 adultos identificou cinco variáveis clínicas para predizer indivíduos com OA confirmada em estudos radiográficos.[7] As variáveis incluíram: dor agravada com a posição de cócoras, dor no quadril com o teste do quadrante, dor no quadril com flexão ativa ou extensão ativa do quadril e ADM de rotação interna passiva do quadril menor que 25°. Se pelo menos quatro dessas cinco variáveis forem identificadas, a razão de probabilidade positiva será igual a 24,3 (intervalo de confiança de 95%: 4,4-142,1). Assim, essa regra de previsão clínica preliminar aumentou a probabilidade de a OA do quadril estar presente nos exames de imagem de 29 para 91%.[7]

A artroplastia total do quadril (ATQ) parece ser a intervenção de escolha para pacientes com OA do quadril. O número de procedimentos de ATQ realizados para tratamento da OA do quadril continua a crescer. Estima-se que 231 mil procedimentos de ATQ foram feitos nos Estados Unidos durante o ano de 2006.[8] Um estudo epidemiológico de uma comunidade em um estado do centro-oeste revelou que o uso de ATQ ajustado para idade e sexo aumentou de 50,2 por 100 mil, em 1969-1972, para 145 por 100 mil, em 2005-2009. Isso representa um aumento de quase 300% do número de procedimentos de ATQ realizados em um período aproximado de 30 anos. De 1969 a 2009, a taxa de procedimentos de ATQ em indivíduos mais jovens (até 49 anos) também aumentou mais de sete vezes, quase dobrando entre os períodos de 1997-2000 e 2005-2008.[8] Esse aumento drástico provavelmente reflete tanto a vigilância aumentada do diagnóstico de OA do quadril como a intervenção cirúrgica mais precoce. Uma consequência previsível das artroplastias totais do quadril sendo realizadas em indivíduos mais jovens é a probabilidade aumentada de que um indivíduo viva mais do que o tempo de vida útil de sua prótese, necessitando, assim, de cirurgia de revisão subsequente da ATQ e de reabilitação.

Há poucos anos, vários autores defenderam o tratamento conservador envolvendo fisioterapia supervisionada como uma alternativa à cirurgia, a fim de prevenir ou retardar o impacto da incapacidade relacionada à OA do quadril. [1,9-11] A fisioterapia parece oferecer a abordagem conservadora multimodal mais apropriada, combinando exercícios aeróbicos e de fortalecimento com técnicas de terapia manual direcionada que aumentam a função e diminuem a dor.

O paciente atual se apresentou com OA do quadril confirmada por imagem radiográfica, exibiu déficits de amplitude de movimentos que satisfazem a classificação de OA identificada pelo American College of Rheumatology e apresentou quatro das cinco variáveis estabelecidas como regra de previsão clínica para OA do quadril. Como o paciente preencheu esses critérios, a intervenção cirúrgica foi recomendada por seu médico. Entretanto, o paciente fez uma escolha pessoal de prosseguir com a fisioterapia na esperança de evitar a cirurgia.

Manejo da fisioterapia do paciente

O tratamento conservador apropriado para OA do quadril requer uma abordagem multimodal. Intervenções de fisioterapia de técnicas de terapia manual direcionada devem ser combinadas com exercícios aeróbicos e de fortalecimento para aumentar a função e reduzir a dor. É fundamental orientar o paciente sobre como modificar a atividade para prevenir ou reduzir a dor. Evitando-se atividades provocativas, a progressão da OA pode ser reduzida. Também é importante encorajar o paciente a encontrar atividades que aumentem o condicionamento geral sem aplicar esforço indevido ou criar dor no quadril. A meta principal da fisioterapia, para a maioria dos indivíduos, é aumentar a função, diminuir a frequência e intensidade da dor durante as atividades diárias e retardar ou evitar a cirurgia. Devido à heterogeneidade dos indivíduos com OA do quadril, todos os modelos de tratamento devem ser adequados aos déficits atuais do paciente, às metas previstas e à resposta do paciente à intervenção.

Exame, avaliação e diagnóstico

O exame de um paciente com dor no quadril envolve uma história subjetiva minuciosa de suas queixas principais, uma anamnese clínica geral e uma discussão sobre as metas para reabilitação. Os indivíduos apresentando dor no quadril devido a alterações osteoartríticas queixam-se mais comumente de dor na parte anterior da virilha, na nádega e na região posterior da coxa.[12] Quase 50% dos pacientes com OA do quadril também se queixam de dor no joelho ou na parte inferior da perna.[12] Atividades com sustentação do peso, em especial aquelas que envolvem torção da extremidade envolvida ou ficar de cócoras, geralmente são dolorosas. Às vezes, ficar sentado por tempo prolongado pode ser sintomático, em especial se o quadril estiver fletido a mais de 90°. Com frequência, a dor é mais prevalente no início da manhã ou depois de longos períodos de inatividade.

Um questionário de qualidade de vida relacionado à saúde, específico para a doença, deve ser aplicado para avaliar a percepção do paciente quanto ao nível de incapacidade. O Western Ontario and McMaster Universities Osteoarthritis (WOMAC) Index e o Harris Hip Score são duas avaliações de resultados recomendadas para pacientes com OA do quadril e têm sido consideradas confiáveis e válidas.[15]

O fisioterapeuta deve realizar um exame musculoesquelético completo para identificar os déficits associados à condição do paciente. A Tabela 20.1 apresenta os componentes do exame de um indivíduo com OA do quadril. A avaliação dos déficits serve como base para consultas subsequentes, a fim de identificar se estão ocorrendo melhoras.

A avaliação observacional da marcha pode revelar uma marcha de Trendelenburg, ou compensada, ou não compensada. Esses padrões de marcha significam fraqueza ipsilateral dos abdutores do quadril.[16,17]

Uma correlação forte entre OA do quadril e déficits de ADM também tem sido identificada.[7,8] Limitações de extensão e rotação interna do quadril são especialmente frequentes, devido ao estreitamento da cápsula anterior que é associado à OA do quadril. A mensuração da ADM da rotação interna (RI) do quadril é mais fácil e mais padronizada que a mensuração da ADM de extensão do quadril. Tem sido constatado que as medidas de ADM da RI do quadril são confiáveis com o paciente tanto em prono como em supino.[18]

A avaliação da mobilidade articular é difícil de ser feita devido à estabilidade geral associada à articulação do quadril. A avaliação da sensação final de movimento durante a aplicação de pressão excessiva no final da ADM finais é valiosa para determinar restrições

Tabela 20.1 MARCHA, AVALIAÇÃO DE MOVIMENTOS E TESTES ESPECIAIS RELACIONADOS À PRESENÇA DE OSTEOARTRITE DO QUADRIL

Avaliação clínica	Posição do paciente	Mensurações/Observações
Avaliação observacional da marcha	Pede-se ao paciente para deambular sobre uma superfície nivelada.	A marcha de Trendelenburg compensada ou não compensada é indicativa de fraqueza do abdutor do quadril.
Rotação interna do quadril ativa e passiva (Fig. 20.2)	O paciente pode ficar em prono ou sentado na beira da maca. Pede-se que ele faça a rotação interna do quadril enquanto o terapeuta mede a RI. O fisioterapeuta impede qualquer compensação da pélvis.	O número de graus que a tíbia se move a partir da posição vertical neutra é medido com um inclinômetro. O movimento é avaliado passivamente para determinar a sensação final de movimento. A ADM é comparada bilateralmente.
Teste FABER (teste de Patrick) (Fig. 20.3)	O paciente deita-se em supino com a extremidade inferior sintomática cruzada sobre a perna oposta, de modo que a face externa do tornozelo descanse em um ponto proximal à patela (se possível). O fisioterapeuta estabiliza o lado oposto da pélvis enquanto abaixa o joelho do paciente em direção à maca.	A extensão em que a tíbia (da extremidade inferior sintomática) se movimenta a partir da posição vertical neutra é mensurada com um inclinômetro. O movimento é comparado bilateralmente. A provocação de dor também é documentada.
Teste do quadrante (Fig. 20.4)	O paciente deita-se em supino. O fisioterapeuta flete passivamente o quadril além de 90° de flexão e aplica uma força compressiva vertical ao fêmur. O fisioterapeuta move o fêmur de abdução para adução.	A faixa dolorosa é documentada.
Teste de agachamento (Fig. 20.5)	O paciente está de pé e pede-se a ele que fique de cócoras, abaixando seus quadris até os seus calcanhares. Pede-se que ele fique em agachamento o mais baixo possível antes de sentir dor.	A extensão em que a tíbia se movimenta a partir da posição vertical neutra é mensurada com um inclinômetro.
Teste da Caminhada de 6 Minutos	Pede-se ao paciente para caminhar a maior distância possível em 6 minutos.	O terapeuta monitora pressão arterial, frequência cardíaca e taxa de esforço percebido (TEP), bem como quaisquer sinais ou sintomas do quadril antes, durante e depois do teste.

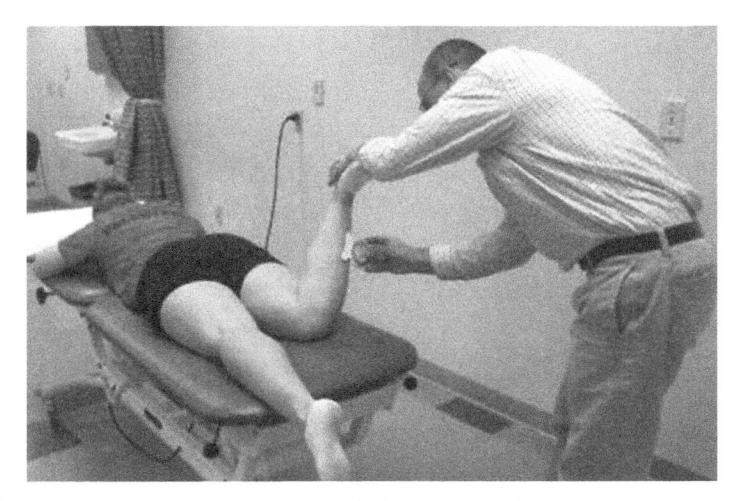

Figura 20.2 Fisioterapeuta mensurando a rotação interna do quadril com o uso de um inclinômetro.

capsulares. Uma sensação final de movimento capsular retraída é uma indicação para técnicas de terapia manual específicas a fim de aumentar a flexibilidade da cápsula do quadril.[19]

O teste muscular manual é realizado para se avaliar déficits de força, com atenção específica direcionada à abdução, à rotação externa e à extensão do quadril, pois esses músculos comumente são fracos na presença de OA do quadril.

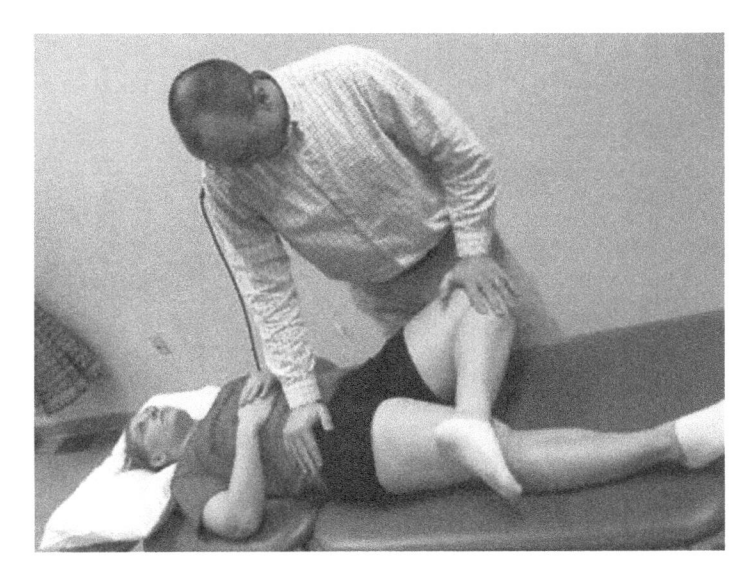

Figura 20.3 Fisioterapeuta aplicando o teste FABER.

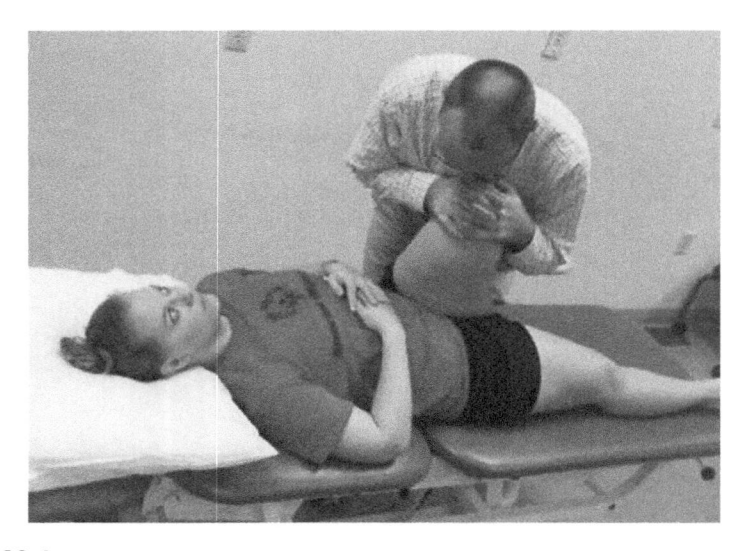

Figura 20.4 Fisioterapeuta aplicando o teste do quadrante.

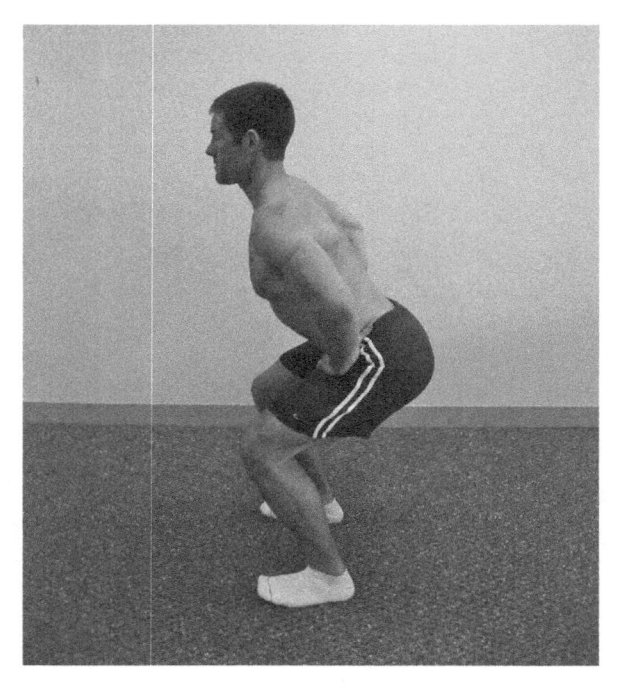

Figura 20.5 Paciente realizando o teste de agachamento.

Têm sido descritos testes especiais que podem identificar restrições articulares ou reproduzir dor em um paciente com OA do quadril. Estes incluem o teste FABER,[20,21] o teste do quadrante[8,21] e o teste de agachamento.[21,22] Existem poucas pesquisas sobre o valor diagnóstico desses testes; entretanto, eles podem ser avaliados antes e depois das intervenções de fisioterapia para determinar se ocorreu alguma mudança como resultado da intervenção.

Por fim, o Teste de Caminhada de 6 Minutos[23] deve ser realizado para avaliar o nível de condicionamento físico do paciente na linha de base. Além disso, o fisioterapeuta pode calcular a velocidade da marcha do paciente a partir dessa caminhada com rapidez autodeterminada, porque a velocidade da marcha é uma variável prognóstica para reabilitação.

Para se estabelecer o prognóstico preciso de um paciente com OA do quadril, múltiplas variáveis devem ser consideradas. Wright et al.[24] determinaram um conjunto de cinco variáveis que pode ser usado como indicador prognóstico para identificar pacientes com probabilidade de ter uma resposta *favorável* à intervenção de fisioterapia para OA do quadril primária. As variáveis são: (1) presença de dor unilateral, (2) idade do paciente ≤ 58 anos, (3) dor autorrelatada ≥ 6/10 em uma escala de gradação numérica da dor, (4) um teste de caminhada de 40 m com tempo ≤ 25,9 segundos com passada autodeterminada e, (5) duração dos sintomas ≤ 1 ano. Ter três ou mais das cinco variáveis aumenta a probabilidade de sucesso pós-teste com a intervenção de fisioterapia para 99%. Não ter qualquer uma das cinco variáveis diminui a probabilidade de resposta pós-teste favorável à intervenção de fisioterapia de 32% a < 1% (razão de probabilidade negativa = 0,00: IC 95%: 0,00-0,70).[24] O presente paciente exibiu 4 das 5 variáveis, portanto, foi considerado como tendo um prognóstico favorável com tratamento conservador.

Plano de tratamento e intervenções

As intervenções devem seguir uma abordagem de fisioterapia baseada em déficit. Recomenda-se realizar educação do paciente, técnicas de terapia manual, alongamento de músculos e cápsula articular, exercícios para abordar força e resistência da musculatura do quadril e atividades de condicionamento geral. A decisão de utilizar intervenções específicas baseia-se na avaliação contínua dos déficits do paciente e de como esses déficits são afetados pela intervenção. Quando a situação do paciente muda, o tratamento é modificado.

Uma consideração importante no manejo da dor no quadril é educar o paciente de forma a reduzir as forças geradas por músculos na articulação do quadril durante a deambulação. O fisioterapeuta deve explicar o raciocínio biomecânico de **estratégias de proteção da articulação**, como usar uma bengala no lado não envolvido e carregar itens no lado envolvido. Essas técnicas objetivam, primeiramente, reduzir a magnitude das forças dos músculos abdutores do quadril durante a deambulação.[16] Em termos simples, ao usar essas técnicas, o paciente pode diminuir a sobrecarga da articulação do quadril, o que resulta em menos esforço para a articulação. Ensinar ao paciente esses conceitos pode diminuir a dor na articulação do quadril, normalizar o padrão da marcha e aumentar a tolerância à deambulação.

A inclusão de **técnicas de terapia manual** no plano de tratamento é valiosa para melhorar os resultados de pacientes com OA do quadril.[10,11] Em uma série de casos, sete pacientes (idade média de 62 anos) tiveram prescrição de terapia manual que incluiu cinco técnicas diferentes de mobilização da articulação do quadril (distração do eixo longo, deslizamentos laterais, deslizamentos inferiores, deslizamentos caudais e deslizamentos posteroanteriores), seguidas por exercício considerado apropriado pelo fisioterapeuta.[10] O número médio de sessões de fisioterapia frequentadas foi cinco (variação, 4-12). O aumento médio de ADM passiva total do quadril foi de 82° (variação, 70°-86°). A média de melhora no Harris Hip Score foi de 25 pontos (variação, 15-38 pontos), e os escores de gradação numérica da dor diminuíram em uma média de 5 pontos (variação, 2-7 pontos) em uma escala de 0 a 10 pontos. Muitos dos sujeitos no estudo mantiveram melhora nos 6 meses posteriores.[10]

Em um ensaio clínico randomizado maior de pacientes com OA do quadril, dois grupos diferentes foram estudados: o grupo dos que receberam terapia manual e exercício, e o dos que receberam somente exercício, durante um período de 5 semanas. Verificou-se que a inclusão da terapia manual melhorou os resultados avaliados do tratamento pelo Harris Hip Score, a velocidade de caminhada, a dor e a amplitude de movimento. Nas 5 semanas posteriores ao tratamento, os efeitos favorecendo o grupo de terapia manual e exercício foram maiores para o Harris Hip Score (média de diferença entre grupos 11,2°; IC 95%: 6,1-16,3) e a amplitude de movimentos do quadril (média de diferença entre grupos 16,0°; IC 95%: 8,1-22,6). Resultados semelhantes foram observados nos 9 meses seguintes.[11]

As técnicas de mobilização articular para tratamento da OA do quadril incluem: tração articular no eixo longo com um *thrust* de alta velocidade e baixa amplitude para abordar a mobilidade geral da cápsula do quadril, mobilizações articulares posteroanteriores (PA) para abordar o estreitamento da cápsula anterior e mobilizações articulares anteroposteriores (AP) para abordar o estreitamento da cápsula posterior (Figs. 20.6 a 20.8). Com base na teoria da interdependência regional[25] e na associação entre dor lombar e dor no quadril,[13,26] também se recomenda incluir técnicas de mobiliza-

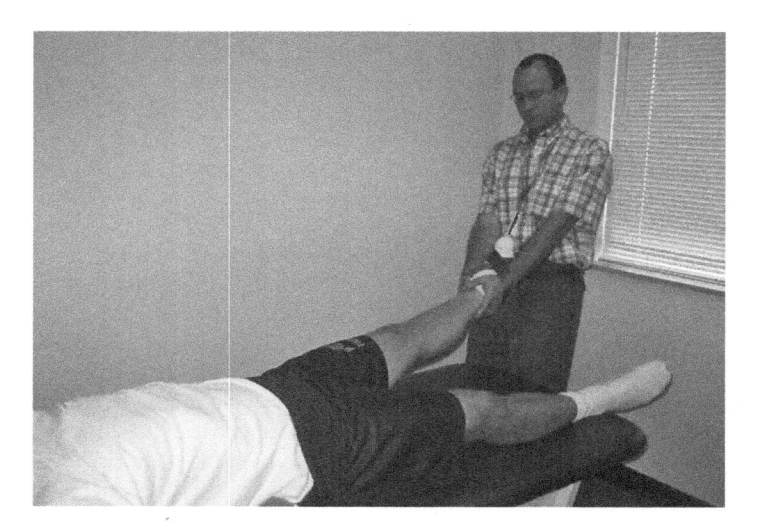

Figura 20.6 Fisioterapeuta realizando tração de eixo longo com *thrust* de alta velocidade e baixa amplitude.

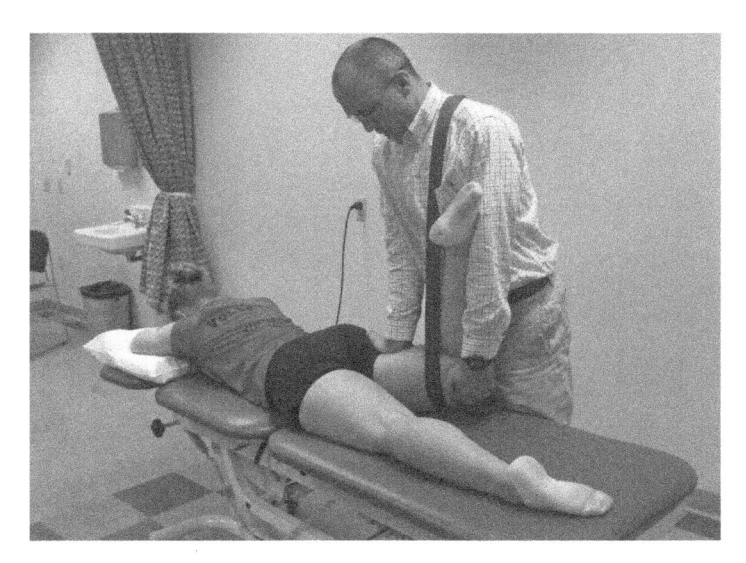

Figura 20.7 Fisioterapeuta realizando mobilização posteroanterior (PA) da articulação do quadril.

ção da região lombopélvica, caso tenha sido verificada hipomobilidade durante o exame. Subsequentemente a qualquer técnica de mobilização articular, é aconselhável instruir o paciente em exercícios para manter a movimentação recém-adquirida. **Exercícios comuns de alongamento** incluem alongamento anterior do quadril, do adutor e do piriforme (Figs. 20.9 a 20.11).

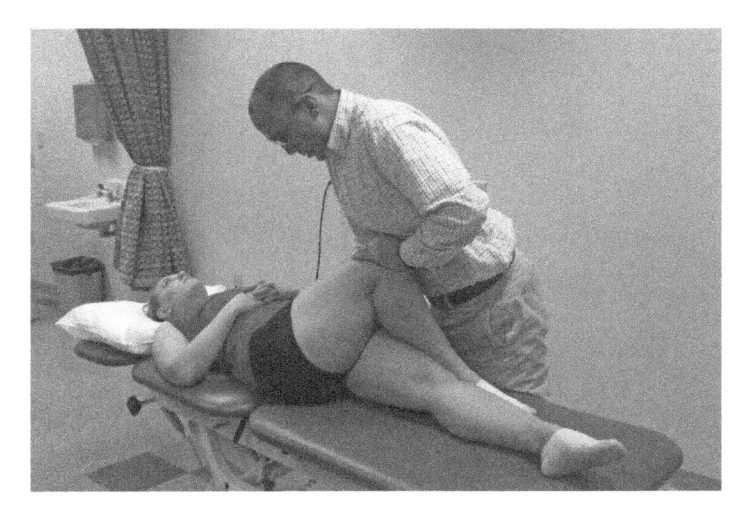

Figura 20.8 Fisioterapeuta realizando mobilização anteroposterior (AP) da articulação do quadril.

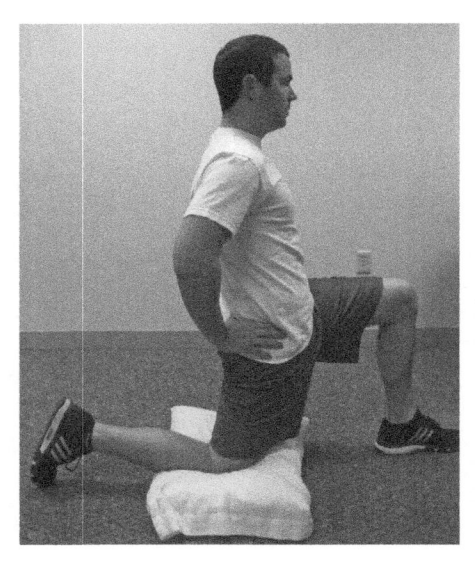

Figura 20.9 Paciente realizando alongamento anterior do quadril direito.

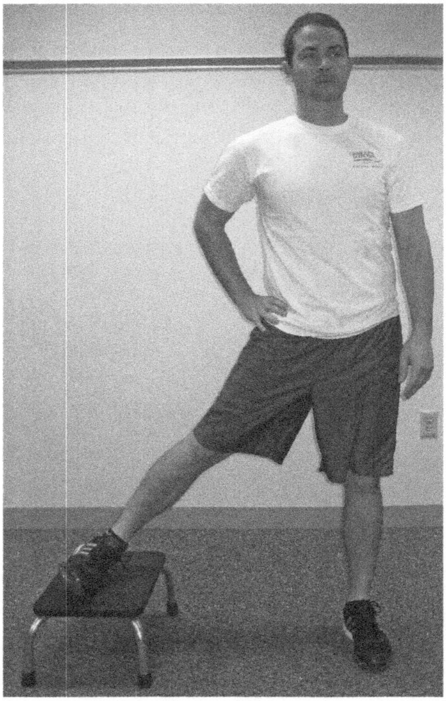

Figura 20.10 Paciente realizando alongamento de adutor do quadril direito.

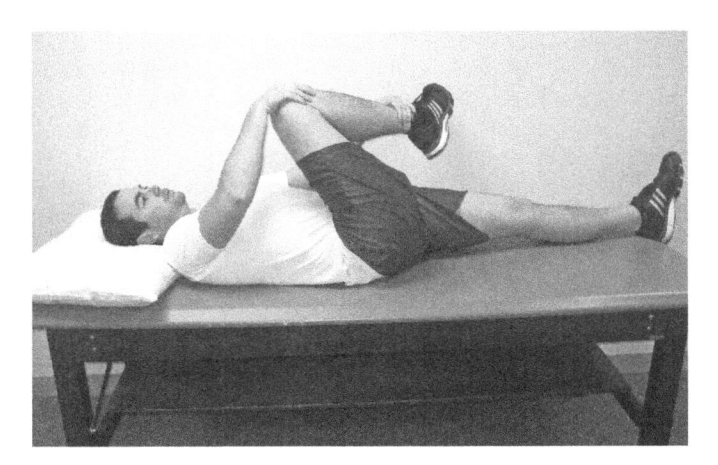

Figura 20.11 Paciente realizando alongamento do piriforme direito.

Fraqueza dos músculos do quadril e joelho tem sido demonstrada em pacientes com OA do quadril.[27] **Exercícios de fortalecimento** para abordar esses déficits de força são defendidos no tratamento de sintomas da OA do quadril.[27] Com as posições mais provocadoras de dor no quadril sendo adução, flexão e rotação interna, exercícios tendo como alvo os abdutores, extensores e rotadores externos do quadril são enfatizados. Os exercícios são progredidos de uma posição sem suporte de peso corporal a uma posição com suporte de peso corporal, conforme tolerados. Os exercícios iniciais incluem abdução/rotação externa do quadril deitado de lado e atividades de ponte em supino. Com base em dados de eletromiografia (EMG), a progressão para atividade unipodal, como fazer agachamento em um só membro e levantamentos de peso, obtém o recrutamento ótimo dos músculos do quadril.[28] Os exercícios de fortalecimento devem ser modificados para evitar a provocação de sintomas e melhorar a tolerância do paciente.

Existem poucas evidências com relação ao benefício do **treinamento cardiovascular** para indivíduos com OA do quadril. Não obstante, o treinamento cardiovascular tem outros efeitos positivos relacionados especialmente com a possível perda de peso que pode reduzir o esforço sobre a articulação do quadril. Um programa estruturado de ciclismo estacionário ou caminhada, enfocando duração, intensidade e frequência, tem sido recomendado para indivíduos nesse grupo etário.[29,30]

Recomendações clínicas baseadas em evidências

SORT: Força da Taxonomia da Recomendação (do inglês, *Strength of Recommendation Taxonomy*)

A: Dados consistentes e de boa qualidade orientados para o paciente
B: Dados inconsistentes ou de qualidade limitada orientados para o paciente
C: Dados consensuados, prática mais utilizada, opinião de especialistas ou série de casos orientados para a doença

1. A osteoartrite do quadril pode ser diagnosticada com grupos de sinais e sintomas conforme delineado pelo American College of Rheumatology. **Grau B**
2. A educação e implantação de estratégias de proteção da articulação (p.ex., deambulação com uma bengala na mão oposta ao quadril envolvido) são efetivas no manejo de sintomas associadas à OA do quadril. **Grau B**
3. Técnicas de terapia manual dirigidas às articulações lombopélvica e do quadril melhoram a dor do quadril e a função de curto prazo e longo prazo em indivíduos com OA do quadril. **Grau B**
4. Tratamentos de exercícios com foco em ADM, alongamento e fortalecimento de músculos circundando o quadril podem melhorar a força do quadril e a tolerância a atividades. **Grau C**
5. O treinamento cardiovascular, incluindo um programa de ciclismo ou caminhada, beneficia indivíduos com OA do quadril. **Grau C**

PERGUNTAS PARA REVISÃO

20.1 Qual dos seguintes conjuntos de déficits de movimento é mais comumente associado à OA do quadril?

   A. Adução do quadril, flexão do quadril
   B. Rotação interna do quadril, extensão do quadril
   C. Flexão do quadril, rotação externa do quadril
   D. Abdução do quadril, rotação interna do quadril

20.2 Qual das seguintes declarações é mais precisa com relação ao uso de terapia manual no tratamento da OA do quadril?

   A. Tem sido constatado que o uso de terapia manual tem um efeito positivo sobre a dor, mas não tem efeito algum sobre a amplitude de movimentos do quadril
   B. Tem sido constatado que o uso de terapia manual tem um efeito positivo de curto prazo sobre os resultados dos pacientes, mas nenhum efeito no longo prazo (6-9 meses depois da alta da fisioterapia)
   C. Tem sido constatado que o uso de terapia manual tem efeitos positivos tanto de curto como de longo prazo sobre os resultados dos pacientes (6-9 meses depois da alta da fisioterapia)
   D. O uso de terapia manual não tem efeito positivo em pacientes com OA do quadril

RESPOSTAS

20.1 **B.** A limitação da rotação interna do quadril é uma variável específica identificada na classificação de OA do American College of Rheumatology. Os indivíduos são diagnosticados com OA do quadril se eles apresentarem dor no quadril, idade superior a 50 anos e um dos seguintes conjuntos de achados: (1) Rotação interna do quadril < 15°, flexão do quadril ≤ 115°, ou (2) rotação interna do quadril >15°, mas acompanhada de dor e duração da rigidez matinal do quadril < 60 minutos. Também, devido ao estreitamento da cápsula anterior associado à OA do quadril, os pacientes frequentemente apresentam limitações da ADM de extensão do quadril.

20.2 **C.** Hoeksma et al.[10] publicaram um ensaio clínico randomizado comparando o uso de terapia manual mais exercício ao exercício isoladamente em pacientes com OA do quadril. O grupo que recebeu tanto terapia manual como exercício demonstrou melhora significativa no Harris Hip Scores, na velocidade de caminhada, na dor e na amplitude de movimentos, em 5 semanas após o início do tratamento e 9 nos meses seguintes.

REFERÊNCIAS

1. Cibulka MT, White DM, Woehrle J, et al. Hip pain and mobility deficits—hip osteoarthritis: clinical practice guidelines linked to the international classification of functioning, disability and health from the orthopaedic section of the American Physical Therapy Association. *J Orthop Sports Phys Ther.* 2009;39:A1-A25.
2. Dagenais S, Garbedian S, Wai EK. Systematic review of the prevalence of radiographic primary hip osteoarthritis. *Clin Orthop Relat Res.* 2009;467:623-637.
3. Robertsson O, Wingstrand H, Onnerfalt O. Intracapsular pressure and pain in coxarthrosis. *J Arthroplasty.* 1995;10:632-635.
4. Rosemann T, Laux G, Szecsenyi J. Osteoarthritis: quality of life, comorbidities, medication and health service utilization assessed in a large sample of primary care patients. *J Orthop Surg Res.* 2007;2:12.
5. Kellgren JH, Lawrence JS. Radiological assessment of osteo-arthrosis. *Ann Rheum Dis.* 1957;16:494-502.
6. Altman R, Alarcon G, Appelrouth D, et al. The American College of Rheumatology criteria for the classification and reporting of osteoarthritis of the hip. *Arthritis Rheum.* 1991;34:505-514.
7. Sutlive TG, Lopez HP, Schnitker DE, et al. Development of a clinical prediction rule for diagnosing hip osteoarthritis in individuals with unilateral hip pain. *J Orthop Sports Phys Ther.* 2008;38:542-550.
8. Singh JA, Vessely MB, Harmsen WS, et al. A population-based study of trends in the use of total hip and total knee arthroplasty, 1969-2008. *Mayo Clin Proc.* 2010;85:898-904.
9. MacDonald CW, Whitman JM, Cleland JA, Smith M, Hoeksma HL. Clinical outcomes following manual physical therapy and exercise for hip osteoarthritis: a case series. *J Orthop Sports Phys Ther.* 2006;36:588-599.
10. Hoeksma HL, Dekker J, Ronday HK, et al. Comparison of manual therapy and exercise therapy in osteoarthritis of the hip: a randomized clinical trial. *Arthritis Rheum.* 2004;51:722-729.
11. Wainner RS, Whitman JM. First-line interventions for hip pain: is it surgery, drugs, or us? *J Orthop Sports Phys Ther.* 2007;37:511-513.
12. Khan AM, McLoughlin E, Giannakas K, Hutchinson C, Andrew JG. Hip osteoarthritis: where is the pain? *Ann R Coll Surg Eng.* 2004;86:119-121.
13. Bellamy N, Buchanan WW, Goldsmith CH, Campbell J, Stitt LW. Validation study of WOMAC: a health status instrument for measuring clinically important patient relevant outcomes to antirheumatic drug therapy in patients with osteoarthritis of the hip or knee. *J Rheumatol.* 1988;15:1833-1844.
14. Harris WH. Traumatic arthritis of the hip after dislocation and acetabular fractures: treatment by mold arthroplasty. An end-result study using a new method of result evaluation. *J Bone Joint Surg Am.* 1969;51:737-755.

15. Hoeksma HL, Van Den Ende CH, Ronday HK, Heering A, Breedveld FC. Comparison of the responsiveness of the Harris Hip Score with generic measures for hip function in osteoarthritis of the hip. *Ann Rheum Dis.* 2003;62:935-938.
16. Neumann DA. Biomechanical analysis of selected principles of hip joint protection. *Arthritis Care Res.* 1989;2:146-155.
17. Neumann DA. An electromyographic study of the hip abductor muscles as subjects with a hip prosthesis walked with different methods of using a cane and carrying a load. *Phys Ther.* 1999;79:1163-1176.
18. Simoneau GG, Hoenig KJ, Lepley JE, Papanek PE. Influence of hip position and gender on active hip internal and external rotation. *J Orthop Sports Phys Ther.* 1998;28:158-164.
19. Cyriax J. *Textbook of Orthopaedic Medicine Volume 1. Diagnosis of Soft Tissue Lesions.* 8th ed. London, UK: Baillière Tindall; 1982.
20. Kenna C, Murtagh J. Patrick or fabere test to test hip and sacroiliac joint disorders. *Aust Fam Physician.* 1989;18:375.
21. Cibere J, Thorne A, Bellamy N, et al. Reliability of the hip examination in osteoarthritis: effect of standardization. *Arthritis Rheum.* 2008;59:373-381.
22. Cliborne AV, Wainner RS, Rhon DI, et al. Clinical hip tests and a functional squat test in patients with knee osteoarthritis: reliability, prevalence of positive findings, and short-term response to hip mobilization. *J Orthop Sports Phys Ther.* 2004;34:676-685.
23. Enright PL, Sherrill DL. Reference equations for the six-minute walk in healthy adults. *Am J Respir Crit Care Med.* 1998;158(5 Pt 1):1384-1387.
24. Wright AA, Cook CE, Flynn TW, Baxter GD, Abbott JH. Predictors of response to physical therapy intervention in patients with primary hip osteoarthritis. *Phys Ther.* 2011;91:510-524.
25. Wainner RS, Whitman JM, Cleland JA, Flynn TW. Regional interdependence: a musculoskeletal examination model whose time has come. *J Orthop Sports Phys Ther.* 2007;37:658-660.
26. Ben-Galim P, Ben-Galim T, Rand N, et al. Hip-spine syndrome: the effect of total hip replacement surgery on low back pain in severe osteoarthritis of the hip. *Spine.* 2007;32:2099-2102.
27. Pelland L, Brosseau L, Wells G, et al. Efficacy of strengthening exercises for osteoarthritis (part I): a meta-analysis. *Phys Ther Rev.* 2004;9:77-108.
28. DiStefano LJ, Blackburn JT, Marshall SW, Padua DA. Gluteal muscle activation during common therapeutic exercises. *J Orthop Sports Phys Ther.* 2009;39:532-540.
29. Blumenthal JA, Emery CF, Madden DJ, et al. Effects of exercise training on cardiorespiratory function in men and women older than 60 years of age. *Amer J Cardiol.* 1991;67:633-639.
30. Stewart KJ, Bacher AC, Turner KL, et al. Effect of exercise on blood pressure in older persons: a randomized controlled trial. *Arch Intern Med.* 2005;16:756-762.

Impacto femoroacetabular (IFA)

Erik P. Meira

CASO 21

Uma mulher que joga futebol por esporte é encaminhada à fisioterapia por um clínico geral com um diagnóstico de "dor no quadril". A paciente relata que tem sentido dor no quadril esquerdo, a qual vem aumentando progressivamente durante os últimos 4 anos. Ela informa que a localização da dor é na frente do quadril, com uma "sensação perfurante interna profunda" ocasional. A paciente não se recorda de uma lesão traumática específica da articulação, embora sua dor tenha piorado aproximadamente há dois meses, durante um jogo de futebol, quando seu quadril sofreu flexão extrema. Ela agora sente dor especialmente ao levantar a perna para sair da cama ou do carro. Além da intensificação da dor no quadril, nota uma sensação recente de "travamento" quando movimenta o quadril. A paciente não tem conseguido jogar futebol há dois meses e não percebe melhora de seus sintomas. Quando solicitada a mostrar a localização da dor, ela faz um "C" com seu polegar e demais dedos e segura o quadril, aprofundando seus dedos na parte anterior. Com base na história da paciente, o fisioterapeuta suspeita de impacto femoroacetabular com uma ruptura labral.

▶ Que sinais ao exame podem estar relacionados à suspeita de impacto femoroacetabular?
▶ Quais são os testes de exame mais apropriados?
▶ Qual é o prognóstico de reabilitação da paciente?
▶ Quais são as possíveis complicações que podem limitar a efetividade da fisioterapia?

DEFINIÇÕES-CHAVE

LÁBIO ACETABULAR: anel fibrocartilaginoso em volta da borda do acetábulo, que pode ser danificado durante impacto femoroacetabular; com frequência é a fonte de dor em pacientes com impacto femoroacetabular.[1,2]

IMPACTO CAME: impacto femoroacetabular causado por uma deformidade came ou de forma oval na cabeça do fêmur.

IMPACTO MISTO: impacto femoroacetabular causado por uma combinação de impactos do tipo came e pincer.

IMPACTO FEMOROACETABULAR (IFA): condição na qual a cabeça e/ou o colo do fêmur fazem contato excessivo com o acetábulo.

IMPACTO PINCER: impacto femoroacetabular causado por acetábulo retrovertido que cria cobertura anterior excessiva da cabeça do fêmur.

Objetivos

1. Descrever o impacto femoroacetabular e identificar possíveis fatores de risco relacionados a esse diagnóstico.
2. Descrever o exame clínico do paciente com suspeita de IFA, incluindo testes especiais e sua respectiva precisão diagnóstica.
3. Prescrever exercícios apropriados de amplitude de movimentos e/ou fortalecimento da articulação para um paciente com IFA.
4. Fornecer encaminhamento médico apropriado para o paciente com suspeita de IFA.

Considerações sobre a fisioterapia

Considerações sobre a FT durante o tratamento do indivíduo com uma suspeita diagnóstica de impacto femoroacetabular:

- ▶ **Cuidados/objetivos do plano geral de fisioterapia:** diminuir a dor; aumentar a força do quadrante inferior; aumentar a amplitude de movimentos conforme tolerado; prevenir ou minimizar a perda de condicionamento físico aeróbico.
- ▶ **Intervenções de fisioterapia:** educação do paciente em relação à anatomia funcional e à mecanopatologia da lesão traumática; modalidades terapeuticas e terapia manual para diminuir a dor; exercícios com resistência para aumentar a capacidade de resistência muscular central (*core*) e aumentar a força dos músculos das extremidades inferiores; alongamento suave conforme tolerado para aumentar a amplitude de movimentos; programa de exercícios aeróbicos.
- ▶ **Precauções durante a fisioterapia:** monitorar os sinais vitais; abordar precauções ou contraindicações ao exercício, com base na condição preexistente do paciente; evitar atividades/posições que exacerbem os sintomas.
- ▶ **Diagnósticos diferenciais:** patologia extra-articular como quadril em ressalto externo, quadril em ressalto interno, distensão do iliopsoas, pubalgia atlética ou fratura por estresse.

Visão geral da patologia

O impacto femoroacetabular (IFA) é uma condição na qual há uma incongruência da cabeça do fêmur com o acetábulo, levando a contato anormal entre esses dois ossos nas amplitudes de movimentos finais do quadril. O IFA em geral se apresenta como um impacto cam, um impacto pincer ou uma combinação dos dois. Em um impacto cam, a cabeça do fêmur não tem uma forma esférica normal; em vez disso, ele tem um formato mais de câmara ou oval (Fig. 21.1). Quando a cabeça femoral se articula no acetábulo, uma forma em came da cabeça do fêmur aplica esforço aumentado nas bordas da articulação. Em um impacto pincer, é a forma do acetábulo que causa o impacto. Neste caso, o acetábulo é retrovertido, o que faz a parede anterior do acetábulo cobrir uma quantidade excessiva da cabeça femoral (Fig. 21.2). Quando o quadril se articula, a cabeça do fêmur faz contato com a borda do acetábulo no início da amplitude do movimento, causando esforço aumentado à articulação, que pode danificar o lábio acetabular, a cartilagem articular ou ambos. Essa lesão resulta em dor, o que leva o paciente a buscar serviços médicos.[1,2]

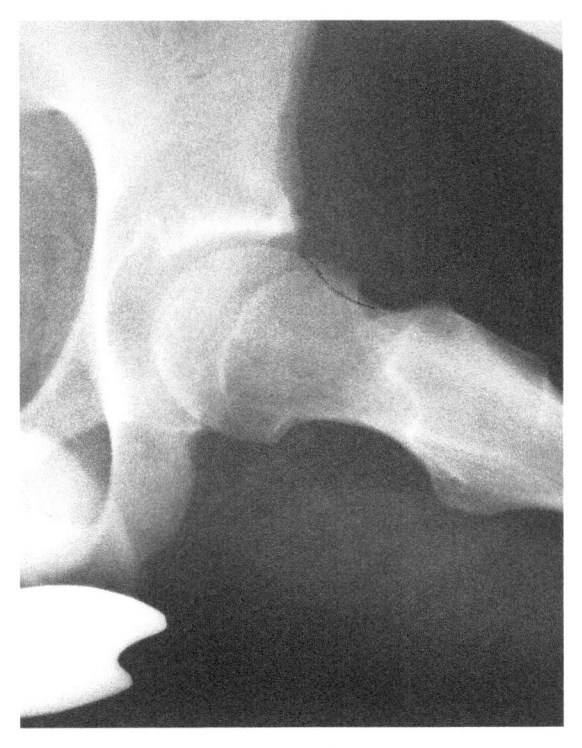

Figura 21.1 Radiografia mostrando uma cabeça femoral em forma de came ou ovalada. A porção do osso dentro da linha escurecida representa o formato normal da cabeça do fêmur. (Reproduzida com permissão de Mark B. Wagner, MD.)

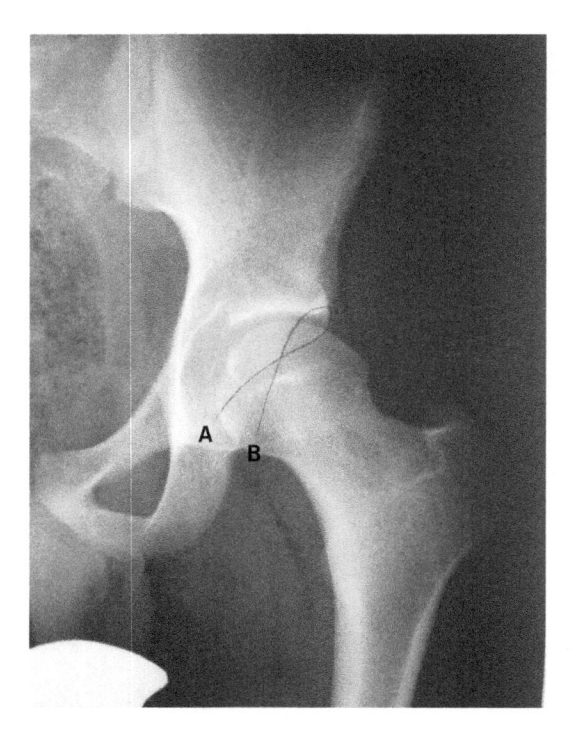

Figura 21.2 Impacto pincer com sinal de cruzamento em uma radiografia anteroposterior. A linha escurecida demonstra o "cruzamento" de **A** (borda anterior do acetábulo) e **B** (borda posterior do acetábulo). (Reproduzida com permissão de Mark B. Wagner, MD.)

A incidência de IFA na população geral é relativamente alta. Estudos recentes têm mostrado que aproximadamente 20% dos indivíduos assintomáticos têm algum tipo de IFA.[3-6] O IFA geralmente afeta pessoas entre 20 e 40 anos. O impacto came é mais comum no sexo masculino, ao passo que o impacto pincer é levemente mais comum no sexo feminino. Em um estudo com 200 adultos assintomáticos, 14% tinham pelo menos um quadril com morfologia came, e 79% destes eram do sexo masculino.[4] Um estudo retrospectivo relatou que aproximadamente 30% dos homens assintomáticos tinham evidência de uma deformidade came.[5] Em uma base de dados radiográfica de mais de 4 mil indivíduos, a deformidade pincer foi vista em 19% de mulheres assintomáticas e 15% de homens assintomáticos.[3] Um estudo recente com 39 jogadores de hóquei colegiais e profissionais assintomáticos relatou que 64% tinham achados anormais de ressonância magnética.[6] Como condições patológicas do quadril são comuns, é essencial determinar se a dor de um paciente é causada pelo IFA, que pode resultar em lesão do lábio acetabular e/ou da cartilagem articular.

Com o passar do tempo, o IFA pode danificar a articulação do quadril por meio do contato repetitivo entre as duas superfícies articulares incongruentes. Visto que muitos esportes requerem mobilidade extensa do quadril, os indivíduos com IFA com frequência se tornam sintomáticos após a prática de atividades atléticas repetidas.[1,2] Como os indivíduos com IFA sentem dor com a posição de agachamento profundo e atividades de rotação interna e externa de amplitude terminal, esses movimentos devem ser evitados quando se suspeita de IFA.[1,2] Os atletas com frequência confundem sua amplitude limitada de movimentos do quadril como uma indicação de má flexibilidade e tentam resolver o problema por meio da prática de alongamentos. Isso pode exacerbar a dor e, possivelmente, causar mais dano à articulação.[1,2] É comum que os pacientes se apresentem com dor crescente ao longo do tempo, que se torna significativamente exacerbada e intolerável depois de um evento "final".[1,2]

A dor no quadril geralmente se localiza no quadril anterior e na direção da virilha. Sem a solicitação do profissional da saúde, os pacientes com frequência fazem a forma de um "C" com seu polegar e demais dedos e seguram o quadril quando se pede que eles apontem a área dolorosa, para demonstrar que a dor é profunda. Isso é conhecido como o "sinal do C".[1] Como os pacientes que têm um problema patológico na articulação do quadril com frequência têm reação de defesa e irritação nos flexores e adutores do quadril, pode ser difícil diferenciar entre doença muscular e articular.

Tem sido sugerido que a evidência radiográfica de IFA, e até mesmo a lesão do lábio acetabular, *sem* a presença de dor, não deve ser corrigida.[6,7] Entretanto, em pacientes sintomáticos, a **correção cirúrgica artroscópica de IFA** é muito efetiva para reduzir a dor e aumentar a função.[8]

Manejo da fisioterapia do paciente

Um papel primário para o fisioterapeuta é fazer o diagnóstico diferencial da dor no quadril. Se FAI é uma causa suspeita da dor de um paciente, é apropriado envolver um ortopedista para assistência no diagnóstico e tratamento do caso. Visto que FAI é uma condição que envolve a forma do osso, as intervenções terapêuticas não podem alterar a anatomia óssea. As intervenções devem enfocar o tratamento da dor e melhorar a função. Aumentar a força e ensinar a paciente a evitar posições dolorosas pode ser o bastante para possibilitar seu retorno às atividades desejadas. Há algumas evidências de nível baixo dando suporte a que corrigir a mecânica defeituosa dos movimentos pode ser benéfico na redução da dor e aumento da função.[9] Há evidências mais fortes apoiando os benefícios da correção cirúrgica do FAI.[8]

Avaliação, evolução e diagnóstico

O fisioterapeuta deve obter uma história de saúde minuciosa do paciente. O paciente com suspeita de IFA queixa-se, frequentemente, de dor profunda na parte anterior do quadril. A dor muitas vezes aumenta com atividades que criam resistência ao grupo muscular iliopsoas, como levantar a perna para sair da cama ou de um carro, pois isso aumenta o esforço na articulação do quadril e no lábio anterossuperior. O paciente também pode se queixar de sinais mecânicos, como um "travamento" esporádico na articulação com dor subsequente. A dor muitas vezes melhora com o repouso. Contudo, ela geralmente retorna quando atividades mais atléticas são retomadas.[1,2,7]

À palpação profunda, o paciente pode apresentar dor na parte anterior do quadril enquanto posicionado em supino. A resistência à elevação da perna reta com frequência é dolorosa, porque impõe uma sobrecarga ao iliopsoas e, por conseguinte, à parte anterior da articulação.[1,2] A rotação passiva da perna envolvida, com o paciente em supino, pode reproduzir os sintomas. Os sintomas diminuem se a rotação passiva do quadril for repetida enquanto se aplica distração à articulação.[1,2] A posição FABER (*femoral abduction external rotation* = abdução e rotação externa femoral) (Fig. 21.3), com frequência, é restrita e desconfortável quando comparada ao lado não envolvido. Quando há lesão significativa das superfícies articulares, o teste do quadrante é doloroso. Colocar o quadril em uma combinação de flexão, adução e rotação interna em amplitude final (Fig. 21.4) recria o contato anormal nos casos de IFA e reproduz os sintomas do paciente.[1,7] A Tabela 21.1 mostra **testes especiais para a articulação do quadril**. A precisão diagnóstica relatada de cada teste foi baseada na comparação com o critério padrão de >50% de alívio da dor com uma injeção anestésica intra-articular, o que é indicativo de patologia intra-articular.[7] Nenhum dos testes especiais tem boa precisão diagnóstica. Isto é, nenhum dos testes foi útil para identificar estruturas intra-articulares como a causa da dor no quadril de um paciente. A especificidade particularmente baixa significa que muitos indivíduos *sem* doença intra-articular seriam falsamente diagnosticados com patologia intra-articular do quadril com esses testes.

Se o fisioterapeuta suspeitar de IFA e/ou uma possível ruptura do lábio acetabular após completar a avaliação, ele deve encaminhar o paciente a um cirurgião ortopédico com experiência no tratamento de problemas intra-articulares do quadril. As radiografias mostrarão a presença de IFA e se o impacto é causado por uma deformidade came ou

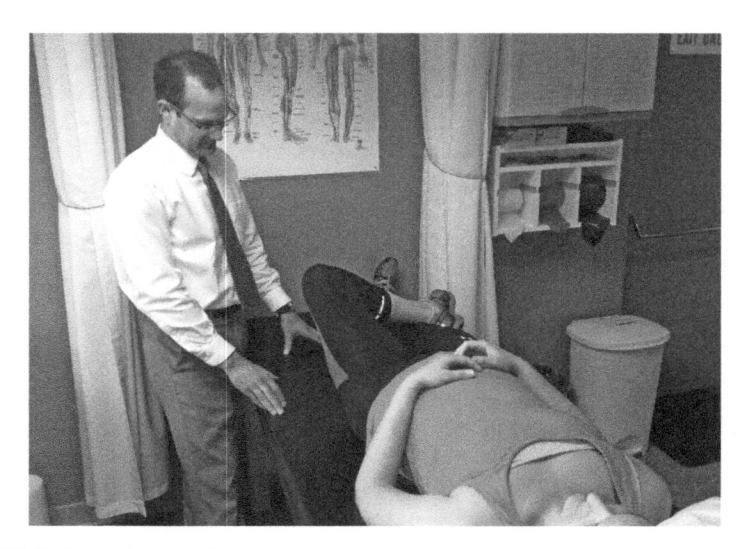

Figura 21.3 Extremidade inferior esquerda do paciente na posição FABER (abdução e rotação externa femoral). Essa posição com frequência é restrita e desconfortável quando comparada ao lado não envolvido.

SEÇÃO II: TRINTA E QUATRO CASOS CLÍNICOS **311**

Tabela 21.1 TESTES ESPECIAIS PARA PATOLOGIA INTRA-ARTICULAR DA ARTICULAÇÃO DO QUADRIL E SUA SENSIBILIDADE E ESPECIFICIDADE RELATADAS

Sinais/sintomas	Sensibilidade (%)	Especificidade (%)
Dor na virilha +	59	14
Travando +	63	54
Dor em beliscão ao sentar +	48	54
Dor lateral na coxa −	78	36
FABER +	60	18
Impacto +	78	10
Dor à palpação do trocânter −	57	45

"+" indica que a dor está presente ou é provocada; "−" indica que a dor está ausente.

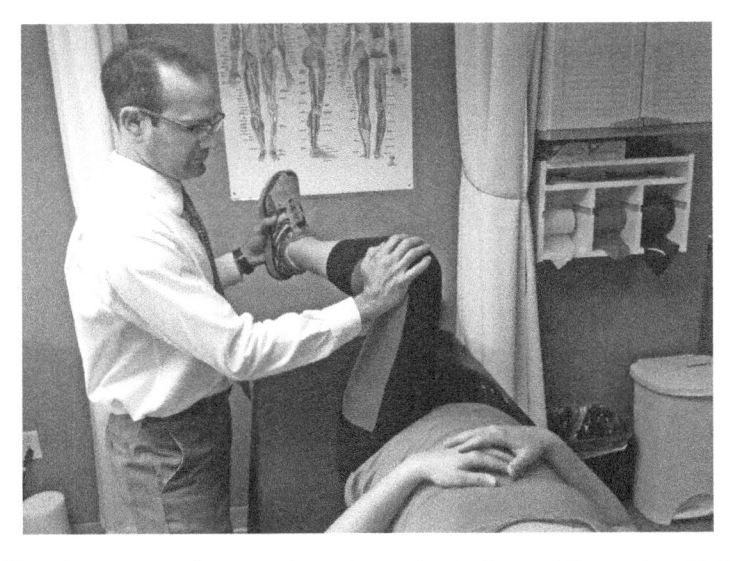

Figura 21.4 Terapeuta realizando o teste de quadrante do quadril na extremidade inferior esquerda. A colocação do quadril em uma combinação de flexão, adução e rotação interna em amplitude final recria o contato anormal no IFA e reproduz os sintomas do paciente.

pincer. A confirmação de uma laceração do lábio acetabular pode ser obtida por meio de uma artrografia por ressonância magnética com contraste de gadolínio, seguida por uma injeção de um anestésico, como lidocaína, na articulação do quadril.[7] A redução significativa dos sintomas depois da injeção de anestésico indica que a dor está vindo da própria articulação, e não dos tecidos adjacentes.[7]

Plano de tratamento e intervenções

Os pacientes com IFA confirmada e dolorosa podem responder ao **tratamento conservador**.[9] Visto que as limitações de amplitude de movimentos podem ser restritas pela morfologia óssea, as tentativas de aumentar a flexibilidade e a amplitude de movimentos devem ser realizadas com cautela. O foco deve ser aumentar a força muscular e a coordenação, enquanto se evita quaisquer posições que exacerbem a dor, como flexão, rotação interna e abdução do quadril em amplitude final. Atualmente, somente uma série de casos de quatro pacientes foi publicada sugerindo a eficácia de reabilitação não cirúrgica, com um seguimento de apenas 3 meses.[9] Esses autores sugerem que o controle do joelho valgo funcional com ênfase na estabilização do quadril e lombopélvica pode reduzir os sintomas causados por uma ruptura do lábio acetabular. Nos casos em que o paciente não consegue restringir a amplitude de movimentos do quadril e ser funcional no esporte ou nas atividades da vida diária, tem sido demonstrado que a correção cirúrgica é efetiva.[8]

Recomendações clínicas baseadas em evidências

SORT: Força da Taxonomia da Recomendação (do inglês, *Strength of Recommendation Taxonomy*)

A: Dados consistentes e de boa qualidade orientados para o paciente
B: Dados inconsistentes ou de qualidade limitada orientados para o paciente
C: Dados consensuados, prática mais utilizada, opinião de especialistas ou série de casos orientados para a doença

1. A correção cirúrgica é efetiva para diminuir a dor e aumentar a função em pacientes com impacto femoroacetabular sintomático. **Grau A**
2. Testes especiais para o diagnóstico de doença intra-articular têm melhor sensibilidade que especificidade, mas, de um modo geral, têm péssima precisão diagnóstica. **Grau B**
3. Um programa de tratamento consistindo em exercícios terapêuticos de fortalecimento para limitar o joelho valgo pode ser efetivo para reduzir a dor em pacientes com lesões do lábio do quadril associadas a IFA. **Grau C**

PERGUNTAS PARA REVISÃO

21.1 Os músculos em volta do quadril podem tornar-se irritados e exacerbar doença do quadril preexistente. A ativação de qual músculo reproduz de forma consistente a dor associada ao lábio acetabular lesionado?

   A. Adutor magno
   B. Iliopsoas
   C. Glúteo médio
   D. Piriforme

21.2 Um paciente se apresenta a um fisioterapeuta de ambulatório com sinais e sintomas de IFA com ruptura lábio acetabular. Qual é a maneira mais precisa de se confirmar que seus sintomas estão vindo da articulação do quadril e não dos tecidos moles adjacentes?

A. Exame clínico
B. Radiografias simples
C. Artrografia por ressonância magnética com gadolínio
D. Injeção de um anestésico dentro da articulação, causando redução temporária da dor

RESPOSTAS

21.1 **B.** A dor costuma aumentar com atividades que criam resistência ao grupo muscular iliopsoas, como levantar a perna para sair da cama ou de um carro, porque isso aumenta o esforço sobre a articulação do quadril e o do lábio anterossuperior.

21.2 **D.** O exame clínico (anamnese e exame físico) é fundamental para o fisioterapeuta estreitar os diagnósticos diferenciais; entretanto, os testes especiais têm péssima precisão para diagnosticar doença intra-articular do quadril (opção A). Exames de imagem (radiografias simples ou artrografia por ressonância magnética com gadolínio) podem demonstrar a presença de IFA. Contudo, estudos têm demonstrado que indivíduos *assintomáticos* podem se apresentar com deformidades came ou pincer (opções B e C).

REFERÊNCIAS

1. Byrd JW. Evaluation of the hip: history and physical examination. *N Am J Sports Phys Ther.* 2007;2:231-240.
2. Philippon MJ, Stubbs AJ, Schenker ML, Maxwell RB, Ganz R, Leunig M. Arthroscopic management of femoroacetabular impingement: osteoplasty technique and literature review. *Am J Sports Med.* 2007;35:1571-1580.
3. Gosvig KK, Jacobsen S, Sonne-Holm S, Palm H, Troelsen A. Prevalence of malformations of the hip joint and their relationship to sex, groin pain, and risk of osteoarthritis: a population-based survey. *J Bone Joint Surg.* 2010;92:1162-1169.
4. Hack K, Di Primio G, Rakhra K, Beaule PE. Prevalence of cam-type femoroacetabular impingement morphology in asymptomatic volunteers. *J Bone Joint Surg.* 2010;92:2436-2444.
5. Jung KA, Restrepo C, Hellman M, AbdelSalam H, Morrison W, Parvizi J. The prevalence of cam-type femoroacetabular deformity in asymptomatic adults. *J Bone Joint Surg Br.* 2011;93:1303-1307.
6. Silvis ML, Mosher TJ, Smetana BS, et al. High prevalence of pelvic and hip magnetic resonance imaging findings in asymptomatic collegiate and professional hockey players. *Am J Sports Med.* 2011;39:715-721.
7. Martin RL, Irrgang JJ, Sekiya JK. The diagnostic accuracy of a clinical examination in determining intra-articular hip pain for potential hip arthroscopy candidates. *Arthroscopy.* 2008;24:1013-1018.
8. Ng VY, Arora N, Best TM, Pan X, Ellis TJ. Efficacy of surgery for femoroacetabular impingement: a systematic review. *Am J Sports Med.* 2010;38:2337-2345.
9. Yazbek PM, Ovanessian V, Martin RL, Fukuda TY. Nonsurgical treatment of acetabular labrum tears: a case series. *J Orthop Sports Phys Ther.* 2011;41:346-353.

Síndrome do trato iliotibial

Jason Brumitt

CASO 22

Um homem de 32 anos que pratica corrida foi por conta própria a uma clínica ambulatorial de fisioterapia com a queixa de dor lateral no joelho direito. Ele sentiu essa dor pela primeira vez seis semanas atrás. Duas semanas antes do início do sintoma, iniciou um programa de treinamento para maratona. Seus sintomas pioraram gradualmente; agora, ele não consegue mais correr devido ao início imediato da mesma dor. Na história de saúde do paciente, não há nada notável. Os sinais e sintomas são compatíveis com síndrome do trato iliotibial (STIT). Sua meta é retornar ao treinamento para a maratona que se aproxima.

▶ Com base na suspeita diagnóstica do paciente, quais são os possíveis fatores que contribuem para essa condição?
▶ Que sinais ao exame podem estar associados a esse diagnóstico?
▶ Quais são as intervenções de fisioterapia mais apropriadas?

DEFINIÇÕES-CHAVE

ESTABILIDADE CENTRAL: capacidade dos músculos, dentro da região "central" (abdome, coluna lombar, pélvis e quadris), de proteger (i.e. estabilizar) a coluna lombar de forças potencialmente lesivas e de criar e/ou transferir forças entre segmentos anatômicos durante movimentos funcionais.

SÍNDROME DO TRATO FAIXA ILIOTIBIAL: lesão por esforço repetitivo sofrida principalmente por corredores de longas distâncias, marcada por dor na face externa do joelho ou lateral do quadril.

PONTO DE GATILHO: faixa tensa de fibras musculares contraídas dentro de um músculo esquelético que pode causar dor e amplitude de movimentos diminuída e pode estar associada a fraqueza muscular.[1]

Objetivos

1. Descrever a síndrome do trato iliotibial e identificar possíveis fatores de risco relacionados a esse diagnóstico.
2. Prescrever exercícios apropriados de amplitude dos movimentos articulares e/ou flexibilidade muscular para uma pessoa com síndrome do trato iliotibial.
3. Prescrever exercícios de resistência apropriados durante cada estágio de cicatrização para uma pessoa com síndrome do trato iliotibial.

Considerações sobre a fisioterapia

Considerações sobre a FT durante o tratamento do indivíduo com um diagnóstico de síndrome da faixa iliotibial:

- ▶ **Cuidados/objetivos do plano geral de fisioterapia:** diminuir a dor; aumentar a flexibilidade muscular e/ou amplitude de movimentos articulares; aumentar a força do quadrante inferior; prevenir ou minimizar a perda da capacidade de condicionamento físico aeróbico.
- ▶ **Intervenções de fisioterapia:** educação do paciente em relação à anatomia funcional e à mecanopatologia da lesão traumática; modalidades terapêuticas e terapia manual para diminuir a dor; exercícios de resistência para aumentar a capacidade de resistências muscular central e aumentar a força dos músculos das extremidades inferiores; programa de exercícios aeróbicos; fabricação de órteses.
- ▶ **Precauções durante a fisioterapia:** monitorar os sinais vitais; abordar precauções ou contraindicações ao exercício, com base na condição preexistente do paciente.

Visão geral da patologia

O trato iliotibial (FIT) é um espessamento do tensor da fáscia lata da coxa.[2,3] No sentido proximal, o TIT se origina da crista ilíaca, envolve o músculo tensor da fáscia lata (TFL) e recebe ligações tendinosas do músculo glúteo máximo antes de se estender no sentido distal para se prender à patela externa, ao retináculo patelar externo e ao tubérculo de Gerdy (tibial externa) (Fig. 22.1).[2,4] Whiteside et al.[4] identificaram três faixas distais do TIT: uma faixa larga, uma faixa central larga e densa e uma faixa estreita (Tab. 22.1). Whiteside et al.[4] sugeriram que a anatomia distal do TIT ajuda a aumentar a estabilidade da face externa do joelho.

A síndrome do trato iliotibial (STIT) é uma lesão por esforço repetitivo sofrida principalmente por corredores de longas distâncias.[5] A síndrome também tem sido relatada em outros atletas (p.ex., ciclistas) e indivíduos ativos (p.ex., praticantes de caminhadas).[6] O principal sintoma associado com a STIT é a dor na face externa do joelho.[5-7] Os sintomas iniciais podem ser leves, com a dor sentida em algum ponto durante a corrida (ou atividade). Se a condição piora, a dor pode impedir o indivíduo de treinar e pode estar presente durante o repouso.

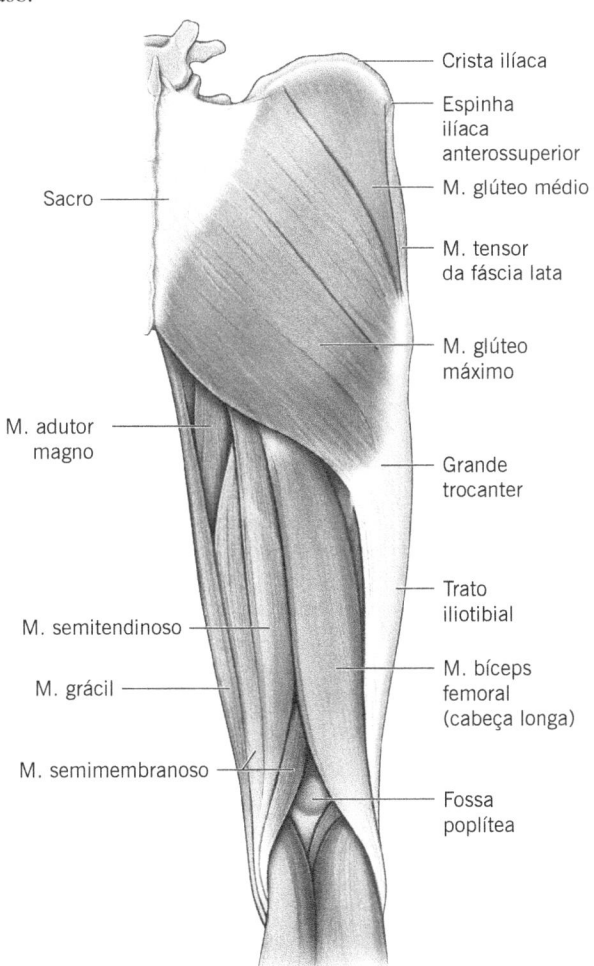

Figura 22.1 Vista posterior do quadril e da perna mostrando o músculo tensor da fáscia lata e sua extensão inferior espessada como o trato (faixa) iliotibial. (Reproduzida com permissão de Morton DA, Foreman KB, Albertine KH, eds. *The Big Picture: Gross Anatomy.* New York: McGraw-Hill; 2011. Figure 35-1B.)

Tabela 22.1 FAIXAS E LIGAÇÕES ÓSSEAS DISTAIS DO TIT	
Faixa larga	Patela Ligamento patelar Tendão do quadríceps
Faixa larga e densa	Fáscia profunda Tubérculo de Gerdy
Faixa estreita	Cabeça da fíbula Fáscia profunda Músculo e tendão bíceps femoral

Pensa-se que o início da síndrome seja o resultado de esforço repetitivo com fricção, em especial na porção posterior do TIT distal quando ele cruza o epicôndilo femoral externo.[5-8] Em geral, acredita-se que o TIT desliza no sentido anterior ao epicôndilo femoral externo durante a extensão do joelho e posterior ao epicôndilo femoral externo durante a flexão do joelho.[5,7] Esse "movimento" do TIT através do epicôndilo femoral externo ocorre em aproximadamente 30° de flexão do joelho (referida como a zona de impacto).[5,7] Tem havido uma falta de consenso quanto a que estruturas são realmente impactadas entre o TIT e o epicôndilo femoral.[2,7] Estudos recentes sugerem que gordura e tecido conjuntivo inervados são comprimidos entre o TIT e o epicôndilo.[2,3] Além disso, Fairclough et al.[2] têm sugerido que o TIT não escorrega através do epicôndilo. Com base no estudo de 15 cadáveres humanos (análise anatômica e microscópica) e seis indivíduos assintomáticos (imagens de ressonância magnética), fibras diferentes do TIT são tensionadas por meio da amplitude da flexão e extensão do joelho. Em vez de um deslizamento anteroposterior criando a fricção que leva à STIT, eles propõem que o início da dor seja devido à compressão da gordura entre a TIT e o fêmur.

A síndrome do trato iliotibial pode ser o resultado de fatores de risco extrínsecos e/ou intrínsecos. Os **fatores extrínsecos** que têm sido propostos como contribuintes para o início da STIT incluem calçado ruim, aumento demasiadamente rápido das distâncias semanais de treinamento, correr uma distância excessiva em geral e correr ladeira abaixo.[5,8,9] **Fatores de risco intrínsecos** potenciais para STIT incluem adução do quadril e rotação interna do joelho ao correr, fraqueza dos abdutores do quadril, desequilíbrio muscular em volta do quadril e retração muscular na extremidade inferior.[5,8-12]

Manejo da fisioterapia do paciente

Pode haver uma ou mais intervenções apropriadas com base na apresentação do paciente. Os tratamentos de fisioterapia podem incluir modalidades terapêuticas, mobilização de tecidos moles, exercício terapêutico, avaliação do calçado e/ou órteses.[5,7,11] Alguns pacientes podem se beneficiar com a prescrição de fármacos anti-inflamatórios não esteroides (AINEs) ou com uma injeção de glicocorticoide.[6,8] Em casos persistentes, o paciente pode precisar de uma consulta cirúrgica com um médico ortopedista.[8,13,14] A meta primária para os atletas/indivíduos mais lesionados é retornar livre de dor ao esporte ou à atividade, com tanta rapidez e segurança quanto possível, de maneira que não sobrecarregue os tecidos em cicatrização.

Exame, avaliação e diagnóstico

Os indivíduos com sintomas consistentes com STIT provavelmente praticam corridas de longas distâncias[5] e relatam a dor na face externa do joelho ao correr. Em alguns casos, a dor também pode se apresentar em repouso. Durante a anamnese, o fisioterapeuta deve fazer perguntas relacionadas à história de saúde do paciente. Além disso, ele deve questionar sobre os hábitos específicos de treinamento do paciente, inclusive os tipos de superfície sobre os quais o indivíduo treina (p.ex., terreno plano ou ladeiras) e que posições ou atividades reproduzem os sintomas quando não está correndo. Por exemplo, um indivíduo com STIT pode relatar correr em uma pista apenas em uma direção ou correr sobre a parte elevada no meio de uma estrada. O paciente pode sentir dor correndo ladeira abaixo, descendo degraus, caminhando ou sentando com a perna lesionada fletida.[5]

Deve ser feito um exame musculoesquelético abrangente para afastar outras fontes potenciais de dor na face externa do joelho, inclusive distensão do ligamento colateral externo, lesão de menisco ou dor patelofemoral. Os achados musculoesqueléticos compatíveis com STIT incluem dor à palpação do TIT distal perto do epicôndilo femoral externo, dor à palpação de pontos de gatilho no TIT ou no TFL, falta de flexibilidade muscular na extremidade inferior envolvida e força assimétrica na extremidade inferior.[5,15] No sentido proximal, os músculos do quadril e da coxa podem apresentar tensão assimétrica entre o lado envolvido e o sadio. Wang et al.[16] constataram que os indivíduos que corriam longas distâncias tinham flexibilidade significativamente menor que os corredores sadios em seus músculos gastrocnêmio, solear e isquiotibiais. Além disso, os músculos isquiotibiais na perna dominante do corredor eram significativamente menos flexíveis que os da perna não dominante. Os pacientes com STIT com frequência apresentam achados positivos durante o teste de Ober ou no teste de compressão de Noble (Tab. 22.2)[5,8] Testes musculares manuais devem ser realizados para avaliar a força dos músculos do quadril e da coxa.[15,17] Fredericson et al.[15] identificaram fraqueza do abdutor do quadril no lado envolvido de 24 corredores de longas distâncias com STIT (10 do sexo feminino, idade média 27 anos). Niemuth et al.[17] avaliaram a força do quadril de 30 corredores não profissionais com uma lesão unilateral de extremidade inferior por esforço repetitivo. Os corredores lesionados (30% dos quais apresentavam STIT) tinham força abdutora e flexora do quadril significativamente mais fraca em comparação com a perna não envolvida.

Plano de tratamento e intervenções

As intervenções de fisioterapia devem ser dirigidas aos achados do exame musculoesquelético. Modalidades terapêuticos podem ajudar a reduzir sintomas agudos. Exercícios terapêuticos são prescritos para abordar tensão e fraqueza muscular.[5,7,15,18,19]

Um programa de tratamento padronizado de 6 semanas (uma sessão por semana) consistindo em repouso, AINEs e intervenções de fisioterapia melhorou estatisticamente a força abdutora do quadril e capacitou com sucesso uma maioria (22 de 24) de corredores lesionados com STIT a retornar à corrida.[15] Nesse estudo, Fredericson et al.[15] realizaram **fonoforese** (parâmetros não apresentados) em até duas sessões. Também foram prescritos dois exercícios de alongamento e dois de fortalecimento. Os exercícios de alongamento (um alongamento de TIT em supino usando uma corda e um alongamento

Tabela 22.2 FLEXIBILIDADE E TESTES ESPECIAIS RELACIONADOS À STIT

Testes	Posição do paciente	Achados
Teste de Thomas	Paciente senta-se na beira da maca de tratamento. O terapeuta ajuda o paciente para ficar em supino ou o paciente se deita em supino independentemente. O paciente ergue ambos os joelhos até o tórax. A perna a ser testada é liberada e é permitido que se estenda na direção da maca.	A extensão assimétrica do quadril é um sinal positivo de flexores do quadril tensos (iliopsoas).
Elevação da perna reta passiva	O paciente se deita em supino na maca de tratamento. O terapeuta eleva passivamente a perna reta até o ponto de tensão muscular aumentada ou de perda de uma posição pélvica neutra.	Tensão dos isquiotibiais é observada ou com uma assimetria entre as extremidades inferiores, ou uma falta geral de flexibilidade.
Teste de compressão de Noble	Faz-se o paciente deitar em supino. O terapeuta flete o joelho passivamente até aproximadamente 90°. O terapeuta aplica pressão à TIT distal perto do epicôndilo femoral e estende passivamente o joelho do paciente.	Relato de dor com aproximadamente 30° de flexão do joelho é um sinal positivo.
Teste de Ober	O paciente assume uma posição de decúbito lateral sobre a extremidade inferior não afetada. O terapeuta flete passivamente o joelho de cima até 90°. A mão proximal do terapeuta (a mais próxima do quadril) estabiliza a pélvis enquanto a mão distal faz abdução e extensão do quadril.	Uma incapacidade do quadril fazer adução em direção à maca sugere tensão em TFL/TIT.

de TIT em ortostatismo) eram realizados 3 vezes por dia, mantendo-se cada alongamento por 15 segundos. Dois exercícios de fortalecimento, a abdução do quadril em decúbito lateral e a queda pélvica em ortostatismo, foram progredidos de uma dose inicial de um grupo de 15 repetições, com o paciente adicionando 5 repetições por dia, até uma meta de realizar 3 grupos de 30 repetições.

Fredericson et al.[15] levaram anos pesquisando as intervenções mais efetivas para STIT, o que resultou em recomendações de tratamento mais precisas, que refletem uma apreciação das diferentes fases da cicatrização de tecidos. Em uma revisão de 2006, Fredericson et al.[7] recomendaram que os pacientes repousassem e evitassem atividades provocadoras de dor durante a fase aguda. Modalidades terapêuticas também foram introduzidas para diminuir a dor e a inflamação nessa fase. O uso de AINEs para reduzir a inflamação e, se os pacientes estivessem com dor intensa, de uma injeção de glicocorticoide também foi recomendado. **Exercícios de alongamento** para abordar a falta de flexibilidade muscular devem ser iniciados durante a fase subaguda da cicatrização. Fredericson et al.[19] relataram que a posição que cria o alongamento mais efetivo é a posição de TIT em ortostatismo com uma extensão do braço sobre a cabeça (Fig. 22.2). Além dos exercícios clássicos de alongamento para TIT, alguns indivíduos têm relatado melhora da flexibilidade e diminuição da dor tanto durante como depois de realizar o **exercício com *foam roller*** para TIT[6] (Fig. 22.3). A efetividade dessa aplicação de *foam roller* para aumentar a flexibilidade muscular é desconhecida. Contudo, a redução da dor que alguns pacientes relatam com esse exercício pode ser decorrente da pressão aplicada a pontos de gatilho no TFL ou na TIT.[7]

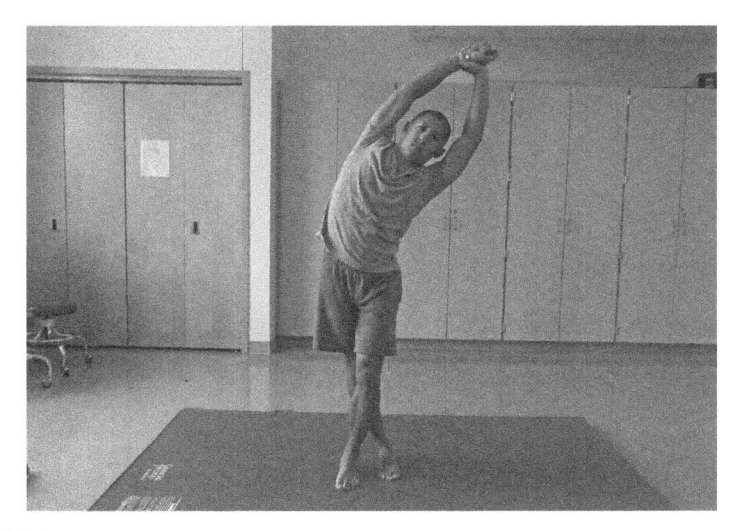

Figura 22.2 Paciente realizando alongamento de TIT em ortostatismo para a extremidade inferior direita.

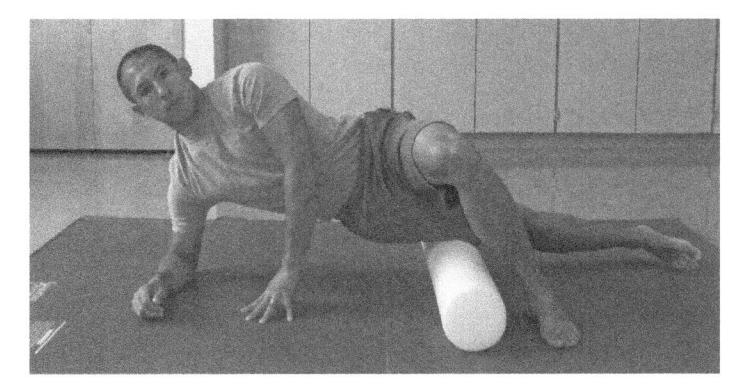

Figura 22.3 Paciente realizando exercício com *foam roller*. O paciente está posicionado com a TIT direita envolvida sobre um *foam roller*, com a extremidade inferior não envolvida fletida e em rotação interna para permitir que ele coloque o pé à frente da perna envolvida. Ambas as extremidades superiores são posicionadas para ajudar o equilíbrio.

Exercícios de fortalecimento devem ser introduzidos durante a fase subaguda.[5,7,15] Os abdutores do quadril (em especial o glúteo médio) têm sido identificados como disfuncionais em indivíduos diagnosticados com STIT.[5,7,15] O glúteo médio (com o glúteo mínimo e os músculos TFL) mantém a estabilidade pélvica durante a marcha e se contrai excentricamente para resistir a movimentos de adução do quadril. A fraqueza dos abdutores do quadril possibilita aumento da adução do quadril e rotação interna do joelho, fatores que podem contribuir para o início da STIT.[12] O fortalecimento da extremidade inferior é progredido a partir de posições de cadeia cinética aberta, que enfatizam contrações musculares concêntricas (p.ex., abdução do quadril em decúbito lateral, exercício de queda pélvica), para posições de cadeia cinética fechada, que enfatizam contrações musculares excêntricas (Tab. 22.3).[5,7] Fredericson et al.[5,7] recomendaram que cada exercício

Tabela 22.3 EXERCÍCIOS EXCÊNTRICOS PARA SÍNDROME DA FAIXA ILIOTIBIAL

Exercício excêntrico	Posição de início	Técnica do exercício
Exercício de matriz modificado	Peça ao paciente para ficar de pé com as extremidades inferiores posicionadas afastadas na largura dos ombros. A perna envolvida (perna direita) fica em rotação externa com o pé orientado na posição de 3 horas. A perna esquerda não envolvida é posicionada com o pé apontando na direção de 12 horas (Fig. 22.4).	Instrua o paciente a realizar uma contração tônica abdominal antes de iniciar o exercício. O movimento é realizado quando o paciente roda seus quadris em direção à perna não envolvida (esquerda), transferindo peso da perna envolvida (direita) para a não envolvida. Quando a mudança de peso ocorre, o quadril envolvido é abaixado. Simultaneamente, o paciente estende sua extremidade superior do lado do quadril envolvido cruzando o corpo na direção da região média da coxa não envolvida (Fig. 22.5). O paciente retorna à posição inicial e repete.
Exercícios contra a parede	Peça ao paciente para ficar de pé com a extremidade inferior envolvida (direita) posicionada de 10 a 20 cm de uma parede (Fig. 22.6).	Faça o paciente fletir os ombros a 90° e rodar a pélvis para fora da parede (Fig. 22.6). Quando o paciente faz rotação de sua pélvis anterior afastando-a da parede, ele deve fletir seus joelhos e abaixar o quadril envolvido (direito) na direção da parede (Fig. 22.7). Quando o quadril envolvido faz contato ("bate") na parede, o paciente retorna à posição inicial (Fig. 22.6).
Investidas no plano frontal	Peça ao paciente para começar em uma posição de pé.	A primeira posição de investida é realizada estendendo a extremidade inferior não envolvida (esquerda) para o lado (Fig. 22.8). A segunda posição de investida é realizada estendendo as extremidades superiores em direção ao lado não envolvido (Fig. 22.9). A terceira investida é realizada com o paciente estendendo as extremidades superiores em direção à perna que está sustentando peso (Fig. 22.10).

SEÇÃO II: TRINTA E QUATRO CASOS CLÍNICOS **323**

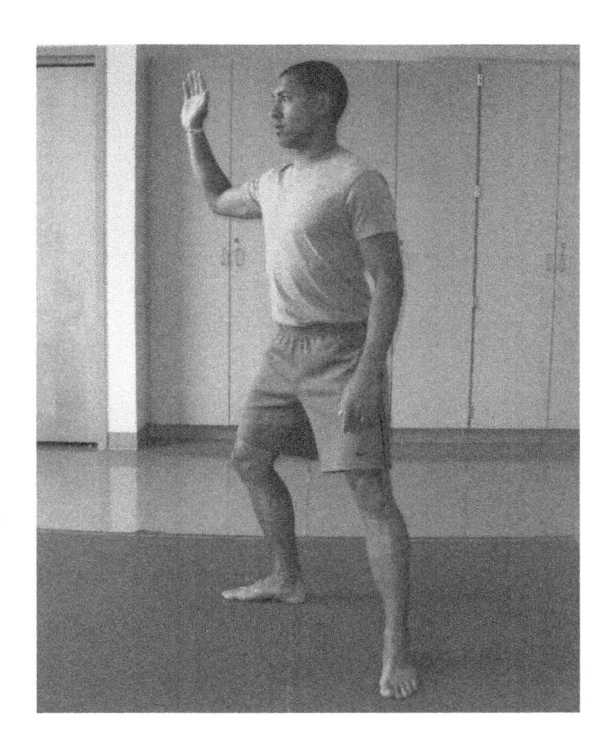

Figura 22.4 Posição inicial de matriz modificada.

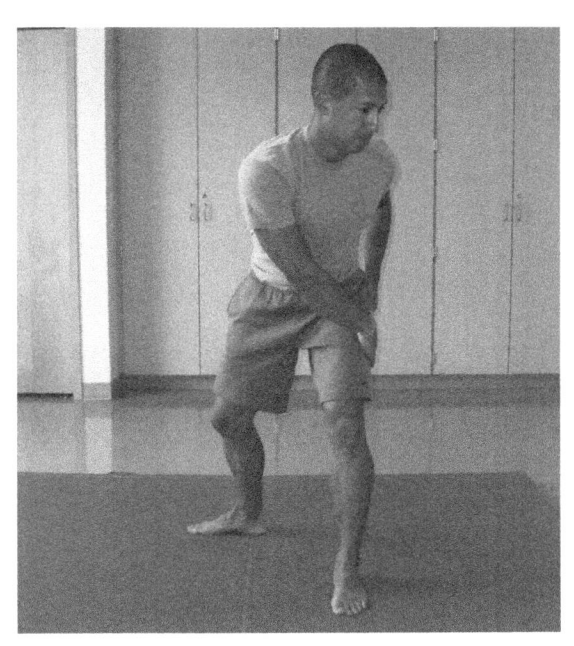

Figura 22.5 Posição final de matriz modificada.

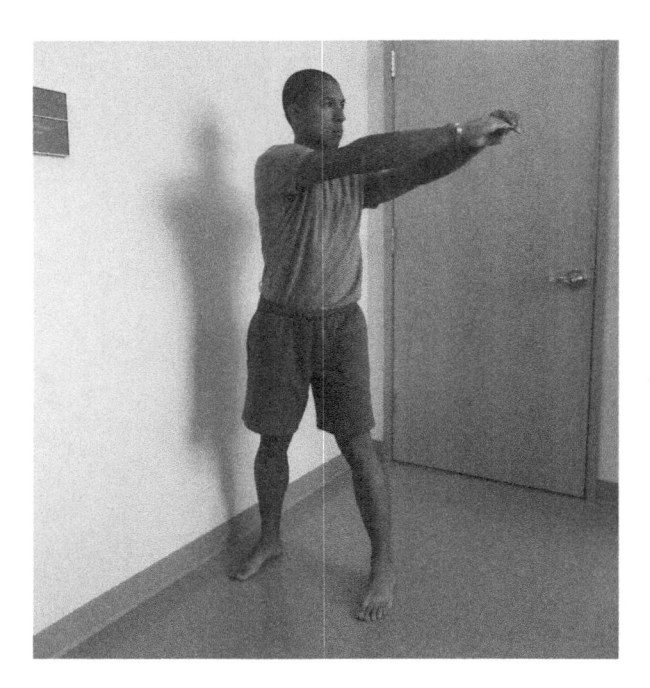

Figura 22.6 Posição inicial de exercícios contra a parede.

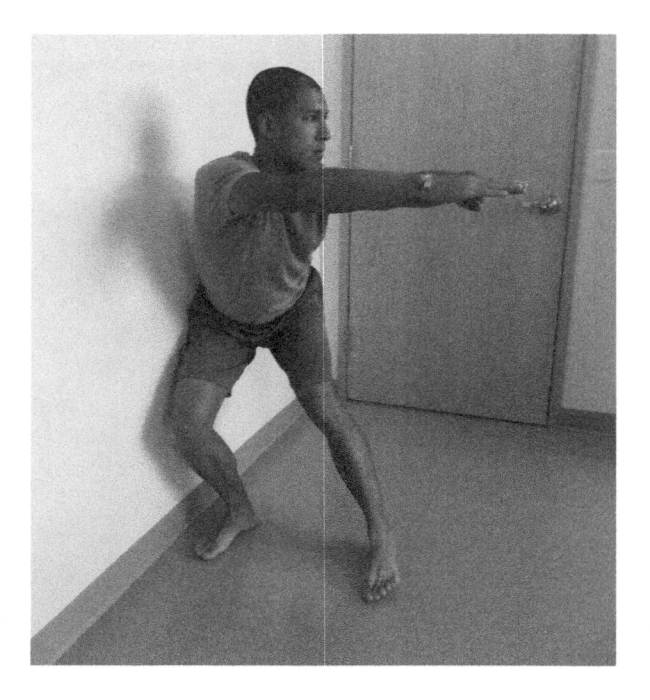

Figura 22.7 Posição final de exercícios contra a parede.

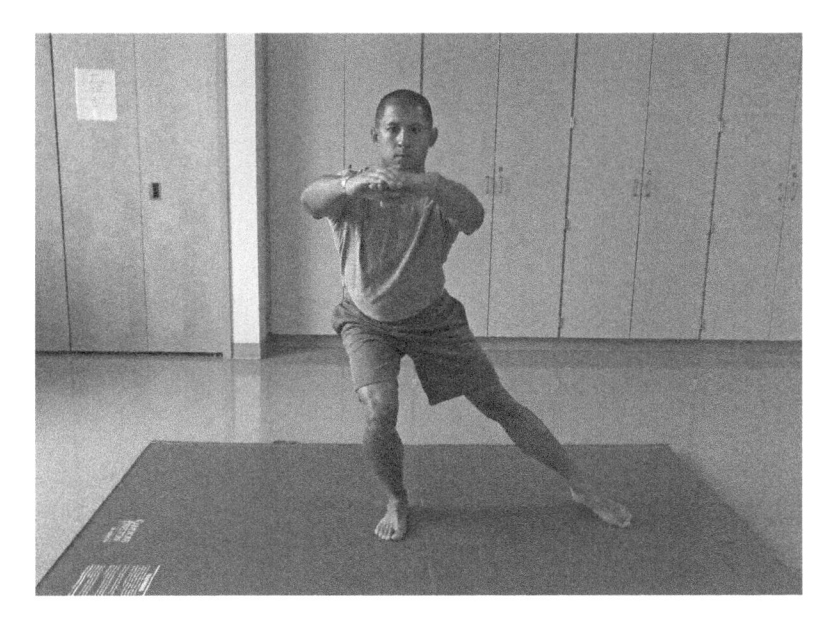

Figura 22.8 Investida no plano frontal.

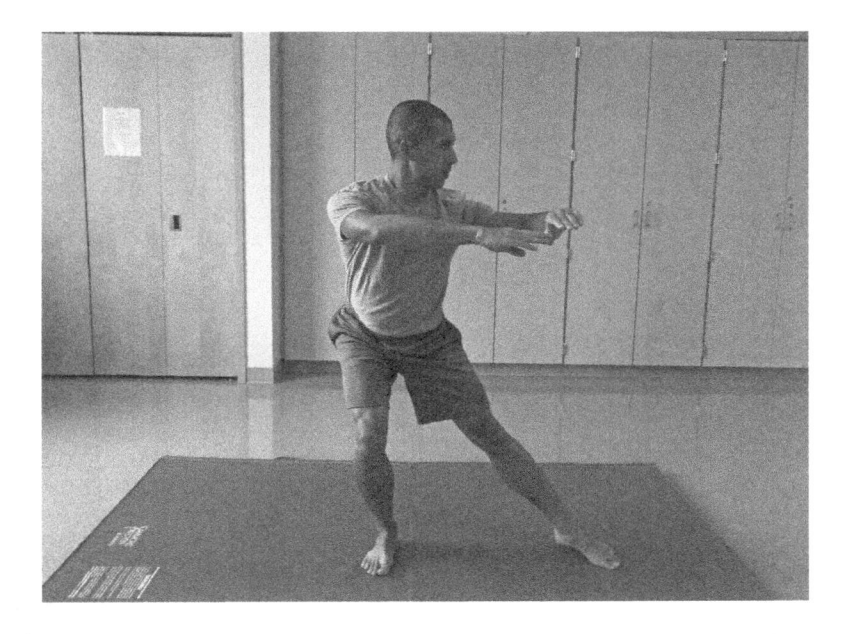

Figura 22.9 Investida no plano frontal com extensão em direção ao lado esquerdo não envolvido.

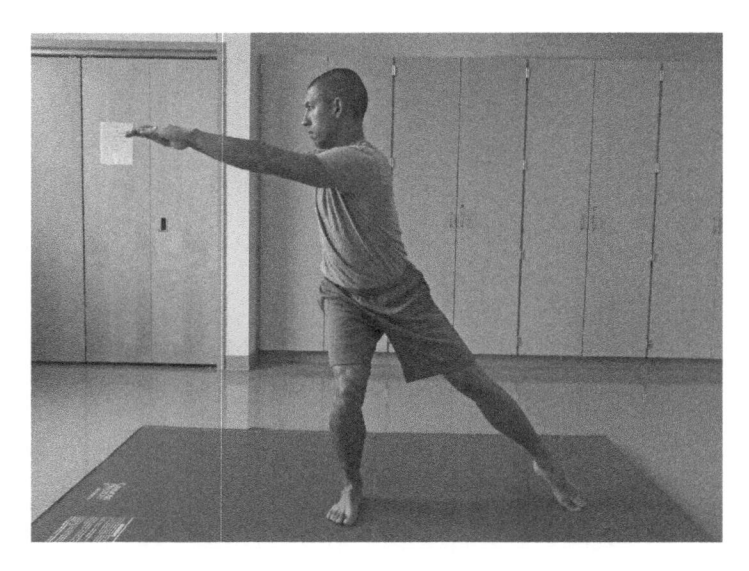

Figura 22.10 Investida no plano frontal com extensão em direção ao lado direito envolvido.

excêntrico deve ser realizado bilateralmente por dois ou três grupos de 5 a 8 repetições, progredindo para grupos de 15 repetições.

Recomendações clínicas baseadas em evidências

SORT: Força da Taxonomia da Recomendação (do inglês, *Strength of Recommendation Taxonomy*)

A: Dados consistentes e de boa qualidade e orientados para o paciente
B: Dados inconsistentes ou de qualidade limitada orientados para o paciente
C: Dados consensuados, prática mais utilizada, opinião de especialistas ou série de casos orientados para doença

1. Fatores de risco extrínsecos estão relacionados ao início da síndrome do trato iliotibial. **Grau C**
2. Fatores de risco intrínsecos estão relacionados ao início da síndrome do trato iliotibial. **Grau B**
3. O uso de fonoforese diminui a dor associada à STIT. **Grau C**
4. Exercícios terapêuticos de alongamento e fortalecimento diminuem a dor e/ou restauram a função em pacientes com STIT. **Grau B**
5. Rolar a trato iliotibial sobre um *foam roller* diminui a dor e aumenta a flexibilidade em pacientes com STIT. **Grau C**

PERGUNTAS PARA REVISÃO

22.1 Um fisioterapeuta de ambulatório examina um indivíduo que pratica corridas de longas distâncias e está sofrendo de STIT na extremidade inferior direita. O paciente apresenta fraqueza de abdutores do quadril direito. Qual das seguintes disfunções biomecânicas da extremidade inferior resultará da fraqueza de abdução do quadril?

   A. Abdução do quadril, rotação externa do joelho
   B. Abdução do quadril, rotação interna do joelho
   C. Adução do quadril, rotação externa do joelho
   D. Adução do quadril, rotação interna do joelho

22.2 A dor relacionada à STIT pode não ser causada por fricção repetitiva, mas sim por compressão de tecidos moles. Qual das seguintes estruturas dos tecidos moles é comprimida entre a TIT distal e o epicôndilo femoral?

   A. Bolsas da TIT
   B. Ligamento patelar externo
   C. Gordura
   D. Vasto lateral

RESPOSTAS

22.1 **D.** Os abdutores do quadril são responsáveis por estabilizar a pélvis e fazer a contração excêntrica para resistir à adução do quadril. Fraqueza nos abdutores do quadril (p.ex., glúteo médio) permite aumento da adução do quadril e rotação interna do joelho. Em um estudo prospectivo de potenciais fatores de risco para STIT, Noehren et al.[12] descobriram que corredores amadores com aumento do pico de adução no quadril e da rotação interna do joelho tem um risco aumentado de STIT.

22.2 **C.** Uma recente investigação anatômica realizada por Fairclough et al. identificaram gordura e tecido conjuntivo inervado que se comprimidos entre TIT e o epicôndilo femoral, podem contribuir para o estabelecimento da STIT.

REFERÊNCIAS

1. Simons DG, Travell JG, Simons LS. *Travell and Simons' Myofascial Pain and Dysfunction: The Trigger Point Manual. Volume 1: Upper Half of Body.* 2nd ed. Baltimore, MD: Williams & Wilkins; 1999.
2. Fairclough J, Hayashi K, Toumi H, et al. The functional anatomy of the iliotibial band during flexion and extension of the knee: implications for understanding iliotibial band syndrome. *J Anat.* 2006;208:309-316.
3. Fairclough J, Hayashi K, Toumi H, et al. Is iliotibial band syndrome really a friction syndrome? *J Sci Med Sport.* 2007;10:74-76.
4. Whiteside LA, Roy ME. Anatomy, function, and surgical access of the iliotibial band in total knee arthroplasty. *J Bone Joint Surg Am.* 2009;91:101-106.
5. Fredericson M, Wolf C. Iliotibial band syndrome in runners: innovations in treatment. *Sports Med.* 2005;35:451-459.

6. Cosca DD, Navazio F. Common problems in endurance athletes. *Am Fam Physician.* 2007;76:237-244.
7. Fredericson M, Weir A. Practical management of iliotibial band friction syndrome in runners. *Clin J Sports Med.* 2006;16:261-268.
8. Beals RK. The iliotibial tract: a review. *Curr Orthop Pract.* 2009;20:87-91.
9. Messier SP, Legault C, Schoenlank CR, Newman JJ, Martin DF, Devita P. Risk factors and mechanisms of knee injury in runners. *Med Sci Sports Exerc.* 2008;40:1873-1879.
10. Richards DP, Alan Barber F, Troop RL. Iliotibial band z-lengthening. *Arthroscopy.* 2003;19:326-329.
11. Strakowski JA, Jamil T. Management of common running injuries. *Phys Med Rehabil Clin N Am.* 2006;17:537-552.
12. Noehren B, Davis I, Hamill J. ASB clinical biomechanics award winner 2006 prospective study of the biomechanical factors associated with iliotibial band syndrome. *Clin Biomech.* 2007;22:951-956.
13. Michels F, Jambou S, Allard M, Bousquet V, Colombet P, de Lavigne C. An arthroscopic technique to treat the iliotibial band syndrome. *Knee Surg Sports Traumatol Arthrosc.* 2009;17:233-236.
14. Barber FA, Boothby MH, Troop RL. Z-plasty lengthening for iliotibial band friction syndrome. *J Knee Surg.* 2007;20:281-284.
15. Fredericson M, Cookingham CL, Chaudhari AM, Dowdell BC, Oestreicher N, Sahrmann SA. Hip abductor weakness in distance runners with iliotibial band syndrome. *Clin J Sports Med.* 2000;10:169-175.
16. Wang SS, Whitney SL, Burdett RG, Janosky JE. Lower extremity muscular flexibility in long distance runners. *J Orthop Sports Phys Ther.* 1993;17:102-107.
17. Niemuth PE, Johnson RJ, Myers MJ, Thieman TJ. Hip muscle weakness and overuse injuries in recreational runners. *Clin J Sports Med.* 2005;15:14-21.
18. Beers A, Ryan M, Kasubuchi Z, Fraser S, Taunton JE. Effects of multi-modal physiotherapy, including hip abductor strengthening, in patients with iliotibial band friction syndrome. *Physiother Can.* 2008;60:180-188.
19. Fredericson M, White JJ, Macmahon JM, Andriacchi TP. Quantitative analysis of the relative effectiveness of 3 iliotibial band stretches. *Arch Phys Med Rehabil.* 2002;83:589-592.

Síndrome da dor patelofemoral

Robert C. Manske

CASO 23

Uma adolescente de 16 anos, jogadora de vôlei competitivo, com uma história de dor e edema intermitentes na face anterior do joelho direito, é encaminhada à fisioterapia para avaliação e tratamento. Há seis semanas, ela fez uma cirurgia de desbridamento de coxim gorduroso e tem comparecido às sessões de fisioterapia desde então, em outra instituição ambulatorial. Cada vez que ela retorna ao vôlei, a dor e o edema reaparecem. As atividades necessárias para a prática desse esporte incluem correr, fazer cortadas, saltar e pivotar; todas essas atividades aumentam a dor. Durante os 2 anos anteriores à cirurgia, a dor era na face medial do joelho. Entretanto, desde a cirurgia, ela sente dor tanto na face medial como na face externa do joelho. Nas últimas 4 semanas, tem sentido dor e edema semelhantes aos que tinha antes da operação. Seja com o aumento da prática ou da frequência do jogo, a dor no joelho anterior aumenta até 8, em uma escala visual analógica (EVA) de dor que vai de 1 a 10. Após dois dias de repouso, a dor e o edema são eliminados. Ela tem tentado múltiplos tratamentos (p.ex., gelo, calor, compressão, anti-inflamatórios não esteroides vendidos sem prescrição) que proporcionam alívio sintomático de curta duração e que são efetivos apenas se ela não estiver jogando vôlei. Embora a paciente tenha feito fisioterapia formal durante as últimas 6 semanas, realizando principalmente exercícios de fortalecimento do joelho, a dor e o edema não foram reduzidos efetivamente. Sua meta é retornar à prática de vôlei livre de sintomas, agora que a temporada de competições começou. Seu médico não fez qualquer restrição a sua atividade.

▶ Com base na condição de saúde da paciente, quais possíveis fatores contribuem para as limitações de atividade?
▶ Quais são as prioridades do exame?
▶ Quais são as intervenções de fisioterapia mais apropriadas?
▶ Que precauções devem ser tomadas durante as intervenções de fisioterapia?

DEFINIÇÕES-CHAVE

COXIM GORDUROSO: área de tecido adiposo altamente vascularizada, logo abaixo do ligamento patelar, que pode se tornar uma fonte de dor na parte anterior do joelho; acredita-se que seu papel seja ajudar a lubrificar e proteger o ligamento patelar do esforço realizado.

EFEITO DE ESCORA LATERAL: efeito da tróclea patelar lateral mais alta sobre a superfície anterior do fêmur distal; a tróclea lateral mais alta resiste à translação lateral natural da patela durante a flexão e a extensão do joelho.

DOR PATELOFEMORAL: também conhecida como dor anterior do joelho; uma das formas mais comuns de dor crônica no joelho anterior ou em volta do mesmo, geralmente com início insidioso.

INTERDEPENDÊNCIA REGIONAL: teoria de que a disfunção proximal, distal ou ambas, da articulação do joelho pode causar dor localizada na parte anterior do joelho ou em volta dele.

MECANISMO *SCREW-HOME*: rotação tibial externa obrigatória, que ocorre durante os últimos graus de extensão do joelho quando a tíbia desliza ao longo do côndilo femoral medial mais longo.

Objetivos

1. Descrever a dor patelofemoral.
2. Identificar métodos de avaliação para interdependência regional.
3. Descrever fraquezas musculares comuns que podem contribuir para a produção da dor patelofemoral.
4. Selecionar intervenções de tratamento apropriadas para o indivíduo com dor patelofemoral.
5. Prescrever exercícios que tratem a dor patelofemoral causada por outras fontes que não o joelho.

Considerações sobre a fisioterapia

Considerações sobre a FT durante o tratamento do indivíduo com dor patelofemoral:

- ▶ **Cuidados/objetivos do plano geral de fisioterapia:** diminuir a dor; aumentar a flexibilidade muscular; aumentar a força no quadrante inferior; prevenir ou minimizar a perda da capacidade de condicionamento físico aeróbico.
- ▶ **Intervenções de fisioterapia:** educação do paciente quanto à anatomia funcional e à mecanopatologia da lesão traumática; modalidades terapêuticas e terapia manual para diminuir a dor; exercícios de resistência para aumentar a capacidade de resistência muscular central (core) e aumentar a força dos músculos da extremidade inferior em volta do quadril; programa de exercícios aeróbicos; programa de exercícios em casa com ênfase no fortalecimento da extremidade inferior sintomática em posições que não possibilitem padrões compensatórios.

▶ **Precauções durante a fisioterapia:** monitorar os sinais vitais; abordar precauções ou contraindicações ao exercício com base na condição preexistente do paciente.

Visão geral da patologia

A dor patelofemoral, também conhecida como dor anterior no joelho, é uma das condições musculoesqueléticas crônicas do joelho mais comuns em adolescentes e adultos relativamente ativos. A incidência de dor patelofemoral varia de 9 a 15% em populações jovens ativas.[1-5] Evidências recentes têm concordado com a perspectiva histórica de que essa **condição ocorre com maior frequência no sexo feminino.**[6-8] A dor patelofemoral é, em geral, uma dor difusa no joelho anterior que se agrava com atividades que aumentam as forças compressivas no joelho. Esses tipos de atividade incluem subir e descer escadas, ficar de cócoras e sentar por período prolongado.[9-12]

Para compreender melhor essa dor, é necessária uma revisão da anatomia patelofemoral normal. A patela é um grande osso sesamoide que está embutido no tendão dos músculos quadríceps. Sua forma é a de um triângulo invertido, com o ápice voltado para baixo e a base para cima. Tanto a face superior como a inferior para as ligações do quadríceps e do ligamento patelar, respectivamente, são rugosas. A superfície anterior da patela é convexa para cada direção, enquanto a superfície posterior tem duas regiões levemente côncavas chamadas de facetas. A superfície posterior é coberta por cartilagem articular que tem se mostrado como tendo de 5 a 7 mm de espessura na região médio-patelar, estreitando-se para menos de 1 mm de espessura ao longo de sua periferia.[13-16] A porção lateral da patela na área da faceta externa tem densidade mineral óssea aumentada, indicando uma necessidade de maior suporte ósseo e possível proteção contra a tensão.[17] Dentro da porção distal do fêmur, está o sulco patelar, sulco femoral, ou tróclea. Esse sulco é uma crista que se articula com porção posterior da patela. Normalmente, a faceta troclear externa da patela é mais alta que a medial. Uma forma comum de dor patelofemoral vem da instabilidade patelar, a qual ocorre quando a patela não consegue manter uma localização estável sobre o joelho anterior. Nesses casos, o paciente tem sintomas de falseio do joelho, ou uma perda de controle da patela sobre o joelho anterior. Isso pode ser causado por uma displasia troclear, na qual faceta externa não tem altura ótima. Essa variação anatômica leva a uma diminuição do efeito de escora lateral. O resultado é que a patela faz uma translocação lateral (em vez de diretamente dentro do sulco patelar) com as contrações ativas do quadríceps.

Embora a patela atue principalmente como um escudo ósseo ao longo do joelho anterior, sua segunda função mais importante é guiar o tendão do quadríceps e aumentar o braço de momento para os músculos do quadríceps. Como o tendão do quadríceps se insere sobre a patela, o braço de momento dos músculos do quadríceps está localizado em uma distância mais longe do eixo de movimentação do joelho. Um braço de momento mais longo facilita a extensão do joelho por aumentar a distância do mecanismo extensor a partir do centro da articulação do joelho. Esse braço de momento extensor parece fornecer o maior torque do quadríceps em torno de 20° a 60° de flexão do joelho.[18,19] Essa amplitude de movimento é também a variação em que ocorre a maior quantidade de força compressiva patelofemoral. Quando o movimento de flexão do joelho aumenta durante o suporte do peso, as forças compressivas aumentam quando o ângulo entre o fêmur e a tíbia se torna mais agudo, e o braço de alavanca entre os dois ossos aumenta. As forças de contato sobre a patela posterior são 0,5 a 1,5 vezes o peso do corpo da pessoa ao caminhar, 3 vezes o peso corporal ao andar em escadas e até 7 a 8 vezes esse peso ao se agachar.[18-21]

Manejo da fisioterapia do paciente

Logo após a realização de uma avaliação clínica minuciosa do paciente com dor patelofemoral, defende-se uma **abordagem não cirúrgica** que, em geral, é benéfica para redução da dor e retorno a níveis funcionais prévios.[4,22-25] Evidências recentes mostram uma associação entre dor patelofemoral e cinemática da extremidade inferior alterada causada por influência proximal ou distal.[5,12,26-40] Essa influência proximal ou distal é referida comumente como uma interdependência regional, pela qual a dor patelofemoral pode ser causada por etiologia fora do próprio joelho. Por exemplo, anormalidades de alinhamento patelofemoral poderiam ser causadas por fraqueza da musculatura proximal do quadril ou por anormalidades estruturais distais, como no pé e tornozelo.

Exame, avaliação e diagnóstico

O exame clínico começa com uma revisão dos sintomas atuais do paciente. O exame físico do paciente com dor patelofemoral inicia com a observação do joelho e análise da marcha. A paciente relata que sua dor atual no joelho anterior é de aproximadamente 2-3 na escala analógica visual de dor (0 = nenhuma dor e 10 = pior dor possível). Ela relata que a dor pode aumentar para 8 durante e depois de jogar vôlei. A mesma afirma, também, que a pele em volta de seu joelho fica de cor azulada depois da atividade esportiva, embora durante o exame apresente cor e textura normais. A paciente tem vários portais de acesso duvidoso ao seu desbridamento prévio do coxim gorduroso. Essas incisões estão bem cicatrizadas, sem sinais de rubor ou infecção. Embora nenhum desvio da marcha tenha sido observado no exame, não é incomum ver pronação excessiva do pé durante a fase de resposta a carga para o apoio médio da marcha. Em pacientes com fraqueza significativa do quadril proximal, um padrão de marcha de Trendelenburg com queda do quadril contralateral durante o balanço e uma inclinação do tronco para o lado fraco (guinada do abdutor) durante a postura podem ser observados.

Sua amplitude de movimento (ADM) do joelho não é bastante simétrica. Do lado esquerdo, ela tem 7°-0°-155°, enquanto do lado direito (sintomático) ela tem 2°-0°-155°. Isso significa que, no seu lado não envolvido, sua ADM é de 7° de hiperextensão do joelho a 155° de flexão do joelho. No seu lado sintomático, ela tem um déficit de 5° de hiperextensão do joelho. A paciente também exibe cerca de 50% de perda de rotação externa passiva e ativa da tíbia no lado direito. Essa amplitude foi mensurada com o joelho em flexão de 90°. Isso pode explicar porque ela perdeu um pouco de sua extensão final do joelho, devido à rotação externa obrigatória da tíbia necessária durante o mecanismo *screw-home* na articulação tibiofemoral.

A força na extremidade inferior da paciente foi quase normal no lado esquerdo não envolvido, com o quadríceps e isquiotibiais graduados em 5/5, e os abdutores, extensores

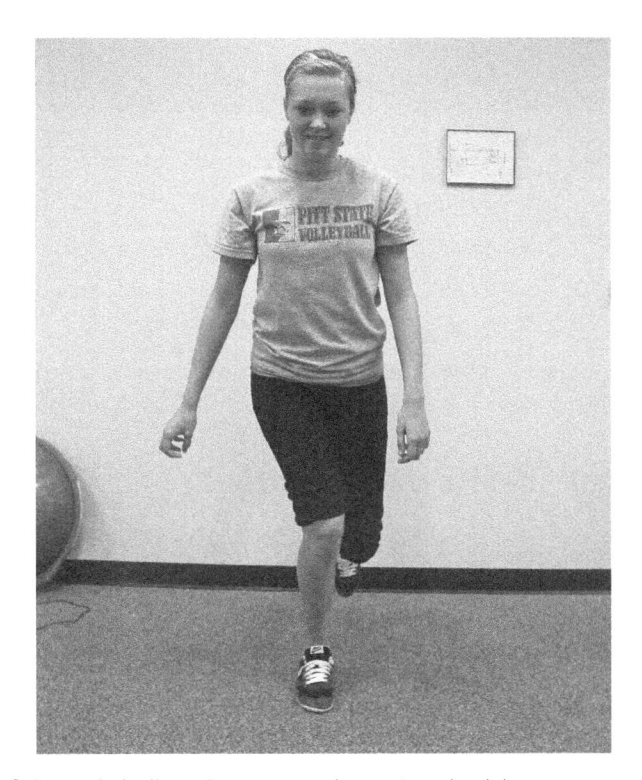

Figura 23.1 Colapso de joelho valgo com agachamento unipodal.

e rotadores externos do quadril graduados em 4+/5. Do lado direito, os quadríceps e isquiotibiais foram graduados em 5/5, mas os abdutores, extensores e rotadores externos foram graduados em 4/5. Embora a força geral de sua musculatura do quadril seja normal ou boa, ela exibiu padrões anormais de controle motor quando foi solicitada a realizar um teste funcional de força do quadril. Tanto no teste de degrau como no teste de agachamento unipodal do lado direito, demonstrou uma quantidade drástica de colapso em valgo, com abdução do quadril e abdução tibial concomitantes (Fig. 23.1). Crossley et al.[41] descobriram recentemente que o mau desempenho na tarefa de agachamento unipodal só indica fraqueza funcional dos músculos abdutores do quadril. Eles fizeram recomendações sobre o que constitui um agachamento unipodal ruim, para que dados objetivos claros possam ser colhidos clinicamente (Tab. 23.1). Quando se pediu à paciente para realizar a tarefa de agachamento unipodal no lado não envolvido, esses padrões não ocorreram.

Para completar uma avaliação neurológica minuciosa, sensação e reflexos devem ser testados. A paciente apresentou sensação normal ao toque superficial e profundo ao longo dos dermátomos da extremidade inferior, bilateralmente. Os reflexos profundos dos tendões patelar e do calcâneo foram ambos normais e simétricos (2/3 bilateralmente)

TABELA 23.1 POSSÍVEIS PADRÕES COMPENSATÓRIOS DURANTE O AGACHAMENTO UNIPODAL

Tronco/postura	Pélvis	Quadril	Joelho
Desvio lateral/ deslocamento Rotação Flexão lateral Flexão anterior	Deslocamento ou desvio lateral Rotação Inclinação	Adução Rotação femoral interna	Valgo Joelho ultrapassa os dedos do pé

Os reflexos tendinosos profundos foram graduados como 0 = nenhum reflexo ou ausente; 1/3 = reflexo hipotônico; 2/3 = reflexo normal; 3/3 = reflexo hipertônico.[42]

Plano de tratamento e intervenções

Existem diversas intervenções, cada qual com diferentes graus de evidências de eficácia, disponíveis para pacientes com dor patelofemoral. Em geral, o tratamento para dor patelofemoral depende dos sinais e sintomas identificados no exame clínico. A paciente em questão é um caso específico, pois já fez uma intervenção cirúrgica para sua queixa atual e foi tratada por vários fisioterapeutas. Entretanto, nenhuma dessas intervenções permitiu que ela jogasse vôlei sem dor.

Visto que a paciente era incapaz de realizar exercícios unipodais sem que sua extremidade inferior direita caísse em um colapso em valgo, os primeiros exercícios prescritos foram sobre uma maca, em decúbito dorsal, e de pé, suportando peso bilateralmente. Esses exercícios iniciais foram escolhidos para fortalecer a musculatura do quadril, porque exercícios unipodais seriam difíceis demais para ela realizar corretamente neste momento. **Exercícios terapêuticos** para fortalecer o glúteo máximo e o médio foram feitos, primeiro, com ponte realizada bilateralmente, e depois progredindo para uma ponte com membro único como suporte (Fig. 23.2). Um exercício de concha em decúbito lateral foi feito para fortalecer o glúteo médio e os rotadores externos do quadril (Fig. 23.3). A colocação de tubos de resistência em volta dos joelhos poderia ser acrescentada para progredir a dificuldade. Extensão do quadril em prono e exercícios de abdução do quadril em decúbito lateral foram efetuados para fortalecer os músculos glúteos.

Exercícios em ortostatismo constituem a próxima progressão apropriada. Pode ser feito um exercício isométrico de abdução do quadril, em que a extremidade afetada é colocada contra uma parede, e o paciente faz abdução do quadril contra a parede com uma contração isométrica. Pede-se ao paciente para contrair os músculos centrais (CORE) (p.ex., fazer uma contração abdominal) para estabilização enquanto contrai o glúteo médio. Nenhum movimento deve ocorrer na pélvis durante esse exercício fatigante, porque o propósito dessa ginástica é promover a resistência da musculatura do quadril. Exercícios isotônicos podem facilitar maior atividade do glúteo médio se realizados em postura unipodal. Atividade ainda *maior* do glúteo médio pode ser provocada pela colocação de uma carga no membro contralateral ao da postura durante os exercícios.[43,44] Isso pode ser feito pedindo ao paciente para ficar de pé sobre a perna sintomática enquanto

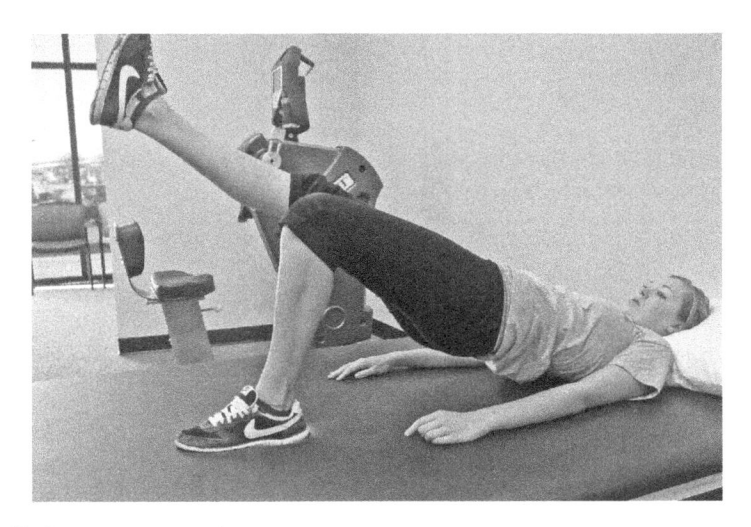

Figura 23.2 Ponte de perna única.

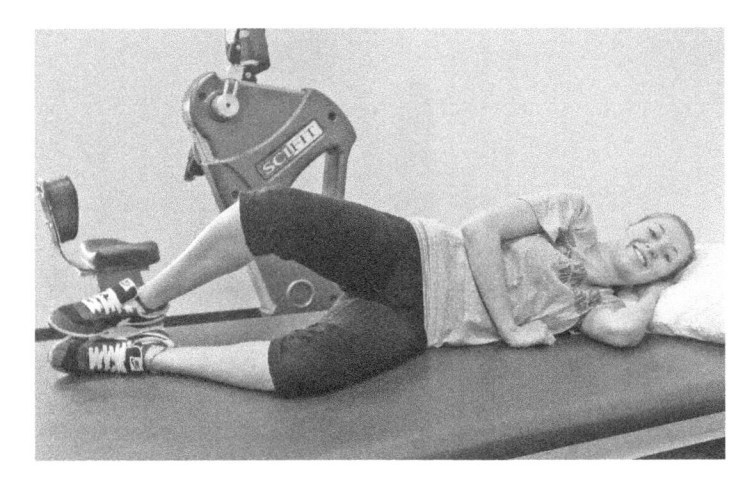

Figura 23.3 Exercício de concha em decúbito lateral.

segura um peso ou aplica alguma forma de resistência no braço oposto. Distefano et al.[45] têm mostrado alta atividade eletromiográfica no glúteo médio durante a caminhada lateral com faixa, agachamento unipodal e exercícios em apoio unipodal com halteres na mão. Esses exercícios podem ser incorporados assim que o paciente conseguir tolerar exercícios de nível mais alto sem exacerbação de sintomas ou demonstração de padrões compensatórios.

Após a força dos músculos glúteos e rotadores externos do quadril melhorar até 5/5 no teste manual muscular, a paciente pode progredir para atividades esportivas específicas que requerem saltar e pular. Várias semanas depois do início dos treinamentos de saltos e pulos, a paciente teve alta formal com um programa de exercícios para casa de fortalecimento de quadril e tronco, para manter a força e a resistência desenvolvidas durante a reabilitação.

Técnicas de terapia manual também podem ser realizadas para recuperar a perda de rotação tibial externa identificada durante o exame inicial. Três sessões de rotação tibial externa com deslizamentos de pressão excessiva passiva foram necessárias para recuperação da movimentação perdida (Fig. 23.4). Deslizamentos tibiofemorais anteriores também foram efetuados para restabelecer a hiperextensão do joelho em 7°.

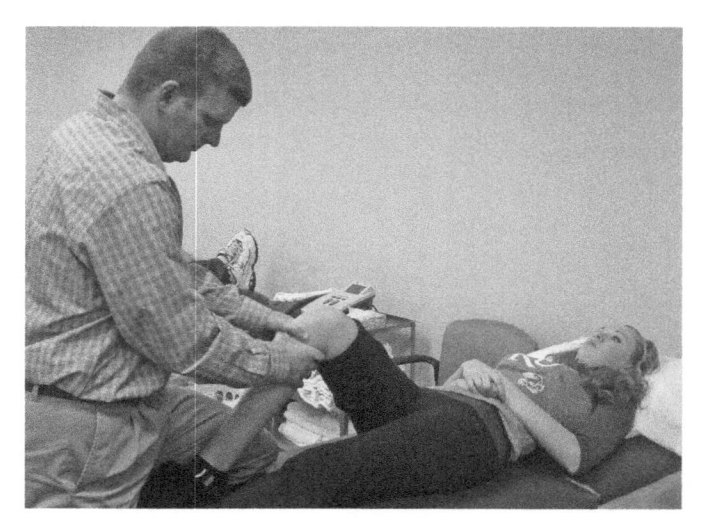

Figura 23.4 Mobilização articular com rotação externa da tíbia.

Recomendações clínicas baseadas em evidências

SORT: Força da Taxonomia da Recomendação (do inglês, *Strength of Recommendation Taxonomy*)

A: Dados consistentes e de boa qualidade e orientados para o paciente
B: Dados inconsistentes ou de qualidade limitada orientados para o paciente
C: Dados consensuais, prática mais utilizada, opinião de especialistas ou série de casos orientada por doença

1. A dor patelofemoral com frequência está relacionada à força do quadril diminuída em mulheres jovens ativas. **Grau B**

SEÇÃO II: TRINTA E QUATRO CASOS CLÍNICOS   **337**

2. As intervenções de fisioterapia diminuem a dor e a incapacidade na maioria dos pacientes com dor patelofemoral. **Grau B**
3. Exercícios de fortalecimento para os músculos glúteo máximo e médio diminuem a dor patelofemoral. **Grau C**

PERGUNTAS PARA REVISÃO

23.1 Uma paciente vai ao fisioterapeuta com uma história de 6 meses de síndrome de dor patelofemoral. A hipótese de tendinopatia patelar foi afastada pelo médico que a encaminhou. Ela se queixa de dor ao abaixar-se e ao descer escadas. Apesar de sua dor, continua a jogar vôlei e a fazer corrida leve para condicionamento cardiovascular. Qual é a intervenção de fisioterapia mais apropriada que deve ser feita primeiramente para essa paciente?

   A. Aumento da força do quadríceps
   B. Aumento da flexibilidade do quadríceps
   C. Repouso relativo
   D. Treinamento de salto pliométrico

23.2 Durante o exame de padrões de movimento dinâmico de um teste de agachamento unipodal e de descida de degrau, o fisioterapeuta observa que a extremidade inferior da paciente cai em um colapso valgo no lado envolvido. Qual dos seguintes grupos musculares provavelmente *não* tem fraqueza funcional?

   A. Flexores do quadril
   B. Extensores do quadril
   C. Rotadores externos do quadril
   D. Abdutores do quadril

RESPOSTAS

23.1 **C.** A paciente já está lidando com uma condição dolorosa crônica que ela não tem deixado cicatrizar adequadamente. A primeira meta é encorajar o repouso relativo para diminuir esforço repetitivo que está ocorrendo no joelho. O treinamento de salto pliométrico seria demasiado agressivo para este estágio da reabilitação (opção D). Sem exame adicional, o fisioterapeuta seria incapaz de afirmar se ela precisa de treinamento de fortalecimento ou de flexibilidade (opções A e B).

22.3 **A.** Embora Tyler et al.[40] acreditem que os flexores do quadril sejam significativamente fracos em uma população com dor patelofemoral, isso parece ser um achado relativamente raro. Na maioria dos exemplos, os abdutores, rotadores externos e extensores do quadril são fracos.

REFERÊNCIAS

1. Hetsroni I, Finestone A, Milgrom C, et al. A prospective biomechanical study of the associationbetween foot pronation and the incidence of anterior knee pain among military recruits. *J Bone JointSurg Br.* 2006;88:905-908.

2. Milgrom C, Finestone A, Eldad A, Shlamkovitch N. Patellofemoral pain caused by overactivity. A prospective study of risk factors in infantry recruits. *J Bone Joint Surg Am.* 1991;73:1041-1043.
3. Schwellnus MP, Jordaan G, Noakes TD. Prevention of common overuse injuries by the use of shock absorbing insoles. A prospective study. *Am J Sports Med.* 1990;18:636-641.
4. Wills AK, Ramasamy A, Ewins DJ, Etherington J. The incidence and occupational outcome of over use anterior knee pain during army recruit training. *J R Army Med Corps.* 2004;150:264-269.
5. Witvrouw E, Lysens R, Bellemans J, Cambier D, Vanderstraeten G. Intrinsic risk factors for the development of anterior knee pain in an athletic population. A two-year prospective study. *Am J Sports Med.* 2000;28:480-489.
6. Boling M, Padua D, Marshall S, Guskiewicz K, Pyne S, Beutler A. Gender differences in the incidence and prevalence of patellofemoral pain syndrome. *Scan J Med Sci Sports.* 2010;20:725-730.
7. DeHaven KE, Lintner DM. Athletic injuries: comparison by age, sport, and gender. *Am J Sports Med.* 1986;14:218-224.
8. Taunton JE, Ryan MB, Clement DB, McKenzie DC, Lloyd-Smith DR, Zumbo BD. A retrospective case-control analysis of 2002 running injuries. *Br J Sports Med.* 2002;36:95-101.
9. Barton CJ, Webster KE, Menz HB. Evaluation of the scope and quality of systematic reviews on nonpharmacological conservative treatment for patellofemoral pain syndrome. *J Orthop Sports PhysTher.* 2008;38:529-541.
10. Bohannon RW. Effect of electrical stimulation to the vastus medialis muscle in a patient with chronically dislocating patella. A case report. *Phys Ther.* 1983;63:1445-1447.
11. Powers CM. Rehabilitation of patellofemoral joint disorders: a critical review. *J Orthop Sports Phys Ther.* 1998;28:345-354.
12. Wilson T, Carter N, Thomas G. A multicenter, single-masked study of medial, neutral, and lateral patellar taping in individuals with patellofemoral pain syndrome. *J Orthop Sports Phys Ther.* 2003;33:437-448.
13. Fulkerson JP. *Disorders of the Patellofemoral Joint.* 3rd ed. Baltimore, MD: Williams & Wilkins; 1997.
14. Fulkerson JP. Diagnosis and treatment of patients with patellofemoral pain. *Am J Sports Med.* 2002;30:447-456.
15. Grelsamer RP, Weinstein CH. Applied biomechanics of the patella. *Clin Orthop Rel Res.* 2001;389:9-14.
16. Heegaard J, Leyvraz PF, Curnier A, Rakotomanana L, Huiskes R. The biomechanics of the human patella during passive knee flexion. *J Biomech.* 1995;28:1265-1279.
17. Leppala J, Kannus P, Natri A, Sievanen H, Jarvinen M, Vuori I. Bone mineral density in the chronic patellofemoral pain syndrome. *Calcif Tissue Int.* 1998;62:548-553.
18. Huberti HH, Hayes WC. Patellofemoral contact pressures. The incidence of q-angle and tendofemoral contact. *J Bone Joint Surg.* 1984;66:715-724.
19. Huberti HH, Hayes WC, Stone JL, Shybut GT. Force ratios in the quadriceps tendon and ligamentum patella. *J Orthop Res.* 1984;21:49-54.
20. Perry EC, Strother RT. Patellalgia. *Phys Sports Med.* 1985;13:43-59.
21. Reilly DT, Martens M. Experimental analysis of the quadriceps muscle force and patello-femoral joint reaction force for various activities. *Acta Orthop Scan.* 1972;43:126-137.
22. Manske RC, Davies GJ. A nonsurgical approach to examination and treatment of the patelofemoral joint, part I: examination of the patellofemoral joint. *Crit Rev Phys Rehabil Med.* 2003;15:141-166.

23. Manske RC, Davies GJ. A nonsurgical approach to examination and treatment of the patellofemoral joint, part 2: pathology and nonsurgical treatment of the patellofemoral joint. *Crit Rev Phys Rehabil Med.* 2003;15:253-294.
24. Thomee R. A comprehensive treatment approach for patellofemoral pain syndrome in young women. *Phys Ther.* 1997;77:1690-1703.
25. Wilk KE, Davies GJ, Mangine RE, Malone TR. Patellofemoral disorders: a classification system and clinical guidelines for nonoperative rehabilitation. *J Orthop Sports Phys Ther.* 1998;28:307-322.
26. Bolgla LA, Malone TR, Umberger BR, Uhl TL. Hip strength and hip and knee kinematics during stair descent in females with and without patellofemoral pain syndrome. *J Orthop Sports Phys Ther.* 2008;38:12-18.
27. Cichanowski HR, Schmitt JS, Johnson RJ, Niemuth PE. Hip strength in collegiate female athletes with patellofemoral pain. *Med Sci Sports Exer.* 2007;39:1227-1232.
28. Dierks TA, Manal KT, Hamill J, Davis IS. Proximal and distal influences on hip and knee kinematics in runners with patellofemoral pain during a prolonged run. *J Orthop Sports Phys Ther.* 2008;38:448-456.
29. Fukuda TY, Rossetto FM, Magalhaes E, Bryk FF, Lucareli PR, de Almeida Aparecida Carvalho N. Short-term effects of hip abductors and lateral rotators strengthening in females with patellofemoral pain syndrome: a randomized controlled trial. *J Orthop Sports Phys Ther.* 2010;40:736-742.
30. Ireland ML, Willson JD, Ballantyne BT, Davis IM. Hip strength in females with and without patelofemoral pain. *J Orthop Sports Phys Ther.* 2003;33:671-676.
31 Leetun DT, Ireland ML, Willson JD, Ballantyne BT, Davis IM. Core stability measures as risk factors for lower extremity injury in athletes. *Med Sci Sports Exerc.* 2004;36:926-934.
32. Lewis CL, Sahrmann SA, Moran DW. Anterior hip joint force increases with hip extension, decreased gluteal force, or decreased iliopsoas force. *J Biomech.* 2007;40:3725-3731.
33. Magalhaes E, Fukuda TY, Sacramento SN, Forgas A, Cohen M, Abdalla RJ. A comparison of hip strength between sedentary females with and without patellofemoral pain syndrome. *J Orthop Sports Phys Ther.* 2010;40:641-647.
34. Mascal CL, Landel R, Powers C. Management of patellofemoral pain targeting hip, pelvis, and trunk muscle function: 2 case reports. *J Orthop Sports Phys Ther.* 2003;33:642-660.
35. Nakagawa TH, Muniz TB, Baldon Rde M, Dias Maciel C, de Menezes-Reiff RB, Serrao FV. The effect of additional strengthening of hip abductor and lateral rotator muscles in patellofemoral pain syndrome: a randomized controlled pilot study. *Clin Rehabil.* 2008;22:1051-1060.
36. Piva SR, Goodnite EA, Childs JD. Strength around the hip and flexibility of soft tissue in individuals with and without patellofemoral pain syndrome. *J Orthop Sports Phys Ther.* 2005;35:793-801.
37. Prins MR, van der Wurff P. Females with patellofemoral pain syndrome have weak hip muscles: a systematic review. *Aust J Physiother.* 2009;55:9-15.
38. Robinson RL, Nee RJ. Analysis of hip strength in females seeking physical therapy treatment for unilateral patellofemoral pain syndrome. *J Orthop Sports Phys Ther.* 2007;37:232-238.
39. Souza RB, Powers CM. Predictors of hip internal rotation during running: an evaluation of hip strength and femoral structure in women with and without patellofemoral pain. *Am J Sports Med.* 2009;37:579-587.
40. Tyler TF, Nicholas SJ, Mullaney MH, McHugh MP. The role of hip muscle function in the treatment of patellofemoral pain syndrome. *Am J Sports Med.* 2006;34:630-636.

41. Crossley KM, Zhang WJ, Schache AG, Bryant A, Cowan SM. Performance on the single-leg squat task indicates hip abductor muscle function. *Am J Sports Med.* 2011;39:866-873.
42. Magee DJ. *Orthopedic Physical Assessment.* 5th ed. Saunders. St. Louis, MO: Saunders Elsevier; 2008:51.
43. Hodges PW, Richardson CA. Contraction of the abdominal muscles associated with movement of the lower limb. *Phys Ther.* 1997;77:132-142.
44. Neumann DA, Cook TM. Effect of load and carrying position of the electromyographic activity of the gluteus medius muscle during walking. *Phys Ther.* 1985;65:305-311.
45. Distefano LJ, Blackburn JT, Marshall SW, Padua DA. Gluteal muscle activation during common therapeutic exercises. *J Orthop Sports Phys Ther.* 2009;39:532-540.

Tendinopatia patelar

Luke T. O'Brien
Thomas J. Olson

CASO 24

Um jogador de basquete de 17 anos foi encaminhado à fisioterapia por seu médico de família, para avaliação e tratamento de dor na parte anterior do joelho. Sua dor foi intermitente ao longo do último verão. Entretanto, desde o começo da temporada esportiva escolar do outono, a dor tem aumentado de intensidade e se tornou constante. A dor agora está limitando sua capacidade de treinar e jogar, bem como de subir e descer escadas e de ficar em pé após períodos longos sentado. O treinador disse que ele tem "joelho de saltador" e que deveria "arranjar uma bandagem e ficaria bem." Radiografias simples não revelaram anormalidades ósseas, embora suas placas epifisárias tibiais e femorais estejam quase completamente ossificadas. Além disso, a história de saúde do paciente não apresenta outros problemas notáveis. Os sinais e sintomas são compatíveis com tendinopatia patelar. O paciente tem esperança de completar sua temporada de basquete e de estar pronto para o jogo na primavera.

▶ Com base nos sintomas e na história do paciente, quais são os testes de exame mais apropriados para ajudar a confirmar o diagnóstico de tendinopatia patelar?
▶ Quais são as intervenções de fisioterapia mais apropriadas?
▶ Qual é o prognóstico para reabilitação?

DEFINIÇÕES-CHAVE

APOPTOSE: morte celular programada em resposta a estímulos específicos.

CONTRAÇÃO EXCÊNTRICA: alongamento controlado de um músculo quando ele responde a uma força externa maior que a força contrátil que está exercendo.

DEGENERAÇÃO MUCOIDE: deterioração de fibras de colágeno resultando em uma substância gelatinosa ou semelhante a muco não funcional.

NEOVASCULARIZAÇÃO: formação de novas redes microvasculares funcionais em tecido que, normalmente, não contém vasos sanguíneos, ou vasos sanguíneos de um tipo diferente dentro de um tecido.

PROTEOGLICANOS: mucopolissacarídeos presos a cadeias de proteína na matriz extracelular do tecido conectivo.

TENDINITE: inflamação aguda de um tendão, que em geral afeta sua inserção; um tipo de tendinopatia.[1]

TENDINOPATIA: termo clínico que abrange todas as condições que afetam um tendão por esforço repetitivo (no sentido proximal, distal ou medial), na presença ou ausência de uma resposta inflamatória; inclui tendinose.[2]

TENDINOSE: degeneração crônica e falha da resposta de cicatrização dentro de um tendão, mas sem a presença de marcadores inflamatórios característicos; um tipo de tendinopatia.[3]

Objetivos

1. Explicar as distinções entre tendinite, tendinose e tendinopatia.
2. Descrever a fisiopatologia que contribui para o desenvolvimento de tendinose patelar.
3. Descrever os diagnósticos diferenciais para tendinopatia patelar.
4. Prescrever as intervenções de fortalecimento mais apropriadas para tendinopatia patelar com base nos achados de exame.
5. Descrever opções de tratamento alternativas para pacientes com tendinopatia patelar cujo tratamento conservador falhou.

Considerações sobre a fisioterapia

Considerações sobre a FT durante o tratamento do indivíduo com um diagnóstico de tendinopatia patelar:

- ▶ **Cuidados/objetivos do plano geral de fisioterapia:** diminuir a dor e aumentar a função; aumentar a força da extremidade inferior; prevenir ou minimizar a perda da capacidade de condicionamento físico aeróbico.
- ▶ **Intervenções de fisioterapia:** educação do paciente em relação à anatomia funcional e à fisiopatologia; modalidades e terapia manual para diminuir a dor; manejo do volume de treinamento; incorporação de exercícios de carga pesada ou de resistência com foco excêntrico para promover o remodelamento do tendão; exercícios de resistência geral para aumentar a estabilidade e a força da extremidade inferior; programa de exercícios aeróbicos; bandagens ou joelheiras para descarga do tendão patelar.

SEÇÃO II: TRINTA E QUATRO CASOS CLÍNICOS   **343**

▶ **Precauções durante a fisioterapia:** monitorar os sinais vitais; abordar precauções ou contraindicações ao exercício, com base na condição preexistente do paciente.
▶ **Complicações que interferem na fisioterapia:** o terapeuta e o paciente devem estar cientes de que a dor durante o exercício terapêutico é considerada parte do tratamento da tendinopatia patelar crônica.

Visão geral da patologia

O joelho de saltador, referido incorretamente como tendinite patelar, foi descrito, primeiramente no início da década de 1970, como uma síndrome de esforço repetitivo do joelho, caracterizada por dor na junção do polo inferior da patela com o tendão patelar proximal.[4] Embora "joelho de saltador" pareça ser um nome comum aceitável, chamar esse tipo de patologia de "tendinite" é ilusório. O sufixo "ite" refere-se a um processo inflamatório, mas a fisiopatologia e anatomia patológica, bem como os sintomas de tendão patelar protraído sugerem a presença de pouca, se alguma, inflamação. Consequentemente, a condição deve ser designada como uma tendinopatia, com o processo degenerativo real descrito como tendinose.[3,5,6] No caso deste paciente, os termos serão usados dessa maneira. A tendinopatia patelar costuma ser descrita em atletas que participam de esportes que requerem extensão agressiva e/ou flexão repetitiva excêntrica do joelho.[3,4] Ela se apresenta mais frequentemente com dor sobre o polo inferior da patela[7], e tem sido demonstrado que interfere no treinamento e na competição normal de um em cada cinco atletas de elite.[8] Os atletas do sexo masculino experienciam sintomas com frequência maior que atletas femininas.[8] Essa característica pode ser útil no diagnóstico diferencial da tendinopatia patelar de tipos mais gerais de dor no joelho anterior, como a dor patelofemoral, que é bastante vista em atletas do sexo feminino. A incidência de joelho de saltador tem sido estimada em 30 a 50% em esportes como basquete e vôlei, nos quais o movimento de saltar é comum, mas também pode estar bastante presente entre jogadores de futebol e corredores *cross-country*, devido às demandas de dar cortes, aceleração/desaceleração rápida e absorção de impacto repetitivo na musculatura do quadríceps.[7-10] Embora seja descrita mais frequentemente como uma lesão por esforço repetitivo, tem sido sugerido que um simples traumatismo direto também pode levar a patologia do tendão com a mesma apresentação clínica.[4,11,12]

O tendão patelar[*] é uma continuação do tendão do quadríceps. Ele ajuda na transmissão de força da musculatura do quadríceps para os ossos da extremidade inferior, resultando em movimento das articulações do quadril e do joelho (Figs. 24.1A e B). Embora em geral seja designado como ligamento patelar, devido a suas ligações osso a osso, o aspecto macroscópico e microscópico e a função da estrutura são tendinosos e, portanto, deve ser referido como tal.[2] Geralmente, um tendão é composto de fibras de colágeno tipo I, arranjadas de forma hierárquica em feixes chamados de fascículos, envolvidos por bainhas de tecido conjuntivo. Os fascículos são então agrupados e envolvidos na sua superfície por uma membrana de duas camadas, designada como o paratendão. Além do colágeno, o tendão contém matriz extracelular e tenócitos. A matriz extracelular, ou substância fundamental, é um material viscoso rico em proteoglicanos, que dá suporte

---
[*] N. de R.T.: A nova terminologia anatômica sugere o uso do termo ligamento patelar. Neste capítulo não será modificado pela explicação do autor.

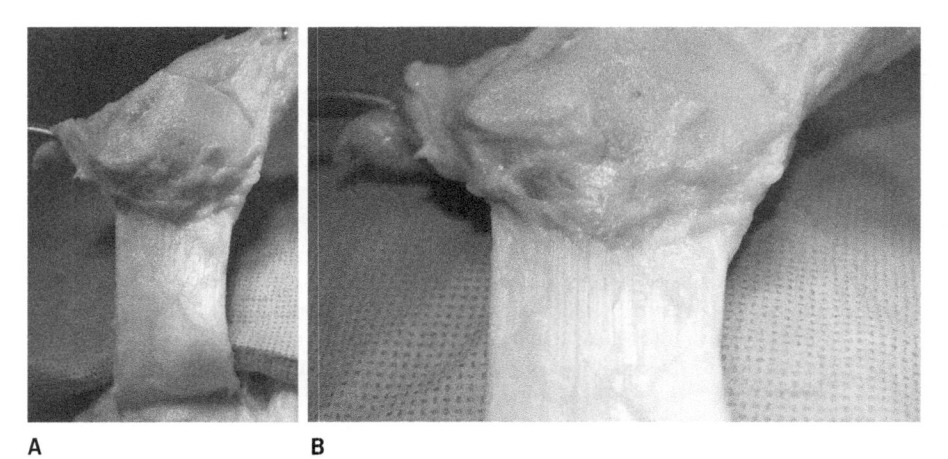

344 CASOS CLÍNICOS EM FISIOTERAPIA ORTOPÉDICA

A B

Figura 24.1 A. Tendão patelar posterior mostrando comprimento médio, bem como origem na patela e inserção na tuberosidade tibial. **B.** Foto aproximada do tendão patelar posterior mostrando ausência normal de fibras sobre a superfície posterior, assim como o padrão de alinhamento em forma crescente destacando as fibras mais curtas sobre o polo patelar inferior.

às fibras de colágeno e regula a maturação. Os tenócitos são células planas e alongadas, encontradas em pequeno número no tendão. Os tenócitos controlam a síntese da substância fundamental e do colágeno.[3,13]

Basso et al.[6] pesquisaram a estrutura celular normal do tendão patelar em quase duas dúzias de joelhos de cadáveres humanos. Eles demonstraram que fascículos se prendem aos dois terços distais da patela em uma maneira crescente, com a maior concentração encontrada na parte anterior. Os fascículos anteriores são mais longos do que aqueles que se prendem na parte posterior. O suprimento sanguíneo do tendão patelar origina-se das artérias geniculares e da artéria tibial anterior e costuma terminar em uma rede de pequenas arteríolas a partir do paratendão, nas bainhas do tecido conjuntivo mais profundo.[2,13] As fibras nervosas sensoriais e simpáticas terminam no paratendão.[3] Ao microscópio óptico, um tendão patelar sadio tem aparência brilhante, branca e refletiva (Fig. 24.1B). Ele consiste em feixes paralelos de colágeno, densos, substância fundamental minimamente visível e uma fina distribuição de tenócitos.[5] Em contraste, em um indivíduo **com um diagnóstico de tendinopatia patelar, o tendão tem um aspecto bem diferente.** Quando visto macroscopicamente após excisão cirúrgica, ou sob um microscópio de luz polarizada, observa-se uma perda de refletividade, e o tecido ao longo da origem proximal posterior adjacente ao polo patelar inferior parece amarelo e desorganizado.[2,5,12] Esse aspecto é conhecido como "degeneração mucoide".[5,12,14] Vistos no microscópio, os feixes de colágeno aparecem separados, secundariamente à infiltração de substância fundamental anormal, e há microlacerações, bem como necrose das próprias fibras do colágeno.[2,5,13,15,16] Mudanças no núcleo tenócito e apoptose são observados, e a infiltração de fibroblastos e neovascularização também podem ser vistas. Chama atenção a ausência de leucócitos, neutrófilos e macrófagos, cuja presença sugeriria um processo inflamatório. Embora um período curto de tendinite não possa ser afastado absolutamente durante as fases iniciais de uma lesão de tendão por esforço repetitivo, no momento em que os pacientes ficam sintomáticos e buscam tratamento, sua condição pode ter se tornado crônica e pode já existir um estado de tendinose.[13] Observando as diferenças fisiopatológicas celulares entre tendinite e tendinose, o fisioterapeuta será capaz de prescrever intervenções apropriadas para abordar as alterações degenerativas relacionadas à tendinose.

A patogênese exata da tendinopatia patelar é desconhecida. Evidências atuais sugerem que, provavelmente, trata-se de uma combinação de fatores mecânicos e bioquímicos que leva à degeneração.[6,8,14,17] A degeneração parece afetar de forma mais frequente os fascículos posteriores do tendão patelar. Isso pode estar relacionado ao alinhamento crescente dos fascículos tanto no sentido coronal como longitudinal em volta da parte inferior da patela.[8] Os fascículos posteriores, em geral, são mais curtos que aqueles que se prendem na porção anterior. Quando o tendão patelar se alonga durante a contração do quadríceps e flexão do joelho, os fascículos posteriores mais curtos estão sujeitos a uma tensão maior.[6] A sobrecarga excessiva ou repetida pode exceder a capacidade do tendão de se reparar. Lian et al.[8] demonstraram aumento da apoptose de tenócitos nos tendões patelares de atletas diagnosticados com joelho de saltador, em comparação com indivíduos controles sem uma história de tendinopatia patelar. Em modelos animais, Zhang e Wang[14] demonstraram que a concentração de prostaglandina E2 (PGE2), um mediador inflamatório comum, aumenta em resposta à carga mecânica repetitiva. Quando células-tronco de tendão foram então expostas a quantidades aumentadas de PGE2 *in vitro*, a produção de células-tronco diminuiu, e a diferenciação foi alterada. Isso resultou em produção aumentada de células adiposas e osteoclastos, em vez de aumento da produção de tenócitos. Consequentemente, a tensão mecânica repetitiva pode realmente diminuir o estoque de tenócitos disponível para o reparo do tendão lesionado pelo esforço repetitivo inicial do mecanismo extensor.[14] Além disso, a neovascularização associada à tendinopatia patelar é acompanhada por um aumento da proliferação de fibras nervosas sensoriais receptivas à substância P no próprio tendão, e não apenas no paratendão.[16,17] A concentração aumentada de substância P e a atividade nociceptiva a partir do tendão aumentam a percepção de estímulos dolorosos no cérebro e podem suprimir a síntese de fatores de crescimento, inibindo o reparo do tendão.[16,17] Em conjunto, todos esses processos contribuem para a degeneração do tendão patelar.

As combinações específicas de fatores de risco que podem predispor um atleta a desenvolver tendinopatia patelar são desconhecidas. Entretanto, os vários fatores intrínsecos identificados incluem: aumento do volume e/ou intensidade do treinamento, forças de reação do solo aumentadas devido à superfície da atividade ou do treinamento e mecânica de aterrissagem ruim.[2,3,16,18] Ao se examinar um atleta com dor na parte anterior do joelho, esses fatores devem ser considerados e investigados para ajudar na precisão do diagnóstico de tendinopatia patelar.

Manejo da fisioterapia do paciente

Tradicionalmente, os tratamentos para tendinose patelar enfatizavam reduzir a inflamação. Essa filosofia de tratamento baseava-se na premissa imprecisa de que a condição era uma tendinite. Intervenções comuns, como ultrassom, massagem de fricção transversa, crioterapia, anti-inflamatórios não esteroides (AINEs) por via oral e injeções anti-inflamatórias de esteroides, não se comprovaram efetivas.[2,4,12,13,20-22] Tem sido sugerido que o uso de AINEs e injeções de glicocorticoides é contraindicado, porque, na ausência de um processo inflamatório, esses tratamentos podem na verdade exacerbar a tendinopatia patelar. Eles fazem isso por mascarar os sintomas, permitindo que o indivíduo continue a atividade que pode causar dano adicional do tendão, ou por aumentar a degeneração celular e o enfraquecimento do tendão.[2,3,13,20,22] Os tratamentos conservadores devem se basear no corpo crescente de evidências indicando que a tendinopatia patelar é uma falha da resposta de cicatrização. É muito importante que qualquer plano de tratamento inicial consista em intervenções dirigidas à unidade músculo quadríceps e ao tendão patelar, como modificação de atividade e fortalecimento.

Exame, avaliação e diagnóstico

Durante as fases aguda e subaguda, os pacientes que demonstram sintomas compatíveis com tendinopatia patelar em geral se queixam de dor anterior no joelho, que piora com a atividade física. Quando a condição progride, a dor pode ser percebida durante atividades da vida diária, como andar em escadas ou caminhar em superfícies com declividade. Visto que há numerosas condições patológicas que podem contribuir para dor na parte anterior do joelho, uma anamnese minuciosa pode ser extremamente valiosa no desenvolvimento de um diagnóstico diferencial. A Tabela 24.1 apresenta componentes específicos da história do paciente que devem ser elucidados durante a parte subjetiva do exame.

Tabela 24.1 CONTEÚDO DE QUESTÕES QUE DEVEM SER INCLUÍDAS NO EXAME SUBJETIVO

Conteúdo da questão	Relevância clínica
História de cirurgia prévia no joelho	Retração cicatricial do intervalo anterior e coxim gorduroso podem causar dor anterior no joelho[23]
História de instabilidade na patela	A desintegração do ligamento patelofemoral medial pode alterar a biomecânica patelofemoral
Mecanismo de lesão	A tendinose patelar é uma lesão comum por esforço repetitivo; entretanto, ela também pode ser o resultado de uma pancada direta no tendão patelar[11]
Ocupação	Algumas ocupações podem predispor o tendão patelar a cargas excessivas (p. ex., patrulha de esqui)
Lesão traumática prévia	Lesões anteriores do joelho, bem como do quadril e tornozelo (que podem afetar a biomecânica)
Tratamentos anteriores	Atletas que não tenham melhorado com um programa de sobrecarga excêntrica terão uma evolução diferente do tratamento em comparação àqueles que não melhoraram com o uso de AINEs
Movimentos e atividades provocativos	Identificar padrões de movimento dolorosos é útil no diagnóstico e desenvolvimento de planos de modificação do tratamento
Carga, volume, intensidade e duração	Variáveis de treinamento importantes manipuladas incorretamente podem sobrecarregar um tendão, resultando no desenvolvimento de uma tendinopatia[24]

SEÇÃO II: TRINTA E QUATRO CASOS CLÍNICOS   **347**

Uma avaliação física minuciosa é essencial para se confirmar um diagnóstico de tendinopatia patelar. Visto que o tendão patelar compartilha uma relação anatômica próxima com outras fontes de dor anterior no joelho, o fisioterapeuta deve fazer um exame cuidadoso do osso e das partes moles adjacentes para excluir outras condições. Os diagnósticos diferenciais incluem: síndrome de dor patelofemoral, instabilidade da patela, fraturas com avulsão, síndrome de Sinding-Larsen-Johansson, doença de Osgood-Schlatter, retração cicatricial do intervalo anterior, compressão do coxim gorduroso, ruptura do menisco, laceração do tendão patelar e plica infrapatelar.

Os achados objetivos combinados de quatro posições de exame diferentes (em supino, sentado, em número quatro e em prono) podem ser utilizados para ajudar no desenvolvimento de um diagnóstico preciso de tendinopatia patelar. A principal avaliação feita na posição em supino é a observação da musculatura do quadríceps. Deficiências óbvias na simetria da circunferência da coxa podem fornecer informações quanto à cronicidade e à gravidade da condição. É também uma posição em que observações macroscópicas, como tubérculo tibial proeminente, podem ser feitas para determinar a presença de outras condições contributivas. Com o paciente em uma posição sentada, o fisioterapeuta deve olhar o joelho diretamente de cima para avaliar inclinação da patela. É também uma posição ideal para examinar o alinhamento do tendão patelar. A Figura 24.2 mostra um paciente sentado com o joelho, em uma posição livre de peso, pendurado sobre a borda da maca. Em um alinhamento neutro, uma linha vertical descendo pelo meio do tendão patelar deve fazer a bissecção do segundo e terceiro artelhos. Como o tendão está posto sob tensão, essa é, também, uma boa posição para palpar defeitos tendinosos associados à laceração ou ruptura do tendão patelar. Dor à palpação da tuberosidade tibial também pode ser avaliada nessa posição, com a reprodução dos sintomas do paciente possivelmente indicando doença de Osgood-Schlatter. Na posição sentada em número quatro, o tornozelo do membro sendo examinado é cruzado sobre a coxa da perna oposta. Em seguida, o membro é colocado em rotação externa máxima. Nessa posição, o ligamento colateral medial está posterior, expondo o menisco medial, fazendo desta uma posição excelente para exame do menisco, bem como para palpação dos ligamentos retinaculares. Começando no lado medial da articulação do joelho e movendo do sentido posterior para anterior, o fisioterapeuta é capaz de palpar o ligamento colateral medial, o ligamento patelofemoral medial (Fig. 24.3A), o corno anterior do menisco medial (Fig. 24.3B) e o tendão patelar. Dor à palpação de outras estruturas que não o tendão patelar direcionaria o terapeuta a considerar outros diagnósticos diferenciais. Por último, o fisioterapeuta faz o paciente se deitar em prono com o joelho envolvido pendurado sobre a borda da maca de tratamento. A compressão provida pela borda da maca inibe o quadríceps, possibilitando uma avaliação da parte anterior do joelho livre de reação de defesa muscular (Fig. 24.4). O fisioterapeuta pode avaliar primeiro a excursão e apreensão patelar. Então, colocando os dedos tanto no sentido medial como externo ao tendão patelar e movendo-os no sentido inferior, o fisioterapeuta é capaz de avaliar o coxim gorduroso infrapatelar para tamanho, dor à palpação e mobilidade sagital (Fig. 24.5). O movimento do coxim gorduroso pode ser avaliado também pela flexão passiva do joelho a 90°. O coxim gorduroso deve ser "sugado para dentro" ou desaparecer por baixo dos dedos do terapeuta.[23] O tendão patelar pode então ser palpado. São sinais compatíveis com tendinopatia patelar o espessamento do tendão e a dor à palpação. Em geral, os pacientes relatam o maior grau de dor à palpação na inserção do tendão no polo inferior da patela.[25] Em atletas que sal-

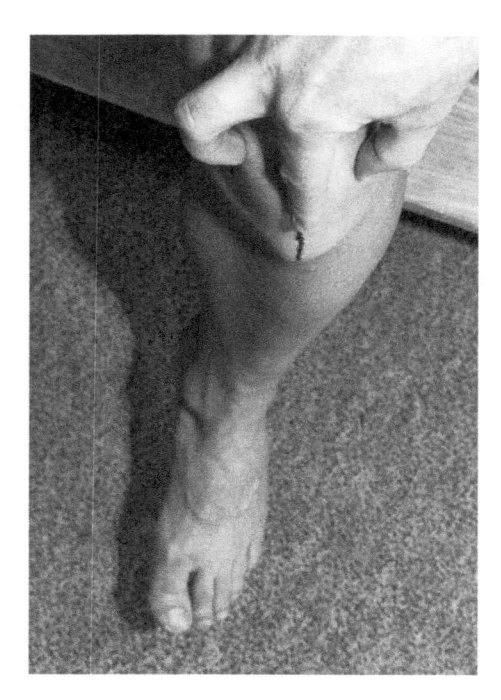

Figura 24.2 Posição sentada de exame do joelho para observação do alinhamento do tendão patelar e da tuberosidade tibial. Note a hipertrofia da tuberosidade tibial secundária à doença de Osgood-Schlatter.

tam (p. ex., jogadores de vôlei, jogadores de basquete, salto em altura), dor leve à palpação é considerada normal.[25] Como um teste clínico de tendões sintomáticos, a dor à palpação tem baixa sensibilidade (56%) e especificidade (47%).

Poucos testes especiais específicos para tendinopatia patelar têm sido descritos. Um desses é o sinal da flexão-extensão. Ele é realizado em supino, pela palpação do ponto máximo de dor à palpação, e então é feita flexão passiva do joelho até 90°. Considera-se o teste positivo quando há uma redução significativa da dor à palpação na posição fletida, o que indica tendinopatia patelar.[26] Embora esse teste atualmente careça de especificidade ou sensibilidade publicada, a dissecção de cadáveres tem demonstrado que a pressão aplicada na parte anterior, com 90° de flexão do joelho, não deforma as fibras profundas do tendão patelar.[26] Essa proteção das fibras posteriores pelas fibras anteriores tensionadas em flexão fornece uma razão anatômica para a diminuição da dor à palpação na posição fletida. O diagnóstico definitivo de tendinopatia patelar baseia-se principalmente no exame físico. A ressonância magnética e a ultrassonografia foram consideradas precisas na confirmação de tendinose patelar, entretanto, o fisioterapeuta deve ter em mente que a presença de exames de imagem anormais não significa necessariamente que o tendão seja a fonte da dor.[19,27] A forma mais precisa de diagnóstico é a confirmação de um exame clínico positivo por resultados de imagem positivos.[19,27]

SEÇÃO II: TRINTA E QUATRO CASOS CLÍNICOS   **349**

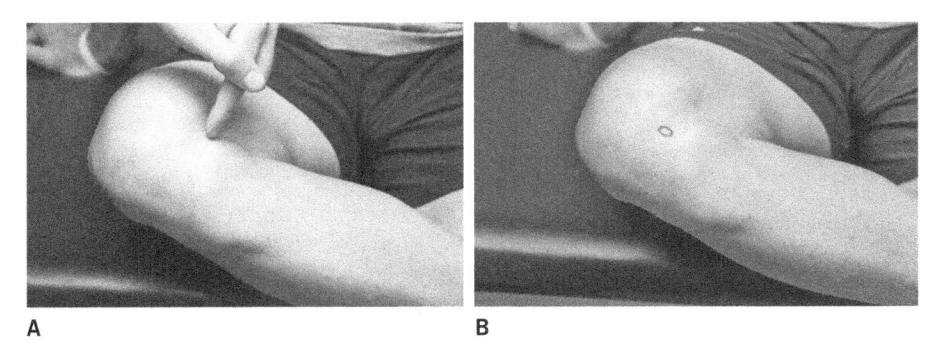

A   B

Figura 24.3 Posição de exame do joelho em número quatro. **A.** O terapeuta palpa a origem do ligamento patelofemoral medial. **B.** O círculo desenhado no joelho identifica o corno anterior do menisco medial.

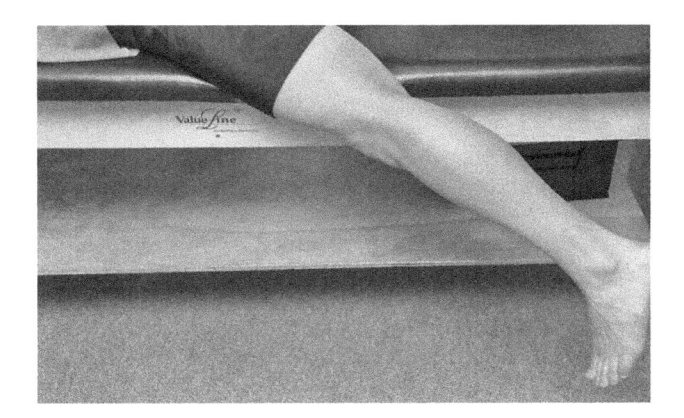

Figura 24.4 Posição de exame em prono para eliminar reação de defesa do quadríceps.

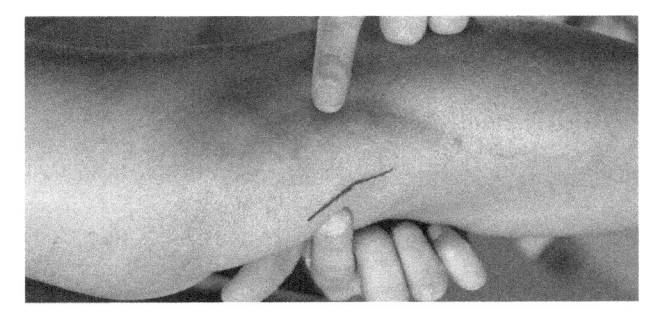

Figura 24.5 Com o paciente deitado em prono, o terapeuta palpa a borda medial e externa do coxim gorduroso infrapatelar.

Medidas de resultado são úteis para quantificar os resultados clínicos ou a progressão em direção às metas da terapia. O Victorian Institute of Sport Assessment Patellar Tendinopathy Questionnaire (Questionário de Avaliação de Tendinopatia Patelar do Victorian Institute of Sport) (VISA-P) é uma medida de resultado confiável, elaborada especificamente para mensurar os resultados clínicos de pacientes com tendinopatia patelar.[28] É um questionário de oito itens avaliando sintomas, função e capacidade de praticar esportes. O VISA-P é um formulário com notas de 0-100, com 100 representando desempenho irrestrito, livre de dor. De maneira geral, ele é aplicado no momento da avaliação inicial para estabelecer uma base, com reavaliação conduzida a intervalos de 6 semanas e na alta.[28]

Plano de tratamento e intervenções

O uso de exercícios excêntricos para o tratamento de tendinopatia patelar origina-se da literatura que apoia seu uso na tendinopatia do tendão de Aquiles.[29] Embora ainda seja incerto como exatamente o exercício excêntrico influencia os tendões, supõe-se que a sobrecarga excêntrica estimule a formação de ligação cruzada de fibras de colágeno, facilitando o remodelamento do tendão e superando a falha na resposta de cicatrização, que é a marca da tendinopatia.[30]

Numerosos estudos têm procurado determinar a efetividade do **exercício excêntrico** no tratamento da tendinopatia patelar. Purdam et al.[31] pesquisaram os efeitos de dois programas diferentes de treinamento excêntrico em 17 pacientes com tendinopatia patelar dolorosa. Um grupo de nove sujeitos realizou agachamentos unilaterais na posição padrão de pé sobre uma superfície plana, enquanto o segundo grupo, de oito sujeitos, fez o mesmo exercício em uma prancha com 25° de declive. Ambos os grupos realizaram três séries de 15 repetições, duas vezes por dia, durante 12 semanas. A dor durante o exercício era esperada e permitida. Quando um sujeito era capaz de realizar as repetições sem dor, a carga era aumentada com o uso de uma mochila com pesos para atingir um novo nível de treinamento doloroso. Bons resultados clínicos foram encontrados no grupo de treinamento com prancha em declive, com uma diminuição significativa da dor graduada em uma escala visual analógica na semana 12 e no mês 15. Em contraste, os resultados para a posição padrão com pé na superfície plana foram pobres, sem melhora significativa da dor relatada entre o início e o acompanhamento na semana 12.

Jonsson et al.[32] compararam a efetividade do programa de treinamento excêntrico com um programa de treinamento concêntrico em 15 atletas com tendinopatia patelar dolorosa. Os sujeitos foram randomizados ou para o grupo de treinamento excêntrico, ou concêntrico. O programa de treinamento excêntrico de 12 semanas diminuiu significativamente as graduações de dor e aumentou os escores de desfecho VISA-P em comparação com o programa de controle de treinamento concêntrico. Cargas excêntricas e concêntricas foram realizadas usando-se parâmetros de treinamento descritos por Purdam et al.[31], e todos os sujeitos foram instruídos a interromper a atividade esportiva durante as primeiras seis semanas.

Visnes et al.[33] também avaliaram a efetividade do exercício excêntrico em 29 jogadores de vôlei de elite masculinos e femininos, com idades entre 19 e 35 anos. O grupo experimental participou de um programa de exercício excêntrico enquanto continuava realizando treinamento e participando de competições regulares. O programa de exercício excêntrico consistia em agachamentos unilaterais sobre uma prancha com declive de 25°. Os sujeitos completavam três séries de 15 repetições, duas vezes por dia. Mochilas com carga eram adicionadas quando a dor ao agachamento unilateral diminuía. O grupo controle continuou a treinar, mas não realizava o programa de exercício excêntrico. Nenhuma diferença em escores de VISA-P foi identificada nos seguimentos de seis semanas ou seis meses em qualquer dos grupos. Os resultados do exercício excêntrico combinado com a participação neste estudo sugerem que pode haver uma resposta à dose na sobrecarga do tendão. Enquanto os exercícios convencionais podem não aplicar carga suficiente sobre o tendão para estimular o remodelamento (agachamentos excêntricos com pé em superfície plana como feitos no estudo por Purdam et al.,[31] ou agachamentos concêntricos), carga total *em demasia* pode resultar em aumento da dor no tendão (o que pode ter ocorrido no estudo de Visnes et al.[33]).

O treinamento com resistência alta em baixa velocidade tem se mostrado uma promessa no tratamento da tendinopatia. Um ensaio randomizado controlado mostrou que ele era tão efetivo quanto o treinamento excêntrico e mais efetivo que injeções de glicocorticoides.[34] Isso sugere que outros exercícios, até agora não avaliados, que aplicam cargas altas sobre o tendão patelar podem ser igualmente efetivos para o tratamento de tendinopatia patelar. A Tabela 24.2 apresenta uma amostra de protocolos de treinamentos de força para tratamento dessa condição. A Figura 24.6 mostra agachamentos em declive com perna única sobre o joelho a partir da posição inicial (Fig. 24.6A) até a final (24.6B).

Os programas de fortalecimento são elaborados para estimular o remodelamento do tendão, a fim de abordar as alterações degenerativas associadas à tendinopatia. O volume de treinamento excessivo tem sido identificado como um elemento importante no desenvolvimento de tendinopatia patelar relacionada a atividades físicas.[26] Portanto,

Tabela 24.2 DOIS PROTOCOLOS DIFERENTES DE TREINAMENTO DE FORTALECIMENTO PARA TRATAR A TENDINOPATIA PATELAR				
Tipo de treinamento	Exercício	Frequência	Carga	Dor
Treinamento de carga excêntrico[11]	Agachamento unipodal sobre prancha com declive de 25° (Fig. 24.6)	Duas vezes/dia, 7 dias/semana por 12 semanas	3 séries x 15 repetições; carga na mochila aumentada de modo que o exercício seja sempre feito com desconforto	Esperada
Treinamento com resistência alta e baixa velocidade	1. Pressão de perna bilateral 2. Agachamento 3. Agachamento na máquina	3 vezes/semana por 12 semanas 2-3 min de repouso entre séries	Semana 1: 4 séries de 15 repetições de fração progressivamente crescente do máximo de repetição (MR) Semanas 2-3: 12 MR Semanas 4-5: 10 MR Semanas 6-8: 8 MR Semanas 9-12: 6 MR	Aceitável, mas a dor não deve aumentar 24h após o treinamento

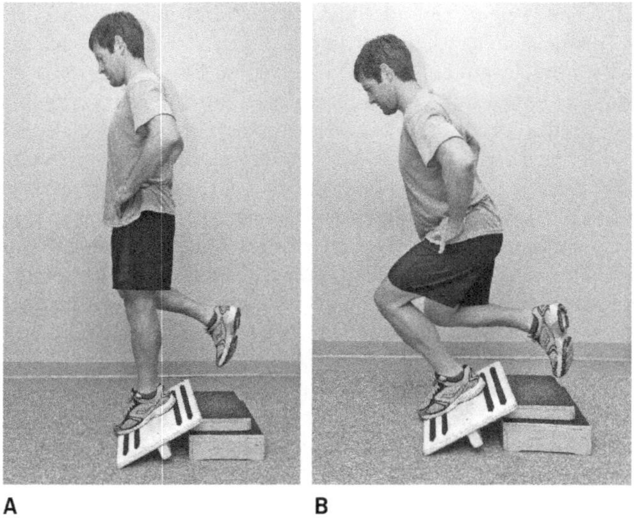

Figura 24.6 A. Posição inicial para agachamento unilateral sobre prancha com declive de 25°. **B.** Posição final para agachamento em perna única sobre prancha com declive de 25°.

o fisioterapeuta deve modificar e monitorar o volume de treinamento que contribuiu para o desenvolvimento da condição. Uma maneira sugerida para abordar isso é identificar o limiar de treinamento (tempo, carga, etc.) quando os sintomas começaram a ocorrer. O volume de treinamento deve, então, ser fixado abaixo desse limiar sintomático, com aumentos graduais feitos em intervalos regulares. A dor durante a realização de um exercício é esperada, no entanto, um aumento da dor do tendão nas 24 horas após uma atividade de carga pode indicar sobrecarga do tendão. Nessa situação, a carga deve ser reduzida até um volume previamente tolerado.

Outros tratamentos não baseados em exercícios têm sido usados no tratamento da tendinose patelar. O uso de bandagem de descarga ou de joelheiras de tendão patelar tem sido defendido para o manejo da condição.[35] Algumas evidências clínicas sugerem que esses dispositivos podem ser úteis para diminuir os sintomas, embora existam evidências limitadas para sustentar essa prática.[36]

Outras possibilidades usadas no tratamento da tendinopatia são as **terapias de agulhas**. Um exemplo é o uso de agulhamento seco (dry needling). O agulhamento seco envolve passar uma agulha (variando em tamanho de 0,20 x 40 mm a 0,30 x 60 mm), repetidamente, em um tendão anormal, para promover um autorreparo normal do tendão.[20] Devido à natureza invasiva da técnica, sua inclusão como um componente da prática da fisioterapia varia conforme as juntas reguladoras locais. Até 2011, 18 Estados e o Distrito de Columbia (Distrito Federal) haviam afirmado que o agulhamento seco deve ser incluído no escopo da prática do fisioterapeuta. Contudo, a descrição de agulhamento seco da Associação Americana de Fisioterapia enfatiza seu uso para abordagem de dor miofascial pela liberação ou desativação de pontos gatilho.[37] Portanto, o uso de agulhamento seco, isoladamente ou em conjunto com outra terapia de injeção, para promover a cicatrização do tendão, deve ser aprovado e supervisionado por um médico credenciado. Em uma pesquisa realizada por James et al.,[38] o agulhamento seco, combinado com uma injeção de sangue autólogo e um protocolo padronizado de fortalecimento excêntrico, resultou em uma melhora de 86% em escores VISA-P e uma normalização do aspecto do tendão observado em imagens de ultrassonografia pós-tratamento, em 47 joelhos de 44 atletas diagnosticados com tendinopatia patelar refratária. Infelizmente, o uso de terapias simultâneas nesse estudo torna impossível identificar que técnica (ou técnicas) contribuiu para as melhoras relatadas. Entretanto, vários estudos têm pesquisado o agulhamento seco com injeção de sangue autólogo para tratar tendinopatia recalcitrante e demonstraram diminuição da dor e aumento da função, sugerindo que a combinação é realmente efetiva.[39,40] Connell et al.[40] estimaram que o uso isolado de agulhamento seco guiado por ultrassom resultou em desfechos positivos para dois terços de 35 pacientes com epicondilalgia externa. No entanto, os autores declararam que estudos adicionais são necessários para examinar seus efeitos de forma isolada e em conjunto à terapia de sangue autólogo para abordar outros tipos de tendinopatia.

Outras terapias de injeção que requerem encaminhamento a um médico têm se mostrado promissoras no tratamento da tendinopatia patelar. Estas incluem injeção de polidocanol (um agente anestésico local), guiada por ultrassom em áreas de neovascularização concentrada ao longo do tendão patelar dorsal[41], e injeções de plasma rico em proteínas, seguidas por fortalecimento excêntrico.[20] Pesquisas sobre esses tratamentos têm demonstrado aumentos significativos em escores VISA-P tanto no seguimento de 12 como de 24 meses. A proloterapia injetável, em que uma substância farmacologicamente inerte, como a dextrose, é injetada na área de tendinose, também está sendo pesquisada.[42]

A terapia de ondas de choque extracorpóreas (TOCE) é uma técnica não invasiva usada por fisioterapeutas na Europa e Ásia,[43,44] bem como por médicos nos Estados Unidos. A TOCE usa ondas acústicas (semelhantes ao ultrassom pulsado) para gerar forças de tensão elevada no tecido-alvo. As ondas são geradas de forma eletro-hidráulica, eletromagnética ou piezoelétrica, e pensa-se que estimulam os processos de reparo do próprio tecido.[44-46] A onda de choque extracorpórea caracteriza-se por alta pressão quase mil vezes maior que a produzida por uma onda de ultrassom.[44,46] Em consequência, dor pode ser produzida e, às vezes, um anestésico local pode ser necessário. Entretanto, quando aplicada em doses de energia baixas ou médias, nenhuma anestesia parece ser necessária.[44] A forma como a TOCE afeta um tendão degenerativo não é bem compreendida, mas as teorias incluem concentrações reduzidas de fibras nervosas substância P-positivas, bem como fluxo sanguíneo aumentado para promover a regeneração tecidual.[35,45,46] As evidências disponíveis com relação a sua eficácia na tendinopatia patelar são mistas. Uma revisão sistemática por van Leeuwen et al.[47] concluiu que a TOCE é um tratamento efetivo para tendinopatia patelar, mas alertou que a qualidade metodológica dos estudos existentes é variável, com a maioria das pesquisas usando populações de amostras pequenas com seguimentos de curto prazo. Entretanto, um estudo recente, controlado, randomizado e cego, conduzido por Zwerver et al.,[48] indicou que a TOCE aplicada durante uma época de competições não propiciou benefício maior que o placebo no tratamento de atletas competitivos e recreativos de vôlei, basquete e de handebol, de 18 a 35 anos.[48]

É amplamente aceito que o tratamento conservador é a primeira opção terapêutica para tendinopatia patelar. Contudo, somente 50% dos pacientes com casos graves podem ser capazes de retornar a atividades livres de dor depois de um programa de reabilitação.[20] Nos casos em que 6 meses de tratamento conservador deixaram de eliminar os sintomas e de restabelecer a função irrestrita, pode estar indicado encaminhamento para **intervenção cirúrgica**.[7] Várias técnicas diferentes têm sido propostas para abordar a tendinopatia patelar intratável, desde desbridamento aberto e artroscópico do tendão proximal até perfuração e excisão do polo inferior da patela. Os resultados de todas essas técnicas parecem positivos.[7,49] Aproximadamente 80% dos pacientes pós-operatórios conseguem retornar ao seu nível anterior ou a um nível mais baixo de participação atlética, com sintomas mínimos ou nenhum, em 4 a 6 meses.[7,49,50] Pascarella et al.[50] defendem o início da reabilitação no dia seguinte à cirurgia, com uma ênfase na amplitude de movimentos progressiva nas primeiras 2 semanas. Isso inclui o uso de um aparelho de movimentação passiva (CPM) por 4 horas/dia na primeira semana. Exercícios isométricos do quadríceps também são defendidos durante essa fase pós-operatória imediata, com uma transição de apoio de peso parcial para total. Exercícios de hidroterapia e de cadeia cinética fechada de baixa resistência são introduzidos, começando durante a terceira semana de pós-operatório, e cargas de resistência são aumentadas com base em atividade livre de sintomas. Permite-se que uma progressão de corrida comece na sexta semana pós-operatória, com um retorno ao treinamento específico para o esporte previsto para 12 semanas.[50] Outros detalhes relativos à reabilitação pós-operatória são limitados, mas a mobilização precoce parece produzir desfechos clínicos melhores.[49]

Recomendações clínicas baseadas em evidências

SORT: Força da Taxonomia da Recomendação (do inglês, *Strength of Recommendation Taxonomy*)

A: Dados consistentes e de boa qualidade orientados para o paciente
B: Dados inconsistentes ou de qualidade limitada orientados para o paciente
C: Dados consensuados, prática mais utilizada, opinião de especialistas ou série de casos orientados para a patologia

1. O joelho de saltador é uma tendinose patelar caracterizada por degeneração do tendão, e não por uma resposta inflamatória celular. **Grau A**
2. O treinamento de força excêntrico diminui a dor e restaura a função em atletas com tendinopatia patelar. **Grau B**
3. Terapias injetáveis diminuem os sintomas da tendinopatia patelar. **Grau B**
4. A intervenção cirúrgica é uma opção de tratamento apropriada para atletas com tendinopatia patelar refratária. **Grau A**

PERGUNTAS PARA REVISÃO

24.1 As evidências para o tratamento baseado em treinamento excêntrico da tendinopatia patelar dão suporte a qual dos seguintes parâmetros de treinamento?

    A. Agachamento em declive, 3 séries x 15 repetições, uma vez por dia, durante 6 semanas, com desempenho livre de dor

B. Agachamento em declive, 3 séries x 15 repetições, uma vez por dia, durante 12 semanas, com desempenho livre de dor
C. Agachamento em declive, 3 séries x 10 repetições, duas vezes por dia, durante 6 semanas, com desempenho acompanhado de dor permitida
D. Agachamento em declive, 3 séries x 15 repetições, duas vezes por dia, durante 12 semanas, com desempenho acompanhado de dor permitida

24.2 Qual dos seguintes *não* descreve de forma precisa a patologia de tendão associada aos sintomas de tendinose patelar?

A. Degeneração mucoide
B. Aumento da concentração de macrófagos
C. Proliferação de tenócitos e apoptose
D. Orientação desorganizada das fibras de colágeno

RESPOSTAS

24.1 **D.** Purdam et al.[31] compararam a efetividade do fortalecimento excêntrico usando uma prancha em declive com o treinamento excêntrico em uma posição de pé em superfície plana. Seus resultados indicaram que a execução de agachamentos em declive (permitindo a dor durante o desempenho), duas vezes por dia, durante 12 semanas, foi superior a outras condições de teste para redução da dor e aumento do nível funcional.

24.2 **B.** A patologia relacionada a uma tendinose pode ser descrita como degeneração mucoide (opção A).[5,12,14] Ela é caracterizada por um aspecto amarelo e desorganizado. No microscópio, observam-se os feixes de colágeno separados secundariamente a um aumento da infiltração de substância fundamental anormal, e há microlacerações e necrose de fibras de colágeno (opção D).[2,5,13,15,16] Alterações dos núcleos de tenócitos e apoptose são observadas, bem como infiltração de fibroblastos e neovascularização (opção C). Marcadores celulares inflamatórios, como leucócitos, neutrófilos e macrófagos, estão ausentes.[2,5,13,14,16]

REFERÊNCIAS

1. *The American Heritage Medical Dictionary.* Boston, MA: Houghton Mifflin Company; 2007.
2. Peers KH, Lysens RJ. Patellar tendinopathy in athletes: current diagnostic and therapeutic recommendations. *Sports Med.* 2005;35:71-87.
3. Tan SC, Chan O. Achilles and patellar tendinopathy: current understanding of pathophysiology and management. *Disabil Rehabil.* 2008;30:1608-1615.
4. Blazina ME, Kerlan RK, Jobe FW, Carter VS, Carlson GJ. Jumper's knee. *Orthop Clin North Am.* 1973;4:665-678.
5. Khan KM, Cook JL, Bonar F, Harcourt P, Astrom M. Histopathology of common tendinopathies. Update and implications for clinical management. *Sports Med.* 1999;27:393-408.
6. Basso O, Johnson DP, Amis AA. The anatomy of the patellar tendon. *Knee Surg Sports Traumatol Arthrosc.* 2001;9:2-5.
7. Cucurulo T, Louis ML, Thaunat M, Franceschi JP. Surgical treatment of patellar tendinopathy in athletes. A retrospective multicentric study. *Orthop Traumatol Surg Res.* 2009;95:S78-S84.

8. Lian OB, Engebretsen, Bahr R. Prevalence of jumper's knee among elite athletes from different sports: a cross-sectional study. *Am J Sports Med.* 2005;33:561-567.
9. Santander J, Zarba E, Iraporda H, Puleo S. Can arthroscopically assisted treatment of chronic patellar tendinopathy reduce pain and restore function? *Clin Orthop Relat Res.* 2012;470:993-997.
10. Visnes H, Bahr R. The evolution of eccentric training as treatment for patellar tendinopathy (jumper's knee): a critical review of exercise programmes. *Br J Sports Med.* 2007;41:217-223.
11. Garau G, Rittweger J, Mallarias P, Longo UG, Maffulli N. Traumatic patellar tendinopathy. *Disabil Rehabil.* 2008;30:1616-1620.
12. Roels J, Martens M, Mulier JC, Burssens A. Patellar tendinitis: (jumper's knee). *Am J Sports Med.* 1978;6:362-368.
13. Pećina M, Bojanić I, Ivković A, Bričić L, Smoljanović T, Seiwerth S. Patellar tendinopathy: histopathological examination and follow-up of surgical treatment. *Acta Chir Orthop Traumatol Cech.* 2010;77:277-283.
14. Zhang J, Wang JH. Production of PGE(2) increases in tendons subjected to repetitive mechanical loading and induces differentiation of tendon stem cells in non-tenocytes. *J Orthop Res.* 2010;28:198-203.
15. Parkinson J, Samiric T, Ilic MZ, Cook J, Feller JA, Handley CJ. Change in proteoglycan metabolism is a characteristic of human patellar tendinopathy. *Arthritis Rheum.* 2010;62:3028-3035.
16. Lian Ø, Dahl J, Ackermann PW, Frihagen F, Engebretsen L, Bahr R. Pronociceptive and antinociceptive neuromediators in patellar tendinopathy. *Am J Sports Med.* 2006; 34:1801-1808.
17. Khan KM, Cook JL, Maffulli N, Kannus P. Where is the pain coming from in tendinopathy? It may be biochemical, not only structural, in origin. *Br J Sports Med.* 2000;34:81-83.
18. Scott A, Ashe MC. Common tendinopathies in upper and lower extremities. *Curr Sports Med Rep.* 2006;5:233-241.
19. Cook JL, Kiss ZS, Khan KM, Purdam CR, Webster KE. Anthropometry, physical performance, and ultrasound patellar tendon abnormality in elite junior basketball players: a cross-sectional study. *Br J Sports Med.* 2004;38:206-209.
20. Volpi P, Quaglia A, Schoenhuber H, et al. Growth factors in the management of sport-induced tendinopathies: results after 24 months from treatment. A pilot study. *J Sports Med Phys Fitness.* 2010;50:494-500.
21. Stasinopoulos D, Stasinopoulos I. Comparison of effects of exercise programme, pulsed ultrasound and transverse friction in the treatment of chronic patellar tendinopathy. *Clin Rehabil.* 2004;18:347-352.
22. Speed CA. Fortnightly review: corticosteroid injections in tendon lesions. *BMJ.* 2001;323: 382-386.
23. Feagin JA, Steadman JR. *The Crucial Principles in Care of the Knee.* Philadelphia, PA: Lippincott Williams & Wilkins; 2008.
24. Cook JL, Purdam C. Is compressive load a factor in the development of tendinopathy? *Br J Sports Med.* 2012;46:163-168.
25. Cook JL, Kahn KM, Kiss ZS, Purdam CR, Griffiths L. Reproducibility and clinical utility of tendon palpation to detect patellar tendinopathy in young basketball players. Victorian Institute of Sport Tendon Study Group. *Br J Sports Med.* 2001;35:65-69.
26. Rath E, Schwarzkopf R, Richmond JC. Clinical signs and anatomic correlation of patellar tendinitis. *Indian J Orthop.* 2010;44:435-437.
27. Warden SJ, Kiss ZS, Malara FA, Ooi AB, Cook JL, Crossley KM. Comparative accuracy of magnetic resonance imaging and ultrasonography in confirming clinically diagnosed patellar tendinopathy. *Am J Sports Med.* 2007;35:427-436.

28. Visentini PJ, Kahn KM, Cook JL, Kiss ZS, Harcourt PR, Wark JD. The VISA score: an index of severity of symptoms in patients with jumper's knee (patellar tendinosis). Victorian Institute of Sport Tendon Study Group. *J Sci Med Sport.* 1998;1:22-28.
29. Woodley BL, Newsham-West RJ, Baxter GD. Chronic tendinopathy: effectiveness of eccentric exercise. *Br J Sports Med.* 2007;41:188-199.
30. Jeffery R, Cronin J, Bressel E. Eccentric strengthening: clinical applications to Achilles tendinopathy. *NZ J Sports Med.* 2005;35:71-87.
31. Purdam CR, Jonsson P, Alfredson H, Lorentzon R, Cook JL, Khan KM. A pilot study of the eccentric decline squat in the management of painful chronic patellar tendinopathy. *Br J Sports Med.* 2004;38:395-397.
32. Jonsson P, Alfredson H. Superior results with eccentric compared to concentric quadriceps training in patients with jumper's knee: a prospective randomised study. *Br J Sports Med.* 2005; 39:847-850.
33. Visnes H, Hoksrud A, Cook J, Bahr R. No effect of eccentric training on jumper's knee in volleyball players during the competitive season: a randomized clinical trial. *Clin J Sport Med.* 15:227-234.
34. Kongsgaard M, Kovanen V, Aagaard KP, et al. Corticosteroid injections, eccentric decline squat training and heavy slow resistance training in patellar tendinopathy. *Scan J Med Sci Sports.* 2009;19: 790-802.
35. Wang CJ, Ko JY, Chan YS, Weng LH, Hsu SL. Extracorporeal shockwave therapy for chronic patellar tendinopathy. *Am J Sports Med.* 2007;35:972-978.
36. Struijs PA, Smidt N, Arola H, van Dijk CN, Buchbinder R, Assendelft WJ. Orthotic devices for the treatment of tennis elbow: a systematic review. *Br J Gen Pract.* 2001; 51: 924-929.
37. APTA Department of Practice and APTA State Government Affairs. Physical therapists & the performance of dry needling: an educational resource paper. 2012:1-122. Available at: http://www.apta.org/StateIssues/DryNeedling/ResourcePaper/. Accessed April 9, 2012.
38. James SL, Ali K, Pocock C, et al. Ultrasound guided dry needling and autologous blood injection for patellar tendinosis. *Br J Sports Med.* 2007;41:518-522.
39. Suresh SP, Ali KE, Jones H, Connell DA. Medial epicondylitis: is ultrasound guided autologous blood injection an effective treatment? *Br J Sports Med.* 2006;40:935-939.
40. Connell DA, Ali KE, Ahmad M, Lambert S, Corbett S, Curtis M. Ultrasound-guided autologous blood injection for tennis elbow. *Skeletal Radiol.* 2006;35:371-377.
41. Hoksrud A, Öhberg L, Alfredson H, Bahr R. Ultrasound-guided sclerosis of neovessels in painful chronic patellar tendinopathy: a randomized controlled trial. *Am J Sports Med.* 2006;34:1738-1747.
42. Ryan M, Wong A, Rabago D, Lee K, Taunton J. Ultrasound-guided injections of hyperosmolar dextrose for overuse patellar tendinopathy: a pilot study. *Br J Sports Med.* 2011;45:972-977.
43. Engebretsen K, Grotle M, Bautz-Holter E, Ekeberg OM, Juel NG, Brox JI. Supervised exercises compared with radial extracorporeal shock-wave therapy for subacromial shoulder pain: 1-year results of a single-blind randomized controlled trial. *Phys Ther.* 2011;91:37-47.
44. Cheing GL, Chang H. Extracorporeal shock wave therapy. *J Orthop Sports Phys Ther.* 2003;33:337-343.
45. Berta L, Fazzari A, Ficco AM, Enrica PM, Catalano MG, Frairia R. Extracorporeal shock waves enhance normal fibroblast proliferation in vitro and activate mRNA expression for TGF-beta1 and for collagen types I and III. *Acta Orthop.* 2009;80:612-617.
46. Wang CJ. Extracorporeal shockwave therapy in musculoskeletal disorders. *J Orthop Surg Res.* 2012;7:11.

47. van Leeuwen MT, Zwerver J, van den Akker-Scheek I. Extracorporeal shockwave therapy for patellar tendinopathy: a review of the literature. *Br J Sports Med.* 2009;43:163-168.
48. Zwerver J, Hartgens F, Verhagen E, van der Worp H, van den Akker-Scheek I, Diercks RL. No effect of extracorporeal shockwave therapy on patellar tendinopathy in jumping athletes during the competitive season: a randomized clinical trial. *Am J Sports Med.* 2011;39:1191-1199.
49. Kaeding CC, Pedroza AD, Powers BC. Surgical treatment of chronic patellar tendinosis: a systematic review. *Clin Orthop Relat Res.* 2007;455:102-106.
50. Pascarella A, Alam M, Pascarella F, Latte C, Di Salvatore MG, Maffulli N. Arthroscopic management of chronic patellar tendinopathy. *Am J Sports Med.* 2011;39:1975-1983.

Lesão do ligamento cruzado anterior (LCA) do joelho: diagnóstico

Mark V. Paterno

CASO 25

Uma atleta de 17 anos relatou ter lesionado seu joelho enquanto participava de um jogo de futebol. No campo, ela tentou executar uma manobra de dar um corte quando uma oponente colidiu levemente com seu tronco e a fez perder o equilíbrio. Ela sentiu um "estalo" em seu joelho direito e uma sensação imediata de que o joelho havia "cedido". Não conseguiu continuar jogando e foi retirada do jogo. Na linha lateral, observou-se derrame significativo na região suprapatelar. A paciente relata dificuldade para apoiar o peso na extremidade inferior direita devido à dor e à falta de controle muscular.

- Com base na suspeita diagnóstica da paciente, quais poderiam ser os fatores que contribuem para a condição?
- Que sinais ao exame podem estar associados a este diagnóstico?

DEFINIÇÕES-CHAVE

INSTABILIDADE FUNCIONAL: sensação de estar "cedendo" devido ao excesso de movimento e/ou translação dentro da articulação do joelho, ou estabilidade neuromuscular inadequada na extremidade inferior.

INSTABILIDADE MECÂNICA: aumento na translação da articulação do joelho devido à insuficiência ligamentar.

Objetivos

1. Descrever a estrutura anatômica e a função do ligamento cruzado anterior (LCA).
2. Identificar possíveis lesões secundárias que podem ocorrer no momento de uma lesão do LCA e como estas podem afetar o prognóstico da reabilitação.
3. Descrever testes clínicos com precisão aceitável para identificar frouxidão do LCA.

Considerações sobre a fisioterapia

Considerações sobre a FT durante exame do indivíduo com suspeita de lesão aguda do ligamento cruzado anterior:

- ▶ **Cuidados/objetivos do plano geral de fisioterapia:** diminuir a dor e o derrame; aumentar a força muscular; aumentar a força no quadrante inferior; melhorar a estabilidade funcional; prevenir ou minimizar a perda da capacidade de condicionamento físico aeróbico.
- ▶ **Intervenções de fisioterapia:** exame de Lachman, exame *pivot-shift*.
- ▶ **Diagnósticos diferenciais:** luxação patelar, lesão osteocondral.

Visão geral da patologia

A lesão aguda do ligamento cruzado anterior (LCA) é comum em atividades de pivô e de dribles. Aproximadamente 200 mil a 300 mil lesões de LCA ocorrem a cada ano nos Estados Unidos.[1,2] A avaliação clínica rigorosa e o diagnóstico são fundamentais para o desenvolvimento do plano de tratamento inicial.

O papel primário do LCA é criar estabilidade na articulação do joelho. O LCA prende-se no sentido distal na articulação do joelho sobre o platô tibial, anterior à espinha tibial média.[3,4] O LCA ascende em uma direção lateral posterior a sua inserção femoral ao longo da superfície interna posterior do côndilo femoral externo (Fig. 25.1).[3,4] Funcionalmente, o LCA compreende dois feixes funcionais que fornecem estabilidade mecânica por meio de um arco pleno de movimento.[1] O feixe medial anterior (FMA) é tenso em uma posição fletida, enquanto o feixe externo posterior (FEP) tende a ser tenso na extensão total.[2] Alguns autores discutem um terceiro feixe intermediário cuja contribuição funcional é bem menor que a do FMA e FEB.[2] Juntos, esses feixes ajudam a criar a estabilidade mecânica no joelho. Primariamente, o LCA fornece contenção à translação tibial anterior e ajuda na estabilidade rotatória do joelho.[3] Uma lesão do LCA pode resultar em translação anterior excessiva da tíbia sobre o fêmur, com frequência

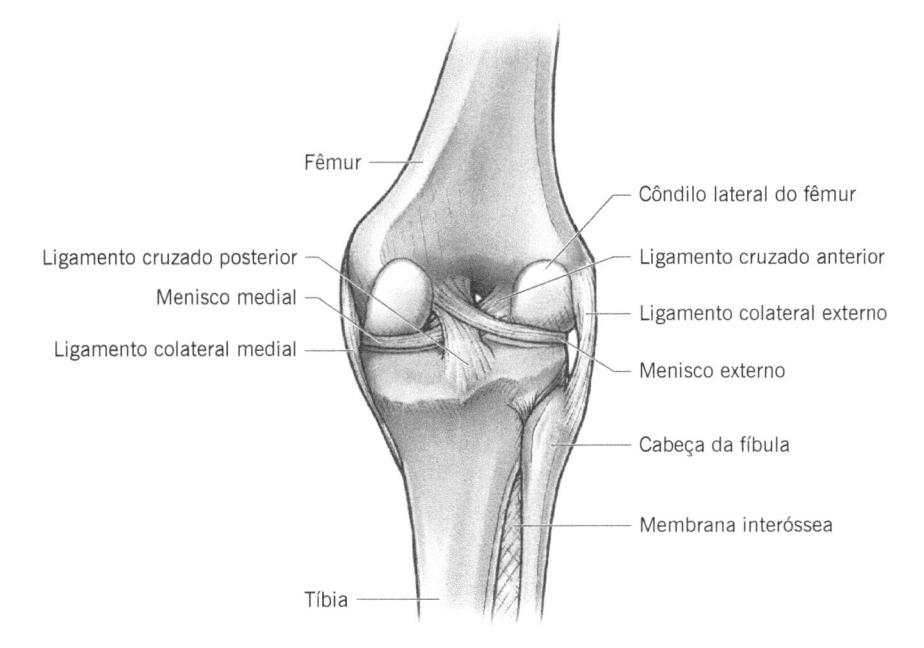

Figura 25.1 Visão posterior da extremidade inferior mostrando a inserção do ligamento cruzado anterior ao longo da superfície interna posterior do côndilo femoral externo. (Reproduzida com permissão de Morton DA, Foreman KB, Albertine KH, eds. *The Big Picture: Gross Anatomy.* New York: McGraw-Hill, 2011. Figure 36-5B).

descrita como instabilidade mecânica. Como resultado de vários fatores concomitantes, como translação excessiva na articulação do joelho, déficits no controle neuromuscular do joelho e propriocepção alterada, o paciente pode ter episódios em que o joelho cede, descritos como instabilidade funcional.

O plano do tratamento após lesão do LCA pode seguir uma via cirúrgica ou não cirúrgica. A reconstrução cirúrgica do LCA frequentemente é recomendada em uma tentativa de restaurar a anatomia normal e permitir que o paciente retorne a atividades de pivô e de driblar.[4] O manejo não operatório pode ser uma opção e é discutido no Caso 26. A decisão de tratamento cirúrgico *versus* não cirúrgico é influenciada pela presença de outra condição patológica relacionada à lesão traumática. Uma lesão adicional aos estabilizadores secundários do joelho (p. ex., ligamentos colaterais e meniscos) pode resultar em instabilidade ainda maior.[5] A lesão dos meniscos ou da cartilagem articular também pode gerar preocupação sobre a desintegração progressiva da superfície articular na presença de uma articulação com translação excessiva.[6,7] Essas lesões patológicas adicionais podem aumentar a probabilidade de tratamento cirúrgico.

Os desfechos de curto e longo prazo depois de lesão do LCA são variáveis. Embora muitos pacientes consigam retornar aos níveis prévios de função, evidências atuais sugerem que a lesão do LCA pode resultar em uma **alta incidência de osteoartrite (OA)** em até 10 anos depois da lesão.[9,13,14] Esses relatos sugeriram que a incidência de OA foi semelhante tanto com o tratamento operatório como não operatório da lesão do LCA. Essas limitações de resultados, de curto e de longo prazo, após lesão do LCA, destacam a necessidade de se implementar e aperfeiçoar programas de prevenção da lesão traumática e de manejo após a lesão, a fim de tentar melhorar os desfechos para esses pacientes.

Exame, avaliação e diagnóstico

A avaliação clínica da lesão do LCA em potencial tem evoluído. A avaliação clínica inicial do joelho tinha como foco quantificar a extensão da translação anteroposterior (AP) no joelho como um meio de avaliar a integridade do LCA. O teste da gaveta anterior requer que o fisioterapeuta tracione o platô tibial no sentido anterior enquanto o joelho envolvido do paciente fica em uma posição de 90° de flexão do joelho e 45° de flexão do quadril.[15] Esse teste tem duas limitações principais. Em primeiro lugar, a posição do teste possibilita estabilidade aumentada a partir das contenções secundárias do joelho, como os ligamentos colaterais e os meniscos.[3] Em segundo, os isquiotibiais têm a vantagem mecânica para resistir à translação anterior com 90° de flexão do joelho, possivelmente diminuindo a translação anterior durante o exame. O **exame de Lachman** também avalia a translação anterior, mas a avaliação é feita com o joelho em 20 ou 30° de flexão. Nesse ângulo de flexão do joelho, as contenções secundárias do joelho estão frouxas, e o LCA serve como a contenção primária à translação AP, com pouca contribuição das estruturas de apoio.[3]

O exame de *pivot-shift* é um terceiro teste clínico para avaliar a estabilidade do joelho na presença de lesão patológica do LCA. Esse exame vai além de uma simples avaliação da translação AP e tenta reproduzir o mecanismo de "ceder" do joelho. Com o paciente em supino, o fisioterapeuta mantém o joelho envolvido em rotação interna e move-o de flexão para extensão total, enquanto aplica um estresse para valgo. Essa manobra força o joelho nos planos AP, medial-externo e rotacional. No joelho com deficiência do LCA, essa manobra resulta em uma redução súbita de um compartimento externo do joelho previamente subluxado no sentido anterior, em consequência o trato iliotibial se torna tenso, o que simula o mecanismo de "ceder".[15,16] Ao contrário dos exames da gaveta anterior e de Lachman, o teste de *pivot-shift* está fortemente associado com o resultado funcional depois da reconstrução do LCA (p. ex., "cedendo", limitação de atividade, participação em esportes).[17] Evidências biomecânicas recentes sugerem que o exame de *pivot-shift* pode ser mais adequado do que simples avaliações da translação AP, para detectar uma restauração da cinemática normal do joelho depois da reconstrução do LCA. Uma limitação com frequência relatada do exame de *pivot-shift* é a dificuldade técnica de realizá-lo, bem como a possível dificuldade do paciente relaxar durante o exame. Se um paciente está hesitante em sentir o **fenômeno de "ceder"**, reproduzido pelo teste de *pivot-shift*, ele pode recrutar estabilizadores neuromusculares para se proteger contra essa sensação, o que leva à diminuição significativa da precisão diagnóstica do exame.

Uma metanálise recente de 28 estudos relatou a precisão diagnóstica dos testes clínicos atuais para avaliação de lesão do LCA, em comparação com os padrões-ouro de artroscopia, artrotomia ou RM.[15] Benjaminse et al.[15] relataram que o exame de Lachman foi o teste mais preciso para determinar insuficiência do LCA, com uma especificidade agregada de 94% e uma sensibilidade agregada de 85%. O exame de deslizamento do pivô teve especificidade ainda melhor (98%), mas sensibilidade inadequada (24%). Finalmente, o teste da gaveta anterior teve boa especificidade (91%) e sensibilidade (92%) em indivíduos com insuficiência crônica do LCA, mas não naqueles com lesões agudas do LCA. A sensibilidade baixa do teste de *pivot-shift* pode ser causada pela dificuldade técnica do exame, bem como pelos problemas com relaxamento do paciente durante o exame. A baixa precisão do diagnóstico relatada com o exame da gaveta anterior após ruptura aguda do LCA também pode ser atribuída a uma incapacidade do paciente relaxar os isquiotibiais para permitir que o terapeuta aprecie a real translação AP.

Plano de tratamento e intervenções

O plano de fisioterapia e as intervenções para o tratamento não cirúrgico de lesão do LCA são discutidos no Caso 26. O paciente deve ser encaminhado a um médico ortopedista enquanto prossegue a fisioterapia, se houver suspeita de uma lesão do LCA.

Recomendações clínicas baseadas em evidências

SORT: Força da Taxonomia da Recomendação (do inglês, *Strength of Recommendation Taxonomy*)

A: Dados consistentes e de boa qualidade orientados para o paciente
B: Dados inconsistentes ou de qualidade limitada orientados para o paciente
C: Dados consensuados, prática mais utilizada, opinião de especialistas ou série de casos orientados para a patologia

1. A lesão do LCA frequentemente leva a um desfecho de osteoartrite no longo prazo. **Grau B**
2. O exame de Lachman é a avaliação clínica mais sensível e específica para se identificar instabilidade do LCA em pacientes com insuficiência tanto aguda como crônica do LCA. **Grau A**
3. O teste de *pivot-shift* tem alta especificidade, mas baixa sensibilidade, para diagnosticar rupturas do LCA. **Grau A**
4. História de um mecanismo sem contato de pivô/torção do joelho com relatos do paciente de "estalo", "ceder" e derrame imediato são compatíveis com uma possível lesão do LCA. **Grau C**

PERGUNTAS PARA REVISÃO

25.1 Qual das seguintes alternativas descreve de forma precisa a sensibilidade e especificidade do exame de Lachman para diagnosticar ruptura aguda do LCA?

   A. Alta sensibilidade e alta especificidade
   B. Baixa sensibilidade e alta especificidade
   C. Baixa sensibilidade e baixa especificidade
   D. Alta sensibilidade e baixa especificidade

25.2 Que teste clínico tem a precisão diagnóstica mais alta para uma lesão *crônica* do LCA *versus* uma lesão *aguda* do LCA?

A. Lachman
B. Gaveta anterior
C. *Pivot-shift*
D. Nenhuma das alternativas anteriores

RESPOSTAS

25.1 **A.** O teste de Lachman é altamente sensível (85%) e altamente específico (94%) para avaliação de ruptura aguda do LCA.[15]

25.2 **B.** A gaveta anterior é o teste clínico que tem a sensibilidade (92%) e especificidade (91%) mais altas para o diagnóstico de instabilidade do LCA em indivíduos com lesões crônicas do LCA.[15]

REFERÊNCIAS

1. Duthon VB, Barea C, Abrassart S, Fasel JH, Fritschy D, Menetrey J. Anatomy of the anterior cruciate ligament. *Knee Surg Sports Traumatol Arthrosc.* 2006;14:204-213.
2. Hollis JM, Takai S, Adams DJ, Horibe S, Woo SL. The effects of knee motion and external loading on the length of the anterior cruciate ligament (ACL): a kinematic study. *J Biomech Eng.* 1991;113:208-214.
3. Butler DL, Noyes FR, Grood ES. Ligamentous restraints to anterior-posterior drawer in the human knee. A biomechanical study. *J Bone Joint Surg Am.* 1980;62:259-270.
4. Linko E, Harilainen A, Malmivaara A, Seitsalo S. Surgical *versus* conservative interventions for anterior cruciate ligament ruptures in adults. *Cochrane Database Syst Rev.* 2005(2):CD001356.
5. Petrigliano FA, Musahl V, Suero EM, Citak M, Pearle AD. Effect of meniscal loss on knee stability after single-bundle anterior cruciate ligament reconstruction. *Knee Surg Sports Traumatol Arthrosc.* 2011;19 Suppl 1:86-93.
6. Dunn WR, Spindler KP, Amendola A, et al. Which preoperative factors, including bone bruise, are associated with knee pain/symptoms at index anterior cruciate ligament reconstruction (ACLR)? A Multicenter Orthopaedic Outcomes Network (MOON) ACLR Cohort Study. *Am J Sports Med.* 2010;38:1778-1787.
7. Theologis AA, Kuo D, Cheng J, et al. Evaluation of bone bruises and associated cartilage in anterior cruciate ligament-injured and reconstructed knees using quantitative t(1rho) magnetic resonance imaging: 1-year cohort study. *Arthroscopy.* 2011;27:65-76.
8. Paterno MV, Schmitt LC, Ford KR, et al. Biomechanical measures during landing and postural stability predict second anterior cruciate ligament injury after anterior cruciate ligament reconstruction and return to sport. *Am J Sports Med.* 2010;38:1968-1978.
9. Spindler KP, Wright RW. Clinical practice. Anterior cruciate ligament tear. *N Engl J Med.* 2008;359:2135-2142.
10. Ardern CL, Taylor NF, Feller JA, Webster KE. Return-to-sport outcomes at 2 to 7 years after anterior cruciate ligament reconstruction surgery. *Am J Sports Med.* 2012;40:41-48.
11. Ardern CL, Webster KE, Taylor NF, Feller JA. Return to sport following anterior cruciate ligament reconstruction surgery: a systematic review and meta-analysis of the state of play. *Br J Sports Med.* 2011;45:596-606.

12. Ardern CL, Webster KE, Taylor NF, Feller JA. Return to the preinjury level of competitive sport after anterior cruciate ligament reconstruction surgery: two-thirds of patients have not returned by 12 months after surgery. *Am J Sports Med.* 2011;39:538-543.
13. Lohmander LS, Ostenberg A, Englund M, Roos H. High prevalence of knee osteoarthritis, pain, and functional limitations in female soccer players twelve years after anterior cruciate ligament injury. *Arthritis Rheum.* 2004;50:3145-3152.
14. von Porat A, Roos EM, Roos H. High prevalence of osteoarthritis 14 years after an anterior cruciate ligament tear in male soccer players: a study of radiographic and patient relevant outcomes. *Ann Rheum Dis.* 2004;63:269-273.
15. Benjaminse A, Gokeler A, van der Schans CP. Clinical diagnosis of an anterior cruciate ligament rupture: a meta-analysis. *J Orthop Sports Phys Ther.* 2006;36:267-288.
16. Markolf KL, Jackson SR, McAllister DR. Relationship between the pivot shift and Lachman tests: a cadaver study. *J Bone Joint Surg Am.* 2010;92:2067-2075.
17. Kocher MS, Steadman JR, Briggs KK, Sterett WI, Hawkins RJ. Relationships between objective assessment of ligament stability and subjective assessment of symptoms and function after anterior cruciate ligament reconstruction. *Am J Sports Med.* 2004;32:629-634.

Lesão do ligamento cruzado anterior (LCA) do joelho: tratamento não operatório

Mark V. Paterno

CASO 26

Uma jogadora de futebol feminino de 17 anos apresentou-se à clínica de fisioterapia com um diagnóstico de ruptura aguda do ligamento cruzado anterior (LCA) direito. Ela relata ter lesionado seu joelho enquanto participava de um jogo de futebol, há uma semana. Na ocasião, estava correndo para a frente no campo e tentou executar uma manobra de drible, quando uma oponente colidiu levemente com seu tronco, desequilibrando-a. Ela sentiu um "estalo" no joelho e uma sensação imediata de que seu joelho estava "cedendo". Não conseguiu continuar jogando e buscou atenção médica imediata. A ressonância magnética de seu joelho direito, obtida no atendimento médico, demonstrou uma ruptura aguda completa do LCA, sem dano concomitante de menisco ou cartilagem articular. Ela está no último ano do Ensino Médio, e esta lesão ocorreu no seu primeiro jogo do campeonato.

▶ Com base no diagnóstico da paciente, que fatores seriam apropriados considerar antes de se optar por um plano de tratamento não operatório?
▶ Quais são as intervenções de fisioterapia mais apropriadas se for instituído um plano de tratamento não operatório?
▶ Quais são as possíveis complicações que podem limitar a efetividade da fisioterapia?

DEFINIÇÕES-CHAVE

SUPERADOR: pessoa com lesão do LCA que é capaz de retomar todos os níveis de atividade pré-lesão, sem um episódio de joelho "cedendo" por pelo menos um ano.[1]

NÃO SUPERADOR: pessoa com lesão do LCA que sente instabilidade do joelho ao retornar à atividade.[1]

TREINAMENTO DE PERTURBAÇÃO: intervenção de tratamento não operatório para indivíduos com LCA lesionado; o treinamento inclui aplicação progressiva de interrupções do equilíbrio do indivíduo sobre superfícies instáveis, em uma tentativa de aumentar a estabilidade neuromuscular dinâmica no joelho afetado antes do retorno à atividade.[2]

Objetivos

1. Descrever um grupo de critérios de tomada de decisão para determinar se um indivíduo com LCA lesionado é um candidato para o tratamento não cirúrgico.
2. Identificar as intervenções apropriadas para um indivíduo buscando tratamento não cirúrgico de uma lesão do LCA.
3. Identificar critérios apropriados de retorno ao esporte para indivíduos que desejam tratamento conservador de lesão do LCA.

Considerações sobre a fisioterapia

Considerações sobre a FT durante o tratamento do indivíduo com um diagnóstico de ruptura aguda completa do ligamento cruzado anterior (LCA):

▶ **Cuidados/objetivos do plano geral de fisioterapia:** diminuir a dor aguda e o derrame; aumentar a força muscular; aumentar a força do quadrante inferior; melhorar a estabilidade funcional; prevenir ou minimizar a perda da capacidade de condicionamento físico aeróbico.
▶ **Intervenções de fisioterapia:** educação do paciente quanto à anatomia funcional e à mecanopatologia da lesão; modalidades e terapia manual para diminuir dor e derrame; exercícios de flexibilidade muscular; exercícios de resistência para aumentar a força muscular, ativação e capacidade de resistência, com foco na musculatura da extremidade inferior e central (*core*); intervenções proprioceptivas e do equilíbrio; treinamento de perturbação.
▶ **Precauções durante a fisioterapia:** monitorar toda atividade para garantir que não ocorram episódios do joelho cedendo; abordar precauções ou contraindicações ao exercício, com base na instabilidade mecânica do paciente (p. ex., limitar a extensão do joelho em cadeia cinética aberta na amplitude de 30° até extensão completa, para diminuir as forças de cisalhamento anterior na articulação femorotibial).
▶ **Complicações que interferem na fisioterapia:** instabilidade residual do joelho em atividades de vida diária (AVDs) ou em exercícios.

Visão geral da patologia

A ruptura do ligamento cruzado anterior (LCA) é uma lesão grave. O papel primário do LCA é criar estabilidade na articulação do joelho. O LCA está posicionado obliquamente na articulação do joelho, prendendo o platô tibial anterior à porção posterior da parede interna do côndilo femoral externo (Fig. 25.1).[3] Nessa posição, o LCA fornece uma contenção primária à translação tibial anterior e ajuda na estabilidade rotatória do joelho.[4] Portanto, a lesão do LCA resulta em translação anterior excessiva da tíbia sobre o fêmur, com instabilidade mecânica subsequente. A sensação do joelho "cedendo" com frequência é o resultado de um conjunto de deficiências, inclusive instabilidade mecânica, controle neuromuscular e propriocepção alterados, e é designada como instabilidade funcional. O tratamento típico da LCA nos Estados Unidos é a reconstrução cirúrgica, 90% dos pacientes que sofrem uma ruptura do LCA seguem esse curso de tratamento.[5] Apesar do grande número de pacientes que escolhem o tratamento cirúrgico para lesão do LCA, um percentual de pacientes pode ser capaz de manter um nível funcional aceitável sem reconstrução cirúrgica.

O atleta que tenta participar de esportes que envolvem atividades de pivô e drible na ausência da estabilidade mecânica provida por um LCA intacto, representa um desafio clínico para os profissionais de reabilitação. No início da década de 1980, Noyes et al.[6] discutiram sua teoria da "regra dos terços". Os autores elaboraram a hipótese de que aproximadamente um terço dos indivíduos com LCA lesionado poderia executar atividades recreativas leves sem episódios repetidos do joelho cedendo. Mais recentemente, pesquisadores da Universidade de Delaware desenvolveram um esquema de tomada de decisão para identificar de forma mais objetiva quais indivíduos conseguiriam participar de atividades de pivôs e dribles sem que o joelho cedesse ("superadores") e quais teriam menor probabilidade de conseguir esse nível de atividade sem intervenção cirúrgica ("não superadores").[2,7] São fundamentais critérios específicos e objetivos para identificar indivíduos que apresentam potencial de sucesso com a intervenção não operatória. As consequências de se ter episódios repetidos de joelho cedendo por causa de LCA lesionado podem ser catastróficas. A repetição desses episódios devido à instabilidade mecânica e funcional com frequência está associada a lesão adicional de menisco, dano à cartilagem articular e degeneração da articulação.[8,9] Considerando-se as evidências atuais sugestivas de que a incidência de osteoartrite após lesão do LCA está entre 50 e 100%,[10-12] qualquer atividade que tenha o potencial de acelerar essa cascata articular negativa deve ser realizada com extrema cautela.

Escolher o tratamento não operatório depois de uma lesão do LCA é uma decisão multifatorial. No final, todos os fatores em consideração devem enfocar um cenário que minimize a possibilidade de episódios repetidos de joelho cedendo. Em primeiro lugar, o paciente deve apresentar ausência de qualquer afecção patológica secundária do joelho.[2] Em segundo, o paciente deve ser qualificado por meio de um grupo de critérios objetivos que identifique candidatos com maior probabilidade de sucesso e mínima chance de joelho cedendo repetidamente. A preferência do paciente por um plano de tratamento com frequência é guiada por escolhas de estilo de vida. Alguns podem optar por limitar a atividade de pivôs e dribles após ruptura do LCA como um meio de diminuir o risco do joelho ceder repetidamente. Outros podem escolher o adiamento da reconstrução cirúrgica do LCA em uma tentativa de retornar à atividade de pivôs e dribles devido a demandas relacionadas ao trabalho ou às metas esportivas de curto prazo, como no cenário da aluna de último ano do Ensino Médio, no final de sua carreira atlética competitiva. Muitos fatores, incluindo a saúde da articulação a longo prazo e metas de curto prazo, devem ser considerados antes de escolher um plano de tratamento.

Manejo da fisioterapia do paciente

Pode haver uma ou mais intervenções apropriadas para um indivíduo que escolhe o tratamento não operatório de uma lesão do LCA com base na apresentação do paciente. Uma vez identificado como um candidato potencial ao tratamento não operatório, as intervenções de fisioterapia podem incluir a resolução de deficiências típicas, como o edema agudo, limitações da amplitude de movimentos (ADM) e da mobilidade, e força diminuída. Além disso, deve-se buscar, principalmente, maximizar a propriocepção da extremidade inferior para a obtenção de estabilidade funcional dinâmica antes de tentar retornar a atividades funcionais, como esportes. Uma intervenção específica, que tem comprovado aumentar o sucesso na capacidade de retornar ao esporte em uma população-alvo, é o treinamento de perturbação, descrito por Fitzgerald et al.[2] A meta primária para a maioria dos atletas/indivíduos lesionados é o retorno livre de dor ao esporte ou à atividade o mais rapidamente possível, com segurança, em uma maneira que otimize a estabilidade funcional do joelho e limite as chances de episódios de joelho cedendo.

Exame, avaliação e diagnóstico

Um diagnóstico clínico de lesão aguda do LCA é apresentado no Caso 25. Essa lesão frequentemente se apresenta com deficiências características. Hemartrose aguda dentro da articulação do joelho[13] com possível inibição reflexa da musculatura do quadríceps é comum após ruptura do LCA.[14] Esses pacientes também podem apresentar limitação da ADM[15] completa e déficits residuais na ativação muscular da extremidade inferior, com fraqueza funcional.[16] Coletivamente, essas deficiências podem levar a um padrão de marcha alterado.[17] Junto ao dano ao LCA nativo, há uma perda do *input* proprioceptivo à articulação do joelho.[18] O LCA intacto possui inervação mecanorreceptora significativa que permite que o LCA forneça *input* proprioceptivo à articulação do joelho.[14,19] Por isso, a lesão dessa estrutura interrompe esse *feedback* e diminui o senso de posição da articulação da extremidade. Essas deficiências devem ser avaliadas de maneira objetiva e abordadas de modo adequado antes do retorno à atividade. Evidências recentes sugerem que alguns fatores, como o nível de função antes da lesão e a quantidade da translação anteroposterior (estabilidade mecânica), *não* predizem o resultado funcional bem-sucedido após uma lesão do LCA.[1,20] Em vez disso, avaliações de movimentos funcionais podem prever de forma mais precisa o desfecho bem-sucedido nessa população.

A seleção final de indivíduos apropriados para um tratamento não operatório deve ser o produto de uma análise objetiva, algorítmica, que possa identificar aqueles com maior potencial de sucesso, com risco mínimo de episódios repetidos de joelho cedendo. Para indivíduos com ruptura aguda unilateral do LCA, Fitzgerald et al.[2,7] elaboraram um **grupo de critérios de seleção para identificar possíveis "superadores"**, ou seja, aqueles que tinham o potencial de retornar com sucesso à atividade funcional de alto nível sem que o joelho cedesse. Aqueles reprovados nos critérios de seleção eram descritos como "não superadores" e eram candidatos à reconstrução cirúrgica. Quando há evidência de lesões multiligamentares, condição patológica reparável de menisco ou defeitos condrais, o indivíduo já não é mais considerado um candidato para tratamento não operatório. A avaliação de triagem para candidatos não operatórios consiste em quatro testes de salto unipodal,[21] um número autorrelatado de episódios de joelho cedendo, a Knee Outcome Survey of Activities of Daily Living (ADLs) Scale[22] (Escala de Perguntas sobre o Joelho em relação às Atividades da Vida Diária) e uma gradação global de função do joelho.[2] Aqueles que demonstram um escore de simetria de membro de 80%, em todos os testes de salto, relatam não mais que um episódio de joelho cedendo desde a lesão inicial, têm nota ≥80% no Knee Outcome Survey of ADLs e têm uma nota de gradação global de ≥60% são candidatos à reabilitação não operatória.[2] Em um estudo recente do seguimento de 10 anos de mais de 800 pacientes com uma lesão de LCA, 17,5% foram identificados inicialmente como potenciais superadores. Aproximadamente 10% dos pacientes optaram por buscar tratamento conservador. Dentro desse grupo, 75% dos pacientes conseguiram retornar aos esportes sem a reconstrução do LCA. Contudo, isso representa menos de 8% da coorte inicial de pacientes que sofreram uma lesão do LCA.[1,20]

Plano de tratamento e intervenções

As intervenções de fisioterapia devem ser dirigidas aos achados do exame musculoesquelético. Deficiências agudas, inclusive derrame, dor, perda de movimento e padrões de marcha alterados, devem ser abordados nas fases iniciais da reabilitação, para se desenvolver uma base de tratamento apropriado. Modalidades terapeuticas podem ajudar a reduzir sinais e sintomas agudos. Evidências moderadas a fortes fundamentam o uso de **exercícios supervisionados de resistência progressiva com alvo, estimulação elétrica neuromuscular e reeducação neuromuscular** para indivíduos com estabilidade do joelho alterada.[23] O treinamento de equilíbrio com alvo e o treinamento de perturbação devem ser empregados para abordar função proprioceptiva deficiente.[24,25] Uma progressão de retorno ao esporte deve ser usada para garantir a capacidade do indivíduo de retomar com sucesso os níveis de função anteriores.

O desenvolvimento de desempenho muscular suficiente é fundamental para o sucesso em testes de performance em nível mais alto, assim como para a transição final à função e ao esporte. Déficits significativos de força do quadríceps e do tempo de ativação do quadríceps são comuns devido à inibição muscular reflexa,[14] bem como à atrofia por desuso depois da lesão. Evidências atuais têm mostrado força melhorada do quadríceps com o uso de estimulação elétrica neuromuscular em pacientes com lesão do LCA.[26] Os exercícios de resistência progressiva com alvo também são muito importantes para aumentar a força da extremidade inferior e devem incluir uma combinação de intervenções de cadeia cinética tanto aberta como fechada. Entretanto, o fisioterapeuta deve escolher com cuidado as amplitudes para fortalecer o quadríceps, de maneira que estas também *minimizem* as forças de cisalhamento anterior na articulação femorotibial do LCA lesionado. As intervenções de cadeia cinética aberta fornecem uma oportunidade de treinar um músculo específico em isolamento relativo para ter como alvo os déficits de força específicos que possam existir. O fortalecimento do quadríceps em uma cadeia cinética aberta (p. ex., extensão da perna na posição sentada com o pé sem sustentar peso corporal) é uma maneira efetiva de aumentar a força. Os exercícios de extensão da perna realizados com amplitude limitada (entre 45 e 90° de flexão) resultam em cisalhamento anterior mínimo na articulação femorotibial. Em contraste, estender o joelho de 45° à extensão total pode resultar em forças de cisalhamento anterior excessivas.[27,28] A flexão de joelho resistida em uma cadeia cinética aberta também melhora a força dos isquiotibiais, o que ajuda no desenvolvimento de estabilidade funcional do joelho. Um complemento das intervenções de cadeia cinética fechada é apropriado para treinar grupos musculares deficientes em posições funcionais. Exercícios como compressões de perna, agachamento, agachamento apoiado na parede e subir e descer degraus, com uma amplitude de movimentos do joelho que limite o cisalhamento e a tensão excessivos sobre a articulação femorotibial (0-60°), podem fortalecer progressivamente a extremidade inferior nos casos de lesão do LCA.[28] Assim, as amplitudes de joelho ideais nas quais realizar exercícios de fortalecimento, com forças mínimas de cisalhamento anterior na articulação femorotibial, estão entre 45 e 90° para exercícios de cadeia cinética aberta, e entre 0 e 60° para exercícios de cadeia cinética fechada.

Deficiências de equilíbrio e propriocepção são comuns após lesão do LCA,[29-31] e acredita-se que esses déficits contribuam para a instabilidade funcional. Contudo, os métodos usados atualmente para avaliar a dificuldade proprioceptiva podem não fornecer informações suficientes quanto às correlações clínicas desse déficit.[33] Apesar das limitações de avaliação, existe um consenso na literatura de que é necessária uma tentativa de restauração da função proprioceptiva no joelho com LCA lesionado, para aumentar a estabilidade dinâmica.[34] Intervenções como ficar de pé em um só membro sobre superfícies estáveis e instáveis são suficientes para iniciar o treinamento de equilíbrio e proprioceptivo do membro com lesão do LCA. Essas intervenções podem avançar de movimento em um só plano a intervenções mais dinâmicas que podem desafiar a articulação em três planos de movimento. Uma intervenção proprioceptiva muito estruturada, utilizada em uma população de pacientes com lesão do LCA, é o treinamento de perturbação.[2] Ele consiste em uma progressão de exercícios de equilíbrio em que o paciente fica em pé sobre superfícies instáveis, como pranchas de equilíbrio e inclinadas. O paciente é desafiado progressivamente a manter o equilíbrio em um só membro sobre superfícies instáveis, à medida que várias perturbações são aplicadas à superfície instável. O desafio das tarefas avança à medida que o paciente se torna mais hábil no controle do movimento e demonstra estabilidade aumentada. Em teoria, essas intervenções ajudam a melhorar a estabilidade reativa da articulação pelo desenvolvimento de respostas neuromusculares, apropriadas ao esforço externo, na ausência de estabilidade mecânica. Com base nos resultados de estudos clínicos de indivíduos fisicamente ativos com lesões do LCA, que foram selecionados adequadamente para tratamento não operatório, Fitzgerald et al.[2] sugeriram a inclusão do treinamento de perturbação em um programa de reabilitação para duas a três sessões por semana, em um total de 10 visitas, para promover o retorno bem-sucedido ao nível prévio de função.

A progressão para fases mais avançadas de tratamento não operatório de uma lesão do LCA requer que o indivíduo demonstre uma capacidade de atingir com sucesso certos níveis para o retorno ao esporte. Para participar de um programa funcional dinâmico (e antes de voltar ao esporte), um indivíduo deve conseguir demonstrar ADM normal do joelho, bem como força (índice de simetria do membro >90%), equilíbrio, propriocepção e controle neuromuscular.[35] Deixar de satisfazer essas metas antes da reintegração funcional pode resultar no desenvolvimento de compensações e padrões de movimento anormais na atividade.[25,36] Uma vez alcançadas as metas, recomenda-se uma progressão funcional de volta à atividade e/ou aos esportes, antes do início da atividade esportiva específica desejada.[35,37] Um **programa de reintegração funcional** deve ser desenvolvido antes do retorno ao esporte para satisfazer as metas individuais, específicas por atividade, de cada paciente. A ênfase deve ser sobre o desenvolvimento de reintegração progressiva, com as intervenções iniciais ocorrendo em velocidade e/ou intensidade reduzida. No caso desta jovem jogadora de futebol feminino, após a resolução de suas deficiências (i.e., ADM e força normais do joelho), a conclusão bem-sucedida do treinamento de perturbação e na ausência de episódio de joelho cedendo com atividade, uma progressão funcional deve começar com atividades leves de pivotar e dar cortes, que simulam manobras realizadas no campo de futebol. Estas podem incluir treinamentos específicos para o futebol, treinamento de dribles e atividades leves de pliometria. Em geral, podem ser iniciadas em um só plano e com velocidade submáxima (50%). Conforme ela demonstrar sucesso com essas manobras, a intensidade dos treinamentos pode ser aumentada pelo acréscimo de movimentos em múltiplos planos, foco maior em atividades de um só membro e aumento da velocidade para 75% e, finalmente, 100%. Se a paciente conseguir executar esses treinamentos com sucesso, uma progressão final para atividade de jogo real deve ser efetuada durante um jogo simulado ou uma situação de competição. Se ela completar com sucesso essa fase da reabilitação sem episódios de joelho cedendo, pode-se considerar o retorno ao esporte. Critérios objetivos para se avaliar a capacidade de retornar ao esporte podem incluir resultados relatados pela paciente, como uma medida autorrelatada do International Knee Documentation Committee (IKDC),[22] teste de salto unipodal[21] e ferramentas de movimento funcional como uma manobra de salto vertical em queda.[38]

Recomendações clínicas baseadas em evidências

SORT: Força da Taxonomia da Recomendação (do inglês, *Strength of Recommendation Taxonomy***)**

A: Dados consistentes e de boa qualidade orientados para o paciente
B: Dados inconsistentes ou de qualidade limitada orientados para o paciente
C: Dados consensuados, prática mais utilizada, opinião de especialistas ou série de casos orientados para a patologia

1. Uma avaliação objetiva usando um grupo de critérios pode ser aplicada para identificar "superadores" – aqueles indivíduos com lesão de LCA que podem ser capazes de retornar a atividade funcional de alto nível sem reconstrução cirúrgica do LCA e sem episódios repetidos do joelho cedendo. **Grau A**

2. A participação em intervenções que incorporam reeducação neuromuscular e melhoram força, equilíbrio e propriocepção da extremidade inferior aumenta a probabilidade de que indivíduos com deficiência do LCA possam retornar com sucesso à atividade de pivô e drible sem sofrer reconstrução do LCA. **Grau B**
3. Indivíduos com LCA lesionado que escolhem o tratamento não operatório devem participar de um programa de reintegração funcional estruturado antes de retornar ao esporte. **Grau C**

PERGUNTAS PARA REVISÃO

26.1 Qual dos seguintes *não* é um critério para um paciente com ruptura do ligamento cruzado anterior ser classificado como um possível "superador"?

   A. Escore de simetria de membro de 80% ou maior em todos os testes de salto unipodal
   B. Knee Outcome Survey of ADL de 80% ou maior
   C. Relato de não mais que um episódio de joelho cedendo desde a lesão
   D. Nenhuma assimetria de padrões de movimento em uma avaliação de salto vertical em queda

26.2 Exercícios de extensão do joelho de cadeia aberta cinética devem ser realizados em qual das seguintes amplitudes de movimento para minimizar forças de cisalhamento anterior dentro da articulação do joelho com lesão de LCA?

   A. Flexão de 90° a extensão total
   B. Flexão de 90 a 10°
   C. Flexão de 90 a 45°
   D. Flexão de 90 a 60°

RESPOSTAS

26.1 **D.** A avaliação de salto vertical em queda não é um critério para ser considerado um superador. Todas as outras respostas foram incluídas no grupo de critérios definido por Fitzgerald et al.[2,7]

26.2 **C.** Considera-se segura uma amplitude de 90 a 45° para se realizar extensão do joelho em cadeia cinética aberta com lesão do LCA, pois isso minimiza as forças de cisalhamento anterior na articulação femorotibial.

REFERÊNCIAS

1. Hurd WJ, Axe MJ, Snyder-Mackler L. A 10-year prospective trial of a patient management algorithm and screening examination for highly active individuals with anterior cruciate ligament injury: part 1, outcomes. *Am J Sports Med.* 2008;36:40-47.
2. Fitzgerald GK, Axe MJ, Snyder-Mackler L. Proposed practice guidelines for nonoperative anterior cruciate ligament rehabilitation of physically active individuals. *J Orthop Sports Phys Ther.* 2000;30:194-203.
3. Duthon VB, Barea C, Abrassart S, Fasel JH, Fritschy D, Menetrey J. Anatomy of the anterior cruciate ligament. *Knee Surg Sports Traumatol Arthrosc.* 2006;14:204-213.

4. Butler DL, Noyes FR, Grood ES. Ligamentous restraints to anterior-posterior drawer in the human knee. A biomechanical study. *J Bone Joint Surg Am.* 1980;62:259-270.
5. Linko E, Harilainen A, Malmivaara A, Seitsalo S. Surgical *versus* conservative interventions for anterior cruciate ligament ruptures in adults. *Cochrane Database Syst Rev.* 2005(2):CD001356.
6. Noyes FR, Matthews DS, Mooar PA, Grood ES. The symptomatic anterior cruciate-deficient knee. Part II: the results of rehabilitation, activity modification, and counseling on functional disability. *J Bone Joint Surg Am.* 1983;65:163-174.
7. Fitzgerald GK, Axe MJ, Snyder-Mackler L. A decision-making scheme for returning patients to highlevel activity with nonoperative treatment after anterior cruciate ligament rupture. *Knee Surg Sports Traumatol Arthrosc.* 2000;8:76-82.
8. Levy AS, Wetzler MJ, Lewars M, Laughlin W. Knee injuries in women collegiate rugby players. *Am J Sports Med.* 1997;25:360-362.
9. Beynnon BD, Johnson RJ, Abate JA, Fleming BC, Nichols CE. Treatment of anterior cruciate ligament injuries, part I. *Am J Sports Med.* 2005;33:1579-1602.
10. Lohmander LS, Ostenberg A, Englund M, Roos H. High prevalence of knee osteoarthritis, pain, and functional limitations in female soccer players twelve years after anterior cruciate ligament injury. *Arthritis Rheum.* 2004;50:3145-3152.
11. von Porat A, Roos EM, Roos H. High prevalence of osteoarthritis 14 years after an anterior cruciate ligament tear in male soccer players: a study of radiographic and patient relevant outcomes. *Ann Rheum Dis.* 2004;63:269-273.
12. Spindler KP, Wright RW. Clinical practice. Anterior cruciate ligament tear. *N Engl J Med.* 2008;359:2135-2142.
13. Daniel DM, Stone ML, Dobson BE, Fithian DC, Rossman DJ, Kaufman KR. Fate of the ACL-injured patient. A prospective outcome study. *Am J Sports Med.* 1994;22:632-644.
14. Kennedy JC, Alexander IJ, Hayes KC. Nerve supply of the human knee and its functional importance. *Am J Sports Med.* 1982;10:329-335.
15. McHugh MP, Tyler TF, Gleim GW, Nicholas SJ. Preoperative indicators of motion loss and weakness following anterior cruciate ligament reconstruction. *J Orthop Sports Phys Ther.* 1998;27:407-411.
16. Ageberg E, Pettersson A, Friden T. 15-year follow-up of neuromuscular function in patients with unilateral nonreconstructed anterior cruciate ligament injury initially treated with rehabilitation and activity modification: a longitudinal prospective study. *Am J Sports Med.* 2007;35:2109-2117.
17. Berchuck M, Andriacchi TP, Bach BR, Reider B. Gait adaptations by patients who have a deficient anterior cruciate ligament. *J Bone Joint Surg Am.* 1990;72:871-877.
18. Friden T, Roberts D, Zatterstrom R, Lindstrand A, Moritz U. Proprioceptive defects after an anterior cruciate ligament rupture—the relation to associated anatomical lesions and subjective knee function. *Knee Surg Sports Traumatol Arthrosc.* 1999;7:226-231.
19. Haus J, Halata Z. Innervation of the anterior cruciate ligament. *Int Orthop.* 1990;14:293-296.
20. Hurd WJ, Axe MJ, Snyder-Mackler L. A 10-year prospective trial of a patient management algorithm and screening examination for highly active individuals with anterior cruciate ligament injury: part 2, determinants of dynamic knee stability. *Am J Sports Med.* 2008;36:48-56.
21. Noyes FR, Barber SD, Mangine RE. Abnormal lower limb symmetry determined by function hop tests after anterior cruciate ligament rupture. *Am J Sports Med.* 1991;19:513-518.
22. Irrgang JJ, Snyder-Mackler L, Wainner RS, Fu FH, Harner CD. Development of a patient--reported measure of function of the knee. *J Bone Joint Surg Am.* 1998;80:1132-1145.

23. Logerstedt DS, Snyder-Mackler L, Ritter RC, Axe MJ, Godges JJ. Orthopaedic Section of the American Physical Therapy Association. Knee stability and movement coordination impairments: knee ligament sprain. *J Orthop Sports Phys Ther.* 2010;40:A1-A37.
24. Chmielewski TL, Hurd WJ, Rudolph KS, Axe MJ, Snyder-Mackler L. Perturbation training improves knee kinematics and reduces muscle co-contraction after complete unilateral anterior cruciate ligament rupture. *Phys Ther.* 2005;85:740-749.
25. Chmielewski TL, Rudolph KS, Snyder-Mackler L. Development of dynamic knee stability after acute ACL injury. *J Electromyogr Kinesiol.* 2002;12:267-274.
26. Snyder-Mackler L, Delitto A, Bailey SL, Stralka SW. Strength of the quadriceps femoris muscle and functional recovery after reconstruction of the anterior cruciate ligament. A prospective, randomized clinical trial of electrical stimulation. *J Bone Joint Surg Am.* 1995;77:1166-1173.
27. Beynnon BD, Johnson RJ, Fleming BC. The science of anterior cruciate ligament rehabilitation. *Clin Orthop Relat Res.* 2002(402):9-20.
28. Beynnon BD, Fleming BC, Johnson RJ, Nichols CE, Renstrom PA, Pope MH. Anterior cruciate ligament strain behavior during rehabilitation exercises in vivo. *Am J Sports Med.* 1995;23:24-34.
29. Hewett TE, Paterno MV, Myer GD. Strategies for enhancing proprioception and neuromuscular control of the knee. *Clin Orthop Relat Res.* 2002(402):76-94.
30. Paterno MV, Hewett TE, Noyes FR. The return of neuromuscular coordination after anterior cruciate ligament reconstruction. *J Orthop Sports Phys Ther.* 1998;27:94.
31. Paterno MV, Hewett TE, Noyes FR. Gender differences in neuromuscular coordination of controls, ACL-deficient knees and ACL-reconstructed knees. *J Orthop Sports Phys Ther.* 1999;29:A-45.
32. Friden T, Roberts D, Ageberg E, Walden M, Zatterstrom R. Review of knee proprioception and the relation to extremity function after an anterior cruciate ligament rupture. *J Orthop Sports Phys Ther.* 2001;31:567-576.
33. Gokeler A, Benjaminse A, Hewett TE, et al. Proprioceptive deficits after ACL injury: are they clinically relevant? *Br J Sports Med.* 2012;46:180-192.
34. Irrgang JJ, Neri R. The rationale for open and closed kinetic chain activities for restoration of proprioception and neuromuscular control following injury? In Lephart SM, Fu FH, eds. *Proprioception and Neuromuscular Control in Joint Stability.* Champaign, IL: Human Kinetics; 2000.
35. Schmitt L, Byrnes R, Cherny C, et al. Cincinnati Children's Hospital Medical Center: Evidencebased clinical care guideline for return to activity after lower extremity injury. Available at: http:// www.cincinnatichildrens.org/svc/alpha/h/health-policy/otpt.htm, Guideline 38, pages 1-13, May 24, 2010. Accessed January 16, 2012.
36. Chmielewski TL, Hurd WJ, Snyder-Mackler L. Elucidation of a potentially destabilizing control strategy in ACL deficient non-copers. *J Electromyogr Kinesiol.* 2005;15:83-92.
37. Myer GD, Paterno MV, Ford KR, Quatman CE, Hewett TE. Rehabilitation after anterior cruciate ligament reconstruction: criteria based progression through the return to sport phase. *J Orthop Sports Phys Ther.* 2006;36:385-402.
38. Paterno MV, Schmitt LC, Ford KR, et al. Biomechanical measures during landing and postural stability predict second anterior cruciate ligament injury after anterior cruciate ligament reconstruction and return to sport. *Am J Sports Med.* 2010;38:1968-1978.

Lesão do ligamento colateral medial (LCM) do joelho

Janice K. Loudon

CASO 27

Um jogador de futebol americano de Ensino Médio, de 16 anos, foi lesionado quando atingido no lado externo do joelho enquanto corria com a bola. Ele imediatamente caiu no gramado e não conseguiu apoiar o peso sobre a perna direita. O adolescente não retornou ao jogo. Depois de um exame à beira do campo, o médico do time o diagnosticou com uma lesão do ligamento colateral medial de grau II. A meta do jogador é voltar a jogar o mais cedo possível.

- Que sinais do exame podem estar associados a este diagnóstico?
- Quais são os testes mais apropriados?
- Com base no diagnóstico, quais poderiam ser os fatores que limitam as atividades?
- Quais são as intervenções de fisioterapia mais apropriadas?
- Quais são as medidas de resultados da fisioterapia mais apropriadas para o retorno ao esporte?
- Qual é seu prognóstico para reabilitação?

DEFINIÇÕES-CHAVE

LESÃO DE LIGAMENTO DE GRAU II: lesão que envolve ruptura de 25 a 75% do ligamento; os sinais e sintomas incluem dor, edema, perda de movimentos e possível instabilidade da articulação.

LIGAMENTO COLATERAL MEDIAL: ligamento importante do joelho que mantém a estabilidade medial.

ESFORÇO EM VALGO: força aplicada ao lado externo de uma articulação que cria esforço tênsil na parte medial da articulação.

Objetivos

1. Descrever a anatomia do ligamento colateral medial do joelho.
2. Identificar os testes clínicos mais precisos para avaliação de uma lesão do LCM.
3. Distinguir os diferentes graus de lesão do LCM.
4. Prescrever exercícios terapêuticos apropriados para um indivíduo com distensão de LCM de grau II.
5. Descrever os testes funcionais necessários para retorno ao esporte depois de uma lesão do LCM.

Considerações sobre a fisioterapia

Considerações sobre a FT durante o tratamento do indivíduo com um diagnóstico de lesão do ligamento colateral medial de grau II.

- **Cuidados/objetivos do plano geral de fisioterapia:** diminuir a dor; aumentar a amplitude dos movimentos articulares; aumentar a força do quadrante inferior; prevenir ou minimizar a perda da capacidade de condicionamento físico aeróbico.
- **Intervenções de fisioterapia:** educação do paciente sobre a anatomia funcional e mecanopatologia da lesão traumática; modalidades terapeuticas e terapia manual para diminuir a dor; exercícios de flexibilidade muscular; exercícios com resistência para aumentar a capacidade de resistência muscular central e aumentar a força dos músculos das extremidades inferiores; programa de exercícios aeróbicos; joelheira.
- **Precauções durante a fisioterapia:** monitorar os sinais vitais; abordar precauções ou contraindicações ao exercício, com base nas fases de cicatrização.
- **Complicações que interferem na fisioterapia:** edema excessivo; retração cicatricial excessiva que limita a amplitude normal de movimentos do joelho.

Visão geral da patologia

Lesões do joelho são comuns em atividades esportivas. De acordo com a American Association of Orthopaedic Surgeons (AAOS), em 2003, cerca de 19,4 milhões de indivíduos buscaram tratamento médico para lesões do joelho, e um dos ligamentos mais comumente lesionados é o ligamento colateral medial (LCM).[1,2] Do ponto de vista anatômico, o complexo do LCM contém três componentes: o LCM superficial (LCMs), o LCM profundo (LCMp) e o ligamento oblíquo posterior (LOP). Esses três componentes se juntam e existem como uma faixa contínua de tecido (Fig. 27.1). O LCMs é uma faixa plana que se origina no fêmur, no sentido proximal e posterior ao epicôndilo medial, e distal ao tubérculo adutor.[3] Ele corre no sentido distal para se prender à parte medial da tíbia, mesclando-se ao periósteo.[4] Essas fibras se prendem logo posteriormente à inserção distal do tendão alinhado perto dos músculos sartório e grácil. O comprimento do LCMs varia de 6 a 12 cm, conforme o tamanho do indivíduo.[5] O LCMs é extracapsular e separado do LCMp por uma bolsa simovial. O LCMp também é denominado ligamento capsular medial e pode ser subdividido nas porções meniscofemoral e meniscotibial. As fibras profundas do LCM originam-se no sentido levemente anterior e distal à inserção femoral do LCMs. O LCMp é composto de faixas curtas orientadas no sentido vertical, que se prendem ao menisco medial e à cápsula do joelho. Essa relação anatômica é responsável pela alta associação de lacerações do menisco medial com lesões do LCM. O terceiro componente do complexo do LCM é um feixe fibroso, que está localizado posteriormente ao LCMs, e é chamado de ligamento oblíquo posterior (LOP).[6] O LOP junta-se à cápsula medial posterior da articulação, ao menisco medial e à bainha do tendão semimembranoso. Alguns autores referem-se a essa área como canto posteromedial.[5,7] A anatomia detalhada do complexo do LCM está descrita na Tabela 27.1.

O complexo ligamentar colateral medial atua como estabilizador primário do joelho medial ao esforço em valgo direto.[8] Grood et al.[9] determinaram que o LCM é a contenção primária para o valgo na flexão de 5° do joelho (57% de contenção anatômica)

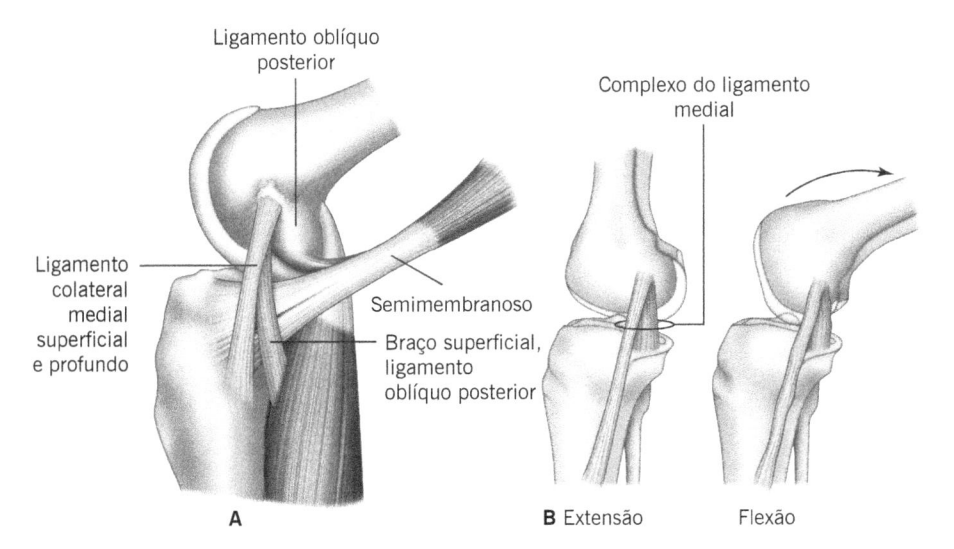

Figura 27.1 A. Lado medial do joelho, mostrando as porções superficial e profunda do ligamento colateral medial. **B.** Na extensão do joelho, as fibras posteriores do LCM são relativamente tensas. Na flexão do joelho, a tensão nas fibras posteriores diminui. (Reproduzida com permissão de Cole BJ, Sekya JK. *Surgical Techniques of the Shoulder, Elbow, and Knee in Sports Medicine*. Philadelphia: Saunders; 2008. Figure 4-55.)

Tabela 27.1 ANATOMIA DO COMPLEXO LIGAMENTAR COLATERAL MEDIAL

Estrutura	Inserções anatômicas
LCM superficial	Origina-se no fêmur distal, no sentido proximal e posterior ao epicôndilo medial e distal ao tubérculo adutor. Corre no sentido distal inserindo-se à porção medial da tíbia, finalmente se mesclando ao periósteo.
LCM oblíquo	Mais largo, curto e profundo que o LCM superficial. Insere-se na cápsula articular e no menisco medial.
Ligamento oblíquo posterior	Origina-se no sentido posterior do LCMs. Mescla-se à cápsula articular medial posterior, ao menisco medial e à bainha do tendão semimembranoso.

e 25° (78% de contenção anatômica) da flexão do joelho. Partes do complexo do LCM ficam tensas por meio de toda a amplitude de movimentos (ADM; Fig. 27.1B) do joelho. As fibras anteriores do LCMs são tensas em flexão, e as fibras posteriores são tensas em extensão. O LCM é reforçado dinamicamente pelo pé anserino e pelos músculos semimembranosos quando o joelho está estendido.[10] O ligamento meniscofemoral do LCMp é um estabilizador secundário do esforço em valgo em todos os ângulos de movimentação do joelho.[8] Além de proteger contra o esforço em valgo, o complexo do LCM contribui para a restrição dos movimentos rotatório (rotação externa tibial) e de translação anteroposterior.[11]

Os modos pelos quais o LCM é lesionado incluem incidentes de contato e sem contato em que o esforço em valgo é direcionado a um joelho fletido. A lesão isolada do LCM ocorre com frequência por uma pancada direta sobre a face externa da coxa enquanto o pé está plantado, o que produz um impulso direto em valgo. Esse tipo de lesão traumática é comum no futebol americano e no rúgbi. As fibras do LCMp são mais curtas e sofrem um certo estiramento quando sujeitas à lesão em valgo.[8] Por isso, o LCMp é rompido com mais frequência que o LCM superficial. Além disso, a maioria das lesões de LCM ocorre na origem femoral, ou na substância medial logo acima da linha da articulação.

Um segundo mecanismo de lesão do LCM é o esforço em valgo com rotação externa tibial. Essa manobra de pivô ocorre comumente em esportes como esqui, basquete e futebol. Com esse tipo de lesão, o LOP é lesionado primeiro, seguido pelas fibras profundas e superficiais do LCM.[6] Outras estruturas lesionadas podem incluir os ligamentos cruzados ou o menisco medial.

Com frequência, as lesões de ligamento são graduadas com base nos sinais e sintomas do exame clínico. O fisioterapeuta precisa estar ciente de que um indivíduo pode ter frouxidão na articulação do joelho, mas se apresentar funcional e sem instabilidade. O grau de lesão do ligamento baseia-se na quantidade de frouxidão (em milímetros) quando comparado com a extremidade estável. Uma lesão de grau I envolve rupturas microscópicas do LCM superficial e profundo, sem instabilidade ou frouxidão resultante com a aplicação do esforço em valgo. Uma lesão de LCM de grau II é uma ruptura incompleta com interrupção microscópica e macroscópica de fibras do LCM superficial e profundo. Há 5 a 15° de instabilidade em valgo na flexão de 30° do joelho, com um ponto final definido. Na extensão completa do joelho, não há valgo no plano reto nem instabilidade rotacional. Uma lesão de LCM de grau III é uma ruptura completa do complexo do LCM, com mais de 15 mm de instabilidade ao esforço em valgo com 30° de flexão do joelho e, possivelmente, com a extensão completa do joelho. Instabilidade rotacional com frequência está presente. A Tabela 27.2 apresenta os graus de lesão do ligamento LCM.[10]

Tabela 27.2 GRAUS DE DISTENSÃO DO LIGAMENTO COLATERAL MEDIAL			
Grau	Lesão	Exame clínico	Frouxidão (mm)
I	Ruptura microscópica do LCM superficial e profundo	Nenhum aumento de abertura na linha medial da articulação com 30° de flexão do joelho Dor à palpação sobre o ligamento Rigidez	0-5
II	Ruptura microscópica e macroscópica de fibras superficiais e profundas do LCM	Frouxidão aumentada aos 30° de flexão do joelho, mas sensação final de movimento firme Edema Dor à palpação ADM do joelho limitada, especialmente em extensão Marcha antiálgica	5-10
III	Ruptura completa do complexo LCM	Instabilidade na flexão de 30° do joelho e na extensão completa Sensação final de movimento vazia Perda da ADM completa do joelho Dor e edema Tolerância limitada a apoiar o peso	>10

Manejo da fisioterapia do paciente

A maioria das lesões de LCM pode ser tratada de modo não cirúrgico. O LCM rompido (grau I e II), em geral, pode cicatrizar de forma espontânea e suficiente, tornando o tratamento não cirúrgico um tratamento de escolha.[12] Entretanto, o remodelamento das fibras de colágeno leva anos, e as propriedades mecânicas do LCM cicatrizado permanecem inferiores às do LCM normal.[13,14] O LCM normal, intacto, tem taxas de distensão que são 30 vezes mais altas ao longo de sua direção longitudinal em comparação com sua direção transversal.[15] As intervenções de fisioterapia incluem exercícios terapêuticos e podem incluir ultrassom.[16] A meta primária dos atletas/indivíduos lesionados é retornar ao esporte ou à atividade da forma mais rápida e segura possível, de uma maneira que não sobrecarregue os tecidos em cicatrização.

Exame, avaliação e diagnóstico

Um exame musculoesquelético abrangente deve ser conduzido para afastar outras possíveis fontes de dor no joelho, inclusive: lesões traumáticas do ligamento cruzado anterior ou do menisco, fratura epifisária do adolescente ou dor patelofemoral. Durante o exame subjetivo, o fisioterapeuta identifica o mecanismo da lesão, a localização da dor, se a ruptura ou o estalo ocorreu no lado medial do joelho e as limitações funcionais do atleta.

O exame objetivo inclui avaliação de ADM, edema, força muscular, palpação e testes especiais. Na fase aguda após a lesão, a ADM do joelho é limitada em flexão e extensão, primariamente devido ao edema. O edema localizado na face interna do joelho é compatível com lesão isolada do complexo LCM, porque o LCM é extra-articular e raras vezes resulta em edema intra-articular. Derrame traumático significativo é um sinal de ruptura do ligamento cruzado anterior.[11] A força muscular, em especial do quadríceps, pode ser deficiente devido à dor e ao edema. A palpação deve incluir todo o percurso do complexo do LCM. Dor à palpação pode ser notada sobre o tubérculo adutor, o epicôndilo interno, a linha da articulação e/ou a tíbia proximal.

Os testes especiais para o complexo do LCM incluem o **teste de esforço em valgo** de duas partes e o teste de Swain (Tabela 27.3). O teste de esforço em valgo é realizado com o

Tabela 27.3 TESTES ESPECIAIS PARA O COMPLEXO DO LIGAMENTO COLATERAL MEDIAL				
Testes	Posição do paciente	Achados	Sensibilidade	Especificidade
Teste de esforço em valgo com joelho em flexão de 30° (Fig. 27.2)	O paciente está em supino com a perna do teste ligeiramente sobre o lado da maca. O terapeuta levanta a perna do teste usando a maca para sustentar o fêmur. O terapeuta inclina o joelho até 30°. O terapeuta então aplica o esforço em valgo ao joelho.	Frouxidão aumentada em comparação ao lado não envolvido.	91%[20]	49%[20]
Teste de esforço em valgo com joelho em extensão completa (Fig. 27.3)	O paciente está em supino com a perna do teste ligeiramente sobre o lado da maca. O terapeuta levanta a perna do teste usando a maca para sustentar o fêmur. O terapeuta mantém o joelho em extensão completa e então aplica o esforço em valgo ao joelho.	Frouxidão aumentada em comparação ao lado não envolvido.	ND	ND
Teste de Swain (Fig. 27.4)	O paciente está sentado sobre o lado da maca. O terapeuta roda passivamente a tíbia em rotação externa.	Dor ao longo do lado medial da articulação indica lesão do complexo do LCM.	ND	ND

joelho em 30° de flexão (Fig. 27.2) e com o joelho em extensão completa (Fig. 27.3). Aos 30° de flexão do joelho, a frouxidão interna de 0 a 5 mm em comparação com o membro não envolvido indica ruptura do LCM superficial (lesão de grau I).[17] Frouxidão maior que 5 mm é uma lesão de grau II e sugere lesão adicional de LCM profundo, LOP e canto posteromedial.[18] Com o joelho em extensão completa, um teste de esforço em valgo será negativo para uma lesão isolada de LCM superficial (lesões de grau I e II).[18] Se esse teste for positivo em extensão completa do joelho, então todo o complexo do LCM e os ligamentos cruzados estão comprometidos. A sensibilidade do teste de esforço em valgo com 30° de flexão é excelente (91%).[19,20]

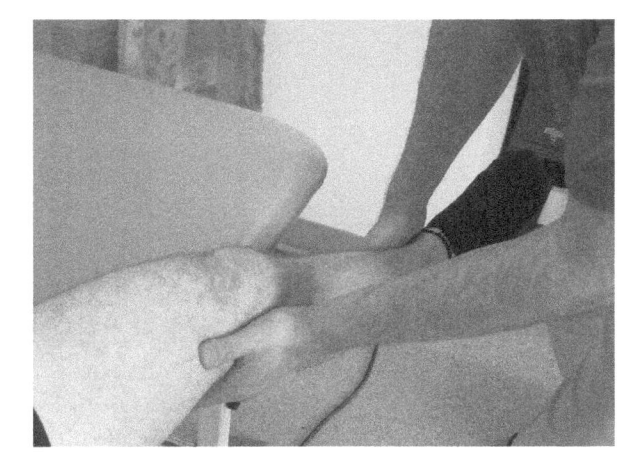

Figura 27.2 Teste de esforço em valgo com flexão de 30° do joelho.

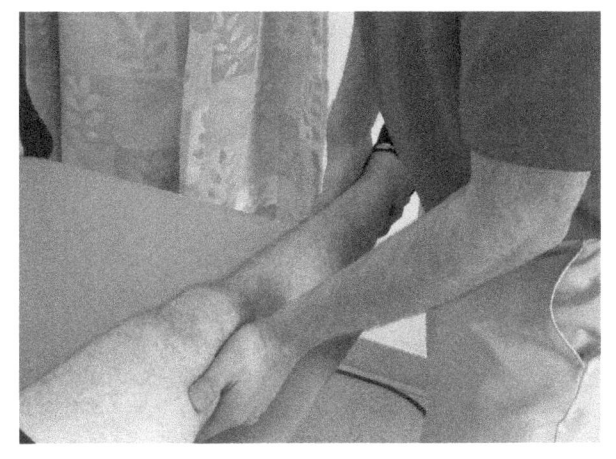

Figura 27.3 Teste de esforço em valgo com extensão completa do joelho.

O teste de Swain é um exame para testar lesão crônica do LCM e instabilidade rotatória.[21] Esse teste é realizado com o joelho fletido em 90° e a tíbia em rotação externa passiva (Fig.27.4). A dor ao longo do lado medial da articulação indica lesão do complexo do LCM.

Para excluir uma lesão fisária em adolescentes, uma radiografia em esforço deve ser realizada. A ressonância magnética (RM) geralmente não é indicada para uma lesão isolada do LCM.

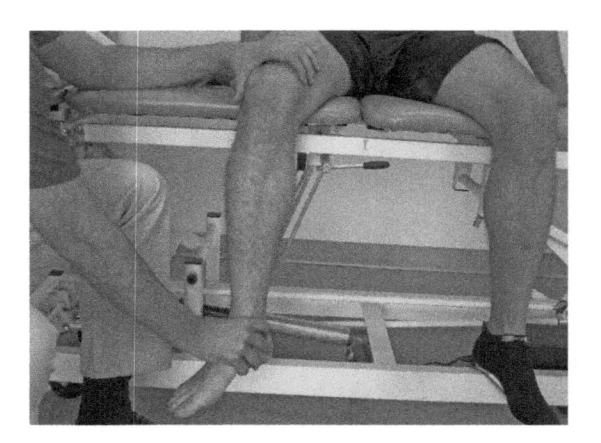

Figura 27.4 Teste de Swain.

Plano de tratamento e intervenções

O tratamento das lesões de LCM de grau I e grau II é semelhante, com a exceção de que as lesões de grau I têm uma progressão mais rápida com relação a apoio de peso, ADM e fortalecimento. As lesões de grau III inicialmente são tratadas de modo conservador, mas se instabilidade e perda de função persistirem, então a cirurgia é indicada.[22] As indicações para tratamento cirúrgico de uma lesão do LCM incluem: uma grande avulsão óssea, fratura concomitante do platô tibial e/ou lesão adicional do ligamento cruzado. Aproximadamente 80% das lesões do LCM de grau III têm dano adicional do ligamento cruzado anterior ou do menisco, de modo que a cirurgia para esse grau não é incomum.[23] A fixação cirúrgica pode ser realizada por um ortopedista ao executar um reparo primário ou uma reconstrução com autoenxerto ou aloenxerto. Os procedimentos mais comuns são reconstrução do tendão semimembranoso (procedimento de Slocum) ou avanço do LCM tibial (procedimento de Mauck). **O prognóstico das lesões isoladas de LCM de grau III não operatórias é bom.**[6]

O programa de reabilitação subsequente a uma lesão do LCM pode ser dividido em quatro fases (Tab. 27.4). O tempo da fase depende do grau da lesão. Por exemplo, um indivíduo com uma lesão do LCM de grau I pode retornar ao esporte em 10 dias, ao passo que, em um indivíduo com lesão de grau II, pode-se esperar que ele esteja passando por reabilitação por até 6 semanas.[24]

Tabela 27.4 REABILITAÇÃO PARA LESÃO DO LCM[26,28]	
Fase I (1 semana)	Joelheira de reabilitação (movimentos limitados) Apoio de peso parcial com muletas Ultrassom de baixa intensidade sobre o LCM Exercício com a joelheira (3 vezes por dia) • Elevação da perna reta (adução do quadril limitada) • ADM ativa do tornozelo • Flexão ativa do joelho até 90° • Flexão e extensão ativa do quadril • Exercício ativo de extremidade superior • Gelo, compressão sobre o joelho • Ciclismo estacionário sem resistência
Fase II (2 semanas)	Progresso para apoio de peso total Exercício aeróbico ADM de joelho sem dor Ultrassom sobre o LCM Agachamentos parciais Exercícios de subir e descer degrau Ciclismo estacionário
Fase III (3 semanas)	Exercícios de cadeia fechada com boa execução (sem sobrecarga em valgo) Progresso na flexão e extensão do joelho (sem dor) Se movimentação total e nenhum edema, • Exercícios funcionais, inclusive corrida no plano para frente em linha reta • Exercícios de equilíbrio
Fase IV (depois de 3 semanas)	Exercícios de agilidade

A fase I começa após a lesão e dura até 1 semana. As lesões de LCM são tratadas mais adequadamente com mobilização e fortalecimento precoces. A movimentação ativa reduz de maneira significativa a frouxidão e aumenta a força tênsil do LCM superficial em cicatrização, em comparação com a imobilização do membro.[25] Dessa forma, pode haver um período curto de imobilização do joelho e tratamento sintomático com gelo, elevação e compressão. Uma lesão de grau II/III requer um período de imobilização mais longo, com ADM limitada. Nessas circunstâncias, usa-se uma joelheira de reabilitação de perna longa, que limita a ADM do joelho nos extremos de extensão e flexão. Durante a fase I, **ultrassom de baixa intensidade** pode ser benéfico para melhorar a síntese de colágeno tipo I.[16] O atleta pode precisar de muletas e ser liberado para apoiar o peso conforme tolerado. Para lesões mais graves, as muletas podem ser necessárias por tempo maior (até 3 meses para o grau III).[26] A flexão ativa do joelho deve iniciar durante essa fase, mas precisa ser livre de dor e limitada a 90° de flexão do joelho. Elevações básicas da perna reta também devem ser prescritas, limitando-se a adução do quadril inicialmente. Ciclismo estacionário livre de dor e de resistência pode ser realizado.

A fase II começa em aproximadamente 2 semanas após a lesão. Os indivíduos com lesões de grau II ou III começam mais tarde. Durante essa fase, o atleta progride para apoio total de peso. A amplitude de movimentos deve ser avançada, com trabalho em direção à movimentação completa. O fortalecimento da extremidade inferior é continuado e são introduzidos exercícios com apoio de peso. Exemplos desses exercícios são agachamentos de movimento parcial e práticas de subir e descer degraus. O programa aeróbico *cross training* deve ser enfatizado e pode incluir ciclismo, ergometria da extremidade superior ou natação.

A fase III é caracterizada por treinamento funcional e começa em torno de 3 semanas. Os exercícios de cadeia fechada são continuados, com ênfase no controle de sobrecarga em valgo. A investida anteromedial pode ser usada para esse propósito (Fig. 27.5). O atleta deve ser capaz de investir sem permitir que o joelho colapse em direção à linha média. O treinamento de equilíbrio também está incluído. Um programa de corrida pode ser iniciado quando o atleta tiver bom controle da perna, ADM total e nenhum edema no joelho.

A fase IV é aquela na qual o atleta está trabalhando para voltar ao esporte. Exercícios de agilidade e habilidades específicas para o esporte são enfatizados. Uma joelheira funcional é usada para o retorno ao esporte, especialmente em esportes de contato (Fig. 27.6). A joelheira pode ser usada por até 6 meses. Ela deve ter peso leve e ser articulada, com apoios mediais e laterais verticais para controlar os esforços no plano frontal.[27] A maioria dos atletas com lesões do LCM pode **retornar ao esporte** em 8 semanas. Os critérios para o retorno ao esporte estão listados na Tabela 27.5.

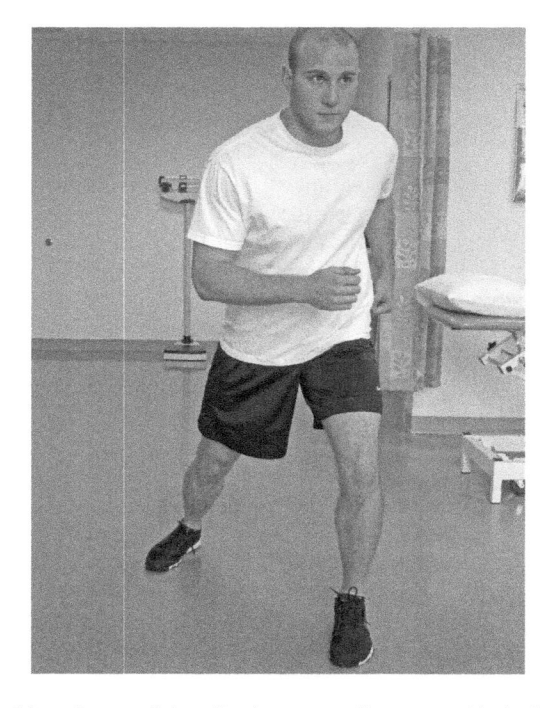

Figura 27.5 Investida anteromedial realizada para avaliar a capacidade do paciente de evitar o valgo do joelho direito.

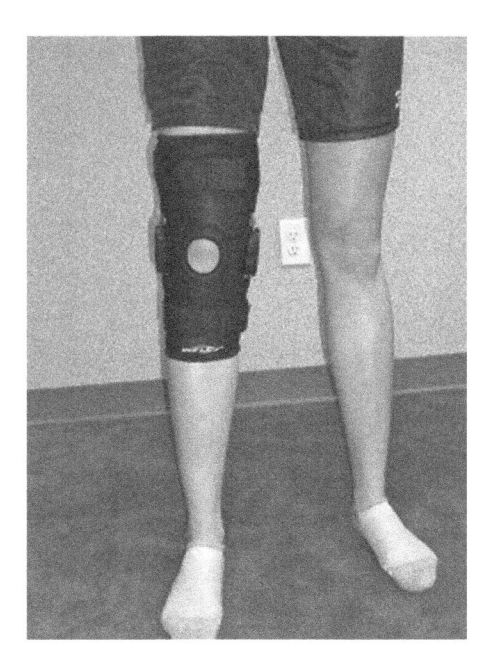

Figura 27.6 Joelheira funcional. (Reproduzida com permissão de De Carlo M, Armstrong B. Rehabilitation of the knee following sports injury. *Clin Sports Med.* 2010 Jan;29(1):81-106.)

Tabela 27.5 CRITÉRIOS PARA RETORNO TOTAL AO ESPORTE[26]

Nenhum edema
Dor mínima a nenhuma localizada sobre o LCM superficial
ADM total do joelho
Joelho estável quando testado em extensão completa
Abertura em valgo mínima à flexão do joelho em 30° com ponto final definido
Força do quadríceps e isquiotibiais igual a 90% daquela do membro contralateral
Bom desempenho de movimentos em testes funcionais (p. ex., nenhum momento em valgo do joelho no drible, aterrissar de salto)

Recomendações clínicas baseadas em evidências

SORT: Força da Taxonomia da Recomendação (do inglês, *Strength of Recommendation Taxonomy*)

A: Dados consistentes e de boa qualidade orientados para o paciente
B: Dados inconsistentes ou de qualidade limitada orientados para o paciente
C: Dados consensuados, prática mais utilizada, opinião de especialistas ou série de casos orientados para a patologia

1. O teste de esforço em valgo é sensível para diagnosticar uma lesão de ligamento colateral medial (LCM). **Grau A**
2. O resultado funcional para um indivíduo com lesão de LCM isolada de grau III, não cirúrgica, é bom. **Grau B**
3. O uso de ultrassom de baixa intensidade melhora a síntese de colágeno e a força do LCM lesionado. **Grau B**
4. A maioria dos atletas é capaz de retornar ao esporte 8 semanas depois de uma distensão de LCM. **Grau C**

PERGUNTAS PARA REVISÃO

27.1 O esforço em valgo do joelho com apoio de peso corporal é o mecanismo mais comum de lesão de um ligamento colateral medial. O segundo mecanismo mais comum de lesão é

  A. Rotação externa tibial
  B. Rotação interna tibial
  C. Hiperextensão do joelho
  D. Desaceleração

27.2 O complexo do ligamento colateral medial compreende três componentes, que incluem a faixa superficial, a faixa profunda e o

  A. Menisco medial
  B. Ligamento cruzado posterior
  C. Ligamento oblíquo posterior
  D. Ligamento meniscofemoral

RESPOSTAS

27.1 **A.** Com base na origem e inserção do LCM, a rotação externa tibial faz o LCM ficar tenso, colocando-o em risco mais alto de lesão.

27.2 **C.** O feixe fibroso que está localizado no sentido posterior ao LCMs é denominado ligamento oblíquo posterior (LOP).[6] O LOP mescla-se com a cápsula articular medial posterior, o menisco medial e a bainha do tendão semimembranoso. Alguns autores se referem a essa área anatômica como o canto posteromedial.[5,7]

REFERÊNCIAS

1. American Academy of Orthopaedic Surgeons. Common knee injuries. 2007. Available at: http://orthoinfo.aaos.org/topic.cfm?topic=a00325. Accessed November 10, 2011.
2. Phisitkul P, James SL, Wolf BR, Amendola A. MCL injuries of the knee: current concepts review. *Iowa Orthop J.* 2006;26:77-90.
3. LaPrade RF, Engebretsen AH, Ly TV, Johansen S, Wentorf FA, Engebretsen L. The anatomy of the medial part of the knee. *J Bone Joint Surg Am.* 2007;89:2000-2010.
4. Warren LF, Marshall JL. The supporting structures and layers on the medial side of the knee: an anatomical analysis. *J Bone Joint Surg Am.* 1979;61:56-62.

5. Robinson JR, Sanchez-Ballester J, Bull AM, Thomas Rde W, Amis AA. The posteromedial corner revisited. An anatomical description of the passive restraining structures of the medial aspect of the human knee. *J Bone Joint Surg Br.* 2004;86:674-681.
6. Marchant MH Jr, Tibor LM, Sekiya JK, Hardaker WT Jr, Garrett WE Jr, Taylor DC. Management of medial-sided knee injuries, part 1: medial collateral ligament. *Am J Sports Med.* 2011;39:1102-1113.
7. Sims WF, Jacobson KE. The posteromedial corner of the knee: medial-sided injury patterns revisited. *Am J Sports Med.* 2004;32:337-345.
8. Robinson JR, Bull AM, Thomas RR, Amis AA. The role of the medical collateral ligament and posteromedial capsule in controlling knee laxity. *Am J Sports Med.* 2006;34:1815-1823.
9. Grood ES, Noyes FR, Butler DL, Suntay WJ. Ligamentous and capsular restraint preventing medial and lateral laxity in intact human cadaver knees. *J Bone Joint Surg Am.* 1981;63:1257-1269.
10. Hughston JC, Andrews JR, Cross MJ, Moschi A. Classification of knee ligament instabilities. Part 1. The medial compartment and cruciate ligament. *J Bone Joint Surg Am.* 1976;58:159-172.
11. Griffith CJ, LaPrade RF, Johansen S, Armitage B, Wijdicks C, Engebretsen L. Medial knee injury: part 1, static function of the individual components of the main medial knee structures. *Am J Sports Med.* 2009;37:1762-1770.
12. Frank C, Woo SL, Amiel D, Harwood F, Gomez M, Akeson W. Medial collateral ligament healing. A multidisciplinary assessment in rabbits. *Am J Sports Med.* 1983;11:379-389.
13. Scheffler SU, Clineff TD, Papageorgiou CD, Debski RE, Ma CB, Woo SL. Structure and function of the healing medial collateral ligament in a goat model. *Ann Biomed Eng.* 2001;29:173-180.
14. Woo SL, Gomez MA, Inoue M, Akeson WH. New experimental procedures to evaluate the biomechanical properties of healing canine medial collateral ligaments. *J Orthop Res.* 1987;5:425-432.
15. Quapp KM, Weiss JA. Material characterization of human medial collateral ligament. *J Biomech Eng.* 1998;120:757-763.
16. Sparrow KJ, Finucane SD, Owen JR, Wayne JS. The effects of low-intensity ultrasound on medial collateral ligament healing in the rabbit model. *Am J Sports Med.* 2005;33:1048-1056.
17. Grood ES, Noyes FR, Butler DL, Suntay WJ. Ligamentous and capsular restraints preventing medial and lateral laxity in intact human cadaver knees. *J Bone Joint Surg Am.* 1981;63:1257-1269.
18. Haimes JL, Wroble RR, Grood ES, Noyes FR. Role of the medial structures in the intact and anterior cruciate ligament-deficient knee. Limits of motion in the human knee. *Am J Sports Med.* 1994;22:402-409.
19. Kastelein M, Wagemakers HP, Luijsterburg PA, Verhaar JA, Koes BW, Bierma-Zeinstra SW. Assessing medial collateral ligament knee lesions in general practice. *Am J Med.* 2008;121:982-988.
20. Simonsen O, Jensen J, Mouritsen P, Lauritzen J. The accuracy of clinical examination of injury of the knee joint. *Injury.* 1984;16:96-101.
21. Lonergan KT, Taylor DC. Medial collateral ligament injuries of the knee: an evolution of surgical reconstruction. *Tech Knee Surg.* 2002;1:137-145.
22. Indelicato PA. Isolated medial collateral ligament injuries in the knee. *J Am Acad Orthop Surg.* 1995;3:9-14.
23. Hastings DE. The non-operative management of collateral injuries to the knee joint. *Clin Orthop Relat Res.* 1980;147:22-28.

24. Holden DL, Eggert AW, Butler JE. The nonoperative treatment of grade I and II medial collateral ligament injuries to the knee. *Am J Med.* 1983;11:340-344.
25. Hart DP, Dahners LE. Healing of the medial collateral ligaments in rats. The effects of repair, motion, and secondary stabilizing ligaments. *J Bone Joint Surg Am.* 1987;69:1194-1199.
26. Brotzman SB. *Handbook of Orthopaedic Rehabilitation.* St. Louis, MO: Mosby; 1996.
27. Reider B. Medial collateral ligament injuries in athletes. *Sports Med.* 1996;21:147-156.
28. Czerniecki JM, Lippert R, Olerud JE. A biomechanical evaluation of tibiofemoral rotation in anterior cruciate deficient knees during walking and running. *Am J Sports Med.* 1988;16:327-331.

Lesão do ligamento cruzado posterior (LCP) do joelho

Matt Mymerm
Laurie Griffin

CASO 28

Um rapaz de 24 anos foi encaminhado a uma clínica de fisioterapia depois de sofrer uma lesão do joelho direito jogando futebol, há 6 dias. O paciente relata que a lesão ocorreu quando outro jogador lhe "deu um carrinho". Ele descreve o impacto como uma força direcionada no sentido posterior e lateral à parte medial da tíbia. Desde o incidente, relata dor para caminhada prolongada e dificuldade em descer escadas. O paciente relata nenhuma a mínima instabilidade do joelho. A medicação anti-inflamatória diminui a dor e permite que ele desça escadas sem dificuldade. O paciente relata uma história de tendinite patelar direita. Sua história de saúde não apresenta nada notável.

▶ Que sinais de exame podem estar associados à suspeita diagnóstica?
▶ Quais são os testes mais apropriados?
▶ Quais são as intervenções de fisioterapia mais apropriadas?

DEFINIÇÕES-CHAVE

LIGAMENTO CRUZADO POSTERIOR (LCP): ligamento intracapsular do joelho que se estende da região intercondiliana posterior da tíbia ao côndilo femoral medial; o LCP limita a translação posterior da tíbia.

CANTO POSTEROLATERAL (CPL): região do joelho composta pelo ligamento poplíteofibular, pelo ligamento colateral fibular e pelo músculo poplíteo.

FORÇA EM VARO: força aplicada a um membro que resulta no movimento da face distal do membro em direção à linha média do corpo.

Objetivos

1. Descrever a mecanopatologia de uma lesão do ligamento cruzado posterior.
2. Identificar testes clínicos especiais apropriados para avaliar um paciente com possível lesão do ligamento cruzado posterior.
3. Implantar tratamentos de reabilitação baseados em evidências para lesões do ligamento cruzado posterior.

Considerações sobre a fisioterapia

Considerações sobre a FT durante o tratamento do indivíduo com um diagnóstico de lesão do LCP:

▶ **Cuidados/objetivos do plano geral de fisioterapia:** diminuir a dor e o edema; prevenir inibição muscular; normalizar alterações da marcha; restaurar amplitude de movimentos (ADM); manter condicionamento físico cardiovascular.
▶ **Intervenções de fisioterapia:** educação do paciente; programa de exercício domiciliar (PED); modalidades terapeuticas; terapia manual para diminuir dor e edema e para aumentar a ADM; mobilização patelar; treinamento da marcha.
▶ **Precauções durante a fisioterapia:** avaliar sinais vitais; monitorar situação neurovascular (p. ex., pulsos distais, função sensorial e motora); diminuir forças de cisalhamento tibial posterior.
▶ **Complicações que interferem na fisioterapia:** disfunção do nervo fibular com possível progressão para queda do pé, que pode requerer órtese tornozelo-pé.

Visão geral da patologia

O LCP é aproximadamente duas vezes mais espesso e mais forte que o ligamento cruzado anterior (LCA).[1,2] O LCP tem 13 milímetros (mm) de largura e 38 mm de comprimento.[1,2] Ele se origina a partir da face anterolateral do côndilo femoral medial, perto da eminência intercondiliar.[1-3] O LCP se insere no platô tibial posterior, aproximadamente um centímetro no sentido distal à linha articular. Ele é intracapsular; entretanto, é isolado com o LCA da cavidade sinovial. O LCP pode ser subdividido em feixe anterolateral e feixe posteromedial. O feixe anterolateral é maior e representa 65% da substância.[1-3] Na flexão do joelho, o feixe anterolateral fica tenso, e o feixe posteromedial fica relaxado. O feixe posteromedial, compreendendo os restantes 35% da substância do LCP, fica tenso na extensão do joelho, enquanto o feixe anterolateral fica relaxado.[1-3]

Vários mecanismos de lesão traumática do LCP têm sido descritos na literatura. Um mecanismo comum é uma força direcionada posteriormente à tíbia, que cria uma carga suprafisiológica sobre o LCP. O exemplo clássico é a almofada do ombro ou o capacete de um jogador de futebol americano entrando em contato direto com a tíbia de um adversário durante o *tackle*. Outro exemplo é a grande força direcionada no sentido posterior, que ocorre durante um acidente de veículo, quando a tíbia do passageiro se choca contra o painel. A hiperextensão traumática do joelho também pode causar uma lesão (p. ex., "carrinho" no futebol quando o pé do jogador atingido está seguramente plantado no gramado). Se o mecanismo de lesão também envolver distensão forçada, outras estruturas podem ser comprometidas, resultando em uma lesão multiligamentar.[3-5]

As lesões do LCP são classificadas em três graus, conforme a extensão da lesão.[5] Nas lesões de grau I, o ligamento é distendido e apenas levemente lesionado (até 25% da substância do tendão é rompida). A translação posterior da tíbia sobre o fêmur pode ser até 5 mm maior que no lado não envolvido. Em uma lesão de grau II, considera-se o ligamento moderadamente danificado (25-50% da substância do ligamento é lacerada). Espera-se uma diferença de 6 a 10 mm na translação posterior em comparação com o lado não envolvido. Uma lesão de grau III é um ligamento completamente rompido; a ruptura pode acontecer em qualquer parte do LCP. Espera-se uma diferença de translação maior que 10 mm na ruptura de grau III.[6] Uma lesão isolada do LCP significa que somente o LCP está danificado. Lesões de ligamento combinadas com o LCP podem envolver várias estruturas, com maior frequência as estruturas posterolaterais do joelho,[3-5] inclusive o ligamento popliteofibular, o ligamento colateral fibular e o músculo poplíteo.[7]

Manejo da fisioterapia do paciente

Muitas abordagens podem ser utilizadas no tratamento de lesões do joelho tanto com indicação não cirúrgica como cirúrgica. Há pesquisas limitadas para determinar **o programa de reabilitação mais efetivo durante a fase aguda** (aproximadamente as primeiras 6 semanas após a lesão). Durante esse tempo, o tratamento inclui manejo do edema, massagem de tecidos moles, amplitude de movimentos, mobilização patelofemoral, treinamento de marcha e ativação muscular isométrica.[7-9] Para tratamento crônico de uma lesão do LCP (mais de 6 semanas depois da lesão inicial), pode ser apropriado o uso de uma joelheira. Também pode ser recomendado fazer radiografias seriadas para identificar alguma alteração artrítica ou comprometimento concomitante de menisco no joelho com lesão crônica.[10]

Os planos de cuidados e tratamentos são individualizados e dependem do mecanismo de lesão do LCP e de algum dano ligamentar associado. As lesões mediais do joelho podem cicatrizar com tratamento conservador apropriado; contudo, o dano a estruturas laterais e posterolaterais (p. ex., lesão do LCP) pode ser tratado com mais sucesso por intervenção cirúrgica.[11] Uma consulta com um cirurgião ortopédico sempre deve ser considerada nos casos de pacientes que não conseguem cumprir suas demandas cotidianas, ocupacionais ou atléticas. O plano de tratamento deve abordar opções para prevenir a translação tibial posterior causada por um LCP frouxo. A meta é manter o melhor posicionamento anatômico possível, para prevenir incapacidade progressiva.

Exame, avaliação e diagnóstico

A lesão do LCP isolada e a lesão ligamentar combinada ocorrem com menos frequência que as lesões de outras áreas do joelho. Por essa razão, menos pesquisas têm sido direcionadas à face posterolateral do joelho. Lesões do ligamento cruzado posterior têm sido relatadas em 1 a 40% das lesões agudas[12,13] e em até 40% das lesões de joelho na situação de trauma.[11] As lesões agudas do LCP são do tipo sem contato (p. ex., lesões relacionadas com o trabalho, lesões esportivas ou quedas com baixa energia ou baixa velocidade). A causa traumática de lesão do LCP mais comum é a colisão de veículo, seguida por lesões esportivas de alta energia e alta velocidade[14]. Devido à falta de pesquisas sobre os desfechos de longo prazo subsequentes a lesões do LCP, é difícil predizer se pacientes com lesão desse ligamento serão capazes de retornar ao seu nível de atividade pré-morbida ou se eles terão sintomas crônicos persistentes.[15]

A fim de possibilitar um exame abrangente, ambas as extremidades inferiores devem ser expostas para comparar o alinhamento geral dos membros, derrame articular e cicatrizes anteriores. A marcha deve ser examinada especificamente para um mecanismo de momento em varo ou padrão de momento em hiperextensão, ambos indicando lesão crônica do LCP e do canto posterolateral.[10,16,17] Uma marcha de momento em varo, comum em pacientes com deficiência posterolateral crônica, indica abertura do compartimento lateral quando o joelho muda para varo com a pisada.[16] Um padrão de marcha anormal secundário à deficiência crônica posterolateral do joelho pode resultar em alterações degenerativas se não abordado no tratamento.

Uma triagem neurovascular deve ser realizada para determinar se ocorreu algum envolvimento do nervo fibular comum. Isso ocorre com frequência por causa da localização do nervo fibular e da artéria poplítea em relação ao compartimento lateral e do esforço em varo que ocorre nas lesões do LCP. Alterações de sensação ou força, refletindo a função do nervo fibular comum e de seus ramos, devem ser avaliadas. Deve-se suspeitar de lesão se o paciente apresentar dormência ou sensibilidade alterada no dorso do pé (exceto no primeiro espaço interdigital) ou fraqueza na dorsiflexão ou eversão, ou na extensão do grande artelho.[17] Uma lesão da artéria poplítea pode ser avaliada pelo Índice Tornozelo-Braquial (ITB). Um ITB <0,9 tem sido relatado como 95 a 100% sensível, e 80 a 100% específico, na detecção de lesões arteriais que necessitam de intervenção cirúrgica.[18]

A palpação e os testes especiais fornecem dados objetivos adicionais para refinar ainda mais, ou refutar, uma hipótese durante o processo do exame. A linha articular anterior pode ser palpada com o paciente em supino, joelhos fletidos em 90° e pés planos sobre a maca. Normalmente, a borda anterior do platô tibial medial deve ser cerca de 1 cm anterior ao côndilo femoral medial.[17] Pode-se suspeitar de uma lesão do LCP pelo grau de subluxação posterior do platô tibial em comparação com o côndilo femoral.[17] A Tabela 28.1 descreve testes especiais que podem ser realizados para confirmação adicional, ou exclusão, de lesão do LCP e/ou lesão ligamentar associada.

Tabela 28.1 TESTES ESPECIAIS PARA CONFIRMAR OU AFASTAR LESÃO DO LCP E/OU LIGAMENTAR CONCOMITANTE

Teste especial	Posicionamento	Achados
Teste de Godfrey	O paciente fica em supino, com quadris e joelhos fletidos a 90°. O terapeuta vê os joelhos do paciente de lado.	Usando a tuberosidade da tíbia como um ponto de referência, o terapeuta observa os joelhos do paciente de uma visão lateral. Se o LCP estiver frouxo (ou rompido), a gravidade permite que a tíbia repouse em uma posição de subluxação posterior, o que pode ser visto como um envergamento posterior.[10]
Teste ativo do quadríceps	O paciente fica em supino, com o quadril e joelho envolvidos fletidos a 90°. O terapeuta estabiliza o pé e pede que o paciente contraia o quadríceps.	Quando o quadríceps se contrai, o terapeuta observa para redução da subluxação da tíbia no sentido posterior[17] (55% de sensibilidade, 97% de especificidade[15]).
Teste da gaveta posterior	O paciente fica em supino, com os quadris fletidos a 45°, e o joelho envolvido fletido a 90°. O terapeuta empurra a tíbia proximal no sentido posterior.	O terapeuta sente o movimento para avaliar a translação posterior do platô tibial. Lesão grau I = 0-5 mm de translação. Lesão grau II = 6-10 mm de translação. Lesão grau III = 11 mm ou mais.[6]

(Continua)

Tabela 28.1 TESTES ESPECIAIS PARA CONFIRMAR OU AFASTAR LESÃO DO LCP E/OU LIGAMENTAR CONCOMITANTE (*Continuação*)

Teste especial	Posicionamento	Achados
Teste de *pivot-shift* invertido 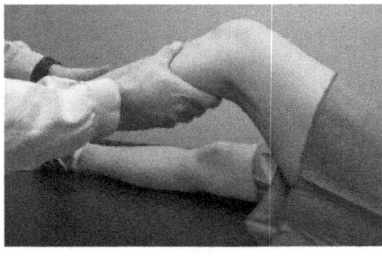 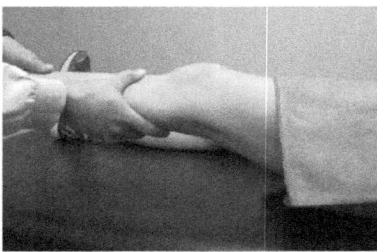	O paciente fica em supino, com o quadril fletido a 90°, tíbia em rotação externa no pé, joelho fletido a 70-80°. O terapeuta aplica esforço em valgo ao joelho enquanto estende o joelho.	O paciente e o terapeuta percebem um tranco audível no momento em que a tíbia com subluxação no sentido posterior subitamente se reduz, quando o joelho se aproxima da extensão completa.[13,19,20] Para lesões do canto posterolateral[16]: valor preditivo positivo 68%; valor preditivo negativo 89%.
Teste recurvado em rotação externa 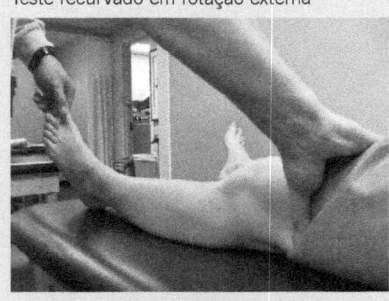 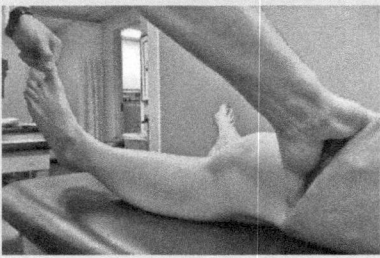	O paciente fica em supino, com as pernas estendidas. O terapeuta levanta o grande artelho do paciente da base e o compara bilateralmente.	Um teste positivo é definido como um aumento de joelho recurvado, varo ou rotação externa da tíbia, provavelmente devido à abertura posterolateral da articulação.[10] O teste positivo pode detectar a ocorrência de uma lesão tanto de LCA como de LCP.[7]

(*Continua*)

Tabela 28.1 TESTES ESPECIAIS PARA CONFIRMAR OU AFASTAR LESÃO DO LCP E/OU LIGAMENTAR CONCOMITANTE (Continuação)		
Teste especial	Posicionamento	Achados
Teste de rotação externa pronada (dial test) 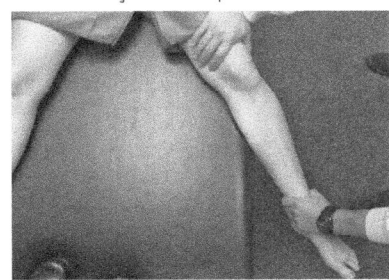 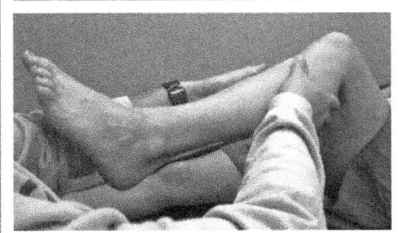	O paciente fica em supino ou prono. O terapeuta faz a rotação externa da tíbia no pé e examina para diferenças em rotação externa com o joelho fletido em 30 e 90°. O terapeuta compara a diferença da rotação externa tibial bilateralmente à flexão de 30 e 90° do joelho.	Se for observada uma diferença de 10-15° entre a perna lesionada e a contralateral, pode-se suspeitar de lesão do LCP e do canto posterolateral. Se for notada uma diferença somente em 30° de flexão do joelho, lesão do canto posterolateral pode ser provável.[16] Se rotação externa da tíbia estiver aumentada em 30 e 90° em comparação com o lado não envolvido, tanto o canto posterolateral como o LCP podem estar comprometidos.[21-23]

Estudos de imagem costumam ser realizados para determinar a integridade ou a extensão do dano ao LCP depois que uma lesão ocorreu. Isso geralmente é feito antes que o paciente seja encaminhado para fisioterapia. Se disponíveis, o fisioterapeuta deve rever as radiografias de forma minuciosa. Imagens de incidência anteroposterior, em perfil e oblíqua podem determinar a presença de uma fratura de platô tibial, côndilos femorais ou patela.[10] Uma incidência em perfil pode identificar subluxação tibial posterior significativa, se instabilidade grosseira estiver presente.[16] A diferenciação entre uma ruptura do LCP completa ou parcial ainda não foi determinada como confiável com radiografias de esforço. Para uma radiografia de esforço, o terapeuta aplica um esforço em varo ao joelho que está fletido em 20°, para identificar se ocorre alguma abertura lateral da articulação. Deve-se considerar lesão de grau III do canto posterolateral se ocorrer abertura lateral de cerca de 4 mm.[7] Incidências anteroposterior e do sol nascente em ortostasia com apoio de peso podem mostrar estreitamento do espaço articular em indivíduos com lesão crônica do LCP.[9] A incidência do sol nascente é uma incidência tangencial da patela tirada com o paciente em prono e o joelho fletido a 115°. O feixe é direcionado sobre a patela com uma angulação de 15°. A ressonância magnética tornou-se referência para examinar integridade do LCP.[24] Uma RM pode ser realizada para examinar também um joelho quando o diagnóstico é incerto ou quando ocorreu lesão complexa do joelho, porque ela permite exame das estruturas intra-articulares e de alguma lesão osteocondral concomitante.

Plano de tratamento e intervenções

Para formular um plano de tratamento, o fisioterapeuta deve levar em consideração as queixas principais do paciente, seu nível de atividade, demandas ocupacionais, quaisquer morbidades associadas e se a lesão do LCP é aguda ou crônica.

Para a lesão aguda do LCP, como a sofrida por este paciente, o tratamento conservador não tem sido bem estudado. Lesões isoladas do LCP de grau I ou grau II podem ser manejadas sem tratamento cirúrgico. Uma das metas principais é manter o joelho na melhor posição anatômica possível. Cosgarea e Jay[19] e LaPrade[17] recomendam imobilizar o joelho do paciente em extensão usando uma joelheira imobilizadora por duas a quatro semanas, para limitar a tração gravitacional sobre o feixe anterolateral do LCP. Os autores também recomendam diminuir a inflamação, manter a amplitude de movimentos (ADM) do joelho por meio de ADM passiva e **evitar hiperatividade dos isquiotibiais** (i.e., exercícios isolados de resistência dos isquiotibiais) cedo demais na reabilitação.[17,19,25] A ADM passiva do joelho em prono, a mobilização da patela, a **ativação do músculo quadríceps** e a aplicação de gelo também são recomendadas. A Tabela 28.2 fornece uma descrição dos exercícios que devem ser o foco primário desde o início da lesão até cerca de seis semanas. Colocar uma joelheira em um joelho com lesão do LCP pode ajudar a manter a tíbia com subluxação posterior em uma posição mais neutra, o que pode reduzir o esforço sobre as estruturas em cicatrização, permitindo a cicatrização em uma posição mais anatômica. Entretanto, faltam evidências que deem suporte à efetividade da colocação de joelheira específica para o LCP a fim de melhorar a estabilidade no longo prazo.

O tratamento cirúrgico pode ser indicado a indivíduos com lesões grau III do LCP, bem como àqueles que tiveram falha do tratamento conservador de lesões do LCP de grau II. Existem diversas técnicas para realizar uma reconstrução do LCP; entretanto, os métodos mais novos que reconstroem ambos os feixes com aloenxerto devem, teoricamente, resultar em melhora da estabilidade.[3,26] No entanto, as evidências são inconclusivas em relação a qual técnica proporciona os melhores resultados.

Uma das maiores preocupações após a intervenção cirúrgica é como manter o posicionamento adequado do LPC para evitar o alongamento do enxerto com o tempo devido à perda da firmeza posteriormente à tíbia por causa dos efeitos da gravidade. **Diferentes protocolos de apoio** são descritos na literatura, com alguns autores recomendando um imobilizador de joelho em extensão total o tempo todo, por três a seis semanas após a cirurgia.[27,29] Spiridonov et al.[27] recomendam o uso de uma joelheira Jack PCL (Cascade Orthopedic Supply Inc.) que aplica uma força direcionada no sentido anterior sobre a tíbia, começando no terceiro dia de pós-operatório.

Em um artigo de revisão, Edson et al.[28] relataram que evitar completamente a ADM do joelho nas primeiras cinco semanas depois da intervenção cirúrgica permite que os pacientes mantenham estabilidade estática do enxerto do LCP. Fanelli et al.[29] recomendaram um período de apenas três semanas de imobilização do joelho. Entretanto, vários pesquisadores têm permitido ADM passiva limitada precoce imediatamente no primeiro dia de pós-operatório. Outras intervenções pós-cirúrgicas imediatas incluem mobilizações da patela, atividades de reeducação do quadríceps, bombeamentos do tornozelo e aplicação de gelo.[27,29]

Tabela 28.2 EXERCÍCIOS DO JOELHO PARA MANTER A ADM E DIMINUIR A INFLAMAÇÃO NA FASE AGUDA APÓS LESÃO DO LCP

Exercício terapêutico	Posição inicial	Técnica de exercício
ADM passiva em prono 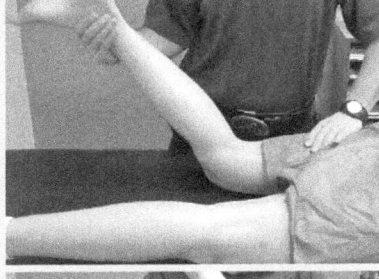 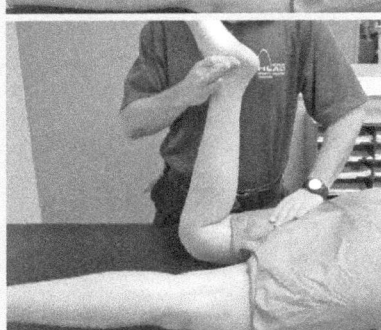	Paciente em prono na maca. O terapeuta flete o joelho do paciente até a amplitude final, conforme tolerado pelo paciente.	Instruir o paciente a evitar ativação do isquiotibial e permanecer passivo durante a ADM. A posição em prono diminui a força da gravidade e o posicionamento tibial posterior.
Mobilizações patelares 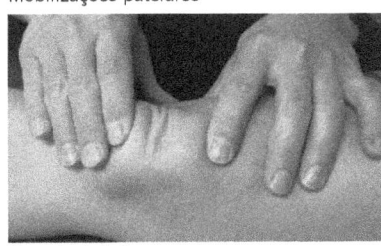 Superior-inferior 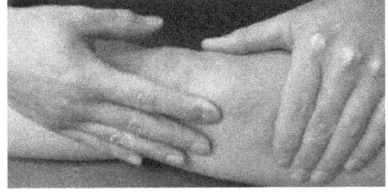 Medial-lateral	Paciente em supino, com pernas estendidas e quadríceps relaxado.	Instruir o paciente a mobilizar a patela nas direções superior-inferior e medial-lateral.

(Continua)

Tabela 28.2 EXERCÍCIOS DO JOELHO PARA MANTER A ADM E DIMINUIR A INFLAMAÇÃO NA FASE AGUDA APÓS LESÃO DO LCP (Continuação)

Exercício terapêutico	Posição inicial	Técnica de exercício
Séries de contração do músculo quadríceps	Paciente em supino ou sentado longamente.	Instruir o paciente a puxar a patela ativamente no sentido superior enquanto contrai o quadríceps. Manter por 5 s, repetir 20 vezes.

Depois de cinco semanas de pós-operatório, a ADM do joelho e o apoio de peso corporal parcial podem ser iniciados, evitando continuamente as contrações isoladas dos isquiotibiais.[13,17,28,30] A ADM de flexão muito agressiva deve ser evitada para prevenir esforço indevido sobre o enxerto em cicatrização. Tem sido verificado que apenas um número pequeno de pacientes requer manipulação sob anestesia ou desbridamento, devido à perda de ADM de flexão do joelho.[17]

Na décima semana de pós-operatório, Edson et al.[28] aconselham que a ADM passiva permaneça o foco do programa de reabilitação, assim como a iniciação do programa de treinamento da marcha e treinamento proprioceptivo. Os pacientes ainda podem estar retirando progressivamente o uso de suas muletas até a décima semana depois da cirurgia.[11] Uma meta para o fim do terceiro mês de pós-operatório é ter aproximadamente de 100 a 110° de flexão passiva do joelho. Fanelli et al.[29,30] recomendam uma transição final, na décima primeira semana de pós-operatório, para uma joelheira funcional do LCP.

Quelard et al.[31] recomendam um **programa de reabilitação pós-operatória** que permite apoio de peso progressivo na décima semana depois da cirurgia, evitando exercício de cadeia cinética aberta dos isquiotibiais por cinco meses, com um plano de retorno ao treinamento em 8 meses. Com o protocolo descrito por Quelard et al.,[31] melhora significativa em frouxidão diferencial, escores do International Knee Documentation Committee (IKDC) e escores da Tegner Lysholm Knee Scale foram encontrados depois de uma média de cinco anos de acompanhamento. A maioria dos pacientes pode esperar retornar aos esportes e ao trabalho pesado nove meses depois do reparo cirúrgico do LCP.[11,26,28]

Recomendações clínicas baseadas em evidências

SORT: Força da Taxonomia da Recomendação (do inglês, *Strength of Recommendation Taxonomy*)

A: Dados consistentes e de boa qualidade orientados para o paciente
B: Dados inconsistentes ou de qualidade limitada orientados para o paciente

C: Dados consensuados, prática mais utilizada, opinião de especialistas ou série de casos orientados para a patologia

1. As evidências atuais guiam os protocolos de reabilitação aguda para o tratamento conservador ou cirúrgico de joelhos com lesão do LCP. **Grau C**
2. Limitar o fortalecimento isolado dos isquiotibiais e promover o fortalecimento do quadríceps melhora a estabilidade e diminui o envergamento tibial do joelho com uma lesão do LCP. **Grau B**
3. O uso de apoios que previnem envergamento tibial posterior adicional (p. ex., imobilizador de extensão do joelho, joelheira provendo força direcionada no sentido anterior sobre a tíbia) é benéfico para indivíduos com joelhos com lesão de LCP. **Grau C**
4. Indivíduos com reparo cirúrgico do LCP e reabilitação pós-operatória têm demonstrado melhoras estatisticamente significativas em frouxidão diferencial, escores de IKCD e escores Tegner e Lysholm no seguimento de cinco anos. **Grau B**

PERGUNTAS PARA REVISÃO

28.1 Um paciente é encaminhado a uma clínica de fisioterapia com diagnóstico de ruptura do LCP. Ele manifesta preocupação com o reparo cirúrgico e declara que preferiria reabilitação conservadora de seu joelho. Qual das seguintes séries de reabilitação seria o plano mais apropriado para ajudar o paciente na fase aguda de reabilitação?

   A. ADM em supinação, toalha sob o joelho com séries de contração do quadríceps, mobilização da patela, gelo
   B. ADM passiva do joelho em prono, toalha sob a tíbia proximal durante alongamento com toalha do gastrocnêmio-sóleo na posição sentada longa, séries de quadríceps, mobilização da patela, gelo
   C. ADM ativa do joelho em prono, séries de contração de isquiotibiais, mobilização da patela, gelo
   D. ADM passiva em supino, séries de contração de isquiotibiais, mobilização da patela, gelo

28.2 Um paciente queixa-se de instabilidade no joelho. No exame de fisioterapia, ele tem testes ativos de gaveta posterior e do quadríceps positivos. Que teste especial adicional o fisioterapeuta deve realizar para ajudar a *confirmar* uma lesão do canto lateral posterior *versus* uma ruptura isolada do LCP?

   A. Godfrey
   B. Gaveta anterior
   C. Rotação externa em prono
   D. Recurvado em rotação externa

28.3 Em relação à anatomia do LCP, qual das seguintes é uma afirmativa verdadeira?

   A. O feixe anteromedial é o maior dos dois feixes e fica tenso na extensão
   B. O feixe anteromedial é o menor dos feixes e fica relaxado na flexão
   C. O feixe posteromedial é o maior dos dois feixes e fica tenso na extensão
   D. O feixe posteromedial é o menor dos feixes e fica relaxado na flexão

RESPOSTAS

28.1 **B.** A ADM em prono diminui o efeito da gravidade e qualquer translação posterior da tíbia com ADM. O apoio sob a tíbia proximal também ajuda a prevenir o envergamento tibial posterior e reduz o envolvimento do isquiotibial com alongamento do gastrocnêmio-sóleo na posição sentada longa. A ativação do jarrete será limitada, porque essa posição promove translação tibial posterior adicional, diminuindo o esforço sobre as estruturas posterolaterais em cicatrização.[8,11,25,29,30]

28.2 **C.** Se for notada uma diferença no lado contralateral de 10 a 15° no teste de rotação externa em prono, pode-se suspeitar de lesão do LCP e do canto posterolateral. Se for notada uma diferença somente em 30° de flexão, lesão do canto posterolateral é provável.[9] Se a rotação externa da tíbia for aumentada em 30 e 90° em comparação ao lado contralateral, tanto o canto posterolateral como o LCP podem estar envolvidos.[16,21,23] O envergamento tibial posterior notado no teste de Godfrey indica que o LCP está frouxo (opção A). O teste da gaveta anterior é usado com frequência para avaliar frouxidão do ligamento cruzado anterior, e não frouxidão do LCP (opção B). Um teste recurvado em rotação externa positivo pode detectar uma lesão tanto do LCA como do LCP (opção D).

28.3 **D.**

REFÊNCIAS

1. Lopes OV Jr, Ferretti M, Shen W, Ekdahl M, Smolinski P, Fu FH. Topography of the femoral attachment of the posterior cruciate ligament. *J Bone Joint Surg Am*. 2008;90:249-255.
2. Tajima G, Nozaki M, Iriuchishima T, et al. Morphology of the tibial insertion of the posterior cruciate ligament. *J Bone Joint Surg Am*. 2009;91:859-866.
3. Moorman CT III, Murphy Zane MS, Bansai S, et al. Tibial insertion of the posterior cruciate ligament: a sagittal plane analysis using gross, histologic, and radiographic methods. *Arthroscopy*. 2008;24:269-275.
4. Matava MJ, Ellis E, Gruber B. Surgical treatment of posterior cruciate ligament tears: an evolving technique. *J Am Acad Orthop Surg*. 2009;17:435-446.
5. Wind WM Jr, Bergfeld JA, Parker RD. Evaluation and treatment of posterior cruciate ligament injuries: revisited. *Am J Sports Med*. 2004;32:1765-1775.
6. American Medical Association. Committee on the medical aspects of sports. *Standard Nomenclature of Athletic Injuries*. Chicago, IL: American Medical Association;1968:92-101.
7. Lunden JB, Bzdusek PJ, Monson JK, Malcomson KW, LaPrade RF. Current concepts in the recognition and treatment of posterolateral corner injuries of the knee. *J Orthop Sports Phys Ther*. 2010;40:502-516.
8. Feagin JA, Steadman JR. *The Crucial Principles in Care of the Knee*. Philadelphia, PA: Wolters Kluwer/Lippincott Williams & Wilkins; 2008:203-219.
9. Rigby JM, Porter KM. Posterior cruciate ligament injuries. *Trauma*. 2010;12:175-181.
10. Lopez-Vidriero E, Simon DA, Johnson DH. Initial evaluation of posterior cruciate ligament injuries: history, physical examination, imaging studies, surgical and nonsurgical indications. *Sports Med Arthrosc*. 2010;18:230-237.
11. Fanelli GC, Edson CJ. Posterior cruciate ligament injuries in trauma patients: Part II. *Arthroscopy*. 1995;11:526-529.
12. Gray H. *Anatomy of the Human Body*. 20th ed. Philadelphia, PA: Lea and Febiger; 1918.

13. LaPrade RF, Terry GC. Injuries to the posterolateral aspect of the knee. Association of anatomic injury patterns with clinical instability. *Am J Sports Med.* 1997;25:433-438.
14. Schulz MS, Russe K, Weiler A, Eichhorn HJ, Strobel MJ. Epidemiology of posterior cruciate ligament injuries. *Arch Orthop Trauma Surg.* 2003;123:186-191.
15. McAllister DR, Petrigliano FA. Diagnosis and treatment of posterior cruciate ligament injuries. *Curr Sports Med Rep.* 2007;6:293-299.
16. Miller MD, Cooper DE, Fanelli GC, Harner CD, LaPrade RF. Posterior cruciate ligament: current concepts. *Instr Course Lect.* 2002;51:347-351.
17. LaPrade RF. *Posterolateral Knee Injuries: Anatomy, Evaluation, and Treatment.* New York: Thieme; 2006.
18. Johnson ME, Foster L, DeLee JC. Neurologic and vascular injuries associated with knee ligament injuries. *Am J Sports Med.* 2008;36:2448-2462.
19. Cosgarea AJ, Jay PR. Posterior cruciate ligament injuries: evaluation and management. *J Am Acad Orthop Surg.* 2001;9:297-307.
20. Covey CD, Sapega AA. Injuries of the posterior cruciate ligament. *J Bone Joint Surg Am.* 1993;75:1376-1386.
21. Levy BA, Stuart MJ, Whelan DB. Posterolateral instability of the knee: evaluation, treatment, results. *Sports Med Arthrosc.* 2010;18:254-262.
22. Parolie JM, Bergfeld JA. Long-term results of nonoperative treatment of isolated posterior cruciate ligament injuries in the athlete. *Am J Sports Med.* 1986;14:35-38.
23. Veltri DM, Deng XH, Torzilli PA, Warren RF, Maynard MJ. The role of the cruciate and posterolateral ligaments in stability of the knee. A biomechanical study. *Am J Sports Med.* 1995;23:436-443.
24. Feltham GT, Albright JP. The diagnosis of PCL injury: literature review and introduction of two novel tests. *Iowa Orthop J.* 2001;21:36-42.
25. Fanelli GC, Edson CJ. Combined posterior cruciate ligament-posterolateral reconstructions with Achilles tendon allograft and biceps femoris tendon tenodesis: 2- to 10-year follow-up. *Arthroscopy.* 2004;20:339-345.
26. Harner CD, Janaushek MA, Kanamori A, Yagi M, Vogrin TM, Woo SL. Biomechanical analysis of a double-bundle posterior cruciate ligament reconstruction. *Am J Sports Med.* 2000;28:144-151.
27. Spiridonov SI, Slinkard NJ, LaPrade RF. Isolated and combined grade-III posterior cruciate ligament tears treated with double-bundle reconstruction using an endoscopically placed femoral tunnels and grafts: operative technique and clinical outcomes. *J Bone J Surg Am.* 2011;93:1773-1780.
28. Edson CJ, Fanelli GC, Beck JD. Postoperative rehabilitation of the posterior cruciate ligament. *Sports Med Arthrosc.* 2010;18:275-279.
29. Fanelli GC. Posterior cruciate ligament rehabilitation: how slow should we go? *Arthroscopy.* 2008;24:234-235.
30. Fanelli GC, Beck JD, Edson CJ. Double bundle posterior cruciate ligament reconstruction: surgical technique and results. *Sports Med Arthrosc.* 2010;18:242-248.
31. Quelard B, Sonnery-Cottet B, Zayni R, et al. Isolated posterior cruciate ligament reconstruction: is non-aggressive rehabilitation the right protocol? *Orthop Traumatol Surg Res.* 2010;96:256-262.

Lesão do menisco do joelho

Jason Brumitt

CASO 29

Uma mulher de 24 anos lesionou seu joelho direito há dois dias durante um jogo de basquete da liga municipal. Ela não conseguiu continuar jogando e precisou de "uma pequena" ajuda de uma colega de time para chegar a seu carro. Foi avaliada por seu médico clínico geral no dia seguinte. O médico recomendou o uso de medicação anti-inflamatória não esteroide adquirida sem prescrição e encaminhou a paciente à fisioterapia. Cinco dias depois da lesão, a paciente relatou ao fisioterapeuta que a lesão ocorreu quando firmou sua perna direita e girou para a direita para evitar uma defensora. Ela nega ter ouvido um estalo; entretanto, refere que a dor imediata foi intensa (nível 8 em uma escala visual analógica até 10). Seu nível de dor atual é de 5/10. A dor da paciente e o mecanismo da lesão são compatíveis com uma lesão de menisco.

▶ Que sinais ao exame podem estar relacionados à suspeita diagnóstica?
▶ Quais os testes e exames mais apropriados?

Tabela 29.1 TABELA 2 X 2 PARA TESTES DIAGNÓSTICOS

	Doença/Condição de saúde presente	Doença/Condição de saúde ausente
Teste positivo	Verdadeiro positivo (A)	Falso positivo (B)
Teste negativo	Falso negativo (C)	Verdadeiro negativo (D)

Sensibilidade = A/(A + C); especificidade = D/(B + D).

DEFINIÇÕES-CHAVE

SENSIBILIDADE: capacidade de um exame ou teste diagnóstico identificar corretamente indivíduos que têm a doença ou condição de saúde específica em uma população de pacientes (Tab. 29.1).

ESPECIFICIDADE: capacidade de um exame ou teste diagnóstico identificar corretamente indivíduos que não têm a doença ou condição de saúde específica (Tab. 29.1).

Em um teste de alta sensibilidade, o resultado negativo afasta.

Em um teste de alta especificidade, o resultado positivo confirma.

OBJETIVOS

1. Descrever a anatomia e a função dos meniscos.
2. Descrever a mecanopatologia de uma lesão de menisco.
3. Reconhecer os sintomas relacionados a uma lesão de menisco.
4. Descrever testes e exames clínicos apropriados para ajudar a confirmar um diagnóstico de lesão de menisco.

Considerações sobre a fisioterapia

Considerações sobre a FT durante o tratamento do indivíduo com uma suspeita de distensão de menisco:

- ▶ **Cuidados/objetivos do plano geral de fisioterapia:** afastar a possibilidade de outras lesões do joelho; diminuir a dor; aumentar a flexibilidade muscular; aumentar a amplitude de movimentos do joelho ou prevenir sua perda; aumentar a força no quadrante inferior; prevenir ou minimizar a perda da capacidade de condicionamento físico aeróbico.
- ▶ **Intervenções de fisioterapia:** modalidades terapeuticas para reduzir dor; intervenções para restaurar os déficits de amplitude de movimentos; exercícios terapêuticos para restaurar a força muscular e o condicionamento físico aeróbico.
- ▶ **Precauções durante a fisioterapia:** monitorar os sinais vitais; evitar exercícios que imponham uma força rotatória sobre o joelho durante as fases aguda e subaguda da cicatrização.
- ▶ **Complicações que interferem na fisioterapia:** dano a outras estruturas do joelho, como ligamentos cruzado anterior ou colateral medial; afecção patológica da cartilagem articular; osteocondrite dissecante, fratura, tumor,[2] cistos.[3]

SEÇÃO II: TRINTA E QUATRO CASOS CLÍNICOS   **407**

Visão geral da patologia

Os meniscos são estruturas fibrocartilaginosas em forma de cunha, localizadas na porção proximal (articular) da tíbia. Cada joelho tem um menisco lateral e um medial: o menisco lateral (em forma circular) é menor que o menisco medial (em forma de C; Fig. 29.1). Os meniscos têm várias ligações à tíbia: os cornos anterior e posterior através de ligamentos de inserção, a cápsula articular, o ligamento intermeniscal anterior e os ligamentos coronários. O menisco lateral tem ligações adicionais aos ligamentos meniscofemorais e a uma parte do tendão poplíteo.[4,5] O menisco medial prende-se à porção profunda do ligamento colateral medial do joelho.[5]

Os meniscos possibilitam várias funções ao joelho. Sua função principal é proteger a articulação, servindo para absorver choques e transmitir cargas através da articulação.[4] Os meniscos também ajudam a melhorar a congruência da articulação e a estabilidade em geral.[4] Funções adicionais incluem a lubrificação da articulação e o auxílio na nutrição da cartilagem.[6]

Em geral, as lesões de menisco resultam de um movimento de torção violento. Um exemplo de mecanismo de lesão de menisco é um jogador de basquete tentando escapar de um defensor ao plantar a perna e, então, girar o corpo rapidamente para se mover em outra direção. O esforço de rotação que é criado no joelho sobrecarregado pode torcer ou romper uma porção do menisco. O menisco também está em risco de lesão durante forças em valgo no joelho. É comum que o menisco seja torcido em conjunto com a torção do ligamento cruzado anterior (LCA) ou do ligamento colateral medial (LCM). Cerca de 82 a 96% dos joelhos com uma distensão de LCA têm uma lesão de menisco associada.[7] Distensões isoladas do menisco também são comuns. Em alguns locais de prática de cirurgia ortopédica, mais de 20% de todos os procedimentos cirúrgicos do joelho são para o menisco.[6]

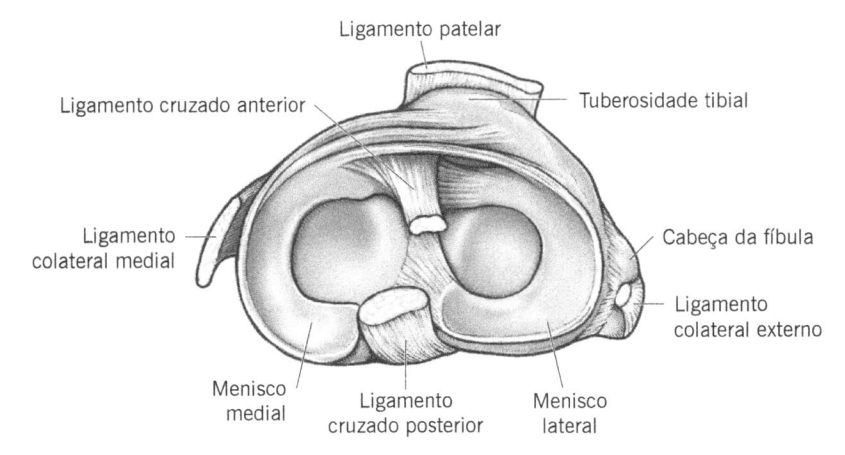

Figura 29.1 Os meniscos do joelho direito. (Reproduzida com permissão de Morton DA, Foreman KB, Albertine KH, eds. *The Big Picture: Gross Anatomy*. New York: McGraw-Hill; 2011. Figure 36-5C.).

Exame, avaliação e diagnóstico

O diagnóstico baseia-se na história e no exame clínico do paciente. A Tabela 29.2 apresenta perguntas importantes que devem ser feitas durante a parte subjetiva (anamnese) do exame. Um paciente pode descrever que a lesão ocorreu ao girar ou se contorcer. A data da lesão fornece informação relativa ao estágio de cicatrização e pode ajudar no prognóstico. Um som de estalido audível com frequência está associado a uma ruptura de ligamento (p. ex., de LCA). Entretanto, um "estalo" geralmente *não* está relacionado a uma lesão isolada de menisco. O edema é comum e pode dificultar a amplitude de movimentos e/ou contribuir para dor (secundária à estimulação de mecanorreceptores). Uma paciente com lesão de menisco pode relatar dor "no joelho" e/ou dor ao longo da linha articular. A paciente também pode descrever que seu joelho "trava".

A Tabela 29.3 apresenta um exemplo de exame físico para um paciente com suspeita de afecção patológica do joelho. A informação obtida durante a parte subjetiva do exame ajuda a guiar a tomada de decisão quanto a que testes aplicar. Testes especiais para problemas patológicos do menisco podem ser realizados em ortostasia, supino e prono (Tab. 29.4).

A marcha do paciente e/ou sua incapacidade de apoiar o peso na extremidade envolvida podem contraindicar a realização do teste em ortostasia (i.e., teste de Thessaly). Entretanto, se o paciente for capaz de deambular com ajuda, o teste de Thessaly pode ser realizado nessa ocasião. Outros testes especiais são realizados em posições de supino (teste de McMurray, dor à palpação da linha articular) ou prono (teste de compressão de Apley).

Além dos testes apresentados na Tabela 29.4, há outros testes (p. ex., teste de Ege) que são relatados para avaliação da integridade do menisco.[8-11] Em geral, é questionável a utilidade diagnóstica de todos os testes especiais relatados para identificação de uma lesão do menisco.[8-10,15] Em alguns casos, valores mais altos de sensibilidade e especificidade foram relatados, especialmente em situações nas quais foi avaliada a utilidade diagnóstica da realização de dois testes.[10,15] Estudos adicionais são desejáveis para dar suporte aos valores relatados em pesquisas recentes.

A Tabela 29.5 apresenta a **sensibilidade e especificidade de alguns testes especiais** que são usados para identificar problemas patológicos dos meniscos.[8-10,15,16] O **padrão-ouro** para determinar a presença ou ausência de uma lesão de menisco é a artroscopia.[17] Alguns testes têm uma variação ampla de escores de sensibilidade e especificidade. Quanto mais alta a sensibilidade e especificidade, maior a confiança que se tem nos resultados de um teste. Por exemplo, um teste de Thessaly positivo com 20° de flexão do joelho (sensibilidade: 89-92%, especificidade: 96-97%) pode ajudar a *confirmar* uma lesão de

---

Tabela 29.2 PERGUNTAS DE ANAMNESE A SEREM FEITAS QUANDO HÁ SUSPEITA DE UMA LESÃO DE MENISCO

Quando e como você lesionou seu joelho? (i.e., mecanismo da lesão)
Há quanto tempo você vem sentindo essa dor?
Você ouviu um "estalo"?
Houve algum edema (imediatamente após a lesão ou mais tarde)?
Onde sua dor está localizada?
O joelho "trava"?

Tabela 29.3 EXAME FÍSICO PARA INDIVÍDUOS COM SUSPEITA DE AFECÇÃO PATOLÓGICA DO JOELHO

De pé
- Observação geral (observar o paciente no sentido anterior, posterior e de perfil, em posturas estáticas e dinâmicas)
- Marcha
- Testes especiais e funcionais (Tab. 29.4)

Sentado
- Amplitude de movimentos passiva e ativa (goniometria)
- Testes de flexibilidade muscular
- Testes contra a resistência (i.e., testes musculares manuais)
- Testes neurovasculares

Em supino
- Observação
- Amplitude de movimentos passiva e ativa (goniometria)
- Testes de flexibilidade muscular
- Testes contra a resistência (i.e., testes musculares manuais)
- Testes especiais (Tab. 29.4)
- Jogo articular
- Palpação

Em decúbito lateral
- Testes contra a resistência
- Testes especiais (Tab. 29.4)

Em prono
- Testes de flexibilidade muscular
- Testes contra a resistência
- Testes especiais (Tab. 29.4)

Tabela 29.4 TESTES ESPECIAIS RELATADOS PARA IDENTIFICAÇÃO DE LESÃO DE MENISCO

Teste	Posição do paciente	Realização do teste	Achados positivos
Teste de McMurray (Fig. 29.2)	Em supino na maca.	O terapeuta segura o pé no calcanhar com uma mão e o joelho com a outra mão. Palpar a linha articular femorotibial com um dedo e o polegar. Fletir completamente o joelho de modo passivo e, depois, fazer rotação da perna, ou interna, ou externa. Estender o joelho passivamente. Repetir o movimento, estendendo o joelho a partir da posição fletida e com a perna em rotação na direção oposta.	Estalido audível ou palpável.
Teste de Thessaly[8,9]	De pé em um só membro sobre a perna envolvida, colocando as mãos sobre as mãos do terapeuta para ajudar no equilíbrio.	O paciente flete a perna envolvida, a 5° (Fig. 29.3) ou a 20° (Fig. 29.4). O paciente é instruído a girar seu corpo para a esquerda, depois para a direita, enquanto mantém o grau desejado de flexão do joelho. Este movimento é repetido três vezes.	Reprodução de sintomas/dor.

(Continua)

Tabela 29.4 TESTES ESPECIAIS RELATADOS PARA IDENTIFICAÇÃO DE LESÃO DE MENISCO (Continuação)

Teste	Posição do paciente	Realização do teste	Achados positivos
Teste do ressalto (Fig. 29.5)	Em supino na maca.	O terapeuta sustenta a extremidade inferior envolvida com uma mão na face posterior do joelho, e a outra mão sustenta o pé. O quadril é fletido passivamente até cerca de 45°, e o joelho é fletido passivamente a cerca de 25-30°. Sem avisar o paciente, o terapeuta remove de forma rápida sua mão do joelho, permitindo que o joelho se estenda passivamente.	Reprodução da dor. Incapacidade de conseguir extensão completa.
Dor à palpação da linha articular (Fig. 29.6)	Em supino na maca, com quadris fletidos a 45° e joelhos a cerca de 90°.	O terapeuta palpa a linha articular femorotibial de cada lado.	Reprodução da dor.
Edema da linha articular (Fig. 29.6)	Em supino na maca, com quadris fletidos a 45° e joelho envolvido fletido a 70-90°, para avaliar o compartimento medial, e a 30-45°, para avaliar o compartimento lateral.	O terapeuta faz a palpação da linha articular femorotibial para "edema palpável".	Edema que limita/impede a "compressão normal da articulação".
Teste de compressão de Apley (Fig. 29.7)	Em prono na maca, com joelho envolvido fletido a 90°.	O terapeuta segura o pé e tornozelo da extremidade inferior envolvida com ambas as mãos. A perna do terapeuta é usada para aplicar pressão suave à parte posterior da coxa do paciente para estabilizá-la. Aplica-se uma força compressiva através do pé na direção do joelho. Manter a compressão enquanto faz rotação interna e externa na perna.	Reprodução de sintomas/dor.

menisco devido a sua alta especificidade, ao passo que um teste de Thessaly negativo pode ajudar a *afastar* uma lesão de menisco devido a sua alta sensibilidade.[1,9] Visto que um teste pode não ter uma capacidade forte de diagnosticar precisamente a lesão de menisco, alguns autores têm relatado que a "certeza diagnóstica" de alguém pode ser aumentada pela realização de vários testes.[10,15] Konan et al.[10] observaram que a combinação dos re-

Tabela 29.5 SENSIBILIDADE E ESPECIFICIDADE DE TESTES ESPECIAIS SELECIONADOS PARA AFECÇÕES PATOLÓGICAS DE MENISCO

Autor (ano)	População	Teste	Sensibilidade (%)	Especificidade (%)
Kocher et al.[16] (2001)	113 pacientes (46 meninos, 64 meninas; média de idade 11,9 anos)	1. Exame clínico 2. RM	1. 62,1,[a] 50,0[b] 2. 79,3,[a] 66,7[b]	1. 80,7,[a] 89,2[b] 2. 92,0,[a] 82,8[b]
Karachalios et al.[9] (2005)	213 pacientes (56 fem; média de idade 29,4 anos) e 197 voluntários (53 fem; média de idade 31,1 anos)	1. Teste de McMurray 2. Teste de compressão de Apley 3. Dor à palpação da linha articular 4. Teste de Thessaly a 5° 5. Teste de Thessaly a 20°	1. 48,[a] 65[b] 2. 41,[a] 41[b] 3. 71,[a] 78[b] 4. 66,[a] 81[b] 5. 89,[a] 92[b]	1. 94,[a] 86[b] 2. 93,[a] 86[b] 3. 87,[a] 90[b] 4. 96,[a] 91[b] 5. 97,[a] 96[b]
Harrison et al.[8] (2009)	116 pacientes (57 fem) com suspeita de lesão de menisco	1. Teste de Thessaly	1. 90,3	1. 97,7
Konan et al.[10] (2009)	109 pacientes (57 fem; média de idade 39 anos)	1. Teste de McMurray 2. Dor à palpação da linha articular 3. Teste de Thessaly a 20° 4. Teste de McMurray e dor à palpação da linha articular 5. Teste de Thessaly e dor à palpação da linha articular	1. 50,[a] 21[b] 2. 83,[a] 68[b] 3. 59,[a] 31[b] 4. 91,[a] 75[b] 5. 93,[a] 78[b]	1. 77,[a] 94[b] 2. 76,[a] 97[b] 3. 67,[a] 95[b] 4. 91,[a] 99[b] 5. 92,[a] 98[b]
Couture et al.[15] (2011)	100 pacientes (43 fem; média de idade 46,1 anos) a passar por cirurgia artroscópica do joelho	1. Dor à palpação da linha articular 2. Teste de McMurray 3. Edema da linha articular	1. 90,[a] 87[c] 2. 28,[a] 32[c] 3. 73,[a] 70[c]	1. 0,[a] 30[c] 2. 87,[a] 78[c] 3. 73,[a] 82[c]

[a] Menisco direito.
[b] Menisco esquerdo.
[c] Resultados combinados para menisco direito e esquerdo.

sultados do teste de Thessaly, realizado com 20° de flexão do joelho, e do teste de dor à palpação da linha articular apresentava valores de sensibilidade e especificidade maiores do que quando os resultados de um dos testes eram analisados individualmente.

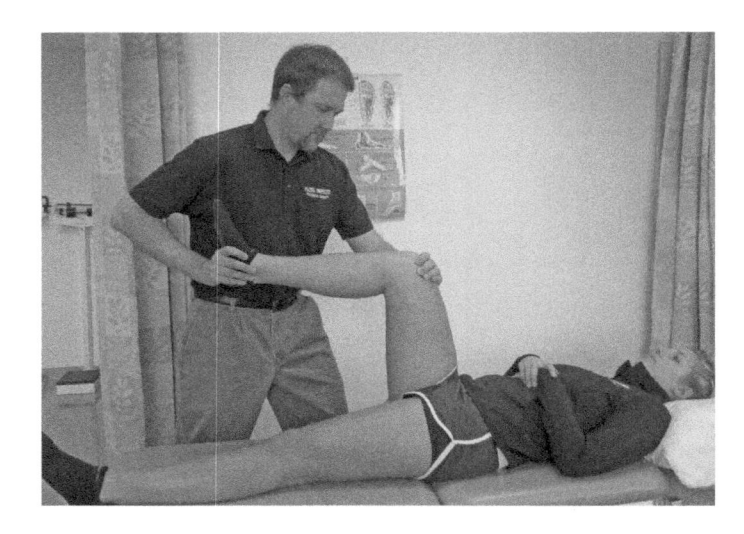

Figura 29.2 Teste de McMurray.

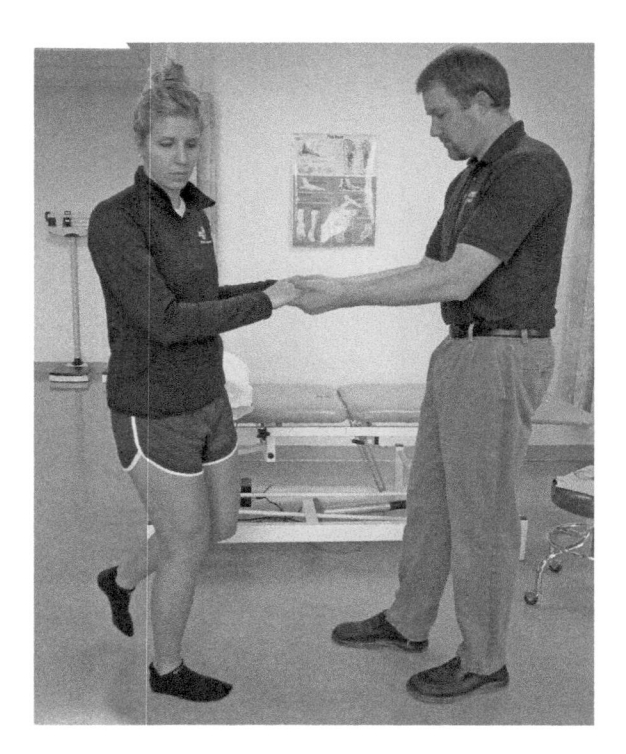

Figura 29.3 Teste de Thessaly a 5º.

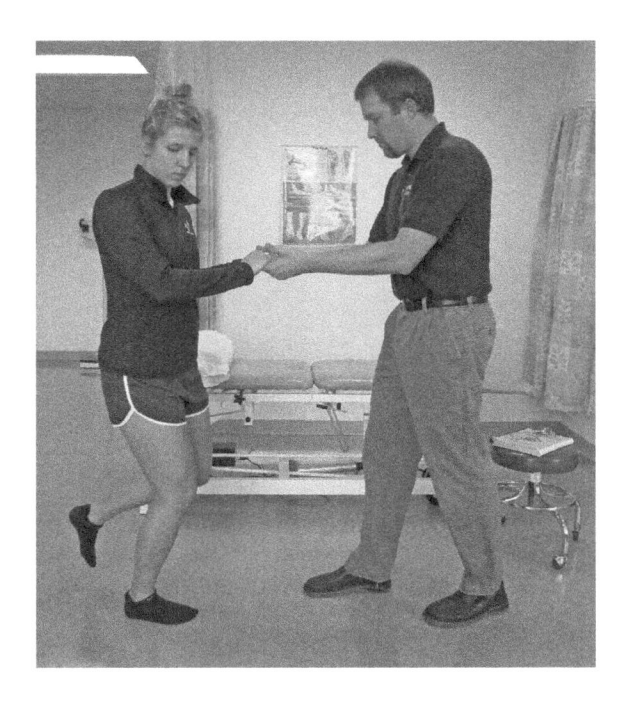

Figura 29.4 Teste de Thessaly a 20°.

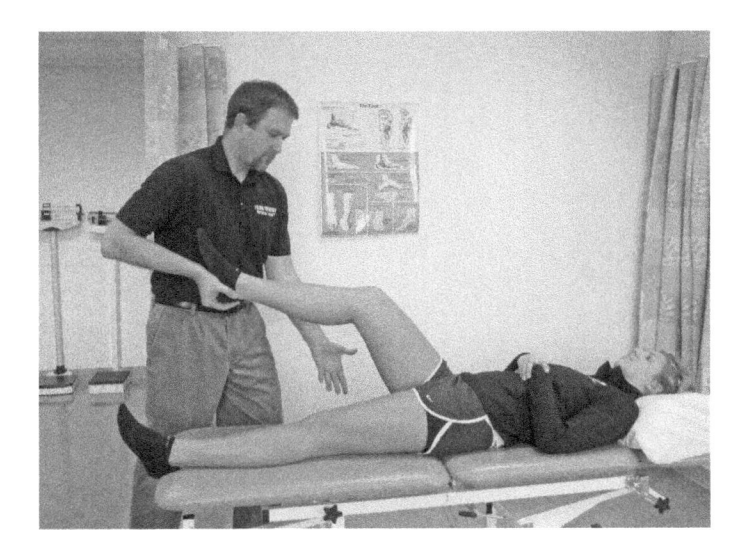

Figura 29.5 Teste do ressalto.

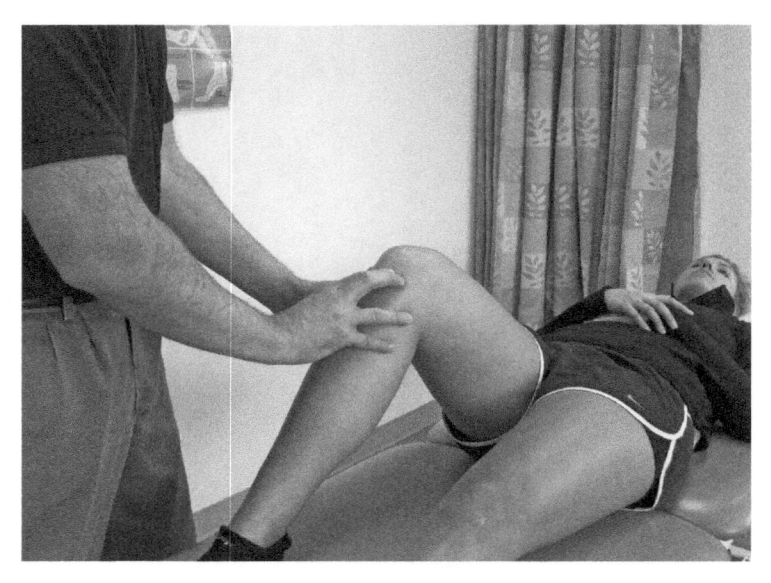

Figura 29.6 Teste para dor à palpação da linha articular ou edema da linha articular.

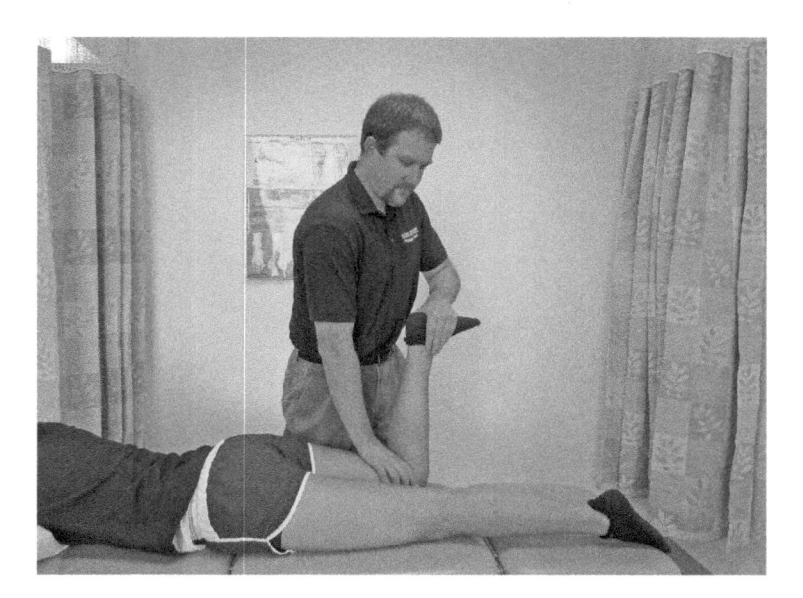

Figura 29.7 Teste de compressão de Apley.

Plano de tratamento e intervenções

O plano de cuidados de fisioterapia depende da gravidade da lesão de menisco e do ponto de entrada do paciente no sistema de assistência à saúde. O tratamento fisioterapêutico pode incluir modalidades terapeuticas para reduzir a dor (turbilhão, estimulação elétrica, crioterapia), intervenções para restaurar os déficits de amplitude de movimentos (progressão de exercício terapêutico, mobilização de articulações/terapia manual) e exercícios terapêuticos para restaurar força muscular e condicionamento físico aeróbico.[18] A capacidade de progredir do paciente pode ser limitada pela localização da ruptura (2/3 interiores menos vascularizados que o 1/3 exterior do menisco), pela extensão (tamanho) da ruptura e/ou pela presença de morbidade concomitante. Se o paciente foi encaminhado por um clínico geral ou procurou atendimento por conta própria, o fisioterapeuta pode iniciar o tratamento para um paciente com suspeita de lesão de menisco. Contudo, se o paciente não melhorar com o tratamento, é necessário o encaminhamento a um cirurgião ortopedista. A artroscopia, o padrão-ouro para problemas patológicos de menisco, confirma a presença de uma lesão de menisco em indivíduos que optaram por tratar a dor do joelho com cirurgia.

Recomendações clínicas baseadas em evidências

SORT: Força da Taxonomia da Recomendação (do inglês, *Strength of Recommendation Taxonomy*)

A: Dados consistentes e de boa qualidade orientados para o paciente
B: Dados inconsistentes ou de qualidade limitada orientados para o paciente
C: Dados consensuados, prática mais utilizada, opinião de especialistas ou série de casos orientados para a patologia

1. Testes especiais que podem ser realizados pelo fisioterapeuta para identificar problemas patológicos de menisco têm sensibilidade e especificidade de moderada a alta. **Grau B**
2. O exame padrão-ouro para confirmar ou afastar uma lesão de menisco é a artroscopia. **Grau A**

PERGUNTAS PARA REVISÃO

29.1 O teste de Thessaly é realizado com o joelho do paciente em _____ e _____ graus de flexão.

A. 5, 10
B. 10, 20
C. 5, 20
D. 20, 30

29.2 De acordo com Couture et al.,[15] o teste de McMurray tem sensibilidade baixa (28%) para detectar doença do menisco medial; entretanto, o teste está associado a uma alta especificidade (87%). Se um paciente com suspeita de lesão de menisco tem um teste de McMurray positivo, qual das seguintes afirmativas é verdadeira?

A. O paciente não tem uma lesão de menisco medial
B. Um teste de McMurray positivo ajudará a confirmar uma lesão de menisco
C. Um teste de McMurray positivo ajudará a excluir uma lesão de menisco
D. O paciente tem uma lesão de menisco medial

RESPOSTAS

29.1 C.
29.2 B. Se um teste que tem alta especificidade dá um resultado positivo, então pode ajudar a confirmar o distúrbio-alvo. Neste caso, o teste de McMurray foi associado a uma alta especificidade (87%). A opção D é incorreta, porque, embora se pudesse suspeitar de uma lesão de menisco com base na alta especificidade, seria incorreto declarar que o paciente *tem* uma lesão. Seria preciso declarar, após o teste, que a *probabilidade* de uma lesão de menisco é mais alta na presença de um teste positivo de alta especificidade. Contudo, a artroscopia é o exame padrão-ouro para confirmar a presença ou ausência de uma lesão de menisco.

REFERÊNCIAS

1. Sackett DL. *Evidence-Based Medicine: How to Practice and Teach EBM*. Edinburgh: Churchill Livingstone; 2000.
2. Muscolo DL, Ayerza MA, Makino A, Costa-Paz M, Aponte-Tinao LA. Tumors about the knee misdiagnosed as athletic injuries. *J Bone Joint Surg Am*. 2003;85A:1209-1214.
3. Pinar H, Boya H, Satoglu IS, Oztekin HH. A contribution to Pisani's sign for diagnosing lateral meniscal cysts: a technical report. *Knee Surg Sports Traumatol Arthrosc*. 2009;17:402-404.
4. Masouros SD, McDermott ID, Amis AA, Bull AM. Biomechanics of the meniscus-meniscal ligament construct of the knee. *Knee Surg Sports Traumatol Arthrosc*. 2008;16:1121-1132.
5. Kohn D, Moreno B. Meniscus insertion anatomy as a basis for meniscus replacement: a morphologic cadaveric study. *Arthroscopy*. 1995;11:96-103.
6. Renstrom P, Johnson RJ. Anatomy and biomechanics of the menisci. *Clin Sports Med*. 1990;9: 523-538.
7. Bellabarba C, Bush-Joseph CA, Bach BR Jr. Patterns of meniscal injury in the anterior--cruciate deficient knee: a review of the literature. *Am J Orthop*. 1997;26:18-23.
8. Harrison BK, Abell BE, Gibson TW. The Thessaly test for detection of meniscal tears: validation of a new physical examination technique for primary care medicine. *Clin J Sport Med*. 2009;19:9-12.
9. Karachalios T, Hantes M, Zibis AH, Zachos V, Karantanas AH, Malizos KN. Diagnostic accuracy of a new clinical test (the Thessaly test) for early detection of meniscal tears. *J Bone Joint Surg Am*. 2005;87:955-962.
10. Konan S, Rayan F, Haddad FS. Do physical diagnostic tests accurately detect meniscal tears? *Knee Surg Sports Traumatol Arthrosc*. 2009;17:806-811.

11. Solomon DH, Simel DL, Bates DW, Katz JN, Schaffer JL. The rational clinical examination. Does this patient have a torn meniscus or ligament of the knee? Value of the physical examination. *JAMA.* 2001;286:1610-1620.
12. Hegedus EJ, Cook C, Hasselblad V, Goode A, McCrory DC. Physical examination tests for assessing a torn meniscus in the knee: a systematic review with meta-analysis. *J Orthop Sports Phys Ther.* 2007;37:541-550.
13. Malanga GA, Andrus S, Nadler SF, McLean J. Physical examination of the knee: a review of the original test description and scientific validity of common orthopedic tests. *Arch Phys Med Rehabil.* 2003;84:592-603.
14. Stratford PW, Binkley J. A review of the McMurray test: definition, interpretation, and clinical usefulness. *J Orthop Sports Phys Ther.* 1995;22:116-120.
15. Couture JF, Al-Juhani W, Forsythe ME, Lenczner E, Marien R, Burman M. Joint line fullness and meniscal pathology. *Sports Health.* 2012;4:47-50.
16. Kocher MS, DiCanzio J, Zurakowski D, Micheli LJ. Diagnostic performance of clinical examination and selective magnetic resonance imaging in the evaluation of intraarticular knee disorders in children and adolescents. *Am J Sports Med.* 2001;29:292-296.
17. Jackson JL, O'Malley PG, Kroenke K. Evaluation of acute knee pain in primary care. *Ann Intern Med.* 2003;139:575-588.
18. Lim HC, Bae JH, Wang JH, Seok CW, Kim MK. Non-operative treatment of degenerative posterior root tear of the medial meniscus. *Knee Surg Sports Traumatol Arthrosc.* 2010;18:535-539.

Fratura por estresse da tíbia

Michael D. Rosenthal
Shane A. Vath

CASO 30

Um bombeiro sem experiência prévia em corridas planeja participar de uma maratona que ocorrerá em sete meses. Ele tem 28 semanas para treinar, de modo que começa a correr 1,5 km em dias alternados. Adiciona 1,5 km semanalmente, para garantir que será capaz de progredir sua distância de corrida para 40 km em tempo para a maratona. Depois de três semanas de corrida, percebeu dor na parte medial da canela, que ocorria perto do fim de suas corridas ou durante seu período de caminhada para recuperação. Após o paciente se sentar e descansar por poucas horas, a dor na perna se dissipava e não estava presente ao despertar ou durante o próximo dia. Ele continuou seu treinamento, o que resultou em um aumento gradual e início mais precoce da dor. O paciente sentia dor na perna ao começar as corridas, que melhorava com a continuação do exercício. Ignorou a dor e continuou seu programa de corrida. Após seis semanas de treinamento, sua dor na perna ocorria no início das corridas e não mais cessava com a continuação. Ele começou a tomar medicamentos anti-inflamatórios não esteroides (AINEs), que possibilitaram completar mais uma semana de treinamento doloroso. Entretanto, a dor aumentou com a continuação das corridas, apesar do uso de AINEs. O paciente agora tem dor na perna em repouso, que aumenta ao se levantar e em atividades de deambular. Depois de se sentar por período prolongado, os sintomas melhoravam, mas permaneciam presentes. O paciente ficou frustrado e preocupado com sua capacidade para correr na maratona local, de modo que procurou por conta própria uma clínica ambulatorial de fisioterapia para avaliação e tratamento. No momento da avaliação, o paciente relatou não ter corrido nos dois dias anteriores. Enquanto ele estava em pé na sala de espera e andando no consultório do fisioterapeuta, sua marcha era notavelmente antálgica, com uma inclinação exagerada para o lado mais envolvido. Os testes de força e amplitude de movimentos (ADMs), assim como a inspeção visual foram todos normais. Dor difusa na parte medial da tíbia foi reproduzida com os testes de ADM e de força. O achado mais significativo no exame foi dor à palpação localizada, de cerca de 2 cm de comprimento, ao longo da parte medial da tíbia (maior no lado direito que no esquerdo). A dor à palpação localizava-se na junção do terço médio com o distal das tíbias.

Havia também dor discreta à palpação sobre o terço central da parte medial das tíbias. Com exceção do aumento recente no treinamento, a história de saúde pregressa do paciente não apresentava fatos notáveis. Os sinais, os sintomas e a história são compatíveis com fraturas por estresse da tíbia. O objetivo principal do bombeiro é retornar a seu programa de treinamento e correr livre de dor o mais cedo possível, para cumprir sua meta de completar a maratona.

- Com base na suspeita diagnóstica do paciente, quais fatores poderiam contribuir para a condição?
- Que sinais de exame físico podem estar associados a este diagnóstico?
- Que testes ou exames complementares são mais sensíveis e específicos para o diagnóstico de uma fratura por estresse da tíbia?

DEFINIÇÕES-CHAVE

FATORES DE RISCO EXTRÍNSECOS: características do programa de treinamento ou competição de um indivíduo que podem influenciar a probabilidade de ocorrer uma fratura por estresse (p. ex., regime de treinamento, seleção do calçado, superfície ou terreno do treinamento, tipo de esporte).

FATORES DE RISCO INTRÍNSECOS: características do indivíduo que podem influenciar a probabilidade de ocorrer uma fratura por estresse (p. ex., sexo, alinhamento dos joelhos, discrepância de comprimento das pernas, fatores nutricionais, fatores hormonais).

OSTEOBLASTOS: células que produzem a matriz óssea, resultando em força aumentada do osso e consolidação de uma fratura (por estresse).

OSTEOCLASTOS: células que reabsorvem osso, que podem produzir uma cavidade por reabsorção e diminuir a força óssea.

FRATURA POR ESTRESSE DA TÍBIA: lesão por excesso de uso, que ocorre primariamente devido a um aumento significativo do volume de treinamento (geralmente em corrida); é marcada por dor localizada à palpação de 2 a 3 cm ao longo da parte medial da tíbia; dor em repouso e à noite são comuns.

Objetivos

1. Descrever os sintomas de fratura por estresse da tíbia e os possíveis fatores intrínsecos e extrínsecos relacionados a esse diagnóstico.
2. Identificar as razões do encaminhamento para avaliação adicional e exames de imagem.
3. Identificar testes clínicos comumente usados para o diagnóstico de fraturas por estresse das tíbias.

Considerações sobre a fisioterapia

Considerações sobre a FT para o tratamento do indivíduo com uma suspeita diagnóstica de fratura por estresse da tíbia medial:

▶ **Cuidados/objetivos do plano geral de fisioterapia:** realizar diagnóstico diferencial; encaminhar à consulta com um ortopedista; diminuir a dor; proteger de lesão adicional com imobilização e/ou dispositivos auxiliares apropriados para normalizar a marcha e reduzir a carga sobre a tíbia; prover educação relativa ao diagnóstico e ao prognóstico; minimizar a perda de condicionamento da extremidade inferior (força e resistência) sem interromper a consolidação; ajudar no manejo da progressão de retorno às corridas ao educar o paciente sobre variáveis do treinamento (frequência, intensidade, tipo, duração) e progressão recomendada a cada semana para reduzir a probabilidade de lesão adicional.

▶ **Intervenções de fisioterapia:** educação do paciente em relação à anatomia funcional e à mecanopatologia da lesão traumática; modalidades; exercícios de flexibilidade muscular e mobilidade articular; exercícios de resistência para promover a manutenção e

recuperação da resistência e força muscular; alternação do condicionamento aeróbico de baixo impacto para possibilitar o treinamento de condicionamento físico; progressão gradual de exercícios com carga de impacto; fabricação de órtese (palmilhas); comunicação continuada com o paciente para minimizar a probabilidade de a frustração com a lesão alterar o humor do indivíduo.
- **Precauções durante a fisioterapia:** evitar o esforço da extremidade inferior que possa resultar em aumento da fratura; monitorar a resposta da dor na perna durante o programa de exercícios prescrito e reduzir sobrecargas aos tecidos se o paciente sentir aumento dos sintomas; abordar precauções ou contraindicações ao exercício com base na condição preexistente do paciente; monitorar a resposta da redução de atividade e o impacto sobre a carreira, os esportes ou as atividades de lazer do indivíduo.
- **Complicações que interferem na fisioterapia:** paciente que não está disposto ou é incapaz de alterar o regime de treinamento; programa de trabalho; comorbidades (p. ex., estado hormonal, estado nutricional, estado geral de saúde).

Visão geral da patologia

A tíbia é o principal osso que sustenta o peso na perna. Ela sustenta 90% da carga na extremidade inferior, com a fíbula recebendo os 10% restantes.[1] A tíbia tem formato prismoide, com um platô plano na parte proximal que se articula com os côndilos femorais. Abaixo do joelho, o diâmetro diminui para seu tamanho menor na área entre o terço médio e o terço distal do comprimento do osso. Perto do tornozelo, a tíbia se expande novamente para formar o pilão tibial, uma região densa e côncava que se articula com o domo do astrágalo. A diáfise da tíbia é composta de três superfícies: a borda ou crista anterior, a borda medial e a borda lateral. Há diversos músculos intrínsecos e extrínsecos que se prendem à tíbia. Esses músculos estão contidos dentro de quatro compartimentos: anterior, lateral, posterior superficial e posterior profundo. As bordas de cada compartimento são definidas por proporções variáveis de fáscia rija, tecido mole e osso. A variabilidade das bordas torna alguns compartimentos mais ou menos complacentes e capazes de tolerar aumentos de tamanho (por hipertrofia muscular ou edema), que podem resultar em pressões aumentadas dentro do compartimento. A fáscia do compartimento anterior prende-se à borda medial da tíbia. A fíbula é ligada à tíbia por membrana interóssea rígida, articulações ósseas proximal e distal, e ligamentos associados. A tíbia sofre cargas variadas durante o ciclo da marcha e é um tanto impactada pela anatomia óssea e pelo estilo de correr. Com a corrida, ela é sobrecarregada ciclicamente com forças verticais medindo 2,5 a 2,8 vezes o peso do corpo.[2]

A dor tibial medial é responsável por 13 a 17% de todas as lesões de corrida.[3] Em geral, as fraturas por estresse representam uma das cinco lesões de corrida mais comuns e contabilizam 5 a 50% de todas as lesões musculoesqueléticas de corredores.[4,5] A tíbia é a localização mais comum de fratura por estresse,[6-8] sendo responsável por 33 a 55% de todas as fraturas desse tipo.[9-11] A maioria das fraturas tibiais por estresse ocorre sobre a face posteromedial, na junção do terço médio com o distal de seu comprimento (Fig. 30.1). Fraturas por estresse da tíbia também podem ocorrer na região do platô tibial medial (Fig. 30.2) e no córtex anterior da tíbia. Para pacientes com fratura por estresse do córtex tibial anterior, o suprimento sanguíneo pobre da área e a tensão, compressão e forças, na região da lesão, têm sido associadas a retorno tardio e problemático ao esporte.[12]

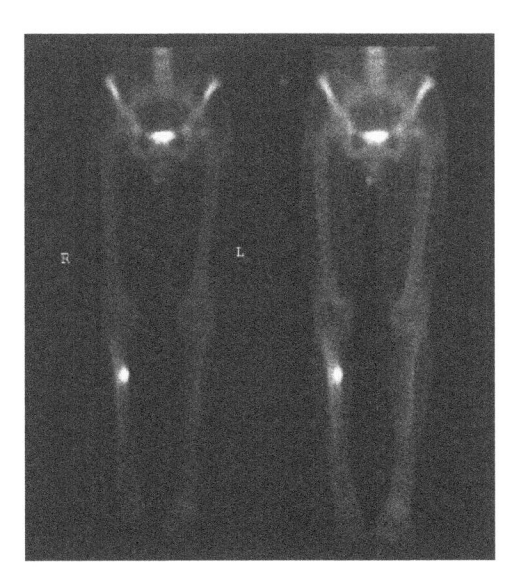

Figura 30.1 Cintilografia óssea com tecnécio de um paciente com uma fratura por estresse da parte média da tíbia direita. As regiões mais brilhantes, onde mais tecnécio radioativo é captado por células osteoblásticas, indicam uma taxa aumentada de renovação óssea.

As fraturas por estresse representam uma lesão por esforço repetitivo, ocorrendo principalmente em indivíduos que se submetem a um aumento rápido em corridas ou outras atividades de alto impacto. Com frequência, as fraturas por estresse acontecem durante a segunda e terceira semanas subsequentes a um aumento no volume de treinamento, mas também têm sido relatadas em fases mais tardias do treinamento.[13] O desenvolvimento de uma fratura por estresse é o resultado de um acúmulo de microtraumas por sobrecarga repetitiva, carga contínua e perda da homeostasia óssea por repouso e reparo inadequados.[14] As respostas à sobrecarga óssea ocorrem ao longo de um contínuo processo – começam com o remodelamento normal e depois avançam para remodelamento acelerado, reação de estresse, lesão por estresse, fratura por estresse e fratura completa quando a carga excessiva sem repouso adequado é continuada.[12] Programas de treinamento efetivos, que incluem o planejamento adequado da carga e períodos de descanso, promovem a adaptação óssea e aumentos subsequentes da massa (força) do osso. O osso é um tecido dinâmico, que sofre um processo contínuo de remodelamento, com atividade tanto osteoclástica como osteoblástica. A atividade osteoclástica cria túneis dentro do osso, que o enfraquecem e resultam em dor com a sobrecarga repetida. Se a sobrecarga continua e o processo de cicatrização é interrompido, a atividade osteoclástica ultrapassa a atividade osteoblástica, e linhas de microfratura podem se propagar através do osso, resultando em uma fratura por estresse. Independentemente da etiologia da fratura por estresse, o repouso relativo permite que o corpo recupere o equilíbrio e cicatrize de forma adequada. Contudo, treinamento contínuo, cargas de impacto cíclicas e perío-

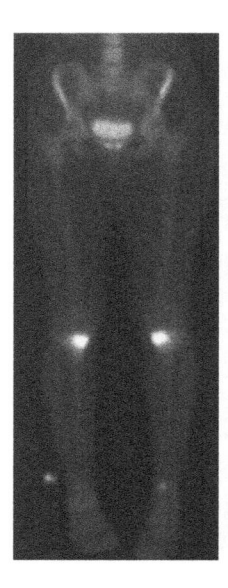

Figura 30.2 Imagem de cintilografia óssea com tecnécio de paciente com fraturas bilaterais por estresse do platô tibial medial.

dos de recuperação inadequados aumentarão a dor na perna e podem permitir que uma fratura por estresse progrida para uma fratura completa.

Acredita-se que a força e o condicionamento muscular aliviem as forças de reação ao solo e protejam contra o desenvolvimento de fraturas por estresse.[12] À medida que se desenvolve fadiga muscular, a absorção de choque pelo músculo diminui e o osso sofre uma carga significativamente maior, com relatos indicando aumentos de reação ao solo e a forças de tensão de cisalhamento de 25 a 35%.[15]

As fraturas por estresse podem ser o resultado de fatores extrínsecos, intrínsecos ou uma combinação deles. Os **fatores extrínsecos** que têm sido considerados como contributivos para o início de uma fratura por estresse incluem aumento rápido de treinamentos (intensidade, frequência e duração), calçado subótimo ou inadequado e superfície de treinamento. Os **fatores de risco intrínsecos** incluem sexo (mais comum em mulheres), raça (mais comum em mulheres brancas e asiáticas que em negras), fatores biomecânicos (p. ex., geometria óssea, força de cadeia cinética e estabilidade, pé cavo, pé plano, etc.), fatores anatômicos (p. ex., forma do pé, discrepância de comprimento das pernas, alinhamento dos joelhos), fatores hormonais e fatores nutricionais.[12,16-18] Os componentes da tríade da atleta feminina aumentam muito o risco de fratura por estresse.[12] Isso inclui densidade mineral óssea diminuída (osteopenia ou osteoporose), estado nutricional alterado (alimentação desordenada) e fatores hormonais (irregularidade do ciclo menstrual). Em contraste, ter um nível alto de condicionamento físico e uma história de atividade prévia em esportes com carga de impacto parecem ser protetores para lesões por esforço repetitivo.[19] Os indivíduos não treinados têm uma probabilidade 10 vezes maior de desenvolver lesões por esforço repetitivo em comparação aos que têm um nível mais alto de condicionamento físico.[20]

Exame, avaliação e diagnóstico

Uma história minuciosa do paciente com frequência ajuda o fisioterapeuta a desenvolver um diagnóstico diferencial razoável antes de iniciar o exame físico. O fisioterapeuta deve colher informações relativas a história de saúde pregressa, história de sintomas semelhantes, atenção médica procurada anteriormente para a condição e o tipo de profissionais da saúde que foram consultados, se um diagnóstico foi estabelecido, exames de imagem anteriores e seus resultados, fatores de alívio e agravantes e situação atual dos sintomas (se estão diminuindo, aumentando ou estáticos). Além disso, o fisioterapeuta deve indagar sobre a rotina de treinamentos específicos do paciente, inclusive frequência, intensidade e tipo de treinamento (velocidade, aclive e declives, etc.), distância, tipos de superfícies de corrida nos quais o indivíduo treina e que posições ou atividades reproduzem os sintomas durante a atividade diária. O fisioterapeuta também deve explorar o que está motivando a pessoa a realizar seu programa atual de exercícios (p. ex., qualificação para emprego ou treinamento, esporte, lazer, saúde).

Pacientes com suspeita de fratura por estresse da tíbia têm maior probabilidade de relatar uma história recente de aumento do volume de corridas. Contudo, dado o espectro da lesão óssea por esforço, pode ser difícil basear o diagnóstico puramente em um exame clínico. Além disso, o fisioterapeuta deve lembrar que é possível ter uma condição concomitante (p. ex., periostite). Os sintomas iniciais de uma fratura por estresse da tíbia podem ser semelhantes aos da síndrome do estresse tibial medial (SETM). Os diagnósticos diferenciais para fratura por estresse da tíbia incluem: SETM, periostalgia crônica secundária a tensão entre inserções fasciais ao periósteo, síndrome compartimental induzida por exercício, tendinite, periostite, hérnia muscular, claudicação intermitente, insuficiência venosa e osteoma osteoide.

Os principais sintomas de fratura por estresse da tíbia são dor à palpação local e ao edema. Os sintomas iniciais costumam ser leves e cessam com o sentar prolongado ou sono. Se a atividade agravante continuar a ser realizada, os sintomas tendem a piorar e a dor limita a capacidade do paciente de realizar a atividade desejada. Se o indivíduo não está envolvido em um esporte organizado ou carece de uma meta de treinamento específica, normalmente ele se refreará de treinamento adicional devido à dor, e os sintomas regredirão com o tempo. Com o treinamento continuado, é provável que a condição piore. Os sintomas tornam-se mais frequentes, têm um início mais precoce, interrompem a capacidade de treinar e ficam presentes por mais tempo após o término da atividade. Em muitos casos, os pacientes sentem dor em repouso, que aumenta após ficar de pé por período prolongado e alivia depois de ficar sentado por muito tempo. A dor em repouso, em especial à noite, também é comum em fraturas por estresse.

Um achado importante do exame físico é dor à palpação localizada dentro de uma região de 2 a 3 cm, com frequência acompanhada de edema. Isso contrasta com a dor difusa em uma área maior que 5 cm, que é mais indicativa de SETM.[21] Numerosos **testes especiais** têm sido relatados na literatura para ajudar no diagnóstico clínico de fratura por estresse da tíbia (Tab. 30.1). Nenhum dos testes especiais tem sido demonstrado, de forma consistente, como de alto valor diagnóstico.

O exame radiográfico é conduzido com frequência para ajudar no diagnóstico de fratura por estresse da tíbia. Entretanto, as alterações nas radiografias simples geralmente

Tabela 30.1 TESTES ESPECIAIS PARA FRATURAS POR ESTRESSE DA TÍBIA		
Teste	Posição do paciente	Achados
Teste do fulcro	O paciente senta-se na beira da mesa de exame. O fisioterapeuta segura o tornozelo com uma mão e aplica um esforço medial/lateral à tíbia, na região sintomática.	O aumento da dor ou a reprodução da dor é um possível sinal positivo de fratura por estresse da tíbia.
Teste de percussão	O paciente deita-se em prono na mesa de exame. O fisioterapeuta eleva passivamente a perna reta para fora da mesa de exame e aplica uma força percussiva rápida através do calcanhar ao longo do eixo longitudinal da perna/tíbia.	O aumento da dor ou a reprodução da dor é um possível sinal positivo de fratura por estresse da tíbia.
Teste do diapasão[27]	O paciente deita-se em supino na mesa de exame. O joelho é fletido a cerca de 90° para relaxar a musculatura posterior da perna. O fisioterapeuta bate para fazer vibrar um diapasão tipo garfo de 128 Hz e aplica-o à tíbia na região da dor à palpação. O diapasão pode ser mantido estacionário ou movido lentamente através da região da dor à palpação.	O aumento da dor ou a reprodução da dor do paciente é um possível sinal positivo de fratura por estresse da tíbia.
Teste de ultrassom[28]	O paciente deita-se em prono na mesa de exame. O joelho é fletido a cerca de 90° para relaxar a musculatura posterior da perna. Um ultrassom terapêutico contínuo de 1 MHz é aplicado por 3-5 min à região de maior dor à palpação. A cabeça do transdutor do ultrassom é movida sobre uma área igual a aproximadamente três vezes o tamanho da cabeça do transdutor, em uma intensidade de 0,5-3,0 W/cm^2.	O aumento da dor ou a reprodução da dor do paciente é um possível sinal positivo de fratura por estresse da tíbia.
Salto unipodal	O paciente fica em pé em uma perna e realiza um teste vertical. Esse teste mais provocativo só deve ser feito se testes anteriores não reproduziram os sintomas, ou para ajudar na determinação da capacidade de retorno às atividades de impacto.	A reprodução da dor do paciente é um possível sinal positivo de fratura por estresse da tíbia.

não estão presentes por pelo menos duas a três semanas depois do início dos sintomas, com frequência são normais por até três meses e, em alguns casos, permanecem normais.[22,23] Os achados anormais em radiografias que indicam fratura por estresse podem incluir espessamento do periósteo e transparência sutil ou distinta.[23]

O achado mais comum, espessamento do periósteo, é um achado não sensível que com frequência está presente em indivíduos com um histórico de treinamento físico extenso. Em consequência, a cintilografia com tecnécio, a tomografia computadorizada e a ressonância magnética são utilizadas para melhorar a sensibilidade e especificidade no diagnóstico da dor tibial.[24,25] O padrão de critério atual (padrão-ouro) para o diagnóstico de fraturas por estresse da tíbia é a **ressonância magnética**,[25,26] mas os resultados de qualquer e de todos os exames de imagem devem ser apoiados pela história e pelo exame físico abrangentes do paciente.

Plano de tratamento e intervenções

As intervenções de fisioterapia devem abordar achados da história de saúde e do exame musculoesquelético. Se o fisioterapeuta suspeitar de uma fratura por estresse, o indivíduo deve ser aconselhado a diminuir a situação de apoio de peso na extremidade envolvida, a usar muletas e ser encaminhado a um especialista em ortopedia para avaliação adicional e tratamento. Se o diagnóstico de uma fratura por estresse da tíbia for confirmado por exame de imagem, o fisioterapeuta pode ser envolvido na elaboração de um programa de reabilitação abrangente para minimizar a perda de condicionamento, otimizar o retorno aos níveis de atividade de antes da lesão e abordar os fatores intrínsecos e extrínsecos a fim de reduzir o potencial de repetição da lesão.

Recomendações clínicas baseadas em evidências

SORT: Força da Taxonomia da Recomendação (do inglês, *Strength of Recommendation Taxonomy*)

A: Dados consistentes e de boa qualidade orientados para o paciente
B: Dados inconsistentes ou de qualidade limitada orientados para o paciente
C: Dados consensuados, prática mais utilizada, opinião de especialistas ou série de casos orientados para a patologia

1. Fatores de risco extrínsecos estão associados ao desenvolvimento de fraturas por estresse da tíbia. **Grau A**
2. Fatores de risco intrínsecos estão associados ao desenvolvimento de fraturas por estresse da tíbia. **Grau B**
3. Testes clínicos especiais podem ajudar no diagnóstico de fraturas por estresse da tíbia. **Grau B**
4. A ressonância magnética é a ferramenta mais específica e sensível para fraturas por estresse da tíbia. **Grau A**

PERGUNTAS PARA REVISÃO

30.1 Qual é a causa mais comum de fratura por estresse da tíbia?

   A. Erros de treinamento (fator de risco extrínseco)
   B. Pé plano (fator de risco intrínseco)
   C. Seleção de calçado incorreta (fator de risco extrínseco)
   D. Índice de massa corporal alta (fator de risco intrínseco)

30.2 Qual a modalidade de exame de imagem mais sensível e específica para o diagnóstico de fratura por estresse da tíbia?

A. Densitometria óssea
B. Ressonância magnética
C. Cintilografia óssea com tecnécio
D. Radiografias simples

RESPOSTAS

30.1 **A.** A causa mais prevalente de fratura por estresse da tíbia é erro de treinamento.[14]
30.2 **B.** A ressonância magnética é considerada o padrão-ouro para o diagnóstico de fraturas por estresse da tíbia. Ela fornece as informações mais sensíveis e específicas ao avaliar lesões ósseas por esforço.[25,26] Embora a cintilografia óssea com tecnécio tenha um alto nível de sensibilidade, a especificidade não é tão alta como a da ressonância magnética.

REFERÊNCIAS

1. Takebe K, Nakagawa A, Minami H, Kanazawa H, Hirohata K. Role of the fibula in weight-bearing. *Clin Orthop Relat Res.* 1984;184:289-292.
2. Miller DI. Ground reaction forces in distance running. In: Cavanagh PR, ed. *The Biomechanics of Distance Running*. Champaign, IL: Human Kinetics; 1990:203-224.
3. Taunton JE, Clement DB, Webber D. Lower extremity stress fractures in athletes. *Phys Sportsmed*. 1981;9:77-86.
4. Bennell KL, Malcolm SA, Brukner PD, et al. A 12-month prospective study of the relationship between stress fractures and bone turnover in athletes. *Calcif Tissue Int*. 1998;63:80-85.
5. Losito JM, Laird RC, Alexis MR, Mora J. Tibial and proximal fibular stress fracture in a rower. *J Am Pod Med Assoc.* 2003;9:340-343.
6. James SL, Bates BT, Osternig LR. Injuries to runners. *Am J Sports Med*. 1978;6:40-50.
7. Kowal DM. Nature and causes of injuries in women resulting from an endurance training program. *Am J Sports Med.* 1980;8:265-269.
8. McBryde AM Jr. Stress fractures in runners. *Clin Sports Med*. 1985;4:737-752.
9. Brukner P, Bradshaw C, Khan KM, White S, Crossley K. Stress fractures: a review of 180 cases. *Clin J Sport Med*. 1996;6:85-89.
10. Giladi M, Milgrom C, Simkin A. Stress fractures and tibial bone width: a risk factor. *J Bone Joint Surg*. 1987;69:326-329.
11. Matheson GO, Clement DB, McKenzie DC, Taunton JE, Lloyd-Smith DR. Macintyre JG. Stress fractures in athletes. A study of 320 cases. *Am J Sports Med.* 1987;15:46-58.
12. Brukner P, Bennell K, Matheson G. *Stress Fractures*. Victoria, Australia: Human Kinetics; 1999.
13. Burr DB. Bone, exercise, and stress fractures. *Exerc Sport Sci Rev*. 1997;25:171-194.
14. Pepper M, Akuthota V, McCarty EC. The pathophysiology of stress fractures. *Clin Sports Med*. 2006;25:1-16.
15. Beck BR. Tibial stress injuries. An aetiological review for the purposes of guiding management. *Sports Med*. 1998;26:265-79.
16. Pester S, Smith PC. Stress fractures in the lower extremities of soldiers in basic training. *Orthop Rev.* 1992;21:297-303.

17. Arendt E, Agel J, Heikes C, Griffiths H. Stress injuries to bone in college athletes: a retrospective review of experience at a single institution. *Am J Sports Med* . 2003;31:959-968.
18. Armstrong DW III, Rue JP, Wilckens JH, Frassica FJ. Stress fracture injury in young military men and women. *Bone* . 2004;35:806-816.
19. Milgrom C, Simkin A, Eldad A, Nyska M, Finestone A. Using bone's adaptation ability to lower the incidence of stress fractures. *Am J Sports Med* . 2000;28:245-251.
20. Rosendal L, Langberg H, Skov-Jensen A, Kjaer M. Incidence of injury and physical performance adaptations during military training. *Clin J Sport Med.* 2003;13:157-163.
21. Batt ME, Ugalde V, Anderson MW, Shelton DK. A prospective controlled study of diagnostic imaging for acute shin splints. *Med Sci Sports Exerc* . 1998;20:1564-1571.
22. Savoca CJ. Stress fractures. A classification of the earliest radiographic signs. *Radiology* 1971;100:519-524.
23. Deutsch AL, Coel MN, Mink JH. Imaging of stress injuries to bone. Radiography, scintigraphy and MR imaging. *Clin Sports Med* . 1997;16:275-290.
24. Gaeta M, Minutoli F, Vinci S, et al. High-resolution CT grading of tibial stress reactions in distance runners. *Am J Roentgenol.* 2006;187:789-793.
25. Fredericson M, Bergman AG, Hoffman KL, Dillingham MS. Tibial stress reaction in runners. Correlation of clinical symptoms and scintigraphy with a new magnetic resonance imaging grading system. *Am J Sports Med* . 1995;23:472-481.
26. Young AJ, McAllister DR. Evaluation and treatment of tibial stress fractures. *Clin Sports Med* . 2006;25:117-128.
27. Lesho EP. Can tuning forks replace bone scans for identification of tibial stress fractures? *Mil Med.* 1997;162:802-803.
28. Romani WA, Perrin DH, Dussault RG, Ball DW, Kahler DM. Identification of tibial stress fractures using therapeutic continuous ultrasound. *J Orthop Sports Phys Ther* . 2000;30:444-452.

RESSALVA

Os pontos de vista expressos neste artigo são dos autores e não refletem necessariamente a política ou a posição oficial do Departamento da Marinha, Departamento da Defesa ou do Governo dos EUA.

Síndrome de estresse tibial medial

Michael D. Rosenthal
Shane A. Vath

CASO 31

Um empresário de 25 anos iniciou um programa de corrida com o objetivo de entrar em forma e perder peso. O programa consistia em correr 5 km, de quatro a cinco vezes por semana, e ele continuou essa rotina por quatro semanas. Inicialmente, o indivíduo notou dor na parte medial da canela depois de duas semanas de exercício, que surgia perto do fim da corrida ou durante a caminhada de recuperação. Quando a dor começou a interferir no programa de exercício desejado, ele procurou uma clínica ambulatorial de fisioterapia para avaliação e tratamento. Os sinais, os sintomas e a história são compatíveis com a síndrome de estresse tibial medial (SETM). O objetivo principal do indivíduo é voltar a correr livre de dor e melhorar seu condicionamento físico.

- Com base na suspeita diagnóstica do paciente, quais seriam os possíveis fatores para a condição?
- Que sinais de exame podem estar associados a este diagnóstico?
- Quais são as intervenções de fisioterapia mais apropriadas?
- Quais são as possíveis complicações que podem limitar a efetividade da fisioterapia?

DEFINIÇÕES-CHAVE

FATORES DE RISCO EXTRÍNSECOS: características do esquema de treinamento ou de competições de um indivíduo que podem influenciar a probabilidade do desenvolvimento de SETM (p. ex., regime de treinamento, tipo de calçado, superfície ou terreno do treinamento, tipo de esporte).

FATORES DE RISCO INTRÍNSECOS: características do indivíduo que podem influenciar a probabilidade do desenvolvimento de SETM (p. ex., sexo, força das extremidades inferiores, ADM dos quadris, índice de massa corporal, queda navicular).

SÍNDROME DE ESTRESSE TIBIAL MEDIAL: lesão por esforço repetitivo que ocorre principalmente com um aumento rápido de frequência, intensidade e duração de atividades de impacto (geralmente correr); caracterizada por dor difusa à palpação com >5 cm de comprimento ao longo da borda posteromedial da tíbia de uma ou de ambas as pernas; afeta com mais frequência os terços médio a distal da tíbia.

Objetivos

1. Descrever a síndrome de estresse tibial medial e identificar possíveis fatores de risco para essa condição.
2. Fornecer educação apropriada ao paciente sobre a SETM.
3. Planejar e prescrever exercícios de resistência apropriados para tratar a SETM.
4. Prescrever atividades aeróbicas alternadas para melhorar o condicionamento físico, de forma que minimizem as sobrecargas às extremidades inferiores e o risco de lesão adicional.
5. Discutir um plano apropriado para aumentar a atividade e retornar às atividades de impacto, enquanto previne uma recorrência da condição.

Considerações sobre a fisioterapia

Considerações sobre a FT durante o tratamento do indivíduo com um diagnóstico de síndrome de estresse tibial medial:

▶ **Cuidados/objetivos do plano geral de fisioterapia:** realizar diagnóstico diferencial; diminuir a dor; proteger de progressão adicional da lesão; prover educação relativa ao diagnóstico e prognóstico; aumentar a flexibilidade muscular e a força das extremidades inferiores; minimizar a falta de condicionamento das extremidades inferiores (força e resistência) sem interromper a cicatrização; encorajar o condicionamento aeróbico de baixo impacto para manter ou aumentar o preparo físico aeróbico; ajudar na progressão da volta às corridas, educando o paciente sobre as variáveis do treinamento (frequência, intensidade, tipo, duração) e na progressão recomendada a cada semana para reduzir a probabilidade de lesão adicional.

▶ **Intervenções de fisioterapia:** educação do paciente em relação à anatomia funcional e à mecanopatologia da lesão traumática; modalidades e terapia manual para diminuir a dor; exercícios de flexibilidade muscular; exercícios com resistência das extremida-

des inferiores para aumentar a força e a resistência muscular; programa de exercícios aeróbicos de baixo impacto; uso experimental de órteses nos pés.
▶ **Precauções durante a fisioterapia:** monitorar a resposta da dor na canela ao programa de exercícios prescrito e reduzir a carga sobre os tecidos se o paciente sentir aumento da dor; abordar precauções ou contraindicações para o exercício com base na condição preexistente do paciente; monitorar a resposta à redução da atividade e o impacto na carreira e nas atividades esportivas ou de lazer do indivíduo; manter uma comunicação aberta com o paciente durante o período de tratamento, para assegurar que a frustração com a lesão não leve à alteração do humor ou depressão.
▶ **Complicações que interferem na fisioterapia:** paciente que não está disposto ou é incapaz de alterar seu regime de treinamento; programa de trabalho; comorbidades (p. ex., distúrbios do tecido conjuntivo, estado nutricional, estado geral de saúde).

Visão geral da patologia

A dor tibial medial é responsável por 13 a 17% de todas as lesões em corridas[1-3], e as lesões por estresse representam de 15 a 20% de todas as lesões musculoesqueléticas de corredores.[4,5] A síndrome de estresse tibial medial (SETM) é uma lesão dolorosa por esforço repetitivo, que costuma ocorrer em indivíduos que passam por um aumento rápido na corrida ou nas outras atividades de alto impacto. O termo "canelite" é usado com frequência na literatura e por pacientes e profissionais da saúde para descrever dor na perna relacionada a exercício. Embora seja usado para descrever numerosas condições das pernas e com frequência utilizado em referência à SETM, "canelite" não é um diagnóstico específico. É importante os fisioterapeutas perceberem que canelite é um termo inespecífico; eles devem usar terminologia mais adequada no diagnóstico diferencial de pacientes com dor na perna. Tem sido relatado que a SETM ocorre com a síndrome do compartimental posterior por exercício em 15% dos casos. Em 25%, a SETM coexiste com outras condições, como periosteíte, sequelas de fratura prévia da tíbia e hérnia muscular por um defeito da fáscia.[6,7] Os diagnósticos diferenciais para dor medial incluem: lesão tibial por estresse ósseo (inclusive fratura por estresse, abordada no Caso 30), periostalgia crônica secundária à tensão entre as inserções da fáscia ao periósteo, síndrome de compartimental por exercício, tendinopatia, periosteíte, hérnia muscular, claudicação intermitente, insuficiência venosa, síndrome do compartimental posterior profunda crônica, infecção, neuropatia periférica, radiculopatia lombossacra e neoplasia.[8-10]

A anatomia relacionada à SETM inclui os músculos da perna, que estão contidos dentro de quatro compartimentos (Fig. 31.1): anterior (tibial anterior, extensor longo dos dedos, extensor longo do hálux e fibular terceiro), lateral (fibular longo, fibular curto), posterior superficial (gastrocnêmio, sóleo, plantar) e posterior profundo (poplíteo, tibial posterior, flexor longo dos dedos, flexor longo do hálux). Os limites de cada compartimento são definidos por proporções variáveis de fáscia, tecidos moles e ossos. A variabilidade das bordas torna alguns compartimentos mais ou menos complacentes e capazes de tolerar aumento de tamanho (por hipertrofia muscular ou edema), o que pode resultar em pressões aumentadas dentro do compartimento. A fáscia do compartimento anterior insere-se à borda medial da tíbia.

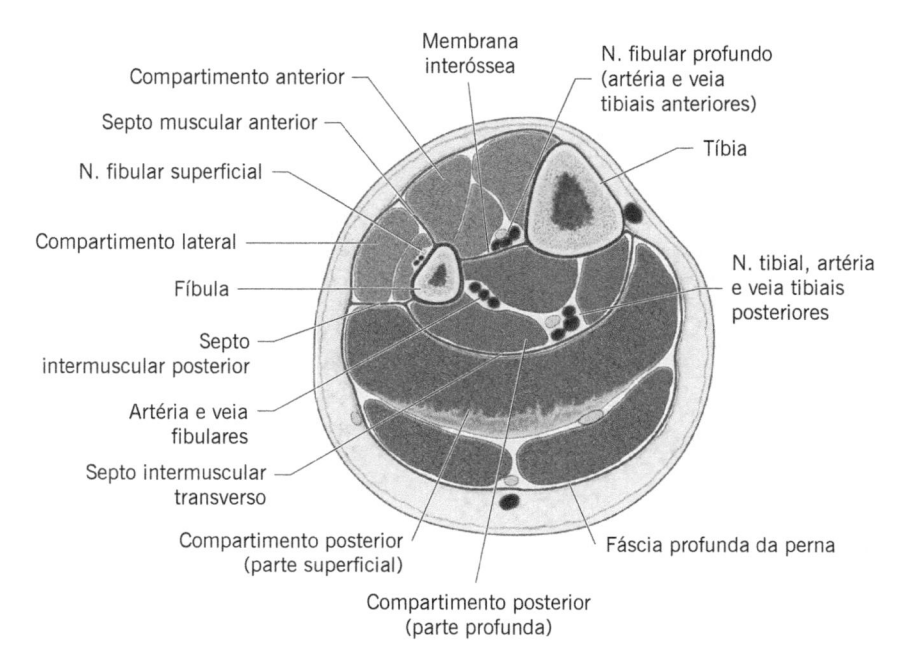

434 CASOS CLÍNICOS EM FISIOTERAPIA ORTOPÉDICA

Figura 31.1 Corte transversal da perna direita. (Reproduzida com permissão de Morton DA, Foreman KB, Albertine KH, eds. *The Big Picture: Gross Anatomy*. New York: McGraw-Hill; 2011. Figure 37-1A.).

Apenas recentemente se chegou a um consenso de que a SETM é o resultado de uma lesão óssea por estresse, e não de um processo inflamatório do periósteo.[11-13] A SETM representa os estágios iniciais do estresse aplicado de forma contínua ao osso, lesionando-o.[14] Normalmente, quando a tíbia é exposta a cargas mais altas, a atividade osteoclástica (reabsorção óssea) produz canalização dentro da tíbia, que pode ser mais pronunciada na porção côncava da face posteromedial do osso. Em seguida, a atividade osteoblástica (formação de osso) produz espessamento do periósteo, o que resulta em osso mais forte, que é mais capaz de tolerar cargas aumentadas. Entretanto, se a atividade dos osteoclastos superar a dos osteoblastos durante o processo contínuo de remodelação óssea, serão produzidos túneis dentro do osso, causando fraqueza estrutural, o que pode resultar em dor com a sobrecarga repetida. Se a carga repetitiva de alto impacto for continuada, o processo de cicatrização é interrompido mais ainda, e linhas de microfratura podem se propagar através do osso resultando em uma fratura por estresse. Biópsias de osso têm mostrado alterações metabólicas ósseas com mudanças inflamatórias nas inserções do periósteo (conexões tendinosas e da fáscia crural profunda ao osso).[15] Radiografias simples de pacientes com SETM não aguda podem mostrar espessamento do córtex tibial posteromedial em resposta à atividade osteoblástica (Fig. 31.2), em contraste com o espessamento cortical tibial consistente e claro naqueles sem SETM (Fig. 31.3).[16] Uma cintilografia óssea com tecnécio em um paciente com SETM demonstra captação difusa,

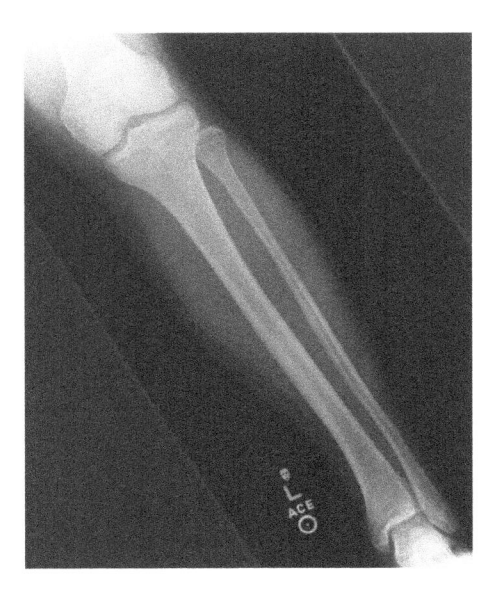

Figura 31.2 Radiografia simples anteroposterior da perna de um paciente com SETM. Note a região de espessamento do periósteo no terço médio-distal da tíbia medial.

orientada verticalmente, ao longo da tíbia posteromedial (Fig. 31.4). Esse padrão é diferente da captação localizada no paciente com uma fratura por estresse da tíbia (Caso 30, Fig. 30.1). Em 18 atletas adultos do sexo masculino com SETM de longa duração, Magnusson et al.[17] notaram que a borda posteromedial da tíbia era 15% mais porosa que a de sujeitos controles, e 23% mais porosa que a de atletas controles, indicando que, apesar do espessamento do córtex, a SETM está relacionada a áreas de baixa densidade mineral óssea.

Embora se tenha chegado a um acordo apenas recentemente sobre a anatomopatologia subjacente à SETM, a mecanopatologia permanece em disputa. Uma causa possível é o encurvamento tibial consequente à carga de impacto recorrente. Outra possível causa é a tração produzida pelas inserções musculares e fasciais sobre a tíbia posteromedial. Stickley et al. sugerem o potencial para uma lesão induzida por tração a partir da distensão da fáscia crural profunda, mas não a partir dos músculos dos compartimentos posteriores profundo e superficial. Bouche et al.[19] relataram que a tensão produzida pelos músculos do compartimento posterior profundo sobre a fáscia tibial distal aumentava a tensão sobre a crista medial da tíbia. Outros autores atribuem os sintomas da SETM a um tendão tibial posterior curto, ou à tração do sóleo e/ou flexor longo dos dedos sobre a tíbia, o que corresponde à área típica da dor à palpação.[20-22] O estresse sobre a tíbia também pode aumentar por causa da fadiga muscular com a corrida, que reduz a absorção de choque pelos músculos e desvia a sobrecarga para a tíbia.[17] Independentemente da causa, ou causas, da SETM, o repouso relativo permite que o corpo restaure o equilíbrio e cicatrize de forma adequada.

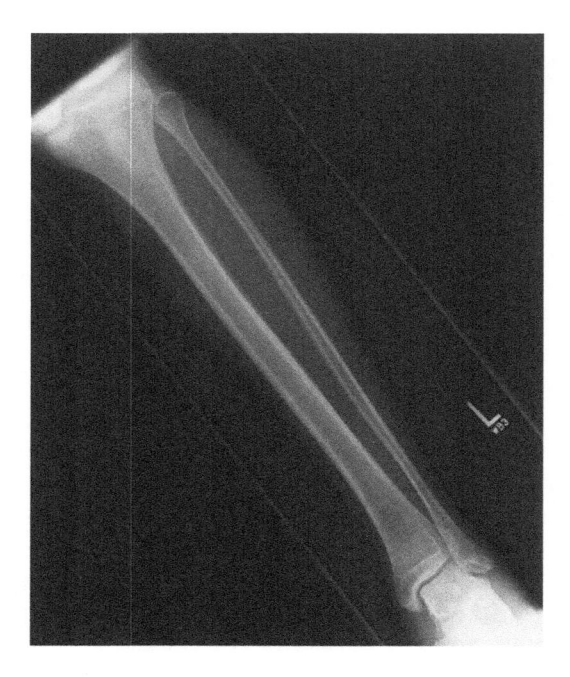

Figura 31.3 Radiografia simples anteroposterior da perna de um paciente sem história de SETM. Note o espessamento consistente e claro do periósteo no terço médio a distal da tíbia.

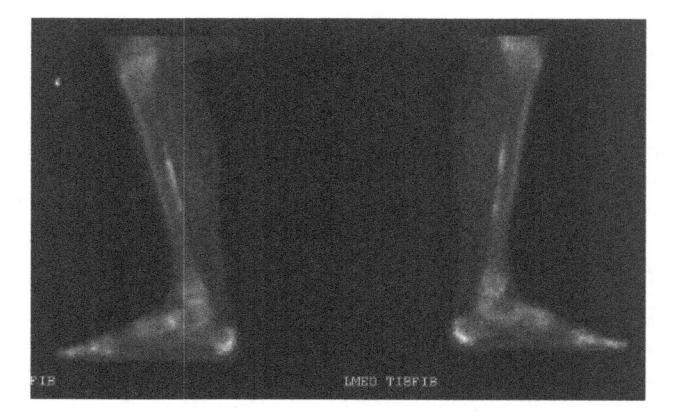

Figura 31.4 Cintilografia óssea mostrando captação de radioisótopo verticalmente orientada, não focal, compatível com o diagnóstico de SETM.

O principal sintoma associado à SETM é a dor difusa ao longo da borda posteromedial da tíbia, afetando com mais frequência os terços médio a distal do osso.[23-25] A dor difusa sobre uma área maior que 5 cm é indicativa de SETM, ao passo que uma região menor de 2 a 3 cm de dor localizada à palpação, possivelmente acompanhada de edema, é mais sugestiva de fratura por estresse da tíbia.[25-26] Em geral, os sintomas iniciais são leves e regridem com o sentar prolongado e o sono. Se a atividade agravante for continuada, os sintomas tendem a piorar e a dor limita a capacidade de realizar a atividade desejada. Se o indivíduo não está envolvido em um esporte organizado ou não tem uma meta específica de treinamento, é provável que ele se abstenha de treinamento adicional, o que permite que a dor desapareça com o tempo. Com a continuação do treinamento, a condição costuma piorar, com dor que se torna mais frequente, com início mais precoce, interrompendo a capacidade de treinar e se apresentando com durações mais longas depois da interrupção da atividade. Em muitos casos, os pacientes sentem dor ao ficar de pé por um longo período de tempo. De modo menos comum, a dor ocorre em posições prolongadas sem apoio de peso.

Numerosos fatores de risco intrínsecos e extrínsecos têm sido propostos como contributivos para o desenvolvimento de SETM. As pesquisas disponíveis não são extensas, nem há consenso para dar suporte a qualquer fator contributivo isolado. Os **fatores extrínsecos relatados** que elevam a probabilidade do desenvolvimento de SETM incluem: aumento rápido de treinamento semanal (aumentar a intensidade parece mais importante do que o aumento da frequência e da distância), calçado inadequado, histórico de corrida de menos de cinco anos, história anterior de SETM ou de fratura de estresse e uso de órtese.[14,27,28] Pesquisas adicionais são necessárias para validar muitos dos fatores de risco extrínsecos relatados.[14] Os **fatores de risco intrínsecos** propostos incluem: hiperpronação, sexo (risco maior em mulheres), índice de massa corporal alto, porcentagem mais alta de peso corporal nas extremidades inferiores, rotação interna da tíbia aumentada durante a fase de carga da corrida/caminhada, tríade da atleta feminina e aumento da rotação interna e externa dos quadris.[14,23,25-29] A SETM provavelmente é o resultado de uma combinação desses fatores.

Manejo da fisioterapia do paciente

O fisioterapeuta pode ser o primeiro profissional de saúde procurado por um paciente para avaliação e tratamento da dor na perna ao exercício. Os pacientes também podem ser encaminhados por outros profissionais de assistência à saúde que avaliam comumente pessoas com condições musculoesqueléticas. Se encaminhado ao fisioterapeuta, não é incomum que o paciente se apresente com um diagnóstico genérico de dor na perna ou canelite. Os pacientes podem ter feito exames de imagem (p. ex., raios X, cintilografias ósseas, etc.) antes do encaminhamento, mas os fisioterapeutas podem não ter recursos disponíveis para rever as imagens ou ter acesso ao laudo da radiologia. Quando se apresenta ao fisioterapeuta, o atleta com frequência busca alívio dos sintomas a fim de conseguir continuar praticando atividades de alto impacto. O fisioterapeuta deve realizar uma avaliação subjetiva e objetiva minuciosa. A rotina de treinamento deve ser explorada para o fisioterapeuta poder fornecer orientação adequada sobre variáveis de treinamento e retorno progressivo às atividades de alto impacto. A principal meta para a maioria dos atletas, trabalhadores e indivíduos lesionados é manter o maior nível de condicionamento físico possível, enquanto retorna livre de dor ao esporte ou à atividade da maneira mais rápida e segura possível. Um programa de carga sistemático deve ser utilizado para fornecer o esforço apropriado aos tecidos durante o processo de cicatrização.

Exame, avaliação e diagnóstico

Indivíduos com sintomas compatíveis com SETM provavelmente estão envolvidos com atividades de alto impacto e tiveram um aumento rápido no treinamento. Eles relatam, com frequência, dor difusa posteromedial na canela em uma ou ambas as pernas depois de realizar atividades de alto impacto. Nos casos típicos, a dor progride da seguinte maneira: dor após o exercício que regride com o repouso; dor durante o exercício que é reduzida com a continuação do treinamento, mas retorna depois da atividade e diminui lentamente com o descanso; dor durante a atividade que impede prosseguir com o treinamento e continua durante as atividades diárias e as interrompe. Durante a anamnese, o fisioterapeuta deve obter informações sobre a história de saúde do paciente. Se o paciente já sentiu sintomas semelhantes em momento anterior, é fundamental saber se ele buscou atenção médica, que tipos de profissionais de saúde foram consultados, se houve um diagnóstico estabelecido e os resultados de algum exame de imagem prévio. O questionamento ao paciente deve incluir fatores que aliviam e agravam a dor e estado dos sintomas (se estão melhorando, piorando ou estáticos). Além disso, o fisioterapeuta deve perguntar sobre a rotina de treinamentos específica do paciente, incluindo: frequência, intensidade, tipo de treinamento (velocidade, aclive/declive, etc.), distância, tipos de superfície de corrida em que o indivíduo treina e que posições ou atividades reproduzem os sintomas durante a atividade diária. As mulheres devem ser indagadas com relação à frequência do ciclo menstrual e a presença ou história de distúrbios alimentares. O fisioterapeuta deve explorar o que está motivando o indivíduo a realizar o programa de exercícios (qualificação para emprego ou treinamento, esporte ou lazer/saúde). Uma história minuciosa com frequência capacita o fisioterapeuta para desenvolver um diagnóstico diferencial razoável antes de iniciar o exame físico.

Pacientes com suspeita de SETM provavelmente relatam uma história recente de aumento no volume de corrida. Entretanto, dado o espectro da lesão óssea por esforço, pode ser difícil basear o diagnóstico apenas em um exame clínico. Além disso, o fisioterapeuta deve se lembrar de que é possível ter um problema concomitante. Os sintomas iniciais da SETM podem ser semelhantes aos de uma fratura por estresse da tíbia. Um achado diferencial do exame físico, que ajuda a distinguir SETM de fratura por estresse, é a dor difusa à palpação com 5 cm ou mais.[25] Diversos testes especiais têm sido relatados na literatura para ajudar no diagnóstico clínico de SETM e fratura por estresse. Esses testes foram discutidos no Caso 30. Nenhum deles foi demonstrado de forma consistente como de alto valor diagnóstico.

Um exame radiográfico deve ser considerado se o indivíduo estiver aderindo a um programa de tratamento conservador, mas não sentir qualquer redução da dor na tíbia depois de três a quatro semanas. As radiografias devem ser consideradas mais cedo se houver aumento da dor mesmo com a adesão ao tratamento. Em geral, as radiografias simples são de benefício mínimo e costumam não demonstrar anormalidade por 14 a 21 dias e, em alguns casos, permanecem normais.[16,30] Os achados anormais em radiografias compatíveis com SETM consistem em espessamento do periósteo.[16] Embora esse espessamento seja o achado mais comum, é um dado pouco sensível que, frequentemente, é observado em indivíduos com um histórico de treinamento físico extenso. Em consequência, cintilografia óssea com tecnécio, tomografia computadorizada e ressonância magnética são bastante utilizadas para melhorar a sensibilidade e especificidade no diagnóstico da dor tibial.[31,32]

Plano de tratamento e intervenções

Há uma **carência de estudos de intervenções** para guiar o tratamento clínico a fim de acelerar a recuperação de SETM. Houve apenas três ensaios controlados randomizados (todos realizados em populações militares) sobre o tratamento de SETM.[13] Concorda-se que o repouso relativo é igual, senão melhor, que outras opções de tratamento. As intervenções de fisioterapia devem ser direcionadas à etiologia da síndrome dolorosa por esforço repetitivo, que envolve mais comumente uma progressão de treinamento bastante agressiva. Repouso relativo para reduzir a sobrecarga cíclica das tíbias e dos tecidos moles, em especial durante o apoio do peso, é o principal tratamento da SETM. Hidroginástica, ciclismo, remo, caminhar/trotar com gravidade reduzida (p. ex., atividade em esteira ergométrica com suporte de arreios ou esteira antigravidade AlterG) e simuladores de caminhadas elípticos podem ser incorporados para promover condicionamento físico durante o período de repouso relativo, contanto que o paciente respeite os níveis de atividade livres de dor. Antes de voltar a correr, o paciente deve conseguir deambular sem dor, com carga de peso total nas atividades diárias. Ocasionalmente, equipamentos de auxílio (p. ex., muletas axilares) podem ser necessários para reduzir a carga o suficiente para garantir deambulação livre de dor. Sem o repouso apropriado, o problema costuma progredir em gravidade.

A aplicação de gelo é útil na dor relacionada à SETM.[31,33] Fármacos anti-inflamatórios não esteroides (AINEs) podem ser utilizados para prover alívio da dor.[34] Entretanto, usar AINEs para diminuir a dor e possibilitar o aumento da tolerância ao exercício pode resultar em progressão da lesão e duração mais longa dos sintomas. Durante o período de repouso relativo, o indivíduo deve sentir uma redução gradual da dor, bem como alguma melhora da capacidade funcional. Se a dor continuar apesar do repouso relativo (i.e., atividade livre de dor) por aproximadamente duas semanas, então a atividade com apoio do peso deve ser reduzida (experiência clínica do autor). Se a dor aumentar, a função ficar reduzida ou o paciente perceber uma falta de melhora, então a atividade diária deve ser avaliada e ajustada de modo apropriado. Embora pesquisadores tenham encontrado uma associação entre órtese (palmilhas) e risco aumentado para SETM, foi demonstrado que as órteses ajudam a diminuir os sintomas de SETM.[35-37] A resposta ao uso de órtese depende do paciente, variando desde alívio imediato a melhora ao longo de dias ou semanas. A escolha do calçado baseada no tipo de pé foi defendida há muito tempo, no entanto, a literatura atual não sugere efeito significativo da seleção de calçado na prevenção de lesões das pernas, em populações militares.[38] O alongamento da parte posterior da perna (p. ex., gastrocnêmio-sóleo, tibial posterior, etc.) é defendido principalmente com base nas inserções musculares na região da SETM, ou em volta dela.[18,19,22] Um estudo prospectivo de Loudon et al.[39] avaliou alongamento da panturrilha e palmilhas de sapato vendidas em lojas, em 23 adultos com sintomas de SETM. Os autores relataram que 65% dos pacientes tiveram uma redução de 50% da dor ao fim de três semanas de intervenção. Embora os resultados desse estudo possam apoiar o alongamento da panturrilha no tratamento de SETM, o estudo não isolou o alongamento como uma intervenção independente e não incluiu um grupo de comparação ou de controle. Além disso, a dorsiflexão passiva limitada do tornozelo não foi constatada como um fator de risco para SETM por Moen et al.[28] Ultrassom, fonoforese, injeções de cortisona, estimulações elétricas do osso e acupuntura não se mostraram benéficos no tratamento de dor na perna induzida por exercício, inclusive por SETM.[30,31,40-42]

Se a condição não melhorar depois de quatro semanas de intervenções de fisioterapia, recomenda-se que o paciente seja encaminhado a outro profissional de assistência à saúde (como um ortopedista), especializado em lesões musculoesqueléticas, para avaliação adicional e investigação e para assegurar que nenhuma outra condição seja responsável pelos sintomas. Em casos recalcitrantes de SETM, foi realizada fasciotomia dos compartimentos posteriores superficial e profundo, com relatos de 72 a 78% de melhora subsequente à fasciotomia.[43-45] A cirurgia envolvendo cauterização do periósteo da tíbia teve uma taxa de sucesso de 90% no decorrer de seis meses.[8] A intervenção cirúrgica pode agir para desnervar o periósteo.[46] Embora melhora significativa da dor tenha sido relatada após a cirurgia, a taxa de retorno aos níveis pré-sintomáticos de atividade tem sido relatada em menos de 50%.[45]

Recomendações clínicas baseadas em evidências

SORT: Força da Taxonomia da Recomendação (do inglês, *Strength of Recommendation Taxonomy*)

A: Dados consistentes e de boa qualidade orientados para o paciente
B: Dados inconsistentes ou de qualidade limitada orientados para o paciente
C: Dados consensuados, prática mais utilizada, opinião de especialistas ou série de casos orientados para a patologia

1. Fatores de risco extrínsecos estão relacionados ao desenvolvimento de SETM. **Grau C**
2. Fatores de risco intrínsecos estão relacionados ao desenvolvimento de SETM. **Grau B**
3. Intervenções como gelo e alongamento estão associadas a melhores resultados do paciente do que o repouso relativo no tratamento da SETM. **Grau C**

PERGUNTAS PARA REVISÃO

31.1 Que fator de risco intrínseco para SETM é apoiado *mais* consistentemente na literatura?

    A. IMC mais alto
    B. Amplitude de movimentos do quadril limitada
    C. Amplitude de movimentos do tornozelo limitada
    D. Hiperpronação

31.2 Que abordagem terapêutica foi demonstrada como *a mais* efetiva no tratamento de SETM?

   A. Acupuntura
   B. Tratamento com laser
   C. Repouso relativo
   D. Fonoforese

RESPOSTAS

31.1 **D.** A hiperpronação é o fator de risco intrínseco para o desenvolvimento de SETM relatado mais amplamente e com maior consenso.

31.2 **C.** Há uma carência de estudos de intervenção para guiar o tratamento da SETM. Foram realizados apenas três ensaios controlados randomizados (todos conduzidos em populações militares) sobre o tratamento da SETM. Concorda-se que o repouso relativo seja igual, senão melhor, que outras opções de tratamento.

REFERÊNCIAS

1. Taunton JE, Clement DB, Webber D. Lower extremity stress fractures in athletes. *Phys Sportsmed* . 1981;9:77-86.
2. Clement DB, Taunton JE, Smart GW, McNicol KL. Survey of overuse running injuries. *Phys Sportsmed* . 1981;9:47-58.
3. Epperly T, Fields K. Epidemiology of running injuries. In: O'Conner FG, Wilder R, Nirschl R, eds. *Textbook of Running Medicine* . New York, NY: McGraw-Hill; 2001:1-11.
4. Bennell KL, Malcolm SA, Thomas SA, Wark JD, Brukner PD. The incidence and distribution of stress fractures in competitive track and field athletes. A twelve-month prospective study. *Am J Sports Med.* 1996;24:211-217.
5. Brubaker CE, James SL. Injuries to runners. *J Sports Med.* 1974;2:189-198.
6. Styf J. Diagnosis of exercise-induced pain in the anterior aspect of the lower leg. *Am J Sports Med* . 1988;16:165-169.
7. Styf JR, Korner LM. Diagnosis of chronic anterior compartment syndrome in the lower leg. *Acta Orthop Scand* . 1987;58:139-144.
8. Detmer DE. Chronic shin splints: classification and management of medial tibial stress syndrome. *Sports Med.* 1986;3:436-446.
9. Chambers HG. Medial tibial stress syndrome: evaluation and management. *Oper Techniq Sports Med.* 1995;3:274-277.
10. Edwards PH Jr, Wright ML, Hartman JF. A practical approach for the differential diagnosis of chronic leg pain in the athlete. *Am J Sports Med* . 2005;33:1241-1249.
11. Tweed JL, Avil SJ, Campbell JA, Barnes MR. Etiologic factors in the development of medial tibial stress syndrome: a review of the literature. *J Am Podiatr Med Assoc.* 2008;98:107-111.
12. Craig DI. Current developments concerning medial tibial stress syndrome. *Phys Sportsmed* . 2009;37:39-44.
13. Moen MH, Tol JL, Weir A, Steuenebrink M, De Winter TC. Medial tibial stress syndrome: a critical review . *Sports Med* . 2009;39:523-546.
14. Brukner P, Bennell K, Matheson G. *Stress Fractures* . Victoria, Australia: Blackwell Science Asia; 1999.

15. Johnell O, Rausing A, Wendeberg M, Westlin N. Morphological bone changes in shin splints. *Clin Orthop Relat Res* . 1982;167:180-184.
16. Deutsch AL, Coel MN, Mink JH. Imaging of stress injuries to bone. Radiography, scintigraphy and MR imaging. *Clin Sports Med* . 1997;16:275-290.
17. Magnusson HI, Westlin NE, Nyqvist F, Gardsell P, Seeman E, Karlsson MK. Abnormally decreased regional bone density in athletes with medial tibial stress syndrome. *Am J Sports Med* . 2001;29:712-715.
18. Stickley CD, Hetzler RK, Kimura IF, Lozanoff S. Crural fascia and muscle origins related to medial tibial stress syndrome symptom location. *Med Sci Sports Exec*. 2009;41:1991-1996.
19. Bouche RT, Johnson CH. Medial tibial stress syndrome (tibial fasciitis): a proposed pathomechanical model involving fascial traction. *J Am Podiatr Med Assoc*. 2007;97:31-36.
20. Saxena A, O'Brien T, Bunce D. Anatomic dissection of the tibialis posterior muscle and its correlation to medial tibial stress syndrome. *J Foot Surg*. 1990;29:105-108.
21. Michael RH, Holder LE. The soleus syndrome. A cause of medial tibial stress (shin splints) . *Am J Sports Med*. 1985;13:87-94.
22. Beck BR, Osternig LR. Medial tibial stress syndrome. The location of muscles in the leg and relation to symptoms. *J Bone Joint Surg Am* . 1994;76:1057-1061.
23. Yates B, White S. The incidence and risk factors in the development of medial tibial stress syndrome among naval recruits. *Am J Sports Med* . 2004;32:772-780.
24. Bennett JE, Reinking MF, Pluemer B, Pentel A, Seaton M, Killian C. Factors contributing to the development of medial tibial stress syndrome in high school runners. *J Orthop Sports Phys Ther* . 2001;31:504-510.
25. Batt ME, Ugalde V, Anderson MW, Shelton DK . A prospective controlled study of diagnostic imaging for acute shin splints. *Med Sci Sports Exerc* . 1998;30:1564-1571.
26. Anderson MW, Ugalde V, Batt M, Gacayan J. Shin splints: MR appearance in a preliminary study. *Radiology* . 1997:204:177-180.
27. Burne SG, Khan KM, Boudville PB, et al. Risk factors associated with exertional medial tibial pain: a 12-month prospective clinical study. *Br J Sports Med*. 2004;38:441-445.
28. Moen MH. Bongers T, Bakker EW, et al. Risk factors and prognostic indicators for medial tibial stress syndrome. *Scan J Med Sci Sports*. 2012;22:34-39.
29. Lauder TD, Williams MV, Campbell CS, Davis G, Sherman R, Pulos E. The female athlete triad: prevalance in military women. *Mil Med*. 1999;164:630-635.
30. Savoca CJ. Stress fractures. A classification of the earliest radiographic signs. *Radiology*. 1971;100:519-524.
31. Fredericson M, Bergman AG, Hoffman KL, Dillingham MS. Tibial stress reactions in runners. Correlation of clinical symptoms and scintigraphy with a new magnetic resonance imaging grading system. *Am J Sports Med* . 1995;23:472-481.
32. Gaeta M, Minutoli F, Vinci S, et al. High-resolution CT grading of tibial stress reactions in distance runners. *AJR Am J Roentgenol*. 2006;187:789-793.
33. Andrish JT, Bergfeld JA, Walheim J. A prospective study of the management of shin splints. *J Bone Joint Surg Am*. 1974;56:1697-1700.
34. Couture CJ, Karlson KA. Tibial stress injuries; decisive diagnosis and treatment of 'shin splints.' *Phys Sportsmed* . 2002;30:29-36.
35. Schwellnus MP, Jordaan G, Noakes TD. Prevention of common overuse injuries by the use of shock absorbing insoles. A prospective study. *Am J Sports Med*. 1990;18:636-641.
36. Hubbard TJ, Carpenter EM, Cordova ML. Contributing factors to medial tibial stress syndrome: a prospective investigation. *Med Sci Sports Exerc* . 2009;41:490-496.

37. Eickhoff CA, Hossain SA, Slawski DP. From the field. Effects of prescribed foot orthoses on medial tibial stress syndrome in collegiate cross-country runners. *Clin Kinesiol* . 2000;54:76-80.
38. Knapik JJ, Trone DW, Swedler DI, et al. Injury reduction effectiveness of assigning running shoes based on plantar shape in marine corps basic training. *Am J Sports Med*. 2010;38:1759-1767.
39. Loudon JK. Dolphino MR. Use of foot orthoses and calf stretching for individuals with medial tibial stress syndrome. *Foot Ankle Spec* . 2010;3:15-20.
40. Beck BR. Tibial stress injuries. An aetiological review for the purposes of guiding management. *Sports Med*. 1998;26:265-279.
41. Morris RH. Medial tibial syndrome: a treatment protocol using electric current. *Chiropractic Sports Med*. 1991; 5:5-8.
42. Schulman RA. Tibial shin splints treated with a single acupuncture session: case report and review of the literature. *J Am Med Acupuncture*. 2002;13:7-9.
43. Clanton TO, Solcher BW. Chronic leg pain in the athlete. *Clin Sports Med*. 1994;13:743-759.
44. Holen KJ, Engebretsen L, Grontvedt T, Rossvoll I, Hammer S, Stoltz V. Surgical treatment of medial tibial stress syndrome (shin splint) by fasciotomy of the superficial posterior compartment of the leg. *Scand J Med Sci Sports*. 1995;5:40-43.
45. Yates B, Allen MJ, Barnes MR. Outcome of surgical treatment of medial tibial stress syndrome. *J Bone Joint Surg Am* . 2003;85-A:1974-1980.
46. Wallensten R. Results of fasciotomy in patients with medial tibial syndrome or chronic anteriorcompartment syndrome. *J Bone Joint Surg Am* . 1983;65:1252-1255.

RESSALVA

Os pontos de vista expressos neste capítulo são dos autores e não refletem necessariamente a política oficial ou posição do Departamento da Marinha, Departamento da Defesa ou do Governo dos EUA.

Tendinose do tendão do calcâneo

Jason Brumitt

CASO 32

Um homem de 35 anos foi encaminhado por seu médico ortopedista a uma clínica ambulatorial de fisioterapia com um diagnóstico de tendinose do tendão do calcâneo (de Aquiles) no lado direito. Ele tem sentido um aumento gradual da dor nos últimos dois anos. A piora de seus sintomas tem limitado sua capacidade de correr ou jogar basquete. As terapias anteriores (anti-inflamatórios não esteroides, ultrassom, terapia manual, órteses (palmilhas) personalizadas) não melhoraram os sintomas. Seu ortopedista recomendou cirurgia. Contudo, o paciente gostaria de tentar fisioterapia novamente.

▶ Com base no diagnóstico do paciente, quais seriam os possíveis fatores para a condição?
▶ Quais são as intervenções de fisioterapia mais apropriadas?

DEFINIÇÕES-CHAVE

EXERCÍCIO EXCÊNTRICO: forma de exercício em que se permite que um músculo(s) alongue-se gradualmente na presença de uma carga aplicada.

MICRODIÁLISE: técnica de laboratório na qual um cateter é inserido em um tendão no local de suspeita de alterações degenerativas, a fim de se estudar o metabolismo dentro do tendão.

NEOVASCULARIZAÇÃO: crescimento de novos vasos sanguíneos.

TENDINOPATIA: termo geral para um tendão danificado; a tendinose pode ser referida como uma tendinopatia crônica.

TENDINOSE: condição degenerativa crônica e dolorosa de um tendão, caracterizada por *ausência* de inflamação, perda de função e presença de uma região espessada (i.e., um nódulo doloroso).

Objetivos

1. Descrever as diferenças entre tendinite e tendinose.
2. Descrever a fisiopatologia relacionada à tendinose do tendão do calcâneo.
3. Prescrever um programa de treinamento de resistência baseado em evidências para um indivíduo com tendinose do tendão do calcâneo.

Considerações sobre a fisioterapia

Considerações sobre a FT durante o tratamento do indivíduo com uma suspeita diagnóstica de tendinose do tendão do calcâneo:

- ▶ **Cuidados/objetivos do plano geral de fisioterapia:** diminuir a dor; aumentar a flexibilidade muscular; aumentar a amplitude de movimentos ativos e/ou passivos; aumentar a força do quadrante inferior; prevenir ou minimizar a perda da capacidade de condicionamento físico aeróbico.
- ▶ **Intervenções de fisioterapia:** educação do paciente em relação à anatomia funcional e à mecanopatologia da lesão traumática; exercícios de flexibilidade muscular; exercícios de resistência para aumentar a força muscular do gastrocnêmio e sóleo; programa de exercício aeróbico.
- ▶ **Precauções durante a fisioterapia:** monitorar os sinais vitais.
- ▶ **Complicações que interferem na fisioterapia:** falta de adesão do paciente ao programa de exercícios.

Visão geral da patologia

O tendão do calcâneo é o tendão mais forte do corpo humano; entretanto, ele está em risco de lesão aguda (tendinite), degeneração (tendinose) e ruptura.[1-3] O tendão é a extensão distal dos músculos gastrocnêmio e sóleo e se insere no calcâneo. Uma região de suprimento sanguíneo diminuído é com frequência encontrada na porção média do tendão (2-6 cm no sentido proximal do seu local de inserção), uma localização associada a lesões do tendão do calcâneo.

Tendinose é um estado doloroso e crônico, caracterizado por uma fisiopatologia diferente daquela de uma lesão aguda do tendão (tendinite).[4] Acredita-se que a tendinose seja o resultado de esforço repetitivo e de alterações relacionadas à idade, com uma falta de cicatrização apropriada do tecido.[2] Em um estudo com 10 adultos submetidos a cirurgia para tendinopatia do tendão do calcâneo, de Mos et al.[5] encontraram aumento do conteúdo de água, da degeneração da matriz, da taxa de renovação de colágeno, uma quantidade alta de colágeno desnaturado ou danificado e atividade enzimática aumentada. Indivíduos atléticos (homens > mulheres) entre as idades de 35 a 50 anos apresentaram risco aumentado para lesão do tendão do calcâneo. A tendinose do tendão do calcâneo tem sido relatada com maior frequência em corredores, jogadores de basquete e jogadores de futebol.[3,6,7] Condições degenerativas do tendão também têm sido identificadas em indivíduos sedentários.[8] Se deixada sem tratamento, a dor persistirá e a condição pode levar à ruptura do tendão do calcâneo.

A tendinose é distinta da tendinite aguda, porque ela *não* está associada à inflamação local mediada quimicamente.[9-10] Estudos de microdiálise intratendinosa têm investigado o metabolismo dentro do tendão do calcâneo com tendinose. As prostaglandinas da inflamação química estão *ausentes*, sugerindo que se algum edema estiver presente pode ser resultante de inflamação neurogênica.[9-10] De fato, neuropeptídeos (substância P e peptídeo relacionado ao gene da calcitonina) que podem contribuir para inflamação neurogênica têm sido identificados em indivíduos com tendinose do tendão do calcâneo.[10-12] Técnicas de microdiálise também identificaram glutamato (um neurotransmissor excitatório) e lactato na parte média do tendão do calcâneo com tendinite.[7,13] Alfredson et al.[13] sugeriram que o aumento de quatro vezes em glutamato observado em pacientes com tendinose do tendão do calcâneo pode servir como um mediador da dor nessa condição crônica. Havia uma teoria de que o exercício poderia diminuir a concentração de glutamato dentro do tendão; contudo, os níveis de glutamato no tendão do calcâneo de pacientes com tendinose estavam inalterados após o término de um programa de tratamento de 12 semanas com um exercício excêntrico.[13] Alfredson et al.[7] também sugeriram que a presença de lactato no tendão do calcâneo com tendinite indica um estado anaeróbico; entretanto, ainda precisa ser determinado se isquemia é um precursor da tendinose ou o resultado de alterações de tendinite.

Em pacientes com tendinose do tendão do calcâneo, neovascularização tem sido visualizada (utilizando-se ultrassonografia em escala de cinza e técnicas de Doppler colorido) primeiro no lado ventral da porção média do tendão do calcâneo (a região do nódulo doloroso espessado). Esses vasos sanguíneos não estão presentes em indivíduos sem tendinose do tendão do calcâneo.[14,15] A neovascularização na região do tendão do calcâneo pode ocorrer em resposta a um ambiente hipóxico e/ou a concentrações aumentadas de glutamato.[15] Os nervos sensoriais e simpáticos acompanham a neovascularização.[15-17]

Manejo da fisioterapia do paciente

As primeiras intervenções de fisioterapia para um paciente com tendinose do tendão do calcâneo devem ser exercícios terapêuticos (especificamente exercícios excêntricos).[4,10]

Tratamentos adicionais, incluindo modalidades terapeuticas, mobilização de partes moles, avaliação de calçado e/ou órtese, têm sido sugeridos como adjuntos potencialmente úteis.[4,10] Os pacientes que não melhoram com as intervenções de fisioterapia podem se beneficiar de adesivo de trinitrato de glicerila tópico, injeção de glicocorticoide ou terapia com onda de choque extracorpórea.[4,10] Injeções esclerosantes ou cirurgia são métodos invasivos realizados por ortopedistas em pacientes que não melhoram com os tratamentos mencionados.[4,10]

Exame, avaliação e diagnóstico

Um diagnóstico de tendinose é baseado em achados de exame clínico e pode ser confirmado com exames de imagem.[4] Técnicas de diagnóstico por imagem (ultrassonografia, ressonância magnética) ou biópsia são usadas por médicos para confirmar o diagnóstico.[4] O paciente com tendinose do tendão do calcâneo suspeitada ou confirmada, normalmente, relata história de dor, incapacidade de participar em esportes sem dor e/ou perda de função. O paciente pode apresentar falta de força e/ou dor durante testes musculares manuais. Em alguns indivíduos, um movimento funcional (p. ex., elevação do calcanhar no lado envolvido) deve ser realizado para reproduzir a dor. Um atleta de elite pode precisar realizar um pulo ou salto vertical em uma perna só para reproduzir seus sintomas. O paciente pode apresentar padrões de amplitude de movimentos assimétricos ou deficientes, inclusive uma falta de dorsiflexão.[18] A palpação do tendão pode revelar dor e um nódulo, em geral na porção média do tendão (2-6 cm no sentido proximal ao local de inserção). Para ajudar a excluir uma ruptura do tendão do calcâneo, o fisioterapeuta deve confirmar que o paciente tem um teste de Thompson negativo (i.e., com o tendão do calcâneo intacto, o tornozelo envolvido, sem suportar o peso, deve fazer a flexão plantar passiva quando o fisioterapeuta comprime a panturrilha).

Plano de tratamento e intervenções

Exercícios e modalidades terapeuticas, órteses e técnicas de terapia manual têm sido sugeridos como possíveis intervenções para pacientes com um diagnóstico de tendinose do tendão do calcâneo. Há um corpo crescente de evidências sugestivas de que exercícios excêntricos devem ser prescritos como uma intervenção primária em um programa de tratamento conservador.

Alfredson et al.[19] verificaram que um **programa de exercícios excêntricos** de 12 semanas para o gastrocnêmio e o sóleo ajudou a diminuir a dor de forma significativa e a aumentar a força da panturrilha em indivíduos adultos praticantes de corrida não profissional com tendinose do tendão do calcâneo. Trinta atletas recreacionais, que não haviam melhorado com séries anteriores de fisioterapia e outros tratamentos conservadores, ficaram no grupo experimental (n = 15; média de idade 44,3 ± 7,0 anos) ou no grupo controle (n = 15; média de idade 39,6 ± 7,9 anos). Ao fim do período de treinamento de 12 semanas, todos os indivíduos no grupo experimental conseguiram retornar aos níveis de treinamento pré-lesão, enquanto aqueles no grupo controle (que não receberam tratamento algum) optaram por fazer cirurgia. Houve somente dois exercícios prescritos para o grupo experimental; cada exercício foi realizado duas vezes por dia, com 3 séries de 15 repetições. Para realizar cada exercício, o paciente primeiramente assume uma postura ortostática, com o antepé apoiado em um degrau. Em seguida, o paciente eleva seu corpo por flexão plantar do tornozelo *não envolvido*. Depois, ele desloca seu peso para fazer carga sobre a extremidade inferior lesionada (Fig. 32.1). Finalmente, ele realiza o componente excêntrico do exercício, abaixando o calcanhar de seu membro *sintomático* ao nível abaixo do plano do degrau. As Figuras 32.2 e 32.3 demonstram esse componente excêntrico, com ênfase no gastrocnêmio e sóleo, respectivamente. Os sujeitos no grupo experimental foram instruídos a concluir todas as repetições, mesmo na presença de dor. Cada indivíduo conseguiu realizar os exercícios sem dor, por isso foram instruídos a realizar os exercícios com peso em uma mochila nas costas, ou de pé, com uma máquina para panturrilha. Ambos os grupos tiveram melhoras significativas da dor (mensurada por uma escala visual analógica) em relação à linha de base. Entretanto, todos os 15 sujeitos no grupo experimental conseguiram voltar a correr (nível anterior à lesão) ao término do programa de reabilitação de 12 semanas, ao passo que levou uma média de 24 semanas para os sujeitos do grupo controle voltarem a correr depois da cirurgia.[19]

Estudos de acompanhamento têm pesquisado os mecanismos que tornam o programa de treinamento excêntrico bem-sucedido em pacientes com tendinose de Aquiles. Tem sido demonstrado que o programa de treinamento excêntrico aumenta a velocidade de síntese do colágeno em jogadores de futebol lesionados do sexo masculino, mas não em controles sadios.[6] O programa de treinamento também pareceu diminuir (i.e., normalizar) o tamanho do tendão.[20,21] A destruição observada dos novos vasos sanguíneos e

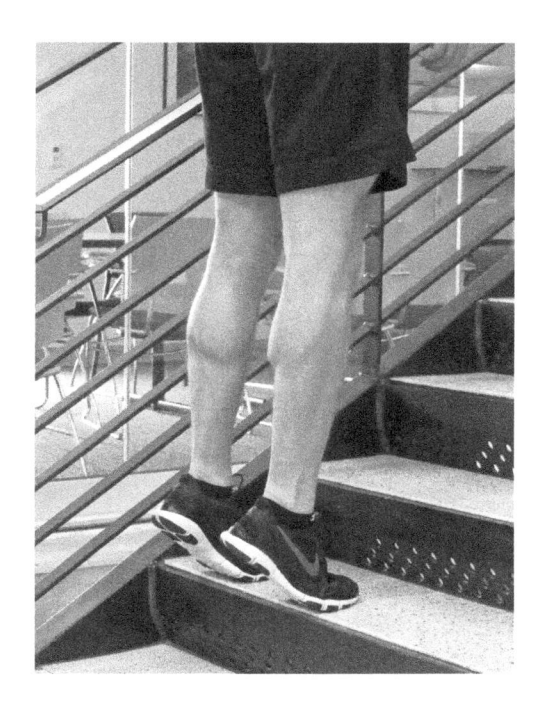

Figura 32.1 O paciente eleva o corpo fazendo flexão plantar do tornozelo esquerdo não envolvido. No alto do movimento (flexão plantar completa), o paciente fica em pé com ambos os tornozelos em flexão plantar e, então, desloca todo seu peso para a perna direita envolvida.

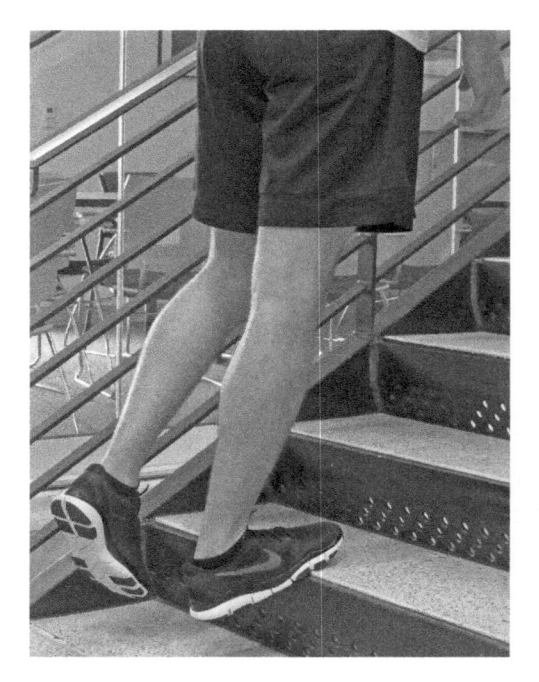

Figura 32.2 Componente excêntrico com ênfase no gastrocnêmio. Depois de deslocar o peso para a extremidade inferior direita envolvida, o paciente abaixa seu corpo ao fazer dorsiflexão no tornozelo, mantendo o joelho direito em extensão completa.

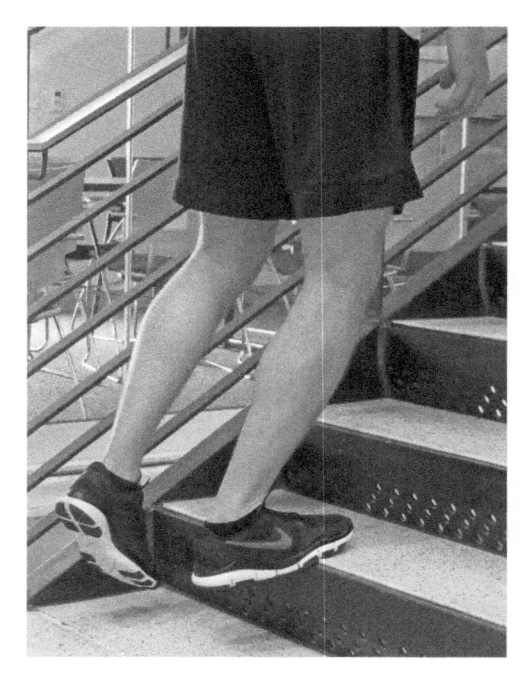

Figura 32.3 Componente excêntrico com ênfase no sóleo. Depois de deslocar o peso para a extremidade inferior direita envolvida, o paciente abaixa seu corpo ao fazer dorsiflexão no tornozelo, mantendo o joelho direito levemente fletido.

respectivos nervos depois de um programa excêntrico pode explicar a diminuição da dor sentida pelos pacientes. Acredita-se que as forças geradas durante os exercícios excêntricos[19] destruam essas estruturas.[5,22]

Combinar exercício concêntrico com terapia a laser também pode facilitar a cicatrização da tendinose do tendão do calcâneo. Stergioulas et al.[23] compararam os resultados entre dois grupos que receberam ou um programa de treinamento excêntrico com **terapia a laser de baixa potência** (TLBP), ou o programa de treinamento excêntrico com um tratamento a laser placebo, durante o período de tratamento de oito semanas. Os sujeitos no grupo experimental receberam o tratamento TLBP em seis pontos do tendão do calcâneo afetado (comprimento de onda 820 nm; fluxo óptico 30 mW; área de irradiação 0,5 cm^2; energia por sessão 0,9 J). No ponto de avaliação final (quatro semanas depois da conclusão do estudo), aqueles recebendo TLBP relataram redução significativa da dor, melhora da dorsiflexão ativa e diminuição da rigidez matinal e da dor à palpação, em comparação àqueles recebendo o tratamento placebo com laser. O programa de treinamento excêntrico prescrito diferiu do de Alfredson et al.[19] Em vez de fazer os pacientes realizarem 3 séries de 15 repetições, duas vezes por dia, por 12 semanas, Stergioulas et al.[23] prescreveram uma série de 5 repetições no primeiro dia, com progressão para 12 séries de 12 repetições (com um minuto de descanso entre as séries) pela 4ª semana. Esse programa foi realizado somente quatro dias por semana por dois meses. Os pacientes foram informados de que dor leve (definida como <50 mm em uma escala visual analógica de 100 mm) era permitida durante a realização do exercício. Eles foram instruídos a não se exercitarem se sua dor pós-exercício fosse incapacitante ou se continuasse no dia seguinte. Uma vez que o indivíduo fosse capaz de cumprir essa meta sem dor, um peso de 4 kg era acrescentado a sua mochila. Os sujeitos também eram instruídos a realizar 5 repetições de alongamentos, tanto de gastrocnêmio como de sóleo (15 segundos de manutenção por repetição), no começo e no fim de cada sessão de tratamento. Outras pesquisas que combinaram exercício excêntrico com o uso de talas noturnas, ou de uma tornozeleira AirHeel, não foram associadas a resultados superiores quando comparadas ao exercício excêntrico isolado.[24,25]

A maioria das pesquisas tem avaliado os desfechos positivos dos exercícios excêntricos para tendinose da porção média do tendão do calcâneo. Um **programa de treinamento excêntrico modificado também parece ajudar alguns pacientes com tendinose insercional do tendão do calcâneo.**[26] Johnson et al.[26] prescreveram o mesmo protocolo de treinamento excêntrico descrito por Alfredson et al.[19] (3 séries de 15 repetições, duas vezes por dia, durante 12 semanas), exceto que o tornozelo não deveria receber carga em dorsiflexão. Em outras palavras, a sobrecarga excêntrica era realizada em uma superfície plana em vez de sobre um degrau (Figs. 32.4 e 32.5). A dorsiflexão era proibida a fim de evitar o impacto mecânico que ocorre entre o calcâneo, o tendão do calcâneo e a bolsa sinovial, que resulta em aumento de forças compressivas. Mais de dois terços dos pacientes com tendinose insercional **do tendão do calcâneo** relataram satisfação e retorno à atividade de antes da lesão com esse protocolo de treinamento excêntrico modificado.

Um programa alternativo de exercícios para pacientes com tendinose do tendão do calcâneo foi relatado por Silbernagel et al.[27] Seu programa de exercícios em quatro fases começa com elevações concêntricas do calcanhar (em pé sobre uma perna ou duas e elevações sobre artelhos na posição sentada) e elevações excêntricas sobre os artelhos em pé (sobrecarga excêntrica do tornozelo envolvido; semelhante ao descrito por Alfredson et al.[19]).

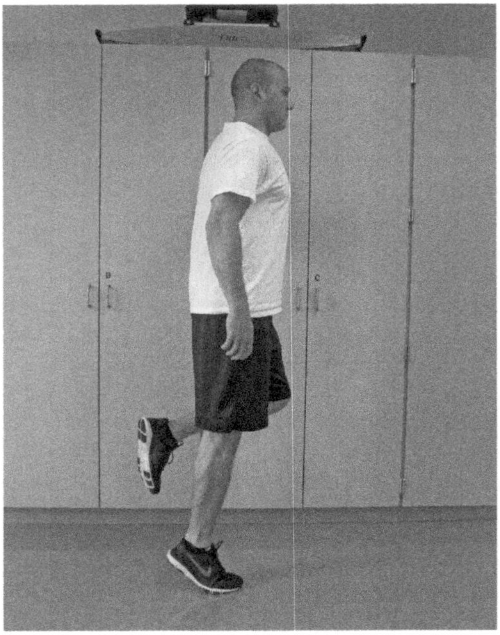

Figura 32.4 Primeiro, o paciente fica em pé sobre a perna esquerda não envolvida e faz flexão plantar para levantar o corpo, a fim de evitar flexão plantar concêntrica sobre a perna direita envolvida. Em seguida, ele desloca seu peso para a perna direita envolvida a fim de começar a baixar excentricamente o corpo.

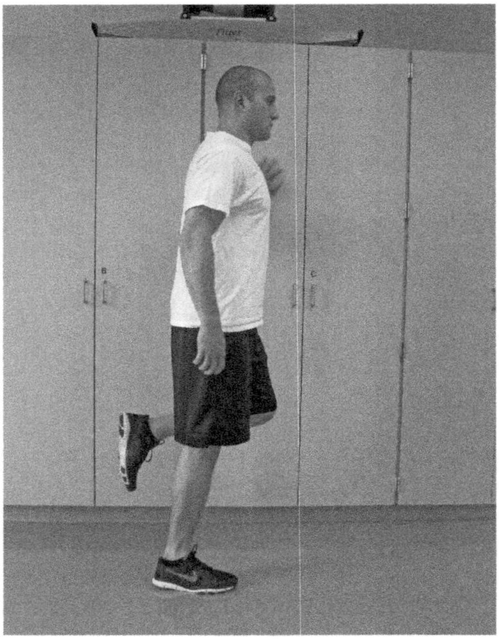

Figura 32.5 O paciente abaixa o corpo excentricamente até o chão (posição final).

Estágios mais tardios incluíam treinamento excêntrico de músculos da panturrilha (com acréscimo de peso), como descrito por Alfredson et al.,[19] elevações de calcanhar em duas pernas ou uma sobre a beira de um degrau, elevações rápidas sobre artelhos e pliometria.[27] Os pacientes perceberam melhoras significativas da dor, força e resistência muscular, em comparação com as medidas na linha de base. Após cinco anos, a maioria dos pacientes tinha obtido uma recuperação completa.[28] São necessárias mais pesquisas para determinar se os programas mencionados levam a melhores resultados para os pacientes.

Alfredson et al.[10] também recomendaram um esquema de tratamento para pacientes que não melhoraram com um programa de treinamento excêntrico. Primeiro, depois do período de treinamento inicial de exercícios, um adesivo de nitrato de glicerila (ANG) tópico é aplicado ao tendão (até 24 semanas) e o programa de exercícios é continuado. Alguns afirmam que o ANG possa liberar óxido nítrico, facilitando a síntese de colágeno, mas há desacordo na literatura com relação a esse mecanismo proposto.[29,30] Nesse momento, os autores recomendaram a adição de massagem e eletroterapia ao tendão envolvido; entretanto, não há evidências que deem suporte à efetividade desses adjuntos. Se o paciente ainda apresenta dor depois de 24 semanas de uso do adesivo e terapia continuada, injeções de glicocorticoide e terapia de ondas de choque extracorpóreas podem ser iniciadas.[10,31] Injeções esclerosantes na porção ventral do tendão têm sido realizadas a fim de destruir a neovascularização.[10,32,33] Se todos os procedimentos mencionados falharem, um procedimento cirúrgico (p. ex., desbridamento, reconstrução) deve ser considerado.[10,34,35]

Recomendações clínicas baseadas em evidências

SORT: Força da Taxonomia da Recomendação (do inglês, *Strength of Recommendation Taxonomy*)

A: Dados consistentes e de boa qualidade orientados para o paciente
B: Dados inconsistentes ou de qualidade limitada orientados para o paciente
C: Dados consensuados, prática mais utilizada, opinião de especialistas ou série de casos orientados para a patologia

1. Um programa de exercício consistindo em exercícios excêntricos para os músculos gastrocnêmio e sóleo ajuda a reduzir a dor e restaurar a função em pacientes com tendinose da *parte média* do tendão do calcâneo. **Grau A**
2. A terapia de laser de baixa potência com um programa de exercícios excêntricos pode oferecer redução da dor superior e amplitude de movimentos do tornozelo aumentada, em comparação com o programa isolado de exercícios excêntricos. **Grau B**
3. Um programa de exercícios consistindo em exercícios excêntricos modificados para o gastrocnêmio e sóleo pode ajudar a reduzir a dor e restaurar a função em pacientes com tendinose *insercional* do tendão do calcâneo. **Grau B**

PERGUNTAS PARA REVISÃO

32.1 Acredita-se que a redução da dor sentida pelos pacientes após terminarem um programa de 12 semanas de exercícios excêntricos para tendinose da parte média do tendão do calcâneo deve-se à destruição de qual das seguintes estruturas?

    A. Novos vasos sanguíneos e respectivos nervos
    B. Bainha do tendão
    C. Fibras de colágeno
    D. Tecido cicatricial

32.2 Qual das seguintes declarações é precisa quando se realiza uma intervenção de exercício excêntrico para tendinose da parte média do tendão do calcâneo (como descrita por Alfredson et al.[19])?

    A. Deve-se permitir que o tornozelo faça dorsiflexão a 10°
    B. O paciente não deve sentir dor durante o exercício
    C. O paciente não deve fazer flexão plantar concêntrica do tornozelo envolvido
    D. O paciente deve fazer flexão plantar excêntrica do tornozelo não envolvido

RESPOSTAS

32.1 **A.** Exames de imagem feitos depois da conclusão do programa de treinamento têm revelado uma estrutura do tendão normalizada, com diminuição dos novos vasos sanguíneos e respectivos nervos.

32.2 **C.** Alfredson et al.[19] descreveram um protocolo de exercícios excêntricos que requer a realização de flexão plantar concêntrica do tornozelo não envolvido, seguida de abaixar excentricamente o corpo, permitindo que o tornozelo envolvido faça o máximo de dorsiflexão possível (o calcanhar é colocado abaixo do alto do degrau). A dor é permitida durante a realização desses exercícios.

REFERÊNCIAS

1. Mann RA, Chou L. Effective intervention for Achilles tendinitis and tendinosis: toe rise helps differentiate tendinitis from tendinosis. *J Musculoskeletal Med.* 1998;15:57-62.
2. Heckman DS, Gluck GS, Parekh SG. Tendon disorders of the foot and ankle, part 2: Achilles tendon disorders. *Am J Sports Med.* 2009; 37:1223-1234.
3. Schepsis AA, Jones H, Haas AL. Achilles tendon disorders in athletes. *Am J Sports Med.* 2002;30:287-305.
4. Alfredson H. The chronic painful Achilles and patellar tendon: research on basic biology and treatment. *Scand J Med Sci Sports.* 2005;15:252-259.
5. de Mos M, van El B, DeGroot J, et al. Achilles tendinosis: changes in biochemical composition and collagen turnover rate. *Am J Sports Med.* 2007;35:1549-1556.
6. Langberg H, Ellingsgaard H, Madsen T, et al. Eccentric rehabilitation exercise increases peritendinous type I collagen synthesis in humans with Achilles tendinosis. *Scand J Med Sci Sports.* 2007;17:61-66.
7. Alfredson H, Bjur D, Thorsen K, Lorentzon R, Sandstrom P. High intratendinous lactate levels in painful chronic Achilles tendinosis. An investigation using microdialysis technique. *J Orthop Res.* 2002;20:934-938.

8. Astrom M. Partial rupture in chronic Achilles tendinopathy. A retrospective analysis of 342 cases. *Acta Orthop Scand.* 1998; 69:404-407.
9. Alfredson H, Lorentzon M, Backman S, Backman A, Lerner UH. cDNA-arrays and real-time quantitative PCR techniques in the investigation of chronic Achilles tendinosis. *J Orthop Res.* 2003;21:970-975.
10. Alfredson H, Cook J. A treatment algorithm for managing Achilles tendinopathy: new treatment options. *Br J Sports Med.* 2007;41:211-216.
11. Scott A, Khan KM, Roberts CR, Cook JL, Duronio V. What do we mean by the term "inflammation"? A contemporary basic science update for sports medicine. *Br J Sports Med.* 2004;38:372-380.
12. Andersson G, Danielson P, Alfredson H, Forsgren S. Presence of substance P and the neurokinin-1 receptor in tenocytes of the human Achilles tendon. *Regul Pept.* 2008;150:81-87.
13. Alfredson H, Lorentzon R. Intratendinous glutamate levels and eccentric training in chronic Achilles tendinosis: a prospective study using microdialysis technique. *Knee Surg Sports Traumatol Arthrosc.* 2003;11:196-199.
14. Ohberg L, Lorentzon R, Alfredson H. Neovascularization in Achilles tendons with painful tendinosis but not in normal tendons: an ultrasonographic investigation. *Knee Surg Sports Traumatol Arthrosc.* 2001;9:233-238.
15. Alfredson H, Ohberg L, Forsgren S. Is vasculo-neural ingrowth the cause of pain in chronic Achilles tendinosis? An investigation using ultrasonography and colour Doppler, immunohistochemistry, and diagnostic injections. *Knee Surg Sports Traumatol Arthrosc.* 2003;11:334-338.
16. Andersson G, Danielson P, Alfredson H, Forsgren S. Nerve-related characteristics of ventral paratendinous tissue in chronic Achilles tendinosis. *Knee Surg Sports Traumatol Arthrosc.* 2007;15:1272-1279.
17. Bjur D, Alfredson H, Forsgren S. The innervation pattern of the human Achilles tendon: studies of the normal and tendinosis tendon with markers for general and sensory innervation. *Cell Tissue Res.* 2005;320:201-206.
18. Kaufman KR, Brodine SK, Shaffer RA, Johnson CW, Cullison TR. The effect of foot structure and range of motion on musculoskeletal overuse injuries. *Am J Sports Med.* 1999;27:585-593.
19. Alfredson H, Pietila T, Jonsson P, Lorentzon R. Heavy-load eccentric calf muscle training for the treatment of chronic Achilles tendinosis. *Am J Sports Med.* 1998;26:360-366.
20. Gardin A, Movin T, Svensson L, Shalabi A. The long-term clinical and MRI results following eccentric calf muscle training in chronic Achilles tendinosis. *Skeletal Radiol.* 2010;39:435-442.
21. Shalabi A, Kristoffersen-Wilberg M, Svensson L, Aspelin P, Movin T. Eccentric training of the gastrocnemius-soleus complex in chronic Achilles tendinopathy results in decreased tendon volume and intratendinous signal as evaluated by MRI. *Am J Sports Med.* 2004;32:1286-1296.
22. Ohberg L, Alfredson H. Effects of neovascularization behind the good results with eccentric training in chronic mid-portion Achilles tendinosis? *Knee Surg Sports Traumatol Arthrosc.* 2004;12:465-470.
23. Stergioulas A, Stergioula M, Aarskog R, Lopes-Martins RA, Bjordal JM. Effects of lower-level laser therapy and eccentric exercises in the treatment of recreational athletes with chronic achilles tendinopathy. *Am J Sports Med.* 2008;36:881-887.
24. Petersen W, Welp R, Rosenbaum D. Chronic Achilles tendinopathy: a prospective randomized study comparing the therapeutic effect of eccentric training, the airheel brace, and a combination of both. *Am J Sports Med.* 2007;35:1659-1667.
25. de Jonge S, de Vos RJ, Van Schie HT, Verhaar JA, Weir A, Tol JL. One-year follow-up of a randomised controlled trial on added splinting to eccentric exercises in chronic midportion Achilles tendinopathy. *Br J Sports Med.* 2010;44:673-677.

26. Jonsson P, Alfredson H, Sunding K, Fahlstrom M, Cook J. New regimen for eccentric calf--muscle training in patients with chronic insertional Achilles tendinopathy: results of a pilot study. *Br J Sports Med.* 2008;42:746-749.
27. Silbernagel KG, Thomee R, Eriksson BI, Karlsson J. Continued sports activity, using a pain-monitoring model, during rehabilitation in patients with Achilles tendinopathy: a randomized controlled study. *Am J Sports Med.* 2007;35:897-906.
28. Silbernagel KG, Brorsson A, Lundberg M. The majority of patients with Achilles tendinopathy recover fully when treated with exercise alone: a 5-year follow-up. *Am J Sports Med.* 2011;39:607-613.
29. Paoloni JA, Appleyard RC, Nelson J, Murrell GA. Topical glycerin trinitrate treatment of chronic noninsertational achilles tendinopathy. A randomized, double-blind, placebo-controlled trial. *J Bone Joint Surg Am.* 2004;86-A:916-922.
30. Kane TP, Ismail M, Calder JD. Topical glyceryl trinitrate and noninsertional Achilles tendinopathy: a clinical and cellular investigation. *Am J Sports Med.* 2008; 36:1160-1163.
31. Rompe JD, Furia J, Maffulli N. Eccentric loading *versus* eccentric loading plus shock-wave treatment for midportion achilles tendinopathy: a randomized controlled trial. *Am J Sports Med.* 2009;37:463-470.
32. Willberg L, Sunding K, Ohberg L, Forssblad M, Fahlstrom M, Alfredson H. Sclerosing injections to treat midportion Achilles tendinosis: a randomised controlled study evaluating two different concentrations of polidocanol. *Knee Surg Sports Traumatol Arthrosc.* 2008;16:859-864.
33. Lind B, Ohberg L, Alfredson H. Sclerosing polidocanol injections in mid-portion Achilles tendinosis: remaining good clinical results and decreased tendon thickness at 2-year follow-up. *Knee Surg Sports Traumatol Arthrosc.* 2006;14:1327-1332.
34. Maffulli N, Longo UG, Loppini M, Spiezia F, Denaro V. New options in the management of tendinopathy. *Open Access Journal of Sports Medicine.* 2010:1;29-37.
35. Alfredson H. Ultrasound and Doppler-guided mini-surgery to treat midportion Achilles tendinosis: results of a large material and randomised study comparing two scraping techniques. *Br J Sports Med.* 2011;45:407-410.

Fascite plantar

Casey A. Unverzagt
Kyle Botten
Caryn Gehrke

CASO 33

Um homem de 45 anos procurou por conta própria uma clínica ambulatorial de fisioterapia, relatando dor no calcanhar esquerdo nos últimos meses. Ele nega qualquer trauma específico e não sente dor no calcanhar ou no pé direito. Relata que ibuprofeno diminui a dor de forma temporária, mas que, no geral, ela está piorando. O paciente relata que a dor é pior pela manhã e no final da tarde e que tem sido necessário interromper a rotina de caminhada por causa dela. Sua meta é eliminar a dor e voltar a caminhar 1,5 a 3 km por dia, quatro a cinco vezes por semana.

- Com base no relato subjetivo do paciente e no provável diagnóstico de fascite plantar, quais seriam os possíveis fatores para sua condição?
- Que sinais do exame podem estar associados a esse diagnóstico?
- Quais são as medidas de resultado da fisioterapia mais apropriadas para avaliar a capacidade funcional do paciente?
- Quais são as intervenções de fisioterapia mais adequadas?

DEFINIÇÕES-CHAVE

FASCITE PLANTAR: condição inflamatória que afeta a fáscia plantar e as estruturas perifasciais do pé.

MECANISMO DE MOLINETE: descreve a maneira pela qual a fáscia plantar dá suporte ao pé durante o apoio do peso; fornece um modelo dos estresses biomecânicos colocados sobre a fáscia plantar.[1]

Objetivos

1. Descrever a fascite plantar e identificar os possíveis fatores de risco relacionados a esse diagnóstico.
2. Descrever exercícios adequados de amplitude de movimentos articulares e/ou de flexibilidade para uma pessoa com fascite plantar.
3. Discutir evidências atuais que justifiquem o uso de modalidades apropriadas a colocação de bandagens e a fabricação de órtese para uma pessoa com fascite plantar.

Considerações sobre a fisioterapia

Considerações sobre a FT durante o tratamento do indivíduo com um diagnóstico de fascite plantar:

- **Cuidados/objetivos do plano geral de fisioterapia:** diminuir a dor; aumentar a flexibilidade muscular; prevenir ou minimizar a perda do condicionamento físico aeróbico.
- **Intervenções de fisioterapia:** educação do paciente com relação à anatomia funcional e à mecanopatologia da lesão traumática; modalidades terapeuticas para diminuir a dor e a inflamação; terapia manual para diminuir a dor e aumentar a mobilidade articular; exercícios de alongamento para abordar a tensão do tríceps sural e fáscia plantar; fabricação de órteses.
- **Precauções durante a fisioterapia:** abordar contraindicações ao exercício com base na condição preexistente do paciente.
- **Complicações que interferem na fisioterapia:** falta de adesão ao programa de exercícios domiciliares.

Visão geral da patologia

A fáscia plantar é uma camada fascial que reveste a face plantar do pé e se origina do calcâneo, inserindo-se através de uma rede complexa, na face plantar do antepé.[2] Composta de muitas fibras de colágeno e elásticas, a estrutura robusta e fibrosa da fáscia plantar serve para ajudar no suporte de peso.[2] Ela é dividida em duas camadas no plano transversal: a fáscia plantar superficial e a fáscia plantar profunda.[3] A profunda se subdivide em três camadas no plano coronal (porções central, lateral e medial).[2] A fáscia superficial forma um revestimento rígido e espesso sobre a sola do pé e tem *retinacula cutis* (ligamentos cutâneos) forte que amarra a pele à aponeurose plantar subjacente.[3] A fáscia profunda se

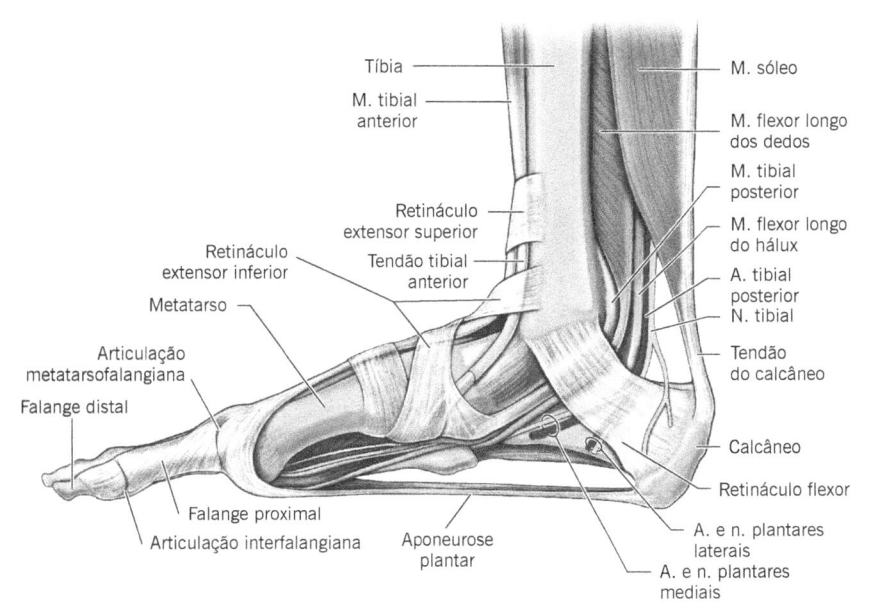

Figura 33.1 Visão lateral da aponeurose plantar. (Reproduzida com permissão de Morton DA, Foreman KB, Albertine KH, eds. *The Big Picture: Gross Anatomy.* New York: McGraw-Hill; 2011. Figure 38-1.).

assemelha àquela dentro da mão. Há uma aponeurose plantar central que se estende para a frente e se divide em digitações para os artelhos (Fig. 33.1).[3]

A fascite plantar é uma condição inflamatória que afeta a fáscia plantar e as estruturas perifasciais do pé. Historicamente, os fisioterapeutas têm atribuído a fascite plantar à biomecânica defeituosa, tal como pronação excessiva.[1] Contudo, uma revisão da literatura mais recente revela que indivíduos com um pé de arco baixo, ou de arco mais alto, podem sofrer de fascite plantar.[1] Tem sido postulado que indivíduos com arcos mais baixos têm condições resultantes de movimentação demasiada em torno da parte média e posterior do pé, enquanto indivíduos com arcos altos têm condições que resultam de pouca movimentação.[1,4,5]

O "mecanismo de molinete" é um modelo usado para prover uma explicação dos fatores biomecânicos e estresses aplicados sobre o pé e a fáscia plantar.[1] Um molinete é um dispositivo usado para mover pesos e consiste em uma corda enrolada em volta de um cilindro ou cano horizontal, que é girado pela rotação de uma manivela ou correia. O efeito molinete da fáscia plantar pode ser ilustrado quando se fica em pé, na ponta dos pés. A corda é análoga à fáscia plantar e o cilindro é análogo às articulações metatarsofalangianas.[3] Durante a fase de pré balanço da marcha, a dorsiflexão causa o encurtamento da fáscia plantar quando o enrolamento desta última encurta a distância entre o calcâneo e os metatarsos. Esse estreitamento da fáscia plantar ajuda a elevar o arco longitudinal medial. Esse mecanismo de molinete também pode auxiliar na supinação do pé durante a parte tardia da fase de apoio no ciclo da marcha (Fig. 33.2).

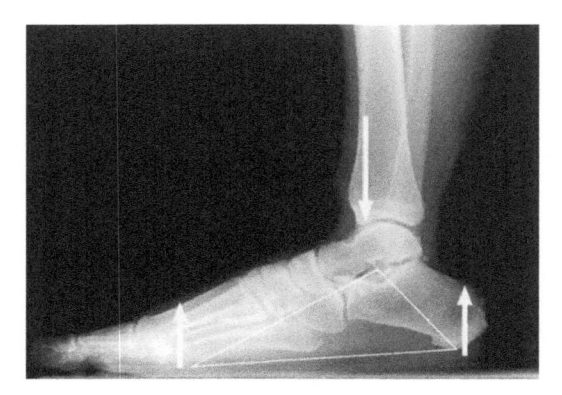

Figura 33.2 Radiografia de pé e tornozelo. O triângulo delineia a pilastra formada pelo calcâneo, pela articulação mediotarsal e pelos metatarsos. A hipotenusa (linha horizontal) representa a fáscia plantar. As setas para cima ilustram as forças de reação ao solo. A seta para baixo ilustra a força vertical do corpo. A orientação das forças verticais e de reação ao solo causaria um colapso da pilastra; entretanto, o aumento da tensão da fáscia plantar em resposta a essas forças mantém a integridade da pilastra. (Reproduzida com permissão de Bogla LA, Malone TR. Plantar fasciitis and the windlass mechanism: a biomechanical link to clinical practice. *J Athl Train.* 2004;39:77-82.).

As causas específicas de fascite plantar não são bem compreendidas, mas é provável que diversos fatores contribuam para a condição. Rome et al.[6] relataram que a fascite plantar é responsável por 15% de todas as queixas de adultos relativas aos pés necessitando de cuidados profissionais, e a condição é prevalente tanto em populações de atletas como de não atletas. Riddle et al.[7] constataram que o risco de desenvolver fascite plantar em uma população não atlética aumentava com a **diminuição da amplitude do movimento de dorsiflexão do tornozelo.** Outros fatores de risco independentes incluem passar a maior parte do dia de trabalho em pé e ter um índice de massa corporal (IMC) >30 kg/m².[7] Uma revisão sistemática recente examinando fatores de risco relacionados à dor crônica plantar no calcanhar afirmou a associação independente entre um IMC de 25 a 30 kg/m² e o desenvolvimento de fascite plantar.[8] Essa revisão também identificou a presença de esporão do calcâneo, em uma população não atlética, como um fator de risco significante.[8]

Manejo da fisioterapia do paciente

Indivíduos com fascite plantar podem se beneficiar de várias intervenções de fisioterapia, incluindo, mas se não limitando a: modalidades terapeuticas, terapia manual, colocação de bandagens, talas, uso de órteses e exercícios terapêuticos.[9] A maioria dos pacientes melhora com esse tratamento conservador; entretanto, até 10% respondem mal e requerem tratamento adicional.[10] Injeções de cortisona, fármacos anti-inflamatórios não esteroides, fasciotomia plantar endoscópica e terapia com ondas de choque extracorpóreas são intervenções comuns disponíveis para aqueles que não apresentam bons resultados ao tratamento conservador.[9,11-13] A meta da fisioterapia para a maioria dos pacientes com fascite plantar é diminuir a dor e melhorar a função.

Exame, avaliação e diagnóstico

Aqueles com risco mais alto de desenvolver fascite plantar ou aqueles que já têm a condição apresentam, frequentemente, diminuição da flexão passiva do tornozelo[7], obesidade, e tendem a passar a maior parte de seu dia de trabalho em pé.[9] Os pacientes com fascite plantar, muitas vezes, descrevem um início insidioso de dor aguda localizada na face anteromedial do calcanhar ou, algumas vezes, no centro da face plantar do pé. A dor é mais perceptível com os passos iniciais após um período de inatividade (p. ex., os primeiros passos ao sair da cama ao despertar), mas pode piorar depois do suporte do peso prolongado, especialmente ao se aproximar do fim do dia. Em ocasiões de dor aumentada, uma marcha antiálgica pode estar presente.[9] A dor da fascite plantar com frequência é subsequente a um aumento de atividade recente com suporte do peso (p. ex., aumento das distâncias de caminhada ou corrida). Uma apresentação clínica comum também inclui dor imediata após os passos iniciais fora da cama de manhã, que pode diminuir gradualmente com o aumento da atividade.

O fisioterapeuta deve conduzir uma avaliação minuciosa da história de saúde do paciente e da condição atual. Com frequência, o paciente relata mudança recente em nível de atividade ou mudança de emprego que requer ficar de pé ou andar mais. Clinicamente, a medida da capacidade do pé e tornozelo (FAAM, do inglês, *foot and ankle ability measure*) é um questionário de autorrelato confiável e válido que avalia deficiências, limitações de atividade e restrições de participação relacionadas à dor no calcanhar/fascite plantar de um paciente[9,14] A avaliação de um paciente deve continuar com um exame musculoesquelético abrangente, durante o qual o terapeuta deve estar atento para diagnósticos alternativos quando as limitações de atividade e os achados clínicos forem inconsistentes com fascite plantar. Os diagnósticos diferenciais importantes incluem: fratura por estresse do calcâneo, contusão óssea, atrofia do coxim gorduroso, esporão do calcâneo, síndrome do túnel do tarso, doença óssea de Paget, doença de Sever e dor irradiada devido a uma radiculopatia de S1.[9]

A Tabela 33.1 descreve achados positivos comuns de pacientes com fascite plantar. Estes incluem: dor à palpação da inserção da fáscia plantar proximal, diminuição da dorsiflexão ativa e passiva da articulação talocrural, sinal de Tinel positivo com o teste da síndrome do túnel do tarso (teste de dorsiflexão-eversão), dor na parte anteromedial do calcanhar ou no meio do pé com o teste do molinete e diminuição do ângulo do arco longitudinal.[9] Estudos têm demonstrado uma correlação significativa entre indivíduos com fascite plantar e dorsiflexão passiva do tornozelo diminuída com o joelho estendido (flexibilidade do complexo gastrocnêmio-sóleo).[9,15] Embora exercícios de alongamento para o complexo gastrocnêmio-sóleo sejam uma intervenção quase universal em um plano de tratamento da fascite plantar, tem sido recomendado que o comprimento dos isquiotibiais também seja avaliado. Se os isquiotibiais mostrarem comprimento limitado, o alongamento deve ser prescrito, porque a retração dos isquiotibiais aumentada pode causar sobrecarga prolongada do antepé, com aumento resultante da tensão na fáscia plantar.[16] O alongamento específico da fáscia plantar é benéfico para diminuir a dor em

Tabela 33.1 FLEXIBILIDADE E TESTES ESPECIAIS PARA FASCITE PLANTAR

Teste	Posição do paciente	Achados positivos	Precisão diagnóstica/ Confiabilidade[9,19]
Dorsiflexão ativa e passiva da articulação talocrural (tornozelo)	O paciente deita-se em supino na maca de tratamento, com os pés sobre a beira. Ele faz a dorsiflexão ativa do tornozelo e depois o fisioterapeuta faz a dorsiflexão passiva. O fisioterapeuta mede a ADM ativa e passiva com um goniômetro.	Dorsiflexão passiva ≤ 0°.	Confiabilidade intraexaminador CCI: Passiva – 0,64-0,92 Ativa – 0,74-0,98 Confiabilidade interexaminadores CCI: 0,29-0,81 Razão de probabilidades: 23,3[7] (aqueles com dorsiflexão passiva ≤ 0° em comparação àqueles com ≥ 10°)
Teste da síndrome do túnel do tarso (dorsiflexão--eversão)	O paciente senta-se com o pé sem sustentar o peso, enquanto o fisioterapeuta faz a dorsiflexão máxima do tornozelo, everte o pé e estende todos os artelhos por 5-10 segundos. Então, o fisioterapeuta percute a região do túnel do tarso.	Sinal de Tinel positivo ou queixa de dormência sugerem o diagnóstico de síndrome do túnel do tarso.	Baseada em dormência: Sensibilidade = 81% Especificidade = 99% +LR = 82,73 –LR = 0,19 Baseada em sinal de Tinel (+): Sensibilidade = 92% Especificidade = 99% +LR = 84,07 –LR = 0,08
Teste do molinete	O teste pode ser realizado em duas posições: (1) Paciente sentado com a articulação do tornozelo em posição neutra pelo fisioterapeuta (sem sustentação de peso), ou (2) Paciente em pé sobre degrau de banco, com a cabeça dos metatarsos sobre a borda (sustentando peso). Permite-se que as articulações interfalangianas flexionem, e a primeira articulação metatarsofalangiana é estendida passivamente até o limite final, ou até que a dor do paciente seja reproduzida.	Dor na parte anteromedial do calcanhar ou no meio do pé indica fascite plantar.	Sem sustentar o peso: Sensibilidade = 18% Especificidade = 99% +LR = 16,21 –LR = 0,83 Sustentando o peso: Sensibilidade = 33% Especificidade = 99% +LR = 28,70 –LR = 0,68
Ângulo do arco longitudinal	O paciente fica em pé com peso igual sobre ambos os pés. O fisioterapeuta marca os pontos médios do maléolo interno, da tuberosidade navicular e da cabeça do metatarso com uma caneta e mede o ângulo resultante da linha com a tuberosidade navicular como o fulcro (Fig. 33.3).	Ângulo diminuído (< 130°) pode se correlacionar com o desenvolvimento de fascite plantar.	Confiabilidade intraexaminador CCI: 0,98 Confiabilidade interexaminadores CCI: 0,67

CCI = Coeficiente de Correlação Intraclasse.

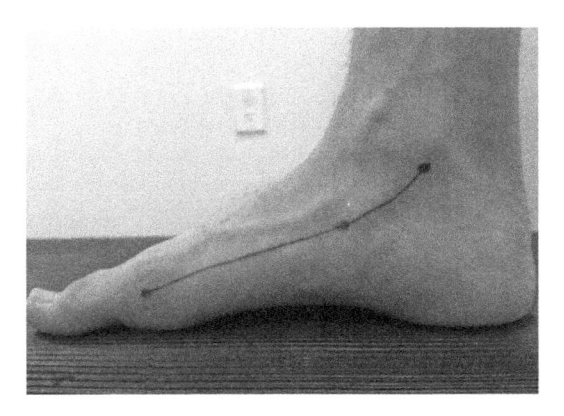

Figura 33.3 Mensuração do ângulo do arco longitudinal. Os pontos negros sobre os pontos médios do maléolo interno, da tuberosidade navicular e da cabeça do metatarso são conectados por uma linha. Usando-se a tuberosidade navicular como fulcro, o ângulo da linha é o ângulo do arco longitudinal.

indivíduos com fascite plantar, independentemente do comprimento inicial desse tecido.[17] Depois de determinar que a causa da dor e a disfunção do paciente são secundárias a fascite plantar, um plano de tratamento baseado em evidências deve ser implementado, e o fisioterapeuta deve monitorar de forma contínua o progresso do paciente por meio da reavaliação musculoesquelética e com um questionário de autorrelato (p. ex., o FAAM).

Plano de tratamento e intervenções

As intervenções de fisioterapia devem focar as queixas subjetivas e os achados objetivos da avaliação inicial. Um plano de tratamento para abordar a fascite plantar inclui a combinação de agentes anti-inflamatórios, modalidades e colocação de bandagens para fornecer alívio de curto prazo dos sintomas (i.e., menos de um mês), enquanto terapia manual, órteses e talas noturnas podem ser prescritas para administrar alívio dos sintomas mais prolongado (i.e., mais de um mês). Tem sido mostrado que o alongamento do complexo gastrocnêmio-sóleo e da própria fáscia plantar proporciona alívio tanto de curto como de longo prazo, bem como melhoras funcionais.[9]

Fármacos anti-inflamatórios não esteroides (AINEs) vendidos apenas com prescrição ou de venda livre, assim como injeções de glicocorticoides, são usados com frequência para tratar a dor e a inflamação relacionadas à fascite plantar. Embora tais intervenções não estejam dentro do escopo da prática da fisioterapia, os pacientes costumam pedir ao fisioterapeuta aconselhamento relativo a essas medicações. Atualmente, nenhum ensaio controlado randomizado foi conduzido para avaliar a eficácia dos AINEs de forma isolada. Evidências limitadas apoiam o uso de injeções de glicocorticoides como uma fonte de alívio de curto prazo dos sintomas (2-4 semanas).[18] Por fim, o fisioterapeuta deve encaminhar o paciente ao médico ou a um farmacêutico para questões relacionadas a uso, dosagem e eficácia de medicamentos.

Modalidades podem ser usadas em curto prazo para tratar os sintomas de fascite plantar. Foi demonstrado que a **iontoforese** de dexametasona a 0,4%, ou ácido acético a 5%, totalizando 6 sessões durante duas a três semanas, proporciona alívio da dor e melhora subsequente da função por duas a quatro semanas.[9]

A **terapia manual**, incluindo mobilização de tecidos moles, nervos e articulações periféricas, é apoiada por evidências limitadas para alívio da dor e melhoras funcionais de duração mais longa (1-3 meses). As mobilizações de articulações periféricas incluem deslizamento posterior da articulação talocrural, deslizamento lateral da articulação subtalar, deslizamentos anterior e posterior da primeira articulação tarso-metatarsal e distração da articulação subtalar. O grau de mobilização não foi especificado para cada uma das articulações.[9]

Foi demonstrado que a **colocação de bandagem** (do calcâneo ou *low-Dye*) fornece alívio da dor e melhoras de função de curta duração em diversos estudos. Contudo, parâmetros específicos de duração da colocação de esparadrapo para esses benefícios não foram especificados.[19-21] A duração média do alívio relatada por pacientes foi de sete a dez dias.

Órteses são prescritas com frequência para tratar e ajudar a prevenir recorrências de fascite plantar. Estudos demonstraram que órteses pré-fabricadas e customizadas fornecem até três meses de alívio da dor e melhora funcional para pacientes com fascite plantar.[9] Não há evidências, atualmente, que deem suporte à efetividade de órteses para tratar fascite plantar por períodos mais longos. Não se sabe *por que* as órteses são efetivas no tratamento de fascite plantar, visto que os estudos foram inconclusivos.[8]

De acordo com uma recente revisão da literatura, se os pacientes apresentam sintomas por mais de seis meses, com ou sem tratamento concomitante para fascite plantar, **talas noturnas** podem ser efetivas na redução da dor.[9] Talas anteriores, posteriores e tipo meia têm demonstrado proporcionar alívio quando usadas por pacientes comprometidos com o tratamento, todas as noites, por um a três meses.[9]

Há evidências suficientes para se considerar o alongamento como uma intervenção de curto e de longo prazo, para alívio da dor e melhora funcional.[9] Numerosos estudos têm mostrado que o **alongamento da panturrilha** para aumentar a dorsiflexão do tornozelo correlaciona-se com a diminuição dos sintomas em pacientes. Entretanto, os autores não especificaram se os sujeitos dos estudos tinham dorsiflexão diminuída antes do alongamento. Porter et al.[22] mostraram que alongamentos de dorsiflexão em adultos com fascite plantar melhoravam a dor e a função. Contudo, nenhuma diferença foi encontrada entre grupos que realizaram alongamento intermitente (5 séries de alongamentos de 20 segundos, 2 vezes por dia) ou alongamentos mantidos (alongamento de 3 minutos realizado 3 vezes por dia).[24] Digiovanni et al.[17] mostraram que **alongamento específico da fáscia plantar** também é efetivo para diminuições da dor e melhora da função no longo prazo (dois anos). Os autores recomendaram um autoalongamento, no qual o paciente faz dorsiflexão do tornozelo e estende os artelhos com uma mão, enquanto palpa para sentir a tensão na fáscia com a outra mão (Fig. 33.4). Os pacientes são orientados a manter o alongamento por 10 segundos, repetindo 10 vezes durante uma só série, fazendo uma série três vezes por dia, com a primeira série realizada antes de o paciente dar seu primeiro passo na manhã.

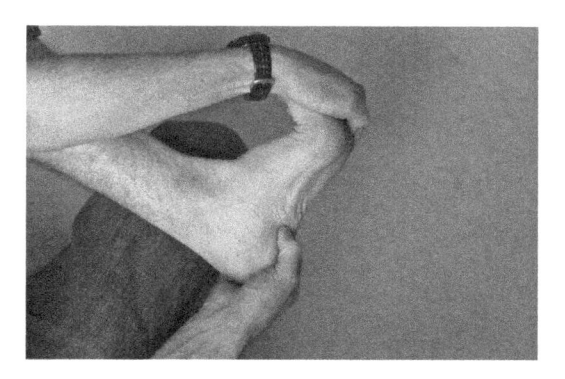

Figura 33.4 Exercício de alongamento da fáscia plantar. O paciente cruza a perna afetada sobre a perna contralateral. Ele é instruído a colocar os dedos através da base dos artelhos, puxando os artelhos para trás em direção à canela até que um estiramento ou tensão seja sentido ao longo da fáscia plantar.

Recomendações clínicas baseadas em evidências

SORT: Força da Taxonomia da Recomendação (do inglês, *Strength of Recommendation Taxonomy*)

A: Dados consistentes e de boa qualidade orientados para o paciente
B: Dados inconsistentes ou de qualidade limitada orientados para o paciente
C: Dados consensuados, prática mais utilizada, opinião de especialistas ou série de casos orientados para a patologia

1. A ADM de dorsiflexão do tornozelo limitada e um IMC alto (> 30 kg/m^2), em populações não atléticas, são fatores de risco para o desenvolvimento de dor no calcanhar/fascite plantar. **Grau B**
2. A iontoforese de dexametasona a 0,4% ou o ácido acético a 5% fornece alívio da dor de curta duração (duas a quatro semanas) e melhoras na função para indivíduos com fascite plantar. **Grau B**
3. A terapia manual e os procedimentos de mobilização neural diminuem a dor e melhoram a função em indivíduos com fascite plantar. **Grau C**
4. A colocação de bandagem *low-Dye* proporciona alívio da dor de curta duração (7-10 dias) e melhora da função em indivíduos com fascite plantar. **Grau B**
5. Órteses de pé pré-fabricadas ou customizadas, para dar suporte ao arco e reduzir a pronação anormal do pé, propiciam melhoras de curta duração (três meses) na função e redução da dor em pacientes com fascite plantar. **Grau A**
6. Talas noturnas devem ser consideradas uma intervenção para pacientes com sintomas de fascite plantar há mais de seis meses. **Grau B**
7. O alongamento diário, ou mantido (1-3 minutos, 3 vezes por dia), ou intermitente (5 séries de 20 segundos, 2 vezes por dia), tendo como alvo o complexo gastrocnêmio-sóleo,

propicia alívio da dor de curta duração (dois a quatro meses) e flexibilidade melhorada dos músculos da panturrilha em indivíduos com fascite plantar. **Grau B**
8. O alongamento da fáscia plantar pode diminuir a dor e melhorar a função em pacientes com fascite plantar. **Grau B**

PERGUNTAS PARA REVISÃO

33.1 O fisioterapeuta examina um homem de 40 anos que se queixa de dor no calcanhar esquerdo nos últimos seis meses. Sua dor é pior na manhã, quando ele dá os primeiros passos fora da cama. Que intervenção seria *menos* efetiva em fornecer alívio de longa duração (por mais de um mês) de seus sintomas?

    A. Colocação de esparadrapo *low-Dye* no pé
    B. Iontoforese usando dexametasona a 0,4%
    C. Tala noturna posterior usada por dois meses
    D. Órtese pré-fabricada

33.2 O fisioterapeuta examina uma mulher de 55 anos com diabetes melito tipo 2 e desenvolvimento recente de dor no calcanhar. Ela já foi diagnosticada com fascite plantar. Qual dos seguintes tem *maior* probabilidade de ser um fator contributivo para a dor dela?

    A. Postura de descanso do pé em supinação
    B. Postura de descanso do pé em pronação
    C. IMC de 24 kg/m^2
    D Dorsiflexão ativa diminuída em comparação com valores normais e com sua extremidade inferior contralateral não envolvida

RESPOSTAS

33.1 **A.** Tem sido mostrado que a colocação de esparadrapo *low-Dye* propicia apenas alívio da dor de curta duração, com os pacientes relatando uma média de sete a dez dias de alívio.[19,21] Todos os outros métodos listados têm sido demonstrados como propiciando meses de alívio da dor aos pacientes com sintomas de fascite plantar.[9]

33.2 **D.** De acordo com Riddle et al.,[7] a dorsiflexão diminuída é o maior fator de risco para o desenvolvimento de fascite plantar. Embora o IMC aumentado tenha sido identificado como um fator de risco para o desenvolvimento de fascite plantar, mostrou-se que a falta de dorsiflexão é um fator de risco maior. Um IMC < 30 kg/m^2 não foi demonstrado de forma consistente como fator contribuinte para fascite plantar (opção C). Embora historicamente fosse pensado que uma altura de arco diminuída levasse à fascite plantar, isso não foi demonstrado consistentemente na literatura. Indivíduos com arcos altos e baixos podem desenvolver fascite plantar (opções A e B).[1]

REFERÊNCIAS

1. Bogla LA, Malone TR. Plantar fasciitis and the windlass mechanism: a biomechanical link to clinical practice. *J Athl Train.* 2004;39:77-82.
2. Dutton M. *Orthopaedic Examination, Evaluation, & Intervention.* New York: McGraw-Hill; 2004.
3. Rose C, Gaddum-Rosse P, Hollinshead WH. *Hollinshead's Textbook of Anatomy.* Philadelphia, PA: Lippincott-Raven Publishers; 1997.
4. Kwong PK, Kay D, Voner RT, White MW. Plantar fasciitis. Mechanics and pathomechanics of treatment. *Clin Sports Med.* 1988;7:119-126.
5. Cornwall MW. Common pathomechanics of the foot. *Athl Ther Today.* 2000;5:10-16.
6. Rome K, Howe T, Haslock I. Risk factors associated with the development of plantar heel pain in athletes. *Foot.* 2001;11:119-125.
7. Riddle DL, Pulisic M, Pidcoe P, Johnson RE. Risk factors for plantar fasciitis: a matched case-control study. *J Bone Joint Surg Am.* 2003;85-A:872-877.
8. Irving DB, Cook JL, Menz HB. Factors associated with chronic plantar heel pain: a systematic review. *J Sci Med Sport.* 2006;9:11-24.
9. McPoil TG, Martin RL, Cornwall MW, Wukich DK, Irrgang JJ, Godges JJ. Heel pain-plantar fasciitis: clinical practice guidelines linked to the international classification of function, disability, and health from the orthopaedic section of the American Physical Therapy Association. *J Orthop Sports Phys Ther.* 2008;38:A1-A18.
10. Davis PF, Severud E, Baxter DE. Painful heel syndrome: results of nonoperative treatment. *Foot Ankle Int.* 1994;15:531-535.
11. Donley BG, Moore T, Sferra J, Gozdanovic J, Smith R. The efficacy of oral nonsteroidal anti-inflammatory medication (NSAID) in the treatment of plantar fasciitis: a randomized, prospective, placebo-controlled study. *Foot Ankle Int.* 2007;28:20-23.
12. Urovitz EP, Birk-Urovitz A, Birk-Urovitz E. Endoscopic plantar fasciotomy in the treatment of chronic heel pain. *Can J Surg.* 2008;51:281-283.
13. Malay D, Pressman MM, Assili A, et al. Extracorporeal shockwave therapy *versus* placebo for the treatment of chronic proximal plantar fasciitis: results of a randomized, placebo-controlled, doubleblinded, multicenter intervention trial. *J Foot Ankle Surg.* 2006;45:196-210.
14. Martin RL, Irrgang JJ, Burdett RG, Conti SF, Van Swearingean JM. Evidence of validity for the foot and ankle ability measure (FAAM). *Foot Ankle Int.* 2005;26:968-983.
15. Drake M, Bittenbender C, Boyles RE. The short-term effects of treating plantar fasciitis with a temporary custom foot orthosis and stretching. *Journal Orthop Sports Phys Ther.* 2011;41:221-231.
16. Harty J, Soffe K, O'Toole G, Stephens M. The role of hamstring tightness in plantar fasciitis. *Foot Ankle Int.* 2005;26:1089-1092.
17. Digiovanni BF, Nawoczenski DA, Malay DP, et al. Plantar fascia-specific stretching exercise improves outcomes in patients with chronic plantar fasciitis. A prospective clinical trial with two-year follow-up. *J Bone Joint Surg Am.* 2006;88:1775-81.
18. Crawford F, Thomson C. Interventions for treating plantar heel pain. *Cochrane Database Syst Rev.* 2003:CD000416.

19. Osborne HR, Allison GT. Treatment of plantar fasciitis by Low-Dye taping and iontophoresis: short term results of a double blinded, randomised, placebo controlled clinical trial of dexamethasone and acetic acid. *Br J Sports Med* . 2006;40:545-549.
20. Hyland MR, Webber-Gaffney A, Cohen L, Lichtman PT. Randomized controlled trial of calcaneal taping, sham taping, and plantar fascia stretching for the short-term management of plantar heel pain. *J Orthop Sports Phys Ther* . 2006;36:364-371.
21. Radford JA, Landorf KB, Buchbinder R, Cook C. Effectiveness of low-Dye taping for the short-term treatment of plantar heel pain: a randomised trial. *BMC Musculoskelet Disord*. 2006;7:64.
22. Porter D, Barrill E, Oneacre K, May BD. The effects of duration and frequency of Achilles tendon stretching on dorsiflexion and outcome in painful heel syndrome: a randomized, blinded, control study. *Foot Ankle Int* . 2002;23:619-624.

Fibromialgia

Jason Brumitt

CASO 34

Um médico clínico geral encaminhou uma mulher de 45 anos à fisioterapia com o diagnóstico de dor nas costas. A paciente relata que sente dor nas costas, mas também sente dor "em todo o corpo". Além da dor, ela apresenta fadiga, dificuldade para dormir, memória ruim e cefaleias frequentes. Sua dor "nunca parece melhorar" e "fica pior com atividade prolongada". Os sintomas começaram há cerca de quatro anos, depois que caiu dos degraus de uma escada. As radiografias da coluna torácica e lombar foram negativas para fraturas ou anormalidades ósseas que pudessem contribuir para seus sintomas. Intervenções prévias de fisioterapia (calor úmido, massagem, ultrassom, alongamento) não melhoraram seus sintomas. Sua história de saúde é significativa para síndrome do intestino irritável e dor abdominal (ambas começaram dois anos atrás). Ela trabalha como repórter de tribunal e descreve seu estilo de vida como sedentário. Com base na história da paciente, suspeita-se que ela pode ter a síndrome fibromiálgica (SFM).

▸ Com base nos sintomas e na história de saúde da paciente, quais são os testes de exame mais apropriados para ajudar a confirmar o diagnóstico de SFM?
▸ Quais são as intervenções de fisioterapia mais adequadas?
▸ Quais as possíveis complicações que podem limitar a efetividade da fisioterapia?

DEFINIÇÕES-CHAVE

ALODINIA: dor em resposta a um estímulo que normalmente não causaria dor.

SÍNDROME FIBROMIÁLGICA (SFM): condição dolorosa crônica disseminada, de etiologia desconhecida, caracterizada por aumento da sensibilidade aos estímulos (p. ex., hiperalgesia, alodinia) e sintomas que podem ter impacto significativo sobre a capacidade funcional e a qualidade de vida.

SÍNDROME SECA: secura da boca e dos olhos.

PONTO DOLOROSO: região localizada do corpo que é dolorosa à compressão digital; historicamente, a fibromialgia é associada a 18 localizações de pontos dolorosos (9 pontos em cada lado do corpo).

Objetivos

1. Descrever a síndrome fibromiálgica e identificar possíveis comorbidades relacionadas a esse diagnóstico.
2. Descrever os critérios diagnósticos para SFM do American College of Rheumatology.
3. Prescrever um programa de exercícios terapêuticos elaborado para melhorar a função e diminuir a dor nessa população.
4. Compreender reações adversas a fármacos comuns para medicamentos usados no tratamento da SFM que podem afetar o exame e/ou as intervenções de fisioterapia.

Considerações sobre a fisioterapia

Considerações sobre a FT durante o tratamento do indivíduo com um diagnóstico de síndrome fibromiálgica:

- ▶ **Cuidados/objetivos do plano geral de fisioterapia:** diminuir a dor; aumentar a flexibilidade muscular; aumentar a resistência e força muscular; melhorar a capacidade de condicionamento físico aeróbico.
- ▶ **Intervenções de fisioterapia:** educação do paciente relativa à possível patogênese da condição; técnicas de massagem/mobilização de tecidos moles para diminuir a dor; exercícios de flexibilidade muscular; exercícios com resistência para aumentar a capacidade de resistência muscular e a força funcional; programa de exercícios aeróbicos.
- ▶ **Precauções durante a fisioterapia:** monitorar os sinais vitais; abordar precauções ou contraindicações ao exercício com base na condição preexistente do paciente.
- ▶ **Complicações que interferem na fisioterapia:** fadiga excessiva; sintomas que interferem na tolerância ao exercício; depressão.

Visão geral da patologia

A síndrome fibromiálgica (SFM, ou apenas fibromialgia) é uma condição dolorosa disseminada crônica, de etiologia desconhecida, caracterizada por aumento da sensibilidade a estímulos e sintomas que podem ter impacto significativo sobre o estilo de vida de uma pessoa. Diagnosticar a fibromialgia é um desafio, devido à falta de testes de diagnóstico clínico. Um paciente pode sentir os sintomas dessa condição por muitos meses ou anos antes de receber o diagnóstico. Nos Estados Unidos, cerca de 5 milhões de pessoas já foram diagnosticadas com fibromialgia, sendo mais comum em mulheres adultas (razão 3:1).[1,2] A prevalência de fibromialgia aumenta com a idade e tem pico durante a quinta, sexta e sétima décadas de vida.[2]

Não há cura para fibromialgia. Fornecer tratamento efetivo é um desafio, devido à compreensão limitada da fisiopatologia da síndrome. Vários fatores têm sido propostos na patogênese: genética, disfunção do sistema nervoso autonômico, processamento periférico da dor e processamento central (sensibilização central) da dor anormais, disfunção neuroendócrina, fatores ambientais, atrofia da substância cinzenta, fatores psicológicos e estresse oxidativo.[1,3-8]

Os sintomas de fibromialgia incluem dor disseminada crônica, fadiga crônica, problemas de concentração e memória, cefaleias, fraqueza muscular, transtornos do sono (sono não restaurador), rigidez matinal, sintomas de síndrome seca e alodinia. Várias comorbidades têm sido relatadas em pacientes com fibromialgia: ansiedade, depressão, dor abdominal, síndrome de fadiga crônica, enxaquecas e transtorno bipolar. A presença de comorbidades necessita da inclusão de terapias (p. ex., terapia comportamental cognitiva) além daquelas proporcionadas pelo fisioterapeuta.

Manejo da fisioterapia do paciente

O fisioterapeuta pode ser um dos muitos profissionais da saúde tratando do paciente com fibromialgia. Exercícios e terapia comportamental cognitiva (TCC) são tratamentos conservadores efetivos no controle de pacientes com essa doença.[9-15] A mobilização e a massagem de tecidos moles podem ajudar a reduzir os sintomas em alguns indivíduos. Os medicamentos de prescrição também podem ser utilizados.[16] O fisioterapeuta deve estar ciente dos tratamentos anteriores e atuais do paciente, a fim de ajudar a evitar a redundância e, possivelmente, reduzir o risco de agravamento dos sintomas. Por exemplo, se o paciente estiver recebendo de forma concomitante serviços de um massoterapeuta, os tratamentos de tecidos moles não devem ser o foco das intervenções de fisioterapia. O fisioterapeuta deve obter do paciente uma história completa do uso de fármacos, inclusive medicamentos com e sem prescrição, assim como algum suplemento. Os medicamentos de prescrição comum para o tratamento da fibromialgia incluem antidepressivos tricíclicos, inibidores seletivos da recaptação de serotonina e de noradrenalina, gabapentina, ciclobenzaprina, tramadol e pregabalina.[17] A Tabela 34.1 apresenta as indicações e as reações adversas relacionadas a cada fármaco (ou classe de fármacos), que podem afetar o exame e/ou as intervenções de fisioterapia.

Exame, avaliação e diagnóstico

Em 1990, o American College of Rheumatology (ACR) estabeleceu os seguintes critérios diagnósticos para fibromialgia: dor disseminada crônica (dor envolvendo todas as regiões

Tabela 34.1 INDICAÇÕES E REAÇÕES ADVERSAS DE MEDICAMENTOS COMUMENTE PRESCRITOS PARA FIBROMIALGIA

Fármaco (ou classe de fármacos)	Indicações	Reações adversas que podem afetar a fisioterapia
Antidepressivos tricíclicos	Dor Depressão Fadiga Transtorno do sono	Visão turva Ansiedade Tontura Fraqueza Hipotensão Taquicardia
Inibidores seletivos da recaptação de serotonina (ISRS)	Depressão Ansiedade	Fadiga Tontura Risco aumentado de suicídio Erupção cutânea Insônia Ansiedade Mania/hipomania Nervosismo Tremores Convulsões
Inibidores seletivos da recaptação de serotonina e noradrenalina (p. ex., duloxetina, milnaciprano)	Depressão Ansiedade Dor	Taquicardia Hipertensão Ansiedade Náusea Insônia
Gabapentina	Dor	Fadiga Ataxia Ganho de peso
Ciclobenzaprina	Depressão	Torpor Infarto do miocárdio Acidente vascular cerebral Taquicardia sinusal Ataxia Hipotensão Fadiga Cefaleias
Tramadol	Dor	Náusea Constipação Tontura
Pregabalina	Dor	Tontura Mialgia Ataxia Artralgia Hipertensão ou hipotensão

do corpo), durando mais de três meses, e dor à palpação de um mínimo de 11 dos 18 pontos dolorosos.[18] Os pontos dolorosos são avaliados por palpação digital (compressão do polegar com força de 4 kg/cm², ou força que crie branqueamento do leito ungueal). A dor deve ser provocada durante a palpação digital de um ponto doloroso para satisfazer os critérios diagnósticos do ACR de 1990.[18] Os pontos dolorosos são testados bilateralmente em nove localizações. Eles estão localizados em: locais de inserção muscular occipital ou suboccipital, região cervical anterior baixa perto dos músculos esternocleidomastóideos, segunda costela (no sentido lateral às segundas junções costocondrais), ponto médio da borda superior do trapézio, acima da espinha escapular no músculo supraespinhal, epicôndilo externo, borda anterior do glúteo máximo, grande trocanter e linha articular medial do joelho.[18]

Foi sugerido que os critérios diagnósticos do ACR de 1990 não levaram em conta de forma precisa o espectro de sinais e sintomas que pode estar presente em pacientes com fibromialgia.[19-21] O critério de pontos dolorosos (requisito de dor à compressão digital em 11 dos 18 locais) foi especialmente controverso.[19-21] Por exemplo, um paciente pode ter fibromialgia mesmo na presença de menos de 11 pontos dolorosos.[18] Além disso, muitos médicos clínicos gerais têm diagnosticado pacientes com fibromialgia, mas têm realizado a palpação digital de forma incorreta ou podem ter deixado de testar todos os pontos dolorosos do paciente.[18-20]

Vinte anos após os critérios diagnósticos iniciais de fibromialgia serem publicados, o American College of Rheumatology aceitou, provisoriamente, novos critérios diagnósticos (Tab. 34.2).[21] Uma mudança notável dos critérios de 1990 é que o uso da palpação de pontos dolorosos foi removido. Agora, o diagnóstico de fibromialgia baseia-se em três critérios: história de dor disseminada por pelo menos três meses, comportamento dos sintomas e exclusão de qualquer outra condição que pudesse ser responsável pelos sintomas do paciente.[21]

A Tabela 34.2 apresenta as escalas usadas nos novos critérios diagnósticos do ACR de 2010: o índice de dor disseminada (WPI, do inglês, *widespread pain index*) e a escala, de gravidade de sintomas (SS, do inglês, *symptom severity*).[18] O WPI é útil para identificar o número de regiões dolorosas sentidas pelo paciente durante a semana anterior. Cada localização identificada como tendo sido dolorosa recebe uma nota 1 (a ausência de dor recebe nota zero).[21] O escore máximo possível no WPI é 19. A escala SS avalia a experiência do indivíduo com sintomas durante a semana anterior, inclusive: fadiga, despertar sentindo-se não descansado, sintomas cognitivos e vários sintomas somáticos.[18] O SS é graduado em uma escala de 0 a 3: 0 para "nenhum problema" ou "nenhum sintoma", 1 para "poucos problemas (ou sintomas)", 2 para "problemas (sintomas) moderados, consideráveis", ou 3 para "problemas sérios: penetrantes, contínuos, perturbadores da vida (ou muitos sintomas)"[21] Os escores WPI e SS combinados, junto à história sintomática (nenhuma outra condição pode ser responsável pela dor do paciente), são usados para confirmar um diagnóstico de fibromialgia. Para ser diagnosticado com essa condição, um paciente deve ter notas de WPI ≥ 7 e SS ≥ 5, ou um WPI = 3 a 6 e SS ≥ 9.[21]

Em geral, uma pessoa com fibromialgia é encaminhada para fisioterapia depois de ter sido diagnosticada por um reumatologista. Contudo, um paciente pode ter acesso à fisioterapia por meio de procura direta (apresentar-se à fisioterapia sem encaminhamento

Tabela 34.2 CRITÉRIOS DIAGNÓSTICOS DE 2010 DO AMERICAN COLLEGE OF RHEUMATOLOGY PARA FIBROMIALGIA

Critérios

Um paciente satisfaz os critérios diagnósticos para fibromialgia quando as três seguintes condições estiverem presentes:
1. Índice de dor disseminada (WPI) ≥ 7 e escore da escala de gravidade de sintomas (SS) ≥ 5 ou WPI 3-6 e escore da escala SS ≥ 9.
2. Sintomas presentes em um nível semelhante por pelo menos 3 meses.
3. Ausência de outro distúrbio que explique a dor.

Avaliação
1. WPI: observe o número de áreas em que o paciente tem tido dor durante a última semana. Em quantas áreas o paciente teve dor? O escore será entre 0 e 19.

Ombro esquerdo	Quadril (nádega, trocanter) esquerdo	Mandíbula, à esquerda	Costas, parte superior
Ombro direito	Quadril (nádega, trocanter) direito	Mandíbula, à direita	Costas, parte inferior
Braço esquerdo	Coxa esquerda	Tórax	Pescoço
Braço direito	Coxa direita	Abdome	
Antebraço esquerdo	Perna esquerda		
Antebraço direito	Perna direita		

2. Escore da escala SS:
Fadiga
Despertar com sensação de falta de repouso.
Sintomas cognitivos
Para cada um dos três sintomas acima, indicar o nível de intensidade usando a seguinte escala:
0 = nenhum problema
1 = problemas leves ou discretos, geralmente leves ou intermitentes
2 = problemas moderados, consideráveis, frequentemente presentes e/ou em um nível moderado
3 = sérios: problemas penetrantes, contínuos, perturbadores da vida
Considerando sintomas somáticos em geral, indique se o paciente tem:*
0 = nenhum sintoma
1 = poucos sintomas
2 = um número moderado de sintomas
3 = um grande número de sintomas

*A escala de escores SS é a soma da intensidade dos três sintomas (fadiga, despertar não repousado, sintomas cognitivos) mais a extensão (intensidade) dos sintomas somáticos em geral. O escore final é entre 0 e 12.

Sintomas somáticos que podem ser considerados: dor muscular, síndrome do intestino irritável, fadiga/cansaço, pensando sobre ou se lembrando de um problema, fraqueza muscular, cefaleia, dor/cólicas no abdome, dormência/formigamento, tontura, insônia, depressão, constipação, dor no abdome superior, náusea, nervosismo, dor torácica, visão turva, febre, diarreia, boca seca, prurido, sibilância, fenômeno de Raynaud, urticária, zumbido nos ouvidos, vômitos, azia, úlceras orais, perda ou alteração do paladar, convulsões, olhos secos, falta de ar, perda de apetite, erupção cutânea, sensibilidade ao sol, dificuldades de audição, facilidade de equimoses, perda de cabelos, micção frequente, micção dolorosa e espasmos vesicais.

Reproduzida com permissão de Wolfe F, Clauw DJ, Fitzcharles MA, et al. The American College of Rheumatology preliminary diagnostic criteria for fibromyalgia and measurement of symptom severity. Arthritis Care Res. 2010;62:600-610.

de um médico). O conhecimento dos critérios diagnósticos do ACR ajuda o fisioterapeuta a avaliar um paciente com dor crônica disseminada que procurou por conta própria a fisioterapia. Se um diagnóstico de fibromialgia for suspeitado, o fisioterapeuta deve encaminhar o paciente a um reumatologista para avaliação e tratamento abrangente.

Se o paciente tem um diagnóstico formal de fibromialgia ou se o fisioterapeuta suspeita do diagnóstico, esse profissional deve realizar uma anamnese tradicional do paciente. Deve ser priorizada a identificação de atividades que parecem causar uma exacerbação (resposta sintomática) no paciente. O paciente deve completar a mensuração adicional por meio do uso de ferramentas, como o questionário de impacto da fibromialgia (FIQ, do inglês, *fibromyalgia impact questionnaire*) e/ou o teste de desempenho funcional físico em escala contínua (*continuous scale physical functional performance test*). Essas medidas de resultados devem ser aplicadas novamente em uma data posterior, para avaliar mudanças em capacidades funcionais que possam refletir a efetividade do programa terapêutico do paciente.

Um exame físico tradicional deve ser realizado; entretanto, algumas medidas (p. ex., goniometria, teste muscular manual) podem não fornecer informações clínicas relevantes para guiar a prescrição de exercícios. Embora um paciente possa ter um escore de 5/5 em um teste muscular manual tradicional, essa demonstração de capacidade muscular isométrica não revela como um paciente pode responder à atividade prolongada. De fato, muitos podem ter tolerância limitada à atividade repetida. Por exemplo, um indivíduo pode se cansar rapidamente durante a sessão de treinamento e/ou sofrer uma exacerbação dos sintomas da fibromialgia depois de completar a sessão (em geral entre 12-24 horas). Testes e medidas funcionais podem dar ao terapeuta uma visão quantitativa e qualitativa do condicionamento físico atual do paciente. Testes de flexibilidade podem ser feitos para identificar regiões que carecem de flexibilidade muscular. O Teste de Caminhada de Seis Minutos (Six-Minute Walk Test) pode ser realizado para acompanhar mudanças no condicionamento físico aeróbico ao longo do tempo. Contudo, esse teste pode ser muito exigente para alguns pacientes com fibromialgia realizarem na avaliação inicial. Testes funcionais, como investida e agachamento, possibilitam que o fisioterapeuta determine a força muscular do indivíduo nas extremidades inferiores. Um teste de repetição máxima (RM) pode fornecer uma avaliação quantitativa da força de um indivíduo. Embora pesquisadores tenham mensurado a força usando um teste de RM, os pacientes com fibromialgia devem ser testados primeiro com cargas muito baixas, que podem ser usadas para se aproximar ao RM pelo uso de um calculador *on-line*.[22]

Plano de tratamento e intervenções

As intervenções de fisioterapia com frequência incluem educação do paciente, **exercício terapêutico** e terapias manuais para tecidos moles. Diversos estudos têm demonstrado a efetividade de melhorar a força e diminuir os sintomas nessa população.[22-29] Existe evidência em apoio ao uso de mobilização para tecidos moles.[30-32]

O Centers for Disease Control and Prevention (CDC) estabeleceu recomendações para manter ou melhorar a saúde de adultos.[33] Essas diretrizes devem servir como metas a serem alcançadas pelos pacientes com fibromialgia. Entretanto, o volume *inicial* de exercício prescrito para um paciente depende de vários fatores. Por exemplo, seria prematuro fazer uma mulher sedentária de 50 anos com fibromialgia iniciar 30 minutos de exercício aeróbico de intensidade moderada no primeiro dia de um novo programa de exercícios. A prescrição de exercícios para o paciente com fibromialgia deve ser baseada na história subjetiva do indivíduo, nos achados do exame físico e nos programas de exercícios prescritos para populações de pacientes semelhantes, que tenham sido relatados como bem-sucedidos.

O CDC recomenda níveis mínimos de treinamento.[33] Adultos (≥ 18 anos) devem, no mínimo, realizar 2,5 horas de atividade aeróbica durante a semana e fazer exercícios de treinamento de força pelo menos dois dias por semana.[33] Essas diretrizes de exercícios foram estabelecidas para uma população geral de adultos e não são específicas para uma população com fibromialgia. Embora os indivíduos com fibromialgia possam tentar cumprir essas diretrizes, a progressão em direção a essas metas depende da tolerância de cada pessoa. A Tabela 34.3 apresenta as recomendações completas do CDC, inclusive recomendações de treinamento com base na intensidade do exercício realizado.[33]

Um exercício aeróbico de intensidade moderada é definido como aquele realizado em uma intensidade de 50 a 70% da frequência cardíaca máxima da pessoa (FCmax), que é estimada geralmente como 220 – a idade da pessoa. A maioria dos estudos pesquisando os efeitos do exercício aeróbico em pacientes com fibromialgia tem prescrito programas dentro dessa faixa de frequência cardíaca do treinamento. Exercícios aeróbicos de intensidade vigorosa são aqueles realizados em 70 a 85% da frequência cardíaca máxima de alguém. Exemplos destes incluem ciclos contínuos de natação, trotar/correr, caminhada e ciclismo a mais que 16 km/h.[22] Na literatura, há uma escassez de avaliações sobre os efeitos do exercício de intensidade vigorosa em indivíduos com fibromialgia. Isso provavelmente se deve a uma preocupação de que exercícios de intensidade vigorosa possam causar uma exacerbação dos sintomas. Alguns pesquisadores implementaram programas de treinamento para sujeitos com fibromialgia, com frequências cardíacas consistentes com exercício de intensidade vigorosa (extremidade mais baixa da FCmax = 70%).[22] Mais pesquisas são necessárias para determinar a eficácia dessa prática. Para a paciente deste

Tabela 34.3 RECOMENDAÇÕES DO CDC PARA EXERCÍCIOS EM ADULTOS[33]

Grupo etário	Exercício aeróbico	Intensidade do exercício e exemplos	Treinamento de força
Adultos (com 18 anos ou mais)	Exercício moderado: 2,5 h/semana ou Exercício vigoroso: 1,25 h/semana ou Uma mistura de exercício vigoroso e de intensidade moderada	Moderado: ciclismo, natação Vigoroso: correr, esportes competitivos, séries/atividades aeróbicas intensas	Dois ou mais dias/semana Treinar todos os grupos musculares

caso, que é sedentária e sofre de dor significativa, a meta de curto prazo do treinamento aeróbico seria um programa de intensidade moderada, realizado três dias por semana, por 10-15 minutos em cada sessão. Embora a meta final para a paciente seja realizar uma rotina de exercício conforme as recomendações do CDC, a progressão gradual a partir de um nível individual é realizável.

Os indivíduos com fibromialgia podem se apresentar à fisioterapia com fraqueza funcional resultante de atividade física diminuída (secundária à fadiga e à dor crônica). As pessoas com fibromialgia sentem ganhos de força e melhoras no comportamento dos sintomas depois de participarem de um programa de treinamento de resistência ou de um programa abrangente incluindo exercícios de treinamento de força.[22-29] Exercícios de fortalecimento, exercícios aeróbicos, Tai Chi, vibração corporal total e exercícios de alongamento têm sido prescritos para pacientes com fibromialgia.[22-29] A Tabela 34.4 apresenta ensaios randomizados controlados que avaliaram o **efeito de programas de exercícios sobre força, dor e outras medidas funcionais em sujeitos com fibromialgia**. Apesar da heterogeneidade dos programas de exercício (duração dos programas, tipos de exercício prescritos, volume de treinamento), melhoras em alguns domínios foram alcançadas por uma grande porcentagem dos indivíduos com fibromialgia. Pesquisas adicionais são desejáveis para se determinar qual é o programa mais efetivo de exercícios terapêuticos. Um fisioterapeuta tratando um paciente com fibromialgia deve progredir de forma gradual no programa de treinamento, utilizando modos de exercício que o paciente tenha maior probabilidade de realizar e se comprometer. Para a paciente deste caso, um programa de treinamento consistindo inicialmente em 4 a 6 exercícios de resistência para as extremidades superiores e inferiores poderia ser prescrito (1 a 2 séries de 15 repetições por exercício).

Diversas **técnicas de mobilização de tecidos moles** têm sido avaliadas quanto a sua efetividade na redução da dor e melhora da função em pacientes com fibromialgia. Em um estudo de adultos com fibromialgia, 30 sujeitos (média de idade 49 ± 11 anos) receberam sessões semanais de 90 minutos de um programa de massagem de liberação miofascial, direcionado para os 18 pontos dolorosos, por cinco meses.[30] O grupo controle (29 sujeitos com média de idade de 46 ± 12 anos) recebeu um tratamento de 30 minutos por semana, consistindo em magnetoterapia (desligada). Ao fim dos cinco meses de intervenção, os sujeitos no grupo experimental apresentaram melhoras significativas em relação a dor, qualidade de vida, sono (latência e duração) e ansiedade. A dor (mensurada por uma escala visual analógica) também melhorou significativamente no grupo experimental em comparação com o grupo controle. O grupo experimental também exibiu uma diminuição significativa da dor nos quatro locais de pontos dolorosos (um algômetro foi usado para avaliar a dor). Em comparação com o grupo controle, o grupo experimental relatou uma diminuição importante da ansiedade no decorrer de seis meses após a intervenção. O grupo experimental também demonstrou melhoras na duração do sono e uma diminuição da dor em um só ponto doloroso.[30]

Ekici et al.[31] compararam a terapia de drenagem linfática manual (TDLM) com a massagem do tecido conjuntivo (MTC; técnica que é realizada pela aplicação de uma força de cisalhamento à pele) em uma população de mulheres com fibromialgia (grupo TDLM = 25 sujeitos, média de idade 39 ± 6 anos; grupo MTC = 25 sujeitos, média de idade 37 ± 9 anos). Ambos os grupos demonstraram melhoras importantes de qualidade de vida e dor; porém, o grupo TDLM mostrou melhoras significativas entre grupos para algumas medidas funcionais do FIQ.

Tabela 34.4 ROTINAS DE EXERCÍCIOS PRESCRITOS PARA PACIENTES COM FIBROMIALGIA

Autor (ano)	Período de treinamento	Exercício aeróbico	Exercício de treinamento resistido	Exercício de flexibilidade
Hakkinen et al. (2001)	21 semanas (2 vezes por semana)		Exercícios para extremidades superiores e inferiores realizados inicialmente com altas repetições (15-20) com cargas baixas (40-60% de 1RM), progredindo para baixas repetições (5-10) com carga alta (70-80% de 1RM)	
Kingsley et al. (2005)	12 semanas (2 vezes por semana)		1 série de 8-12 repetições 11 exercícios para músculos do tronco, extremidades superiores e extremidades inferiores	
Wennemer et al. (2006)	8 semanas (3 vezes por semana)	Exercício de baixo impacto realizado (nenhum detalhe ou parâmetro de dosagem fornecido)	Estabilização central (*core*), fortalecimento da parte superior do corpo Tai Chi ou Feldenkrais	Exercícios de alongamento
Alentorn-Geli et al. (2008)	6 semanas (2 vezes por semana)	30 min		25 min
Alentorn-Geli et al. (2009)	6 semanas (2 vezes por semana)	30 min de caminhada ou dança (FCmax de 65-85%)	Exercícios em uma máquina de vibração corporal total	25 min (5 repetições de cada alongamento, 30 s de sustentação, 30 s de repouso entre alongamentos)
Kingsley et al. (2010)	12 semanas (2 vezes por semana)		3 séries de 8-12 repetições 5 exercícios	
Sanudo et al. (2010)	24 semanas (2 vezes por semana)	45-60 min	8 exercícios de fortalecimento	
Garcia-Martinez et al. (2011)	12 semanas (3 vezes por semana)	20 min (dosado inicialmente em 60-70% da frequência cardíaca máxima [FCM] e progredindo para 75-85% da FCM, conforme a capacidade)	20 min de fortalecimento e alongamento (programa de exercícios individualizado)	Programa de alongamento individualizado (não especificado)

SEÇÃO II: TRINTA E QUATRO CASOS CLÍNICOS   **479**

Field et al.[32] compararam terapia de massagem *versus* terapia de relaxamento em uma amostra de 20 mulheres com fibromialgia (média de idade = 51 anos). As pacientes no grupo experimental receberam 10 sessões (2 sessões por semana por 5 semanas) de um programa de terapia de massagem de 30 minutos (técnicas suecas e Shiatsu). O grupo de relaxamento recebeu sessões de terapia de relaxamento de 30 minutos (2 sessões por semana por 5 semanas). Ambos os grupos alcançaram reduções relevantes de ansiedade e depressão no fim do período de tratamento. Entretanto, o grupo da massoterapia teve resultados melhores na redução de escores de depressão, na melhora do sono, na diminuição da dor, na diminuição da fadiga e no número total de pontos dolorosos. É indicada a realização de mais estudos para se identificar as técnicas e intensidades de tratamento ideais.

Recomendações clínicas baseadas em evidências

SORT: Força da Taxonomia da Recomendação (do inglês, *Strength of Recommendation Taxonomy*)

A: Dados consistentes e de boa qualidade orientados para o paciente
B: Dados inconsistentes ou de qualidade limitada orientados para o paciente
C: Dados consensuados, prática mais utilizada, opinião de especialistas ou série de casos orientados para a patologia

1. Programas de exercícios terapêuticos (exercícios de fortalecimento e de alongamento) diminuem a dor e/ou melhoram a função em pacientes com fibromialgia. **Grau B**
2. Programas de exercícios aeróbicos podem diminuir a fadiga e melhorar a função em pacientes com fibromialgia. **Grau B**
3. Técnicas de mobilização de tecidos moles podem diminuir a dor e melhorar a qualidade de vida em pacientes com fibromialgia. **Grau B**

PERGUNTAS PARA REVISÃO

34.1 Os critérios de diagnóstico originais de 1990 do American College of Rheumatology (ACR) para fibromialgia incluíam a avaliação de 18 pontos dolorosos. Por que o ACR eliminou a avaliação de pontos dolorosos dos últimos critérios de diagnóstico (2010) ?

   A. Tratamentos não farmacológicos não reduzem a dor nos pontos dolorosos
   B. Os 18 pontos dolorosos estão localizados de forma assimétrica através do corpo
   C. As avaliações dos pontos dolorosos por médicos eram realizadas incorretamente
   D. Os fisioterapeutas não estavam em acordo quanto à localização dos pontos dolorosos

34.2 Quais dos seguintes tipos de exercícios devem ser incluídos em um programa de exercícios para um indivíduo com fibromialgia?

   A. Exercício aeróbico de intensidade moderada, exercícios pliométricos, exercícios de alongamento
   B. Exercício aeróbico de intensidade vigorosa, exercícios de fortalecimento, exercícios de alongamento

C. Exercício aeróbico de intensidade vigorosa, exercícios pliométricos, exercícios de vibração corporal total
D. Exercício aeróbico de intensidade moderada, exercícios de fortalecimento, exercícios de alongamento

34.3 O Centers for Disease Control and Prevention (CDC) recomenda que os adultos (população geral) realizem 150 minutos de exercício aeróbico de intensidade moderada ou 75 minutos de intensidade vigorosa por semana. Qual dos seguintes descreve *melhor* um exercício aeróbico de intensidade moderada?
   A. Correr a 75% da FCmax estimada de uma pessoa
   B. Caminhar a 75% da FCmax estimada de uma pessoa
   C. Ciclos de natação a 80% da FCmax estimada de uma pessoa
   D. Caminhar a 65% da FCmax estimada de uma pessoa

RESPOSTAS

34.1 **C.** Uma das razões pelas quais os critérios de pontos dolorosos não foram incluídos nas diretrizes diagnósticas atuais de 2010 foi porque acreditou-se que alguns médicos estavam avaliando os pontos dolorosos dos pacientes de forma imprecisa ou simplesmente deixando de os avaliar.

34.2 **D.** Tem sido demonstrado que vários modos de exercício (p. ex., exercício aeróbico de intensidade moderada, exercícios de fortalecimento, exercícios de alongamento, vibração corporal total e Tai Chi) melhoram a dor e a função em pacientes com fibromialgia. Exercícios aeróbicos de intensidade vigorosa e pliométricos ainda precisam ser avaliados adequadamente quanto à sua capacidade de melhorar os sintomas de fibromialgia e aumentar a função *sem* exacerbar os sintomas.

34.3 **D.** Um exercício aeróbico de intensidade moderada é realizado com 50 a 70% da frequência cardíaca máxima estimada de uma pessoa. Exemplos de exercício aeróbico de intensidade moderada incluem caminhar rapidamente, andar de bicicleta e jogar tênis em duplas.

REFERÊNCIAS

1. Finan PH, Zautra AJ. Fibromyalgia and fatigue: central processing, widespread dysfunction. *PM R.* 2010;2:431-437.
2. Lawrence RC, Felson DT, Helmick CG, et al. Estimates of the prevalence of arthritis and other rheumatic conditions in the United States. Part II. *Arthritis Rheum.* 2008;58:26-35.
3. Bradley LA. Pathophysiology of fibromyalgia. *Am J Med.* 2009;122:S22-S30.
4. Iqbal R, Mughal MS, Arshad N, Arshad M. Pathophysiology and antioxidant status of patients with fibromyalgia. *Rheumatol Int.* 2011;31:149-152.
5. Cordero MD, Moreno-Fernandez AM, Carmona-Lopez MI, et al. Mitochondrial dysfunction in skin biopsies and blood mononuclear cells from two cases of fibromyalgia patients. *Clin Biomech.* 2010;43:1174-1176.
6. Cordero MD, De Miguel M, Moreno Fernandez AM, et al. Mitochondrial dysfunction and mitophagy activation in blood mononuclear cells of fibromyalgia patients: implications in the pathogenesis of the disease. *Arthritis Res Ther.* 2010;12:R17.

7. Iannuccelli C, Di Franco M, Alessandri C, et al. Pathophysiology of fibromyalgia: a comparison with the tension-type headache, a localized pain syndrome. *Ann N Y Acad Sci.* 2010; 1193:78-83.
8. Ozgocmen S, Ozyurt H, Sogut S, Akyol O. Current concepts in the pathophysiology of fibromyalgia: the potential role of oxidative stress and nitric oxide. *Rheumatol Int.* 2006; 26:585-597.
9. Busch AJ, Schachter CL, Overend TJ, Peloso PM, Barber KA. Exercise for fibromyalgia: a systematic review. *J Rheumatol.* 2008;35:1130-1144.
10. Cazzola M, Atzeni F, Salaffi F, Stisi S, Cassisi G, Sarzi-Puttini P. What kind of exercise is best in fibromyalgia therapeutic programmes? A practical review. *Clin Exp Rheumatol.* 2010;28:S117-S124.
11. Gowans SE, deHueck A, Voss S, Richardson M. A randomized, controlled trial of exercise and education for individuals with fibromyalgia. *Arthritis Care Res.* 1999;12:120-128.
12. Gowans SE, deHueck A, Voss S, Silaj A, Abbey SE, Reynolds WJ. Effect of a randomized, controlled trial of exercise on mood and physical function in individuals with fibromyalgia. *Arthritis Care Res.* 2001;45:519-529.
13. Gowans SE, deHueck A, Voss S, Silaj A, Abbey SE. Six-month and one-year follow-up of 23 weeks of aerobic exercise for individuals with fibromyalgia. *Arthritis Care Res.* 2004;51:890-898.
14. Hassett AL, Gevirtz RN. Nonpharmacologic treatment for fibromyalgia: patient education, cognitive-behavioral therapy, relaxation techniques, and complementary and alternative medicine. *Rheum Dis Clin N Am.* 2009;35:393-407.
15. van Koulil S, van Lankveld W, Kraaimaat FW, et al. Tailored cognitive-behavioral therapy and exercise training for high-risk patients with fibromyalgia. *Arthritis Care Res.* 2010;62:1377-1385.
16. Jones KD, Burckhardt CS, Deodhar A, Perrin NA, Hanson GC, Bennett RM. A six-month randomized controlled trial of exercise and pyridostigmine in the treatment of fibromyalgia. *Arthritis Rheum.* 2008;58:612-622.
17. Smith HS, Barkin RL. Fibromyalgia syndrome: a discussion of the syndrome and pharmacotherapy. *Dis Mon.* 2011;57:248-285.
18. Wolfe F, Smythe HA, Yunus MB, et al. The American College of Rheumatology 1990 Criteria for the Classification of Fibromyalgia. Report of the Multicenter Criteria Committee. *Arthritis Rheum.* 1990;33:160-172.
19. Fitzcharles MA, Boulos P. Inaccuracy in the diagnosis of fibromyalgia syndrome: analysis of referrals. *Rheumatology* 2003;42:263-267.
20. Buskila D, Neumann L, Sibirski D, Shvartzman P. Awareness of diagnostic and clinical features of fibromyalgia among family physicians. *Fam Pract.* 1997;14:238-241.
21. Wolfe F, Clauw DJ, Fitzcharles MA, et al. The American College of Rheumatology preliminary diagnostic criteria for fibromyalgia and measurement of symptom severity. *Arthritis Care Res.* 2010;62:600-610.
22. Hakkinen A, Hakkinen K, Hannonen P, Alen M. Strength training induced adaptations in neuromuscular function of premenopausal women with fibromyalgia: comparison with healthy women. *Ann Rheum Dis.* 2001;60:21-26.
23. Kingsley JD, Panton LB, Toole T, Sirithienthad P, Mathis R, McMillan V. The effects of a 12-week strength-training program on strength and functionality in women with fibromyalgia. *Arch Phys Med Rehabil.* 2005;86:1713-1721.
24. Wennemer HK, Borg-Stein J, Gomba L, et al. Functionally oriented rehabilitation program for patients with fibromyalgia: preliminary results. *Am J Phys Med Rehabil.* 2006; 85:659-666.

25. Alentorn-Geli E, Padilla J, Moras G, Haro CL, Fernandez-Sola J. Six weeks of whole-body vibration exercise improves pain and fatigue in women with fibromyalgia. *J Altern Complement Med.* 2008;14:975-981.
26. Alentorn-Geli E, Moras G, Padilla J, et al. Effect of acute and chronic whole-body vibration exercise on serum insulin-like growth factor-1 levels in women with fibromyalgia. *J Altern Complement Med.* 2009;15:573-578.
27. Kingsley JD, McMillan V, Figueroa A. The effects of 12 weeks of resistance exercise training on disease severity and autonomic modulation at rest and after acute leg resistance exercise in women with fibromyalgia. *Arch Phys Med Rehabil.* 2010;91:1551-1557.
28. Sanudo B, de Hoyo M, Carrasco L, et al. The effect of 6-week exercise programme and whole body vibration on strength and quality of life in women with fibromyalgia: a randomised study. *Clin Exp Rheumatol.* 2010;28(Suppl 63):S40-S45.
29. Garcia-Martinez AM, De Paz JA, Marquez S. Effects of an exercise programme on self-esteem, selfconcept and quality of life in women with fibromyalgia: a randomized controlled trial. *Rheumatol Int.* 2011;32:1869-1876.
30. Castro-Sanchez AM, Mataran-Penarrocha GA, Granero-Molina J, Aguilera-Manrique G, Quesada-Rubio JM, Moreno-Lorenzo C. Benefits of massage-myofascial release therapy on pain, anxiety, quality of sleep, depression, and quality of life in patients with fibromyalgia. *Evid Based Complement Alternat Med.* 2011;561-753.
31. Ekici G, Bakar Y, Akbayrak T, Yuksel I. Comparison of manual lymph drainage therapy and connective tissue massage in women with fibromyalgia: a randomized controlled trial. *J Manipulative Physiol Ther.* 2009;32:127-133.
32. Field T, Diego M, Cullen C, Hernandez-Reif M, Sunshine W, Douglas S. Fibromyalgia pain and substance P decrease and sleep improves after massage therapy. *J Clin Rheumatol.* 2002;8:72-76.
33. Centers for Disease Control and Prevention. Physical activity for everyone. Available at: http://www.cdc.gov/physicalactivity/everyone/guidelines/index.html . Accessed August 15, 2011.

SEÇÃO III

Lista de casos

Lista por número de caso
Lista por condição de saúde (ordem alfabética)

LISTA POR NÚMERO DO CASO

CASO Nº	TÓPICO	PÁGINA
1	Impacto subacromial	5
2	Ruptura do lábio glenoidal	19
3	Instabilidade aguda no ombro	37
4	Estabilização cirúrgica para instabilidade do ombro: reabilitação para retorno ao esporte	59
5	Cirurgia reparadora do manguito rotador: quatro semanas de reabilitação	73
6	Capsulite adesiva – diagnóstico	85
7	Capsulite adesiva – tratamento	93
8	Dor crônica cervical	105
9	Reabilitação pós-cirúrgica/pós-dissecção do pescoço em caso de câncer	125
10	Tumor na medula espinal torácica	137
11	Epicondilalgia lateral	147
12	Espondilolistese degenerativa	163
13	Espondilolistese em um atleta jovem	185
14	Dor lombar: manipulação	205
15	Lombar: hérnia de disco – abordagem da técnica de energia muscular	219
16	Lombar: hérnia de disco – abordagem de tração	235
17	Coluna lombar: hérnia de disco – abordagem de diagnóstico e terapia mecânica (McKenzie)	243
18	Lombar: hérnia de disco – abordagem de Ola Grimsby	259
19	Epifisiólise proximal do fêmur (EPF)	277
20	Osteoartrite (OA) do Quadril	289
21	Impacto femoroacetabular (IFA)	305
22	Síndrome da trato iliotibial	315
23	Síndrome da dor patelofemoral	329
24	Tendinopatia patelar	341
25	Lesão do ligamento cruzado anterior (LCA) do joelho: diagnóstico	359
26	Lesão do ligamento cruzado anterior (LCA) do joelho: tratamento não operatório	367
27	Lesão do ligamento colateral medial (LCM) do joelho	377
28	Lesão do ligamento cruzado posterior (LCP) do joelho	391
29	Lesão do menisco do joelho	405
30	Fratura por estresse da tíbia	419
31	Síndrome de estresse tibial medial	431
32	Tendinose do tendão do calcâneo	445
33	Fascite plantar	457
34	Fibromialgia	469

LISTA POR CONDIÇÃO DE SAÚDE (ORDEM ALFABÉTICA)

6	Capsulite adesiva – diagnóstico	85
7	Capsulite adesiva – tratamento	93
5	Cirurgia reparadora do manguito rotador: quatro semanas de reabilitação	73
17	Coluna lombar: hérnia de disco – abordagem de diagnóstico e terapia mecânica (McKenzie)	243
8	Dor crônica cervical	105
14	Dor lombar: manipulação	205
11	Epicondilalgia lateral	147
19	Epifisiólise proximal do fêmur (EPF)	277
12	Espondilolistese degenerativa	163
13	Espondilolistese em um atleta jovem	185
4	Estabilização cirúrgica para instabilidade do ombro: reabilitação para retorno ao esporte	59
33	Fascite plantar	457
34	Fibromialgia	469
30	Fratura por estresse da tíbia	419
21	Impacto femoroacetabular (IFA)	305
1	Impacto subacromial	5
3	Instabilidade aguda no ombro	37
29	Lesão do menisco do joelho	405
27	Lesão do ligamento colateral medial (LCM) do joelho	377
25	Lesão do ligamento cruzado anterior (LCA) do joelho: diagnóstico	359
26	Lesão do ligamento cruzado anterior (LCA) do joelho: tratamento não operatório	367
28	Lesão do ligamento cruzado posterior (LCP) do joelho	391
15	Lombar: hérnia de disco – abordagem da técnica de energia muscular	219
18	Lombar: hérnia de disco – abordagem de Ola Grimsby	259
16	Lombar: hérnia de disco – abordagem de tração	235
20	Osteoartrite (OA) do Quadril	289
9	Reabilitação pós-cirúrgica/pós-dissecção do pescoço em caso de câncer	125
2	Ruptura do lábio glenoidal	19
23	Síndrome da dor patelofemoral	329
22	Síndrome do trato iliotibial	315
31	Síndrome de estresse tibial medial	431
24	Tendinopatia patelar	341
32	Tendinose do tendão do calcâneo	445
10	Tumor na medula espinal torácica	137

ÍNDICE

Nota: Números de páginas seguidos por *f* ou *t* indicam figuras ou tabelas, respectivamente.

A

Abdominal, cinturão, 191*t*, 197*f*
Acromioplastia, 74
Adesiva, capsulite – diagnóstico
  apresentação clínica, 85
  artrografia, 94
  definições, 86
  descrição, 86,87
  diagnósticos diferenciais, 86
  exame, avaliação, diagnóstico
    perda do padrão de movimentos em, 87-88
    rotação passiva externa glenoumeral, ADM, 88, 88*f*
    teste da dor coracoide, 88-89, 89*f*
  fisiopatologia, 87
  recomendações baseadas em evidências, 89
Adesiva, capsulite – diagnóstico (*Cont.*):
  estágios, 87, 87*t*
  plano de tratamento e intervenções, 89
    encaminhamento ao ortopedista, 89
    não cirúrgico, 89
Adesiva, capsulite – tratamento
  apresentação clínica, 93
  definições, 94
  exercícios de alongamento/ADM, 100*t*
    em supino, acima da cabeça usando braço oposto, 100*f*, 100*t*
    rotação externa em supinação com bastão, 100*t*, 101*f*
    sentado, braço apoiado na mesa, 100*f*
    sleeper, 100*t*, 102*f*
  manejo da fisioterapia do paciente
    educação do paciente, 94
    intervenções e precauções, 94-95
    recomendações baseadas em evidências, 89
  técnicas de mobilização
    deslizamento anterior, 95, 97*f*
    deslizamento posterior, 95, 97, 98*f*, 102
    Kaltenborn, 94, 100
    Maitland, 94, 97, 100
    Mulligan com movimento, 94
    oscilação, 97
  tratamentos não cirúrgicos
    modalidades terapêuticas, 95
    técnicas de terapia manual, 95, 97-98
Agachamento, teste de, 294*t*, 295, 296*f*
Aguda, instabilidade do ombro
  luxação anterior do ombro
    apresentação clínica, 5
    definições, 38
    incidência, 39-40
    tratamento conservador, 41
  recomendações baseadas em evidências, 52
  achados anatomopatológicos, 40
  articulação glenoumeral
    anatomia e mecânica, 39-40
    ligamento coracoumeral, 40
    ligamentos glenoumerais, 40
  considerações sobre a fisioterapia
    complicações com a fisioterapia, 39
    educação do paciente, 39
    precauções durante a fisioterapia, 39
  desempenho em testes especiais e propriedades psicométricas, 43-44, 45*t*
    apreensão, 44, 45*t*, 46*f*
    liberação anterior, "Surpresa", 44, 45*t*, 47*f*
    relocação, 44, 45*t*, 46*f*
  exame, avaliação, diagnóstico
    físico, 43
    neurovascular, 43
    sensação e função motora, 43
    sinal do sulco em, 43, 44*f*
  imagem
    RM, 45-46

RX simples, 44-45
intervenção cirúrgica *versus* tratamento conservador, estudos, 42-43
intervenções
  exercícios isométricos de cadeia fechada, 48-49, 48*f*, 49*f*, 50
  imobilização em rotação externa, 47-48, 52
  para manguito rotador e ativação de músculo periescapular, 49-50, 49*t*
  treinamento específico para esporte, 50-51
  treinamento proprioceptivo, 50
lesões associadas a, 38, 40-41
plano de tratamento e intervenções
  exercícios isométricos, 48-49, 48*f*, 49*f*
  manguito rotador e ativação de músculo periescapular, 49*t*
  metas, 38
recorrência, 41
imobilização e, 47
reparo cirúrgico
  anatômico e não anatômico, 51
  Bankhart artroscópico, 51-52, 51*f*
sinais e sintomas, 37
ALPSA, lesão, 38, 40
Anterior, gaveta, exame da, 362, 363
Anterior, ligamento cruzado (LCA)
  – diagnóstico
  apresentação clínica, 359
  diagnóstico diferencial, 360
  encaminhamento ao cirurgião ortopedista, 361
  exame, avaliação, diagnóstico
    gaveta anterior, 362, 363
    Lachman, 362-363
    pivot-shift, 362-363
  manejo da fisioterapia do paciente
    osteoartrite subsequente, 363
    resultado após, 362
    tratamento cirúrgico *vs.* não cirúrgico, 361
  recomendação baseada em evidências, 363
  testes e medidas de fisioterapia, 360
  visão geral da patologia
    anatomia e função, 360-361, 361*f*
    instabilidade, mecânica e funcional, 360, 361
Anterior, ligamento cruzado (LCA)
  – tratamento
  apresentação clínica, 367
  considerações sobre a fisioterapia, 368
  critérios de tratamento não cirúrgico, 369-370
  definições, 368
  exame, avaliação, diagnóstico
    avaliação funcional dos movimentos, 370
    deficiências características, 370
    manejo da fisioterapia do paciente, 370
  plano de tratamento e intervenções
    estimulação elétrica neuromuscular, 371
    exercícios de cadeia cinética aberta e fechada, 372
    exercícios de resistência progressiva, 371
    fortalecimento do quadríceps, 372
    programa de reintegração da função, 373
    progressão funcional dinâmica, 372-373
    treinamento de perturbação, 372
    treinamento proprioceptivo, 372
    recomendações baseadas em evidências, 373
  reconstrução cirúrgica, 368, 370
  visão geral da patologia
    esportes com pivoteamento e de driblar, 368
    instabilidade funcional, 369
    superadores e não superadores, 368, 369
Anterior, luxação do ombro. *Ver* Aguda, instabilidade do ombro
Anterior, luxação glenoumeral. *Ver* Aguda, instabilidade do ombro
Anterior, teste da liberação ("surpresa"), 44, 45*t*, 47*f*
Apley, teste de compressão de, 410*t*, 414*f*
Apreensão, teste de, 44, 45*f*, 46*f*, 64*t*
Arremetida
  anteromedial, 386, 386*f*
  no plano frontal, síndrome do trato iliotibial, 322*t*, 325*f*, 326*f*
Assimétrico, teste do empurrão, 193*t*, 200*f*
Ativo, teste do quadríceps
  lesão do ligamento colateral posterior, 395*t*

B

Bankhart, lesões de, 38, 40, 41, 45, 53, 60
Bankhart, reparo artroscópico de, 51, 51f, 52
  cuidados pós-operatórios, 51-52
  treinamento de resistência subsequente, 52

C

"Ceder", fenômeno de, lesão do LCA, 359, 363
Cervical, compressão/testes de distração cervical, 110t, 110-111f
Cervical, dor crônica da coluna
  apresentação clínica, 105
  considerações sobre a fisioterapia
    complicações, 107
    educação do paciente, 106
    precauções durante, 106
  diagnósticos diferenciais, 109-110, 110t
  dor postural no pescoço
    associada ao uso de computador, 107
    consciência postural e cinética, 108-109
    fatores intrínsecos e extrínsecos, 108-109
    prevalência, 107
  educação do paciente, 106
  exame, avaliação, diagnóstico
    avaliação da mobilidade articular, 113
    avaliação postural, 112-113
    ergonômico e psicossocial, 113-115
    neurológico, 109-110
    teste de flexão capital da coluna, 112-113, 114f
    testes de força ou flexibilidade muscular, 110-111
    testes para confirmar radiculopatia cervical, 109-110, 110t, 111f, 112
  manejo da fisioterapia do paciente
    correção postural, 108-109
    intervenções ergonômicas, 106, 108-109
    mobilização articular e de tecidos moles, 108-109
  plano de tratamento e intervenções
    educação e treinamento postural, 121-122
    estilo de trabalho em, 121-123

exercícios ativos de ADM, 114-116
exercícios de alongamento, 115-116, 115t, 116f, 117f, 117f
exercícios de estabilização e fortalecimento escapular, 115-116, 119, 119t, 120f
exercícios posturais, 115t
recomendações baseadas em evidências, 143
sinais e sintomas, 108-110
Cervical, retração, 114-116, 115t, 116f
Cervical, rotação, 115t
Clínica, regra de previsão
  dor lombar, 206
  tração para hérnia de disco, 238-239
Codman, exercício do pêndulo de, 79-80
Coracoide, teste da dor, 88-89, 89f
Cozen, teste de, 152t

D

Deitado de lado, exercício de concha, 334, 335f
Deslizamento, mobilização, articulação glenoumeral, 95, 97t, 98f
Dial, teste, lesão do ligamento colateral posterior, 397t
do tendão do calcâneo, tendinose de
  apresentação clínica, 445
  considerações sobre a fisioterapia, 446
  definições, 446
  excêntrico, programa de exercício, 448-453
    algoritmo de tratamento para falhas, 453
    estudos de, 448, 451
    flexão plantar, 449, 449f
    gastrocnêmio, 449, 450f
    modificado, 451, 453f
    programa de quatro fases, 451, 453
    sóleo, 449, 450f
    terapia com laser de baixa potência, 451
  exame, avaliação, diagnóstico por imagem, 448
  teste de Thompson, 448
  manejo da fisioterapia do paciente
    exercício terapêutico, 447
    outras intervenções, 448

recomendações baseadas em evidências, 453
visão geral da patologia
neovascularização, 447
tendão do calcâneo, 446-447
tendinose, definição, 447
tendinose *vs.* tendinite, 447

E

Elevador da escápula, alongamento do, 115*t*, 117*f*
Epifisiólise proximal do fêmur (EPF)
apresentação clínica, 277
classificação, 278
considerações sobre a fisioterapia
encaminhamento ao ortopedista, 278, 280
precauções e complicações, 279
definição, 278
exame, avaliação, diagnóstico
ADM do quadril, 281
cintilografia óssea ou RM, 283
diagnóstico diferencial, 281*t*
dor, 280
linha de Klein, 282*f*, 283
fatores de risco, 279
manejo da fisioterapia do paciente
educação do paciente, 278, 280
plano de tratamento e intervenções
cirúrgico em EPF instável, 284-285
fixação cirúrgica *in situ*, 284, 284*f*
reabilitação pós-cirúrgica, 285
recomendações baseadas em evidências, 285
visão geral da patologia
caracterização, 279
classificação, 279-280
incidência, 279
Escápula, teste de discinesia da, 8-11, 9*f*, 11*t*
Escápula, teste de reposição da, 10-11, 10*f*, 11*t*
Escapular, discinesia
teste para, 8-11, 9*f*, 11*t*
definição, 6, 8-10
Escapular, estabilização, exercícios de fortalecimento, 119*t*
Espondilolistese – atleta jovem
apresentação clínica, 185

considerações sobre a fisioterapia, 186
definições, 186
diagrama em L5 sobre S1, 186-187, 187*f*
espondilolistese
classificação, 186-187, 188*t*
dor na, 188
estabilidade central (*core*), 188
gravidade, 188*t*
exame, avaliação, diagnóstico
imagem, 190
musculoesquelético, 189
neuromusculoesquelético, 189-190
manejo da fisioterapia do paciente
exercícios terapêuticos, 189
terapia manual, 189
plano de tratamento e intervenções
abordagem em fases à estabilidade dinâmica do tronco, 190, 191*t*-196*t*, 196-197, 199-202
exercícios de flexão espinal, 190
músculos que inclinam a pélvis no sentido anterior, 190
percepção cinestésica, 190, 191*t*-192*t*, 196, 196*f*, 197*f*
recomendações baseadas em evidências, 202
Espondilolistese – degenerativa
apresentação clínica, 165
considerações sobre a fisioterapia
educação do paciente, 164-165
precauções, 165
definição, 165, 165*f*
vs. espondilolistese espondilítica, 165
exame, avaliação, diagnóstico
ADM espinal, 168, 170
claudicação neurogênica, 167
estenose, 167
exame físico, 168, 168*t*-169*t*
imagem, 167-168
movimento intervertebral acessório passivo posterior-anterior, 170
neurológico, 168
sistemas de classificação, 168
fatores de risco para, 166
manejo da fisioterapia do paciente
intervenções de fisioterapia, 167
medicamentos, 167
tratamento conservador, 166-167

no segmento L4-L5, 166
plano de tratamento e intervenções
   abordagem baseada em flexão, 177-179
   cirurgia, 179-180
   conservador, 170
   educação do paciente em anatomopatologia e biomecânica, 170-171
   exercício aeróbico, 178-179
   exercícios terapêuticos, 172t-173t
   regime de exercícios de estabilização espinal, 176, 177f, 178-179
   regra de previsão clínica para estabilização, 178-180
   terapia manual, 171-172, 174-175

F

FABER, teste de, 294t, 295f, 310-311, 310f
Fibromialgia
   apresentação clínica, 469
   considerações sobre a fisioterapia
   definições, 470
   exame, avaliação, diagnóstico
      critérios do American College of Rheumatology, 472, 474t
      encaminhamento para fisioterapia, 473-474
      exame físico, 475
      história, 473-474
      pontos dolorosos na, 472-473
      testes de flexibilidade, 475
      testes funcionais, 475
   plano de tratamento e intervenções
      estudos de exercício, 478t
      exercício terapêutico, 475-477
      mobilização de tecidos moles, 477-479
      níveis de treinamento, 475, 476t
      terapia de drenagem linfática manual, 477, 479
      treinamento de força, 475, 476t
      treinamento de resistência, 476-477
      recomendações baseadas em evidências, 477, 479
   visão geral da patologia
      definição, 470-471
Fulcro, teste do, fratura por estresse da tíbia, 426t

G

Glúteo, máximo, exercícios de fortalecimento, 334, 335f, 336
Godfrey, teste de, lesão do ligamento colateral posterior, 395t

H

HAGL, lesão, 38, 40-41
Hawkins, teste de impacto de, 11, 11t
Hérnia de disco – abordagem de McKenzie, 243
   considerações sobre a fisioterapia
      metas, 244
      precauções e complicações, 245
   definições, 244
   exame, avaliação, diagnóstico
      interrogatório subjetivo, 247
      síndromes de disfunção vs. desarranjo, 249
      testes de movimento repetido, 247, 249, 250t
   hérnia de disco, 245-246
   manejo da fisioterapia do paciente, 245-247
   plano de tratamento e intervenções
      dor mecânica, 249, 251
      para inflamação, 249, 251, 264t
      para remodelamento, 249, 251-254, 253f, 254t
      para reparo e cicatrização, 249, 251, 252f, 254t
      tratamentos da dor química, 249, 251
      recomendações baseadas em evidências, 255-256
   síndrome de disfunção na, 246-247, 248t, 250t
   síndrome do desarranjo da centralização, 244, 246, 248t, 250t, 254-255
      apresentação clínica, 246, 248t, 249, 256
      preferência direcional, 244, 245, 249
   síndrome postural em, 247, 248t
   síndromes de diagnóstico e terapia mecânica, 244, 248t, 254
Hérnia de disco – abordagem de Ola Grimsby, 259
   considerações sobre a fisioterapia, 260

definição, 260
exame, avaliação, diagnóstico
    avaliação postural, 264
    mobilização articular passiva da coluna, 265
    neurológico, 264
    palpação de ponto de gatilho, 264
    pirâmide diagnóstica, 262, 263f, 264
    testes especiais, 264-265
manejo da fisioterapia do paciente
    metas de tratamento, 266
    modelo de exercícios STEP, 266, 273-274. *Ver também* STEP, terapia de progressão de exercícios
    terapia manual, 261
    recomendações baseadas em evidências, 273-274
Hérnia de disco – abordagem de tração
    considerações sobre a fisioterapia, 236
    definições, 236
    estudos de tração mecânica, 237
    exame, avaliação, diagnóstico
        ADM ativa e passiva, 238-239
        exame físico, 238-239
    manejo da fisioterapia do paciente
        intervenções comuns, 237
        regra para previsão clínica, 238-239
    plano de tratamento e intervenções, 238-239-239
        tração mecânica com exercícios baseados em extensão, 240
        variáveis e parâmetros do tratamento, 239t
    recomendações baseadas em evidências, 240
Hérnia de disco – técnica de energia muscular (TEM)
    apresentação clínica, 219
    definições, 220
    exame, avaliação, diagnóstico
        avaliação da flexibilidade, 223-224
        exame físico, 222
        teste de movimentação intervertebral passiva, 223
        teste de movimentação segmentar, 223
    recomendações baseadas em evidências, 230-231
    técnica de energia muscular, 222

Hérnia de disco – técnica de energia muscular (TEM) (*Cont.*)
    compreendendo a condição
        anatomia funcional da coluna lombar, 220-221, 221f
        causas, 221-222
        classificações, 224f
        função do disco intervertebral, 221
    considerações sobre a fisioterapia, 220
    plano de tratamento e intervenções
        alterações de curto prazo com uma sessão de TEM, 228-230
        estudos avaliando o efeito de TEM, 224, 225t-226-227t
        outras intervenções, 230-231
        para restrição no segmento lombar inferior, 227-228, 229f, 229-230, 230f
        TEM com programa de exercícios domiciliares, 226-228
Hill-Sachs, lesão de, 38, 41, 45, 60

I

IFA. *Ver* Quadril, impacto femoroacetabular do, (IFA)
Iliotibial, síndrome do trato (STIT)
    apresentação clínica, 315
    considerações sobre a fisioterapia, 316
    definição, 317
    definições, 316
    exame, avaliação, diagnóstico
        exame musculoesquelético, 319-321
        hábitos de treinamento em esportes, 318-320
        testes de flexibilidade, 320t
        testes musculares manuais, 319-321
    manejo da fisioterapia do paciente, 318-319
    plano de tratamento e intervenções
        exercício no *foam roller*, 319-321, 321f
        exercícios de alongamento, 319-321, 321f
        exercícios de fortalecimento, 319-321, 322, 322t
        exercícios excêntricos, 322t, 324f, 325f, 326f
        fonoforese, 319-321
    recomendações baseadas em evidências, 326
    visão geral da patologia

ÍNDICE 493

anatomia, 316-317, 317f, 318t
caracterização, 316-317
fatores de risco, 318-319
Impacto subacromial
  apresentação clínica, 5
  considerações sobre a fisioterapia, 6
  definição, 6, 7
  educação do paciente, 6, 7
  etiologia, 7
  exame, avaliação, diagnóstico
    ADM ativa, 8-10
    discinesia escapular, 8-11, 9f, 11t
    exame objetivo, resumo, 9t
    história do paciente, 7-8-9
    limitações funcionais, 8-9
  exame, avaliação, diagnóstico
    força muscular, 10-11
    teste de reposição escapular, 11, 11t
    testes especiais, 11, 11t
  fatores biomecânicos no, 7
  tratamento não cirúrgico, 7
Investida, progressão da, 193t, 199f
Irradiada, dor, 206
Isométrica, sobrecarga de tronco axial, 196t, 200-201f

J

Joelho ao tórax, exercício, 172t

L

Lachman, exame de, 362, 363
Lateral, epicondilalgia
  apresentação clínica, 147
  considerações sobre a fisioterapia, 148-149
  definições, 148
  exame, avaliação, diagnóstico
    coluna cervical, 150-151
    compressão do nervo radial, 150-151
    exame físico, 150-151, 152t
  manejo da fisioterapia do paciente, 150
  plano de tratamento e intervenções
    alongamento e fortalecimento, 155, 156t, 157f, 160f
    manipulação de Mill, 153t, 154f, 155
    mobilização de Mulligan, 153t, 154f, 155
    mobilização no cotovelo, 155
    modalidades adjuntivas e físicas, 155, 157t
    órtese de contenção de força, 155
    terapia manual da coluna cervical e torácica, 150-151, 153t
  recomendações baseadas em evidências, 159
  visão geral da patologia
    etiologias, 149-150
    extensor radial curto do carpo, 149
    força de preensão, 150, 153f
    histopatologia, 149
    prevalência, 149
    riscos, 149, 150
Lateral, ponte, 192t, 197f
Lateral, prancha, 173t, 176f
LCA. Ver Ligamento cruzado anterior (LCA)
LCM. Ver Medial, ligamento colateral (LCM), lesão do
LCP. Ver Posterior, ligamento colateral (LCP), lesão do
Lombar, alongamento de rotação, 172t
Lombar, dor
  apresentação clínica, 205
  considerações sobre a fisioterapia, 207
  definições, 206
  exame, avaliação, diagnóstico
    exame físico, 211, 212f, 213
    manipulação lombopélvica regional e rotatória, 211
    mecânica vs. não mecânica, 209-210
    radicular vs. não radicular, 210
    regra de previsão para manipulação lombopélvica regional, 210-211
    regra pragmática para manipulação, 210-211
  manipulação, 206
  plano de tratamento e intervenções
    exercícios de estabilização, 213-214
    manipulação lombopélvica regional, 213, 214f
    tolerância progressiva e exercícios dinâmicos, 213-214
  prevalência, 207
  recorrência, 208
  visão geral da patologia
    capacidade de carga mecânica, 208

condições de raiz do nervo, 208-209
  não radicular, 209
Lombar, intervenções de extensão, hérnia de disco, 249, 251-252, 252f, 253f

M

Mão, preensão, teste de força de, 152t
Marcha, avaliação da, 293, 294t
Matriz, movimento de, modificado, 322t, 323f
Maudsley, teste de, 152t
McMurray, teste de, 409t, 411t, 412f
Medial, ligamento colateral (LCM), lesão do
  apresentação clínica, 377
  considerações sobre a fisioterapia
    edema ou retração cicatricial, 378
  definições, 378
  exame, avaliação, diagnóstico
    objetivo, 382-383
    radiografia de esforço, 384
    subjetivo, 381-382
    testes especiais, 382-383, 382t, 383f
  manejo da fisioterapia do paciente
    não cirúrgico, 381-382
  plano de tratamento e intervenções
    ADM e fortalecimento, 386
    Cirúrgico, grau III, 384
    critérios de retorno total ao esporte, 387t
    cross training aeróbico, 386
    flexão ativa do joelho, 385
    grau I e grau II, 384
    mobilização precoce e fortalecimento, 385
    órtese funcional, 386-387, 387f
    programa de reabilitação, 385t
    treinamento funcional, 386, 386f
    ultrassom de baixa intensidade, 385
    recomendações baseadas em evidências, 387-388
Medial, ligamento colateral (LCM), lesão do (*Cont.*):
  visão geral da patologia
    anatomia do complexo do LCM, 379, 380t
    anatomia funcional, 379-380
    gradação da lesão, 380, 381t
    mecanismo de lesão, 380
    relacionado com esporte, 378-379

Medial, síndrome de estresse tibial (SETM)
  apresentação clínica, 431
  considerações sobre a fisioterapia, 432-433
  correr e, 431, 438, 439
  definição, 432
  exame, avaliação, diagnóstico
    clínico, 438
    exame radiográfico, 438-439
    história do paciente, 438
  fatores de risco, 432
  manejo da fisioterapia do paciente, 437-438
  plano de tratamento e intervenções
    alongamento posterior da perna, 439-440
    cirúrgico, 440
    dispositivos de ajuda, 439
    encaminhamento ao ortopedista, 440
    órteses, 439
    repouso, 439
    recomendações baseadas em evidências, 440
  visão geral da patologia
    anatomia funcional, 433, 434f
    atividade osteoblástica, 434
    cintilografia óssea, 434-435, 436f
    comorbidades, 433
    diagnósticos diferenciais, 433
    fatores de risco, 432, 437
    mecanopatologia, 435
    radiografia simples, 434, 435f, 436f
    sintomas, 437
Medicina, bola de, arremessos, 193t, 199f
Menisco, lesão do
  apresentação clínica, 405
  artroscopia, 415
  considerações sobre a fisioterapia
    complicações, 406
    precauções, 406
  definições, 406
  exame, avaliação, diagnóstico
    algoritmo de exame físico, 408, 409t
    exame clínico, 408, 409t-410t
    história do paciente, 408, 409t
    sintomas, 408
    valores de utilidade diagnóstica, 408, 410-411, 411t

ÍNDICE 495

intervenções baseadas em evidências, 415
plano de tratamento e intervenções, 415
visão geral do problema
   anatomia, 407, 407f
   causas, 407
   funções, 407
Mill, manipulação de, 153t, 154f, 155
Molinete, teste do, 462t
Mulligan, mobilização de, 153t, 154f, 155

N

Neer, teste de impacto de, 11, 11t
Noble, teste de compressão de, 320t

O

Ober, teste de, 320t
Ombro, estado de instabilidade/estabilização pós-cirúrgica
   apresentação clínica, 59
   considerações sobre a fisioterapia, 60-61
   definições, 60
   exame, avaliação, diagnóstico
      ADM passiva externa/interna, 63
      resistência muscular e controle, 63, 64f, 65f
      testes de desempenho, 64, 65f
      testes para instabilidade do ombro, 63, 64t
   plano de tratamento e intervenções
      aconselhamento para obstáculos, 67
      critérios de retorno a jogar, 67t
      programa de fortalecimento, 66
      programa de intervalo de arremesso, 66-67
      prontidão física e mental do atleta, 68
      rotação interna e alongamento posterior do ombro, 66
      recomendações baseadas em evidências, 68
   visão geral do problema
      ADM do ombro em população de atletas, 62
      categorias, 61
      componentes anatômicos da estabilidade, 61t
      considerações específicas para esportes, 62
      instantes críticos de produção de força ao arremessar, 62-63
      lesões anatômicas, 61t
      risco de recorrência, 62
      traumático, 61-62
Órtese de contenção de força, 148, 155, 157t
Oscilação, mobilização de, capsulite adesiva, 97
Osteoartrite
   do quadril, 289-301
   subsequente a lesão de LCA, 363

P

Parede, exercício de batimento na, 322t, 324f
Patelar, tendinopatia
   apresentação clínica, 341
   considerações sobre a fisioterapia, 342-343
   definições, 342
   exame, avaliação, diagnóstico
      achados objetivos, 347-348, 348f, 349f, 350
      avaliação física, 347
      diagnósticos diferenciais
      em prono, 347, 349f
      em supino, 347
      medidas de resultados, 350
      questões subjetivas, 346t
      sentado, 347, 348f
      sentado em posição de número quatro, 347, 349f
      sinais em, 347-348, 349f
   manejo da fisioterapia do paciente
      atividade e fortalecimento, 346
      contraindicação de AINEs, 345-346
   plano de tratamento e intervenções
      agulhamento a seco, 352-353
      cirurgia e reabilitação, 354
      exercício excêntrico, 350
      programas de fortalecimento, 351-352
      terapias de agulhas, 352-353
      treinamento de resistência, 351
      treinamento excêntrico e concêntrico comparado, 350-351
   recomendações baseadas em evidências, 354
   tendinite *vs.* tendinose, 342, 343

visão geral da patologia
   anatomia do tendão patelar, 343-344
   degeneração mucoide, 344
   estrutura celular do tendão patelar, 344
   fatores de risco, 345
   gênero, 343
   incidência de joelho do saltador, 343
   neovascularização, 342, 345
   patogênese da, 345

Patelofemoral, síndrome de dor
   apresentação clínica, 227-228
   definições, 330
   exame, avaliação, diagnóstico
     ADM, 332
     colapso de joelho valgo com agachamento unipodal, 333, 333f
     físico, 332
     neurológico, 333-334
     padrão de marcha de Trendelenburg, 332
     padrões compensatórios durante agachamento unipodal, 334t
   intervenções de fisioterapia, 330-331
   manejo da fisioterapia do paciente
     interdependência regional no, 332
     não cirúrgico, 332
   plano de tratamento e intervenções
     deslizamentos de rotação tibial externa, 336, 336f
     exercício de abdução isométrica do quadril, 334
     recomendações baseadas em evidências, 336
   visão geral da patologia
     anatomia, 331
     forças de contato, 332
     função da patela, 331-332
     gênero, 331

Peitoral, alongamento do, 115t, 117f
Pélvica, inclinação, posterior, 173t, 175f
Pélvis, espinha neural, 191t
Percussão, teste de, fratura de estresse da tíbia, 426t
Perna só, ponte de uma, 335f
Pescoço, estado de dissecção do/após câncer da cabeça e pescoço
   apresentação clínica, 125
   considerações sobre a fisioterapia
     ADM da articulação glenoumeral, 126-127
     precauções, 127
   definições, 126
   exame, avaliação, diagnóstico
     adaptações posturais, 130
     medidas de resultados, 130
     testes de ADM, 130
     testes de força, 130
     testes neurológicos, 130
   plano de tratamento e intervenções
     estabelecimento de metas, compartilhado, 132-133
     exercícios de ADM, 131
     reabilitação específica por tarefas, 131-133
     reabilitação do ombro, abordagem baseada em subsistemas, 128f
     recomendações baseadas em evidências, 132-134
   visão geral da patologia
     capsulite adesiva em, 128, 131
     incapacidade do ombro, 127
     nervo acessório espinal (CNXI), 126, 128

Pescoço, teste flexor do, 112-113, 114f
Pivô, *shift*-teste, 362-363
Pivot-shift reverso, lesão do ligamento colateral posterior, 396t
Plantar, fascite
   apresentação clínica, 458
   considerações sobre a fisioterapia
     condicionamento físico aeróbico, 458
     injeções de cortisona, 461
   definição, 458
   exame, avaliação, diagnóstico
     achados, 462, 462t, 464
     diagnósticos diferenciais, 461
     dor, 461
     história de saúde, 461
     questionário de autorrelato, 461
     risco, 461
     testes especiais e flexibilidade, 462t
   plano de tratamento e intervenções
     alongamento, 464-465, 465f
     fármacos anti-inflamatórios não esteroides, 463-464
     injeções de glicocorticoides, 463

ÍNDICE 497

iontoforese, 464
órteses, 464
talas noturnas, 464
terapia manual, 464
recomendações baseadas em evidências, 465-465-466
visão geral da patologia
  anatomia funcional, 458-459, 459*f*
  biomecânica da, 459-460
  caracterização, 459
  dorsiflexão do tornozelo, diminuição da ADM, 460
  fatores de risco, 460
  modelo de mecanismo de molinete, 459-460
  radiografia, 460*f*
Posterior, ligamento colateral (LCM), lesão do
  apresentação clínica, 391
  considerações sobre a fisioterapia, 392
  controle da fisioterapia do paciente
    consulta cirúrgica, 393-394
    fase aguda, 393
    fase crônica, 393
    individualizado, 393
  definições, 392
  exame, avaliação, diagnóstico
    exame físico, 394
    imagem, 397
    marcha com momento em varo, 394
    palpação, 394
    testes especiais, 395*t*-397*t*
    triagem neurovascular, 394
  plano de tratamento e intervenções
    cirúrgico, 398
    considerações de formulação, 398
    exercício terapêutico, 399*t*-400*t*
    joelheiras, 398, 400-401
    pós-operatório, 398
    programa de reabilitação pós-operatória, 400-401
  recomendações baseadas em evidências, 400-402
Posterior, ligamento colateral (LCP), lesão do (*Cont.*):
  visão geral da patologia
    anatomia e função, 392-393
    classificação, 393
    mecanopatologia, 393
Posterior, teste da gaveta, lesão do ligamento colateral posterior, 395*t*
Postural, dor, do pescoço. *Ver* Cervical, dor crônica da coluna

Q

Quadrante, teste do, 294*t*, 295, 296*f*
Quadril, impacto femoroacetabular, (IFA)
  apresentação clínica, 305
  considerações sobre a fisioterapia
  correção cirúrgica artroscópica, 309
  definição, 306, 307
  diagnósticos diferenciais, 306
  exame, avaliação, diagnóstico
    dor, 309
    FABER, teste de, 310-311, 310*f*, 311*t*
    radiográfico,
    testes para patologia intra-articular do quadril, 310-311, 311*t*
  manejo da fisioterapia do paciente, 309
  plano de tratamento e intervenções
    tratamento conservador, 311-312
  recomendações baseadas em evidências, 312-313
  visão geral da patologia
    dor, 309
    impacto came, 307, 308, 308*f*
    impacto pincer, 307, 308, 308*f*
    incidência, 308
Quadril, osteoartrite do
  apresentação clínica, 289, 290*f*
  considerações sobre a fisioterapia, 291
  definições, 290
  exame, avaliação, diagnóstico
    avaliação da marcha, 293
    avaliação da mobilidade articular, 293
    exame musculoesquelético, 293
    história médica, 292
    prognóstico para fisioterapia, 297
    qualidade de vida relacionada à saúde, 293
    testes especiais, 294, 294*t*, 295, 297
    testes musculares manuais, 295
  manejo da fisioterapia do paciente

abordagem multimodal conservadora, 292-293
meta, 293
plano de tratamento e intervenções
abordagem de fisioterapia baseada em deficiência, 297
estratégias de proteção da articulação, 297
exercícios de alongamento, 298, 300f, 301f
exercícios de fortalecimento, 298, 301
mobilização articular, 298, 298f, 299f
terapia manual, 297
treinamento cardiovascular, 301
recomendações baseadas em evidências, 301
visão geral da patologia
artroplastia total do quadril, 292
critérios clínicos, 291-292
diagnóstico radiográfico, 291
tratamento conservador, 292
variáveis clínicas, 292
Quatro apoio, movimento, com extremidade superior/extremidade inferior, 173t, 177f
Quatro apoio, progressão, de elevação de membros, 191t, 196f

R

Radicular, dor, 206
Radiculopatia cervical, testes para, 188t
Relocação, do ombro, teste de, 44, 45t, 46f, 64t
Resistência rotacional ortostática, 192t, 197f, 203f
Rotação, recurvado, externo, lesão do ligamento colateral posterior, 396t
Rotador, manguito, reparo do
apresentação clínica, 73
definições, 73
educação do paciente
exame, avaliação, diagnóstico
estabilidade da articulação glenoumeral, 77
triagem neurológica, 76
fisioterapia
complicações que interferem na, 75
estimulação elétrica e ultrassom, 76
terapia manual, 76
plano de tratamento e intervenções
ADM ativa, 78-80
ADM passiva, 76-78, 78f
estimulação elétrica e ultrassom, 76
terapia manual, 76
reabilitação pós-cirúrgica
ADM assistida ativa, 78-80
ADM ativa, 78-80
ADM umeral, articulação glenoumeral no plano escapular, 78, 78f
componentes-chave, 82
exercício do pêndulo de Codman, 79-80
fase inicial, 80-81
isometria dinâmica, 80-81, 81f
resistência elástica, 80-81, 81f
rotação externa deitado de lado, 80-81, 81f
técnicas de resistência manual, 79-80, 80f
recomendações baseadas em evidências, 82
Rotador, manguito, ruptura do, 74
efeito sobre a estabilidade glenoumeral, 76
espessura total, 75, 76
fatores etiológicos, 75
patologia da, 75

S

Salto, teste domiciliar de, 410t, 413f
Segmentar, ativação, do multífido, 173t, 175f
Seis Minutos, Teste da Caminhada de, 294t, 297
Serrátil, deslizamento da parede do, 119t, 121f
SETM. Ver Medial, síndrome de estresse tibial (SETM)
SLAP, lesões, 39, 41
Sleeper, alongamento de, capsulite adesiva, 100t, 102f
Spurling, teste de, 110t, 111f
STEP, terapia de exercício progressivo
abordagem de Ola Grimsby, 261-262
exercício do pássaro bebendo, 269, 270f
exercícios de vascularização, 262

ÍNDICE   499

mobilização em extensão toracolombar, 270, 272f
mobilizações articulares, 262
programa de treinamento de resistência, 267t-268t, 269, 270f, 271f, 272f
qualidades do tratamento em, 269
rotação espinal sentado, 269, 272f
sentar inclinado, 269, 271f
STIT. *Ver* Iliotibial, síndrome do trato (STIT)
Subacromial, impacto (*Cont.*):
   exemplo de programa de tratamento, 12t
   plano de tratamento e intervenções
     exercício de fortalecimento, 11-13, 13f
     programa de fortalecimento excêntrico, 11-12
     exercício terapêutico, 11-12
     programa de exercícios domiciliares, 11-12, 12t
     programa de tratamento, 11-12, 12t
     tendinopatia e manguito rotador, 7
     tratamento cirúrgico, 7
Subescapular, ativação, 49f, 49t
Suboccipital, alongamento, 115t, 116f
Sulco, sinal do, 43, 44f
Sulco, teste do, instabilidade do ombro, 64t
Superior, extremidade, deslizamentos da parede, 115t, 117f
Swain, teste de, 382t, 384, 384f

T

Tendinopatia patelar, 341
Thessaly, teste de, 408, 409t,
Thomas, teste de, 320t
Thompson, teste de, 448
Tíbia, fratura, por estresse
   apresentação clínica, 419
     história, 419
     sinais e sintomas, 419-420
   considerações sobre a fisioterapia
     precauções e complicações, 422
   definição, 421
   exame, avaliação, diagnóstico
     diagnósticos diferenciais, 425
     exame físico, 425
     história do paciente, 425
     radiográfico, 425
     sintoma primário, 425-427
     testes especiais para, 426t
   plano de tratamento e intervenções
     encaminhamento ao ortopedista, 427-428
     programa de reabilitação, 427-428
     recomendações baseadas em evidências, 427-428
   visão geral da patologia
     anatomia funcional, 422
     descrição clínica, 422
     fatores de risco, 421,423
     mecanopatologia da, 423-424
     parte média da tíbia, 422, 423f
     platô tibial medial, 422, 424f
     tríade da atleta feminina, 424
Tibial, rotação externa, mobilização articular, 336, 336f
Tomsen, teste de, 152t
Torácica, extensão, com *foam roller*, 173t, 174f
Torácica, tumor da medula espinal
   apresentação clínica, 137, 138f
   causas, 140t
   considerações sobre a fisioterapia
     complicações, 139
     triagem neurológica, 139
   definições, 138
   exame, avaliação, diagnóstico
     diagnóstico diferencial da dor torácica, 141-142, 142t
     exame neuromusculoesquelético, 141
     mielopatia, 142-143
     mielopatia por compressão espinal, 143
     RM, 143
     triagem para tumores espinais metastáticos ou primários, 141
   manejo da fisioterapia do paciente
     monitorando deficiências neurológicas, 140
   meningioma, 137, 139-140, 140t
   recomendações baseadas em evidências, 143
   secundário, metastático, 139
Transverso do abdome, 191t, 196f, 199-201
Transverso do abdome/ativação do oblíquo interno, 173t, 174f

Trapézio, alongamento do, 115*t*, 117*f*, 119*t*, 120*f*, 121*f*
Trenó, empurrar, 196*t*, 200-*201f*
Tronco, rotação do, em pé, 196*t*, 203*f*

U
Ultrassom, teste de, fratura por estresse da tíbia, 426*t*
Unipodal, agachamento em uma
 colapso de joelho valgo em, 333, 333*f*
 padrões compensatórios em, 334*t*
Unipodal, salto em uma, fratura por estresse da tíbia, 426*t*

V
Valgo, teste de esforço em, 382-383-383, 382*t*, 383*f*
Vazia, teste da lata, 11, 11*f*